KB040707

지방의 역설

비만과 콜레스테롤의 주범 포화지방, 억울한 누명을 벗다

지방의 역설

비만과 콜레스테롤의 주범 포화지방, 억울한 누명을 벗다

1판 1쇄 2016년 4월 8일 펴냄
1판 6쇄 2018년 6월 15일 펴냄

지은이 니나 타이숄스
옮긴이 양준상 · 유현진
펴낸이 김성실
교정 · 교열 김태현
책임편집 김성은
표지디자인 채은아
제작 한영문화사

펴낸곳 시대의창   등록 제10-1756호(1999. 5. 11)
주소 03985 서울시 마포구 연희로 19-1
전화 02) 335-6125   팩스 02) 325-5607
전자우편 sidaebooks@daum.net
페이스북 www.facebook.com/sidaebooks
트위터 @sidaebooks

ISBN 978-89-5940-612-8 (03510)

잘못된 책은 구입하신 곳에서 바꾸어 드립니다.

이 도서의 국립중앙도서관 출판예정도서목록(CIP)은
서지정보유통지원시스템 홈페이지(http://seoji.nl.go.kr)와
국가자료공동목록시스템(http:www.nl.go.kr/kolisnet)에서 이용하실 수 있습니다.
(CIP제어번호 : CIP2016006865)

지방의 역설

비만과 콜레스테롤의 주범 포화지방, 억울한 누명을 벗다

Nutrition Facts

Amount Per Serving

Calories 300   Calories from Fat 110

	% Daily Value
Total Fat 12g	22%
Saturated Fat 12g	22%
Trans Fat 0g	
Polyunsaturated Fat 0g	
Monounsaturated Fat 0g	
Cholesterol 0mg	0%
Sodium 70mg	6%
Total Carbohydrate 30g	10%
Dietary Fiber 0g	0%
Sugars 20g	
Protein 5g	
Vitamin A 5%	Vitamin C 0%
Calcium 10%	Iron 0%

Percent Daily Values are based on a 2,000 calorie diet.

니나 타이숄스 지음 · 양준상 · 유현진 옮김

시대의창

서문

지방 섭취에 대해 더 이상 고민하지 않기로 한 날이 떠오른다. 이 책을 쓰기 위해 수백 번의 인터뷰를 하고 수천 건의 논문을 탐독하기 훨씬 전의 일이었다. 대다수 미국인들처럼 나는 미국농무부United States Department of Agriculture, USDA가 제시한 식품 피라미드의 저지방 권장 식단을 따랐고, 1990년대에 지중해식 식단이 유행하자 적색 육류를 줄이고 올리브유와 생선 섭취를 늘렸다. 그러한 권장 식단을 충실히 따르면서 나는 심장 건강과 몸매 유지를 위해 최선을 다하고 있다고 확신했다. 최적의 식단은 살코기, 과일, 채소, 곡물이며, 가장 건강한 지방은 식물성 기름에서 나온다고 오랫동안 들어왔기 때문이었다. 특히 동물성 식품에 함유된 포화지방을 섭취하지 않는 것이야말로 가장 확실한 건강 관리법으로 보였다.

2000년경 나는 뉴욕 시로 건너와 작은 신문사에서 레스토랑 리뷰를 연재하게 되었다. 신문사에서 식사비를 지원받지 못했기 때문에 셰프가 정해서 내놓은 요리를 먹을 수밖에 없었는데, 그러다 보니 파테(프랑스 고기 요리), 각종 부위의 소고기, 크림소스, 크림수프, 푸아그라 등 평생 입에도 안 대어본 음식들을 잔뜩 먹게 되었다.

그러한 기름지고 자극적인 요리는 뜻밖의 경험이었다. 그 음식들은 단순하지 않고 굉장히 만족스러웠다. 나는 자포자기하는 심정으로 먹었다. 그런데 희한하게도 몸무게는 줄고 있었다. 수년간 나를 괴롭혀왔던 5킬로그램이 떨어져 나갔고, 콜레스테롤 수치도 정상이었다.

《고메이Gourmet》지의 편집자가 트랜스지방에 관한 글을 요청하지 않았더라면 이에 대해 더 깊이 생각해보지 않았을지도 모른다. 그 당시만 해도 트랜스지방은 생소했고 오늘날처럼 악명이 높지도 않았다. 내가 쓴 글은 곧 커다란 주목을 받았고 출판 계약까지 하게 되었다.

그런데 더 깊이 조사해 들어갈수록 트랜스지방보다 훨씬 더 크고 복잡한 사정이 있음을 확신할 수 있었다. 트랜스지방은 국가 차원의 건강 문제에 대한 책임을 뒤집어쓴 희생양에 불과해 보였다.

조사를 하면 할수록 보건 당국이 지난 60년간 가장 집착해온 영양소인 지방에 관한 모든 권고가 살짝 왜곡된 정도가 아니라 완전히 잘못되었다는 사실을 깨닫게 되었다. 오늘날 우리가 알고 있는 지방, 특히 포화지방에 관한 내용은 거의 전부가 정확하지 않은 것으로 드러났다.

나는 진실을 찾기 위해 9년간 매달렸다. 수천 건의 과학 논문을 읽고, 학회에 참석하고, 영양학을 공부하며 미국과 해외의 영양학자들을 샅샅이 찾아 인터뷰했다. 또한 식품 회사 중역 수십 명을 인터뷰하며 거대 산업이 영양학계에 어떤 식으로 영향을 미치는지를 밝혀내고자 했다. 결과는 매우 충격적이었다.

사람들은 영리를 추구하는 식품 산업이 모든 식이 문제의 원흉이며, 권장 식단은 이들의 입김으로 얼룩져 있다고 짐작한다. 맞는 말이다. 식품 회사는 천사가 아니다. 트랜스지방, 식물성 기름만 봐도 식품 회사들이 돈이 되는 성분을 포장하기 위해 어떤 식으로 과학을 이용했는지 알 수 있다.

하지만 전체적으로 봤을 때 영양학의 오류가 거대 식품 기업의 사악한 이익 추구 때문만은 아니라는 사실도 알게 되었다. 잘못된 권장 식단이 만들어진 배경은 훨씬 충격적인데, 공익을 위해 일하는 공신력 있는 기관의 전문가들이 주도했기 때문이다.

학자들은 오류를 범하기 쉬운 영양학의 끈질긴 한계에 시달려왔다. 권장 식단은 주로 사람들의 식습관을 관찰하고 그들의 건강 상태가 어떠한지 몇 년간 추적하는 연구들을 기반으로 한다. 물론 특정 식이 요소가 직접적으로 질병을 유발하는지 그 인과관계를 밝혀내기란 다양한 생활 방식과 변수로 인해 굉장히 까다롭다. 이러한 연구들에서 나오는 데이터는 매우 취약하고 직감적이다. 하지만 심장 질환(혹은 비만이나 당뇨)과 맞서 싸우기 위해서는 충분하지 않은 자료를 그럴듯하게 보이도록 해야 했다. 연구자들의 이러한 타협은 많은 영양 정책의 실패를 초래했다. 만성 질환의 증가에 신속하게 대책을 세워야 했던 전문가들이 데이터를 확대해석한 것이다.

지난 반세기에 걸친 영양학의 왜곡에는 다음과 같은 사정이 있었다. 1900년만 해도 손에 꼽을 정도였으나 1950년경에는 주요 사망 원인이 된 심장 질환의 폭증에 대응해야 했던 학자들은 식이 지방, 그중에서도 특히 포화지방을 (콜레스테롤에 미치는 영향 때문에) 원인으로 지목했다. 이 가설은 제대로 검증되기도 전에 정설로 받아들여졌고, 공중 보건을 담당하는 관료들은 이 검증되지도 않은 가설을 채택하여 도그마로 만들었다. 그리하여 이 가설은 공중 보건의 거대한 제도권 안에서 불멸의 생명력을 갖게 되었다. 자신의 믿음에 끊임없이 의문을 제기하는 과학의 자정 능력은 제 기능을 하지 못했다. 진정한 과학은 스스로에 대한 의심과 회의에 의해 돌아가지만 영양학에서는 광신에 가까운 격정이 지배했다. 그리고 이렇듯 가설을 진리인 양 떠받드는 체제는 우리에게 도움이 되지 않는다.

지방과 콜레스테롤에 대한 학설을 정부 기관이 공식화하자 이 분야의 저명한 전문가조차 그에 맞서는 것이 불가능해졌다. 지난 세기 영양학 분야에서 가장 존경받는 학자였던 유기화학자 데이비드 크리체프스키David Kritchevsky는 30년 전 이런 사실을 깨닫고, 내셔널 아카데미 오브 사이언스National Academy of Science의 패널로 있을 때 식이 지방 제한을 완화할 것을 제안했다.

"사람들은 우리를 비난했어요." 그는 내게 말했다. "우리에게 침을 뱉으려 했죠! 그 격정의 열기란 지금은 상상하기도 힘들 정도였어요. 우리는 마치 성조기를 훼손한 사람처럼 되었죠. 우리가 미국심장협회American Heart Association, AHA와 미국국립보건원National Institutes of Health, NIH의 제안에 반대하자 사람들은 몹시 화를 냈어요."

식이 지방에 대한 주류 관점을 비판하는 전문가들은 모두 이 같은 반응을 겪어야 했고 반대 의견은 쉽사리 묵살되었다. 끈질기게 도전하는 연구자들은 보조금을 박탈당하거나 전문가 패널로 기용되지 못하고 학계에서 설 자리를 잃었으며, 과학 학술지는 이들의 논문을 게재해주지 않았다. 그들의 영향력은 소멸되었고, 그들의 관점은 사라졌다. 그 결과 대중은 오랜 기간 동안 지방, 특히 포화지방에 대한 과학계의 일치된 의견만을 접하게 되었다. 하지만 실제로 그 같은 의견 일치는 반대 의견을 밀어냈기에 가능했던 일이었다.

권장 식단이 충분한 과학적 근거 없이 작성되었다는 사실을 모른 채 미국인들은 성실히 권장 식단을 따랐다. 1970년대 이후로 과일과 채소 섭취는 17퍼센트, 곡물 섭취는 29퍼센트 늘었고, 지방 섭취량은 총칼로리의 43퍼센트에서 33퍼센트 이하로 줄었다. 정부 자료에 따르면 포화지방이 차지하는 비율도 감소했다. (최근 미국인들은 운동도 더 많이 하고 있다.) 지방 섭취가 줄었다는 것은 그 대신 탄수화물(곡물, 파스타, 과일 등)을 더 많이 섭취했음을 의미한다. 예컨대 아침 식사에서 달걀과 베이컨이 빠진 자리는 시리얼이나 오트밀이 채우기 마련이다. 아침 식사 때 즐겨 먹는 저지방 요구르트는 일반 요구르트보다 탄수화물을 더 많이 함유하고 있는데, 식품에서 지방을 제거하면 그만큼의 탄수화물로 보충해야 하기 때문이다. 또한 동물성 지방 섭취를 줄이는 것은 식물성 지방 섭취로 대체하는 것을 의미한다. 미국인의 식단에서 식물성 지방이 차지하는 비율은 지난 세기 동안 0에서 8퍼센트로 증가했는데, 이는 같은 시기에 발생한 식이 습관 변화에서 단연코 가장 큰 변화였다.

이 시기 동안 미국인의 건강은 충격적으로 악화되었다. 1961년 미국 심장협회는 처음으로 저지방, 저콜레스테롤 식단을 공식 권장했는데, 당시에는 미국인 일곱 명 중 한 명이 비만이었다. 그런데 40년 뒤 그 비율은 세 명 중 한 명이 되었다. (미국 정부가 1990년대 중반에 시작한 헬시 피플Healthy People 2010 캠페인의 목표는 미국인의 비만율을 1960년 수준으로 되돌리는 것에 불과했지만 그조차도 실현하지 못했다.) 또한 우리는 1퍼센트도 안 되었던 당뇨 유병률이 몇십 년 사이에 11퍼센트를 넘어설 정도로 극심하게 증가하는 것을 목도했다. 여전히 심장 질환은 남녀 모두에서 주요 사망 원인으로 자리 잡고 있다. 공식 권장 식단을 매우 오랜 세월 동안 충실하게 이행해온 국가로서는 참담한 성적이 아닐 수 없다. 우리가 굉장히 잘해왔다면, 우리의 건강 성적표는 왜 이리 엉망인 것일까?

우리의 전통적 식단에 변화를 주어 의도치 않은 결과를 초래한, 지난 반세기에 걸친 채식 위주의 저지방 식단은 미국인 전체를 대상으로 한 통제되지 않은 실험이었다고 볼 수도 있다. 이는 너무 과장된 주장처럼 들려서 어쩌면 나 역시 믿지 않았을지도 모른다. 그러나 조사를 진행하면서 가장 놀라웠던 사실 중 하나는 저지방 식단이 공식적으로 권장되고 모두가 그 효과를 의심 없이 받아들인 30년 동안 이를 검증하기 위한 규모 있는 임상 실험이 이루어지지 않았다는 사실이다. 1993년에 이르러서야 4만 9,000명의 여성을 대상으로 한 여성 보건 계획Woman's Health Initiative, WHI이 시행되었으며, 이 실험은 저지방 식단의 이점을 증명해줄 수 있을 것으로 기대를 모았다. 그러나 실험 참가 여성들은 체중 감량에 실패했을 뿐만 아니라 심장 질환이나 주요 암 질환 위험도에서도 유의미한 감소를 보이지 못했다. 여성 보건 계획은 저지방 식단에 관한 최대 규모의 장기간 실험이었는데, 결과는 이 식이 요법이 효과적이지 못하다는 것을 보여줄 뿐이었다.

현재 점점 더 많은 전문가들이 지난 60년간 영양학적 권고의 중심부를 차지해온 저지방 식단이 잘못된 이론이었을 가능성이 높음을 인지해가고 있다. 그렇지만 공식적인 방침은 변함없이 유지되고 있다. 여전히 과일, 채소, 통곡물을 주로 먹고 살코기와 저지방 유제품을 적당량 섭취하도록 권장하고 있다. 여전히 적색 육류는 사실상 금기시되고 있으며, 일반 우유, 치즈, 크림, 버터, 그리고 정도는 덜하지만 달걀도 비슷한 대접을 받고 있다.

고지방 동물성 식품 섭취를 지지하는 주장이 요리책 저자들과 미식가들 사이에서 제기되었는데, 이들은 자신들의 조부모가 먹던 모든 음식이 실제로 자신들에게 그렇게 해로울 리가 없다고 생각한다. 블로그를 통해 정보를 교류하며 주로 적색 육류만 먹는 원시 육식가(Paleo eater, Paleo eater에서 paleo는 paleolithic의 줄임말이며 '구석기의'를 뜻하는 형용사이다. 구석기시대의 식습관으로 돌아가자는 의미에서 이름 붙인 이 식이법은 육류를 주로 먹고 때로 과일을 섭취하는데 국내에서는 '구석기 다이어트'로 소개되었다)들도 있다. 최근 등장한 동물성 식품 예찬론자들은 고지방 식단을 이야기할 때마다 빠지지 않고 등장하는 이름인 로버트 앳킨스Robert C. Atkins에게서 영향을 받았다. 뒤에서 살펴보겠지만, 그의 이론은 놀라운 생명력으로 살아남아 근래에 와서는 수많은 연구의 대상이 되고 있다. 그러나 언론은 여전히 적색 육류가 암과 심장 질환을 야기한다는 경고성 기사를 싣고 있으며, 대부분의 영양 전문가들도 포화지방은 절대로 피해야 한다고 말한다. 이와 다르게 조언하는 전문가는 거의 없다.

이 책을 쓰면서 나는 기존의 관점을 견지하는 학계에 소속되어 있지도 않고 연구 지원금의 압박으로부터도 자유롭다는 이점을 살려 이 분야에 접근했다. 나는 영양학이 태동하던 1940년대부터 오늘날까지 영양학을 되짚어보며 다음 질문에 대한 답을 얻고자 했다. 왜 우리는 식이 지방을 피해야 하는가? 그것은 좋은 생각인가? 포화지방을 섭취하지 않고 식물성 지방을 선택하는 것이 건강에 더 이로운가? 올리브유는 정말 무병장수의 열쇠인가? 트랜스지방이 있는 식품을 몰아내면 미국인들은 더 건강해질 것인가? 이 책은 레시피나 세세한 권장 식단을 제시하지는 않는다. 대신 건강한 식단을 위해서는 다량영양소(macronutrients, 탄수화물·지방·단백질)가 적절한 균형을 이뤄야 한다는 일반적인 결론에 이를 것이다.

나는 조사 과정에서 요약 보고서에 의존하지 않으려고 각별히 노력했다. 요약 보고서는 사회적 통념을 확산시키는 경향이 있어서, 앞으로 보게 되겠지만, 부지불식간에 질 나쁜 과학을 고착화할 위험이 있기 때문이다. 그래서 원문 전체를 읽고, 때로는 의도적으로 드러내지 않은 불분명한 데이터를 파헤쳤다. 그리하여 이 책은 영양학의 기초가 된 연구의 결점을 폭로하고, 어떻게 그러한 잘못된 연구가 진행되었으며 또 어떻게 잘못된 해석을 낳았는지에 대해 새롭고 충격적인 이야기를 들려줄 것이다.

놀랍게도 내가 발견한 사실은 지방을 제한한 것이 실수였다는 점뿐 아니라 동물성 식품(버터, 달걀, 육류)에 있는 포화지방에 대한 우리의 두려움에는 제대로 된 과학적 근거가 전혀 없다는 점이다. 이들 식품에 대한 편견은 진작부터 생겨나 깊숙이 뿌리를 내렸지만 그것을 뒷받침해줄 증거는 명쾌한 수준에 도달하지 못한 채 허물어져갔다.

이 책은 왜 우리 인체는 지방이 충분한 식사를 할 때 가장 건강한지, 그리고 왜 육류, 달걀, 버터, 기타 포화지방 함량이 높은 동물성 식품이 반드시 식단에 포함되어야 하는지 그 과학적 근거를 제시한다. 《지방의 역설》은 지난 반세기 동안 영양학의 극적인 왜곡과 전환을 살펴보고, 어떻게 현재와 같은 합의에 이르게 되었는지 독자들이 알 수 있도록 충분히 납득할 만한 증거를 제시한다. 기본적으로 이 책은 과학적 조사이지만, 동료 연구자들이 자신의 주장에 동조하도록 몰아넣은 단호한 연구자들에 대한 이야기이기도 하다. 이 야심만만하고 저돌적인 연구자들은 모든 미국인들, 그리고 결과적으로 전 세계인들을 저지방, 채식 위주 식단으로 내몰았는데, 이는 그러한 식단으로 치료하고자 한 질환을 오히려 직접적으로 악화시켰을지도 모른다.

거의 평생 동안 이 식단을 믿고 따라온 우리 모두에게 무엇이 어떻게 잘못되었는지 그리고 앞으로 어떻게 해야 하는지를 아는 것은 지극히 중요한 일이다.

Contents

Contents 차 례

지방이 함유된 주요 식품

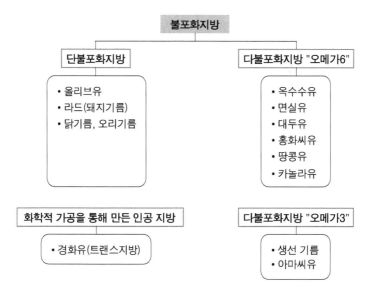

포화지방
- 코코아 버터
- 유제품(치즈, 우유, 크림)
- 달걀
- 팜유
- 코코넛 오일
- 육류

불포화지방

단불포화지방
- 올리브유
- 라드(돼지기름)
- 닭기름, 오리기름

다불포화지방 "오메가6"
- 옥수수유
- 면실유
- 대두유
- 홍화씨유
- 땅콩유
- 카놀라유

화학적 가공을 통해 만든 인공 지방
- 경화유(트랜스지방)

다불포화지방 "오메가3"
- 생선 기름
- 아마씨유

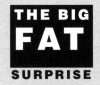

지방의 역설:
지방을 많이 먹고도
건강한 사람들

마사이족과 삼부루족은 칼로리의 60퍼센트 이상을 지방으로 섭취했는데, 그 지방은 전부 동물에서 나온 지방, 즉 포화지방이었다. 지금 우리 기준에서 보면 분명히 건강하지 못한 식습관을 가진 그들은 어떻게 오늘날 우리를 괴롭히는 질병으로부터 자유로울 수 있었을까?

1906년, 아이슬란드 출신 이민자의 아들로 하버드에서 수학한 인류학자 스테판슨Vilhjalmur Stefansson은 캐나다 극지방에서 이누이트의 생활 방식을 체험해보기로 했다. 그는 매켄지 강 유역의 이누이트 부족이 최초로 접촉한 백인으로, 이누이트는 그에게 사냥과 낚시를 가르쳐주었다. 스테판슨은 원주민과 똑같이 생활해보기로 했는데, 1년 내내 거의 육류와 생선만 먹는 그들의 식습관 역시 그대로 따라했다. 이누이트는 6~9개월간 순록만 먹었으며, 그 뒤 수개월 동안은 연어만 먹고, 봄 한 달 동안은 달걀을 먹었다. 관찰자들은 그들의 식단에서 지방이 차지하는 비율이 70~80퍼센트에 이를 것으로 추정했다.

스테판슨이 관찰한 이누이트가 가장 선호하고 귀하게 여기는 음식은 지방이 많은 부위였다. 순록의 안구 뒤쪽과 턱선을 따라 축적된 지방 조직이 가장 귀한 부위였고, 그 다음은 머리의 나머지 부분과 심장, 신장, 어깨 부위였다. 안심처럼 기름기가 적은 부위는 개들에게 주었다.

"에스키모가 채소를 먹는다는 것은 기근이란 뜻이다." 1946년 출간되어 논란을 일으킨 스테판슨의 저서 《빵만으로는 안 된다Not by Bread Alone》에 실린 내용이다. 이 문장이 얼마나 충격적인지를 잘 알았던 스테판슨은 이렇게 덧붙였다. "육류에 탄수화물과 기타 채소를 곁들여야 건강에 좋은 것이라면, 불쌍하게도 에스키모들은 건강한 식습관을 갖지 못했다." 게다가 그들은 극지방의 어두운 겨울 내내 사냥도 못 하고 "할 일" 없이 빈둥빈둥 시간을 보냈다. "그렇다면 건강이 좋지 않았을 것 같지만, 오히려 그들은 지금껏 내가 함께 지내온 사람들 중에서 가장 건강해 보였다." 그는 이누이트에게서 비만이나 질병을 찾아볼 수 없었다고 증언했다.

20세기 초만 해도 오늘날만큼 과일과 채소 섭취의 중요성을 강조하지는 않았지만, 당시에도 스테판슨의 주장은 지지받지 못했다. 극지방에서 고향으로 돌아온 스테판슨은 자신이 경험한 바를 증명하기 위해 과감한 실험을 고안해냈다. 1928년, 그는 동료 한 명과 함께 뉴욕 시의 벨뷰 병원에 입원하면서 (우수한 과학자들의 감독하에서) 1년 내내 물과 육류만 먹겠다고 선언했다.

입원하자마자 그들은 거센 반대에 부딪혔다. 스테판슨은 "친구들은 우리가 날고기를 먹으면 사회적으로 매장될 것이라고 입을 모았다"라고 술회했다(사실 고기는 익혀 먹었다). 스테판슨과 그의 동료가 분명히 죽게 될 것이라고 걱정하는 사람들도 있었다.

이 실험을 시작하고 3주간 두 사람은 병원에서 계속 검사를 받았는데, 건강에 이상이 없었던 그 둘은 철저한 감독하에 집으로 돌아갔다. 실험을 진행하던 1년 동안 스테판슨은 단 한 차례 아팠는데, 지방이 없는 살코기 부위만 먹었을 때였다. "불완전한 육류 식단(지방이 없는 살코기 부위)이 초래하는 증상"은 빠르게 찾아왔다. 그러나 그가 "설사와 복부 불편감"이라고 회고한 증상은 지방질의 등심 스테이크와 베이컨 기름에 요리한 뇌를 먹고서 금세 치유되었다.[1] 1년이 다 지났을 때 두 사람 모두 매우 건강했다. 과학감독위원회가 발표한 대여섯 편의 논문은 그들에게서 어떠한 이상도 발견되지 않았음을 증명해주었다. 조리된 육류에는 비타민 C가 함유되어 있지 않으므로 적어도 그들은 괴혈병을 앓게 될 것이라고 예상했지만, 그런 일은 일어나지 않았다. 아마도 고기만 먹은 것이 아니라 뼈, 간, 뇌 등 비타민 C가 함유되어 있는 것으로 알려진 부위까지 전부 골고루 먹었기 때문일 것이다. 그들은 칼슘 섭취를 위해 이누이트처럼 뼈를 씹어 먹었다. 스테판슨은 1년간의 실험이 끝난 뒤에도 평생토록 이러한 식단을 이어갔다. 여든두 살에 사망할 때까지 그는 건강하고 활기가 넘쳤다.

반세기 뒤 의사이자 생화학 교수인 조지 맨George V. Mann은 아프리카 여행 중 자신이 알고 있던 지식과 전혀 반대되는 경험을 하게 되었다. 미국에 있는 그의 동료들은 점차 세를 확장해가고 있던, 동물성 지방이 심장 질환의 원인이라는 가설을 지지하는 대열에 합류하고 있었지만, 그는 아프리카에서 전혀 다른 현상을 목도하고 있었다. 맨과 밴더빌트 대학 연구팀은 1960년대 초반 케냐에서 마사이족을 연구하기 위해 이동 실험실을 운영했다. 그는 마사이족이 이누이트처럼 동물성 지방이 가득한 고기, 피, 우유만 먹으며 과일과 채소는 소에게나 먹이는 사료쯤으로 여긴다고 들었다.

맨은 우간다의 대학에서 근무하는 남아프리카공화국 출신 의사인 셰이퍼A. Gerald Shaper가 마사이족과 유사한 부족인 케냐 북부 삼부루족

---

1 스테판슨은 1년간의 실험을 통해 지방과 살코기 부위를 3대 1의 비율로 섭취하는 것이 가장 이상적이라는 결론을 내렸다. 그러므로 그가 '고기'만 먹었다고 하기보다는 사실상 주로 지방을 먹었다고 하는 편이 정확할 것이다.

*Samburus*에 대해 연구한 내용을 토대로 삼았다. 삼부루족 젊은 남성은 계절에 따라 하루 2~7리터의 우유를 마시는데, 평균적으로 이는 450그램이 넘는 버터 지방에 해당한다. 이들의 콜레스테롤 섭취량은 엄청났는데, 거기에다 하루 1~2킬로그램의 육류까지 곁들일 때에는 더욱 많았다. 맨은 마사이족에게서도 이 같은 식습관을 찾아볼 수 있었다. 전사들은 매일 3~5리터의 우유를 보통 두 끼에 걸쳐 마셨다. 우유가 적게 나오는 건기에는 소의 피를 섞어 마셨다. 육류는 양고기, 염소고기, 소고기를 규칙적으로 먹었고, 가축을 잡는 특별한 날이나 장날에는 일인당 2~5킬로그램의 지방질 소고기를 먹곤 했다. 두 부족 모두 섭취하는 칼로리의 60퍼센트 이상이 지방이었으며, 그 지방은 전부 동물에서 나온 지방, 즉 포화지방이었다. 맨은 마사이족의 젊은 전사 계급은 "채소를 전혀 먹지 않는다"고 전했다.

그럼에도 불구하고 마사이족과 삼부루족의 혈압과 체중은 미국인에 비해 50퍼센트가량 낮았으며, 나이가 들어도 증가하지 않았다. 셰이퍼는 "이러한 발견은 내게 큰 충격을 주었다"라고 했는데, 우리의 상식과 달리 콜레스테롤, 혈압, 기타 건강 관련 지표들이 나이가 들어감에 따라 악화되는 현상이 생물학적으로 자연스러운 것이 아니라는 명백한 증거였기 때문이다. 그는 다양한 인종과 사회 집단에 대한 26편의 논문을 검토한 글에서 "문명화된 사회와 접촉하지 않은" 원시적 환경에서 살아가는 비교적 소규모의 동질적 인구 집단에서는 혈압의 상승이 정상적인 노화 과정의 일부가 아님을 밝혀냈다. 그렇다면 서구 사회에 살고 있는 우리 스스로가 식습관이나 현대적 생활 방식으로 혈압을 비정상적으로 높이고 건강을 해친 것은 아닐까?

그렇다. 마사이족은 "문명화된" 국가에서 사람들을 갉아먹는 감정적, 경쟁적 스트레스로부터 자유로웠다(이러한 스트레스는 심장 질환의 원인으로 지목되기도 한다). 마사이족은 책상머리에 묶여 있는 서구인들에 비해 더 많이 움직였다. 키 크고 날씬한 양치기들은 매일 자신의 가축과 함께 물과 식량을 찾아 수 마일을 걸었다. 맨은 아마도 이런 운동이 마사이족을 심장 질환으로부터 지켜주는지도 모른다고 생각했다.[2] 그러나 그는 이런 생계 활동이 "쉽고" "가벼운 노동"이라는 점과 노인들은 "주로 앉아서 지내는 듯" 했으나 심장 질환으로 사망하지는 않는다는 점도 잘 알고 있었다.

동물성 지방에 대한 우리의 믿음이 옳다면, 이들 부족이 먹는 온갖 육류와 유제품 때문에 케냐에서는 심장 질환 광풍이 발생했을 것이다. 하지만 맨이 발견한 사실은 정반대였다. 심장 질환이라고는 조금도 찾아볼 수 없었다. 그는 400명에게 심전도 검사를 했는데, 심장 질환의 징후는 발견되지 않았다(셰이퍼는 같은 검사를 삼부루족 100명에게 시행했는데, 단 두 명에게서만 심장 질환의 "가능성이 있는" 징후를 발견했다). 또 맨은 마사이족의 사체 50구를 부검해본 결과 단 한 구에서만 "분명한" 경색 징후를 발견했다. 마사이족은 암이나 당뇨 같은 여타 만성 질환도 앓지 않았다.

겉보기에 아프리카와 극지방(그리고 뉴욕 시)에서의 이야기는 동물성 지방과 심장 질환 위험에 관한 우리의 상식과 모순되는 듯 보인다. 지방과 적색 육류가 심장 질환과 암을 야기한다는 현재의 통념에 따르면 다량의 동물성 지방 섭취와 건강은 상호 배타적이다. 그리고 이 뿌리 깊은

---

2 맨은 심장 질환 예방에 있어서 운동의 효과를 처음으로 연구한 학자였다. 달리기의 효용은 분명하지 않은데, 예컨대 달리기를 예찬한 짐 픽스(Jim Fixx)는 1984년에 달리기 도중 중증 심장 발작으로 사망했다. 마라톤 전투의 승리를 아테네에 전한 고대 그리스 병사 페이디피데스(Pheidippides)도 그 자리에서 사망했다고 한다.

믿음은 자명한 사실처럼 받아들여지고 있다.

지난 수십 년간의 권장 식단에 따르면 우리는 동물성 식품 대신 식물을 먹어야 한다. 미국심장협회와 미국농무부(USDA, 이하 농무부)뿐만 아니라 거의 세계 모든 전문가들이 주로 과일, 채소, 통곡물에서 열량을 섭취하고 동물성 지방의 섭취는 최소화할 것을 권고하고 있다. 적색 육류는 권장하지 않는다. 《뉴욕 타임스》의 푸드 칼럼니스트 마크 비트맨Mark Bittman은 다음과 같이 썼다. "'더 잘' 먹기 위한 정답은 모두가 알고 있다. 채식을 더 많이 하는 것이다." 농무부 권장 식단의 첫 번째 요점은 "채소와 과일 섭취를 늘려라"이다. 마이클 폴란Michael Pollan의 베스트셀러인 《마이클 폴란의 행복한 밥상In Defense of Food》은 다음의 문장으로 시작한다. "음식을 먹어라. 과식하지 마라. 주로 채식을 하라."

그렇다면 채식은 전혀 안 하다시피 하고 고지방 식사를 하면서도 상당히 건강한 이누이트와 마사이족은 어떻게 봐야 할까? 이누이트와 마사이족을 관찰한 스테판슨과 맨은 존경받는 연구자들로 그들의 연구는 과학적 기준을 충실히 따랐으며 유수의 학술지에 소개되었다. 그들은 관심을 끌고 싶어 하는 괴짜들도 아니었다. 그들은 자신들이 관찰한 이례적인 사실을 붙들고 고심했을 뿐이었다.

훌륭한 과학자라면 가설에 들어맞지 않는 무언가를 발견했을 때 그에 대해 고민해봐야 한다. 관찰 자체에 결함은 없는가? 그렇지 않다면 가설을 수정해야 하는가? 스테판슨과 맨은 자신들이 발견한 내용을 그냥 털어내 버리거나 대수롭지 않게 여길 수 없었다. 하지만 동시대의 다른 연구자들은 그렇게 했다. 비판자들은 스테판슨과 맨의 설명이 사실이라고 상상조차 할 수 없었다.

반세기 동안 영양 전문가들은 지방, 특히 포화지방이 심장 질환뿐 아니라 비만과 암을 야기한다는 가설에 사로잡혀 있었다. 그 가설에 반하는 증거가 아무리 넘쳐나도 전문가들은 반대 증거를 인정하지 않았다. 식단과 건강에 대한 방대한 과학적 관찰을 주의 깊게 살펴보면 예상치 못한 놀라운 사실이 드러나는데, 포화지방에 대한 저 단호한 주장이 결코 증명된 적이 없다는 점이다.[3]

사실 스테판슨과 맨의 연구는 여러 모순적인 이야기 중 단 두 가지 사례에 불과하다. 역사적으로 많은 사람들이 동물성 식품을 주로 섭취하면서 건강하게 살아왔고 지금도 그렇게 살고 있다. 그 예를 찾기란 어렵지 않다. 1900년대 초 인도 보건부에서 영국 정부의 영양 연구를 지휘한, 20세기 전반에 가장 영향력 있는 영양학자였던 로버트 맥캐리슨Sir Robert McCarrison은 "인도의 시크족Sikhs과 훈자족Hunzas은 인상적일 만큼 건강하고 활기가 넘쳤다. 서구에 만연한 암, 위궤양, 맹장염, 충치 등으로 고생하는 이가 없다"고 했다. 이들 북부 인도인들은 장수하며 "좋은 체격"을 지녔던 반면, 주로 백미를 먹고 유제품이나 육류 섭취를 잘 하지 않는 남부 인도인들은 훨씬 질병에 많이 걸렸다. 맥캐리슨은 이러한 차이에는 다른 요인보다 영양이 크게 작용한다고 확신했는데, 실험용 쥐에게 우유와 육류가 적게 포함된 먹이를 준 뒤 건강이 나빠지는 것을 확인했기 때문이었다. 맥캐리슨이 관찰한 건강한 사람들은 육류도 먹었지만 우유와 버터, 치즈 등의 유제품을 엄청난 양으로 섭취했는데, 이는 그들 식단의 지방 성분이 주로 포화지방임을 의미한다.

한편 의사에서 인류학자로 전향한 허들리치카Aleš Hrdlička는 1898년부

---

3 포화지방은 주로 동물성 식품에서 발견된다. "포화"는 지방산 간의 화학적 결합의 종류를 이르는 말인데, 이에 대해서는 다음 장에서 다룰 것이다.

터 1905년까지 미국 남서부의 아메리카 원주민들을 관찰하고 460쪽에 달하는 보고서를 스미소니언 연구소에 제출했다. 그가 찾아간 아메리카 원주민들은 주로 육류, 그중에서도 물소 고기를 먹었는데 그들은 놀랍도록 건강했으며 장수를 누렸다. 1900년 미국 인구 조사에 따르면 이들 아메리카 원주민 중 100세가 넘도록 장수하는 비율이 남성은 100만 명당 224명, 여성은 100만 명당 254명이었는데, 백인의 경우에는 100만 명당 남성은 3명, 여성은 6명에 불과했다. 허들리치카는 이 수치가 아주 정확하지는 않을 수 있어도 "100세 인구의 비율에서 이렇게 극단적으로 차이가 나는 것은 오류라고 보기 힘들다"고 했다. 그가 만난 90세 이상 노인 중에서 "치매를 겪거나 거동을 못 하는 사람은 전혀 없었다."

허들리치카는 이들 아메리카 원주민들에게는 아무런 만성 질환도 없다는 사실에 더 큰 충격을 받았다. 그는 "행여 악성 질환이 있다고 하더라도 틀림없이 극히 드물 것이다"라고 했다. 섬유종은 몇 차례 봤지만 종양이나 암은 종류를 막론하고 한 번도 본 적이 없었다. 그는 2,000명이 넘는 아메리카 원주민을 검진했지만 심장 질환은 단 세 건 관찰했으며, 동맥 경화증은 전혀 발견하지 못했다. 하지정맥류도 드물었다. 맹장염, 복막염, 위궤양뿐 아니라 그 어떤 심각한 간 질환도 보지 못했다. 그들의 건강과 장수가 육류 섭취 덕분이라고 단정할 수는 없어도, 적어도 육식 위주의 식단이 건강을 망치지는 않는다고 결론 내릴 수는 있을 것이다.

20세기 초 아프리카와 아시아에서 활동했던 탐험가, 식민주의자, 선교사들은 그들이 오지에서 만난 사람들이 퇴행성 질환으로 고생하지 않는다는 사실에 거듭 충격받았다. 《브리티시 의학 저널British Medical Journal》에는 본국에서 암을 진단한 경험이 있는 의사들이 아프리카 식민지에서는 암을 거의 발견하지 못했다는 보고서가 심심치 않게 실리곤 했다. 1923년, 중앙아프리카 남부에서 근무했던 의사 조지 프렌티스 George Prentice는 암 발병 사례가 거의 없다 보니 "사람들이 암이란 것이 아예 존재하지 않는다고 여기는 듯하다"라고 기술하기도 했다. 그는 만약 "암에 대한 상대적 면역력"이 존재한다면, 육류를 먹지 않아서는 아닐 것이라고 했다.

> 흑인들은, 육류를 구할 수 있는 때에는, 백인들보다 훨씬 더 육식을 많이 한다. 고기의 종류나 상태에 제한이 없으며, 양에도 제한이 없나 싶을 정도다. 그들은 다른 먹을거리가 없을 때에만 채소를 먹는다. … 들쥐에서 코끼리까지 육류라면 대환영이다.

이 모든 내용은 사실이겠지만, 노련한 심장 질환 연구자들은 이러한 역사적 보고서들에 타당한 이의를 제기한다. 오늘날의 가축화된 동물들은 야생에서 자유롭게 돌아다니던 100년 전 동물들보다 훨씬 지방(그중 대부분이 포화지방)이 많다는 것이다. 전문가들은 야생 동물에는 식물성 기름과 생선에서 찾아볼 수 있는 다불포화지방이 더욱 많이 함유돼 있었다고 주장한다.[4] 야생 동물이 포화지방을 덜 함유하고 있었다면, 이 주장은 곧 과거 육식을 주로 하던 사람들이 사육된 육류를 먹는 현대인

---

4 이러한 반대 입장은 육류의 실체를 잘 드러내주는데, 바로 육류는 다양한 종류의 지방을 함유하고 있다는 것이다. 예를 들어 일반적인 소고기 한 덩이에 함유된 지방의 반은 불포화지방이며, 그 대부분은 올리브유에서 발견되는 것과 같은 종류인 단불포화지방이다. 닭고기에 함유된 지방의 반 정도도 불포화지방이며, 라드(돼지기름)의 60퍼센트도 불포화지방이다. 그러므로 동물성 지방과 포화지방을 동의어로 취급하는 것은 지나친 단순화이다. 그러나 포화지방이 주로 동물성 식품에서 발견되기에 나 역시 간결성을 위해 어쩔 수 없이 그와 같이 단순화된 표현을 사용할 것이다.

들에 비해 포화지방을 덜 섭취했다는 말이 된다.

곡물을 먹고 자란 소와 야생에서 사냥한 소의 지방산 구성 비율이 다르다는 것은 사실이다. 1968년 영국의 생화학자 마이클 크로퍼드Michael Crawford는 처음으로 이를 자세하게 조사해보았다. 크로퍼드는 우간다 사냥국Uganda Game Department으로부터 일런드영양, 사슴영양, 토피영양, 워트호그(아프리카 야생 멧돼지), 기린 등 다양한 동물의 근육 부위 고기를 전달받았다. 그는 이 고기들을 영국에서 사육된 소, 닭, 돼지의 고기와 비교한 뒤 야생 동물에는 사육된 가축에 비해 다불포화지방산이 10배나 더 함유되어 있다고 발표했다. 표면적으로 볼 때 그의 논문은 사육한 가축의 고기가 야생에서 사냥한 동물의 고기만큼 건강한 것이 아니라는 현대인의 믿음을 확인해주는 듯했다. 이후 45년간 크로퍼드의 논문은 폭넓게 인용되며 이 주제에 대한 보편적 관점을 대변했다.

그런데 크로퍼드는 야생 동물과 가축의 포화지방 비율이 거의 다르지 않다는 점은 밝히지 않았다. 다시 말해, 적색 육류에서 위험한 성분으로 간주되는 포화지방이 우간다의 야생 동물과 비교해 영국의 소와 돼지에 더 많이 함유된 것은 아니라는 말이다. 대신 가축의 고기에는 단불포화지방산이 더 많이 들어 있는데, 이는 올리브유에 많이 함유된 성분이다. 결국 야생 동물과 가축의 차이가 무엇이든 간에 포화지방은 아닌 것이다.

이 연구의 또 다른 결점은 과거 사람들이 현대인들처럼 동물의 근육 부위를 주로 섭취했다고 가정한 점이다. 연구팀은 '육류'를 등심, 갈비, 옆구리 살, 목살 등 동물의 근육 부위로 규정했다. 하지만 근육 부위에 관심이 쏠린 것은 비교적 최근의 일이다. 모든 역사적 증거로 볼 때 인류는 근육 부위보다 지방과 내장 부위를 선호했다. 스테판슨은 이누이트가 지방 부위와 내장은 인간이 먹기 위해 꼼꼼하게 보관하고 살코기 부위는 개에게 준다고 했다. 이처럼 인류는 다른 육식 포유류와 비슷한 식습관을 가지고 있었다. 예컨대 사자나 호랑이는 사냥한 동물의 피, 심장, 신장, 간, 뇌를 먼저 먹고 나머지 근육 부위는 독수리에게 남겨준다. 내장 부위는 지방, 특히 포화지방을 많이 함유하고 있다(사슴의 신장에 함유된 지방의 반은 포화지방이다).

동물의 가장 기름진 부위를 선호하고, 살이 최고로 오른 동물을 사냥하는 것은 역사를 통틀어 인류의 일관된 사냥 패턴으로 보인다. 예컨대 호주 북서부의 바디Bardi 부족이 생선, 거북이, 조개 등을 사냥하는 시기를 결정할 때 가장 중요한 기준은 지방이었다. 바디 부족민은 한밤중에 바다거북이 뿜어내는 숨 냄새만으로도 바다거북이 얼마나 살이 올랐는지 알 수 있는 능력을 비롯해 그들의 "지방에 대한 집착"을 충족시켜줄 사냥 기술과 사냥 적기에 대한 뛰어난 지식을 갖췄다. 지방이 없는 살코기는 "쓰레기" "먹기에는 너무 퍽퍽하고 맛없는 부위"로 취급받았다.

지방이 없는 고기를 먹으면 쇠약해진다고 여기기도 했다. 이누이트는 토끼를 많이 먹지 않았는데, 극지방의 한 관찰자는 그 이유에 대해 다음과 같이 기록했다. "토끼 고기만 먹는다면 그들은 아마도 아사할 것이다. 토끼 고기에는 기름기가 너무 적기 때문이다." 1857년 겨울 오리건 주의 클래머스 강에서 조난당한 사냥꾼들은 말, 망아지, 노새 등을 잡아먹었으나 그 짐승들 모두 굶주린 상태였기 때문에 부드럽지도 육즙이 많지도 않았다고 한다. 그들은 매일 일인당 2~3킬로그램씩이나 고기를 먹었지만 계속해서 쇠약해지고 말라갈 뿐이었으며, 12일이 지난 후에는 "거의 아무 일도 할 수 없었고 계속해서 지방을 갈구했다"고 한다.

루이스와 클락Lewis and Clark도 탐험 중이던 1805년에 이러한 문제를 보고한 바 있다. 클락은 사슴 40마리, 물소 3마리, 엘크 16마리를 사냥해 돌아왔는데, 대부분 사냥감이 "먹기에 너무 기름기가 없는" 상태여서 실망했다. 근육 부위의 살코기는 풍부했지만 지방이 충분하지 않았다는 뜻이다.

인류학적·역사적 기록을 보면 인류가 동물이 가장 살찐 계절에 사냥을 해왔고 가장 기름진 부위를 먹으려 했다는 설명으로 가득하다.

지방은 잘라내고 살코기만 먹으려 하는 우리로서는 이런 이야기들이 낯설고 믿기지 않을 것이다. 건강한 식단에 대한 우리의 상식과 도무지 아귀가 맞지 않는다. 지금 우리 기준에서 보면 분명히 건강하지 않고 각종 질병의 원인이 되는 식습관을 가진 사람들이 어떻게 오늘날 우리를 괴롭히는 질병으로 고생하지 않을 수 있었을까? 영양 전문가들이 식단과 심장 질환에 관한 이러한 자료들을 보지 못했을 가능성은 희박해 보인다. 하지만 현재의 권장 식단을 뒷받침하는 과학 문헌은 이 사실들을 외면하고 있다.

그렇지만 우리는 계속해서 간과되어온 이러한 모순이 설명될 수 있다고 믿어야 한다. 어쨌든 우리의 현대적이고 진보된 지식은 엄격하게 과학에 기초하고 있으며, 세계에서 가장 명망 있고 영향력 있는 협회와 정부 기관들이 이를 지지하고 또 홍보하고 있지 않은가? 반세기가 넘는 기간 동안의 과학적 "증거"가 절대로 잘못되었을 리 없다. 안 그런가?

2장

왜 **포화지방**이
건강을 해친다고 생각할까

지방만큼 불행한 동음이의어가 또 있을까? 한 단어가 매우 다른 두 가지를 의미한다. 우리가 먹는 지방과 우리 몸의 지방. 우리 뇌는 지방의 전혀 다른 두 가지 의미를 완벽하게 구별해내지 못한다.

지방, 그중에서도 포화지방이 건강을 해친다는 생각은 매우 오랫동안 뿌리 깊게 자리매김해왔기에 과학적 가설이라기보다는 "상식"처럼 받아들여진다. 그러나 식단과 질병과의 연관성에 대한 여타의 믿음과 마찬가지로 이 역시 처음에는 일군의 연구자들이 제안한 하나의 아이디어에서 출발했다.

포화지방이 심장 질환을 유발한다는 가설은 1950년대 초반 미네소타 대학의 생물학자이자 병리학자였던 앤설 키스Ancel Benjamin Keys가 세웠다. 연구소에서 그는 질병의 초기 징후를 파악하기 위한 실험을 했는데, 당시에는 심장 질환이 가장 시급한 건강 문제였다. 미국인들은 무시무시한 질병의 소용돌이 한가운데에 있다고 느꼈다. 급작스런 흉부 압박감이 골프 코스나 사무실로 들이닥칠 수 있었지만 의사들은 그 원인을 몰랐다. 불쑥 나타난 이 질병은 미국의 주요 사망 원인이 될 만큼 급증했다.[5]

키스가 식이 지방에 관한 자신의 가설을 처음 발표했을 당시에는 온 나라가 심장 질환에 대한 해법을 찾아내고자 혈안이었다. 당시에는 동맥이 서서히 좁아지는 것은 불가피한 노화 과정의 일환이며 현대 의학은 이에 대해 아무 것도 할 수 없다는 견해가 지배적이었다. 반면 키스는 심장 발작을 피할 수 있다고 생각했는데, 심장 질환이 항상 이렇게 만연했던 것은 아니라는 단순한 논리에 근거한 판단이었다. 이 점에서 그는 마사이족을 관찰한 결과 심장 발작이 피할 수 없는 질병이 아님을 알게 된 조지 맨과 일치하는 면이 있다. 키스는 미국공공보건국US Public Health Service이 단지 결핵과 같은 질병을 억제하는 수준을 넘어 질병을 선제적으로 예방하는 역할까지 해야 한다고 주장했다. 실행 가능한 해결책을 제안하면서 키스는 "심장 질환에 대한 패배주의적 태도"를 몰아내고자 했다.[6]

키스는 본래부터 이단아 기질이 있었다. 1904년에 태어나 캘리포니아 버클리에서 자란 키스는 어려서부터 꽤나 독립적이었다. 키스는 십대에 히치하이킹으로 버클리에서 애리조나까지 가 비료 회사에서 일하며 3개월간 동굴에서 박쥐 배설물을 수집하는 일을 하기도 했다. 또한 대학을 1년 만에 그만두고 중국으로 가는 선박의 노동자로 일했다. 이후 미네소타 대학에서 키스와 가장 가깝게 지낸 헨리 블랙번Henry Blackburn은 그를 "단도직입적이고 비판적이며 순발력이 뛰어나고 두뇌가 명석한" 사람으로 묘사했다. 또한 사람들에 따르면 불굴의 의지를 지

---

5 의료 기술의 발전 덕에 심장 질환으로 인한 사망률은 1960년대 후반 이래로 감소하고 있다. 그러나 심장 질환 유병률 또한 감소하고 있는지는 확실하지 않다. 미국에서 심장 질환은 여전히 남녀 모두에서 주요 사망 원인으로, 매년 60만 명의 목숨을 앗아가고 있다(Lloyd-Jones et al. 2009).
6 심장 질환은 심장에 영향을 끼치는 수많은 질환을 포괄하는 용어다. 여기에는 심장에 혈액 공급이 저하된 경우(허혈성 심질환), 심장 근육이 손상된 경우(심근증), 심장 근육의 염증(염증성 심질환), 고혈압으로 인한 순환기 전체의 약화(고혈압성 심질환) 등이 포함된다. 이 시기에 연구자들이 주로 몰두했던 심장 질환은 동맥 경화증이었다.

닌 키스는 "필사적으로" 자기 생각을 주장했다고 한다. (키스에 대한 존경심이 덜한 동료들은 그가 "오만하고 무자비하다"고 했다.) 그는 3년 만에 캘리포니아 대학 버클리 캠퍼스에서 생물학 박사 학위를 취득한 뒤 생리학 박사 학위를 위해 런던의 킹스 칼리지로 갔다.

1933년 키스는 고도가 혈압에 미치는 영향을 측정하기 위해 열흘 동안 안데스 고원에서 지냈는데, 이때의 경험이 그의 인생을 바꿨다. 희박한 공기가 자신의 신체에 직접적으로 영향을 미치는 것을 경험하면서 키스는 생리학에 열정을 품게 되었다. 이후 2차 세계 대전 중 기아에 관한 선구자적 연구를 수행하고 군인들을 위한 K급식(K는 키스를 의미한다)을 개발하면서 그는 영양이 어떻게 우리 신체에 영향을 미치는지에 관심을 갖게 되었다.

그리고 그는 자신의 불굴의 의지와 야망을 심장 질환 연구로 돌렸고, 그 분야에서 돌풍을 일으켰다.

애초부터 심장 질환에 대한 논의에서는 밀랍 같은 노란 물질로 인체의 모든 조직에 필수적인 성분인 콜레스테롤이 주요 관심사였다. 콜레스테롤은 모든 세포막의 필수 구성 성분으로 세포 물질의 출입을 조절한다. 또한 성 호르몬의 생성에 필요하고, 뇌에서 가장 높은 농도로 발견된다. 이처럼 중요한 역할을 하는 콜레스테롤이지만, 콜레스테롤이 동맥경화반의 주된 요소임을 발견한 연구자들은 콜레스테롤을 심혈관 질환의 주범으로 지목했다. 혈류를 차단할 정도까지 혈관을 좁게 만든다고 알려진 경화반의 형성이 심장 발작의 주원인으로 여겨졌다.

이후 심장 질환의 발병이 훨씬 복잡한 것으로 판명되었음에도 콜레스테롤 축적에 대한 이런 식의 그럴싸한 억측은 콜레스테롤을 공중 보건의 영역에서 가장 밝게 빛나는 악마의 별로 만들었다. 이 분야의 원로이자 유력한 연구자인 제러마이아 스탬러Jeremiah Stamler는 콜레스테롤을 "생물학적 녹"으로 묘사하며 "이 생물학적 녹이 퍼져나가서 혈류를 멎게 하거나 느리게 할 수 있다. 이는 수도관 안쪽에 녹이 쌓여 수도꼭지에서 물이 찔끔찔끔 나오는 현상과 같다"고 했다. 실제로도 우리는 여전히 콜레스테롤을 차가운 배수관 안의 뜨거운 기름처럼 "동맥을 틀어막는" 무엇인 것처럼 이야기하고 있다. 우리는 이런 식의 선명하고 직관적인 설명과 함께해왔다. 이 설명은 지나치게 단순화되었고, 문제에 대한 부정확한 묘사임을 과학적 연구들이 입증했음에도 불구하고 말이다.

콜레스테롤이 심장 질환을 유발한다고 암시하는 최초의 근거는 혈중 콜레스테롤 농도가 비정상적으로 높은 아동은 심장 질환의 위험이 매우 크다는 19세기 후반의 보고서에서 나왔다(앞선 보고서에 따르면 열한 살 소녀가 심장 발작으로 사망했다고 한다). 혈중 콜레스테롤 농도가 비정상적으로 높은 아이들은 손과 발목에 황색종이라 불리는 지방 덩어리가 생기는 증상도 보였다.

1940년대 초반, 연구진은 이를 식단과 상관없는 희귀 유전성 질환이라고 결론 내렸다. 하지만 혈중 콜레스테롤 농도가 높은 성인들 또한 (특히 눈꺼풀에) 황색종이 나타난다는 사실에 연구자들은 높은 혈중 콜레스테롤 농도가 밀랍 같은 피하 침착물의 원인이라고 생각하기 시작했다. 학자들은 신체 표면에 보이는 침착물이 동맥 혈관벽 내부에 형성되는 보이지 않는 물질과 같은 것이며, 이 침착물이 심장 발작을 야기한다고 추정했다. 사실 여기에는 비약이 있지만, 제법 그럴듯해 보였다. 그러한 추론에 모두가 동의하지는 않았지만(소아의 유전성 질환과 장기간에 걸쳐 나타나는 만성 질환은 메커니즘이 서로 다르다는 반대 의견이 있었다) 콜레스테롤 가설이 전개되는 것을 막지는 못했다.

콜레스테롤과 심장 질환을 연결 짓는 증거는 동물 실험에서도 나타났다. 1913년 러시아의 병리학자 니콜라이 아니쉬코프Nikolaj Anitschkow는 토끼에게 콜레스테롤을 다량으로 먹였더니 동맥 경화증이 발병했다고 발표했다.[7] 이 실험이 널리 알려지자 고양이, 양, 소, 말 등 온갖 동물을 대상으로 비슷한 실험이 진행되었고, 달걀, 적색 육류, 조개 같은 음식에서 섭취하는 콜레스테롤이 동맥 경화증을 야기한다는 관점이 대세가 되었다. 당시에도 일부 학자들은 실험 대상이 된 토끼와 기타 동물들이 대부분 초식 동물이었음에 주목했다. 그 초식 동물들은 보통 동물성 식이를 하지 않으며, 동물성 식이를 대사 작용 할 수 있는 생물학적 구조도 아니다. 반면 개를 대상으로 같은 실험을 했을 때(개는 사람처럼 고기를 먹는다) 개는 과잉된 콜레스테롤을 조절하고 배출하는 능력을 가진 것으로 나타났다. 개를 대상으로 한 실험이 인간에 더 가까운 모델이지만, 최초의 토끼 실험이 이미 심장 질환 연구자들의 이목을 사로잡았기에 콜레스테롤은 심장 질환 발병의 주요 용의자로 낙인찍히게 되었다.

1950년까지 혈중 콜레스테롤 수치의 상승은 심장 질환을 유발하는 원인으로 여겨졌고, 많은 전문가가 혈중 콜레스테롤 수치를 낮추는 편이 안전하다고 믿었다.

콜레스테롤 수치를 낮추는 오래된 방법 중 하나는 단순히 콜레스테롤을 적게 섭취하는 것이다. 콜레스테롤 섭취가 곧바로 혈중 콜레스테롤의 상승으로 이어진다는 주장은 얼핏 합리적으로 보인다. 1937년에

---

7 훗날 학자들은 실험자들이 동물에게 먹일 콜레스테롤의 산화를 방지하는 방법을 몰랐기 때문에 실험에 결함이 있었다고 지적했다. 콜레스테롤은 한번 산화되면 경화반이 형성될 가능성이 높아지기 때문이다(Smith 1980).

이를 처음 소개한 컬럼비아 대학의 두 생화학자는 달걀노른자를 삼가면 콜레스테롤이 체내에 축적되는 것을 예방할 수 있다고 가정했다. 이러한 생각은 지금도 우리 머릿속에 깊숙이 박혀 있다. 실제로 얼마나 많은 사람이 달걀 요리를 보고는 "콜레스테롤이 너무 많아"라고 중얼거리며 불평하는가?

이러한 가정에 처음으로 반기를 든 사람이 바로 앤설 키스였다. 비록 1952년에는 해당 이론에 관한 "압도적인 증거"가 있다고 주장하긴 했지만, 이후 그는 실험 참가자들에게서 콜레스테롤 섭취량에 따라 혈중 콜레스테롤 농도가 변하지 않는다는 사실을 발견했다. 그는 하루 3,000밀리그램까지(큰 달걀 한 개의 콜레스테롤 양은 200밀리그램이 채 안 된다) 엄청나게 많은 양의 콜레스테롤을 식사마다 첨가했는데 아주 미미한 영향만 끼칠 뿐이었다. 그래서 이미 1955년에 그는 "더 이상 재고할 필요가 없다"고 결론지었다.

많은 연구들이 이러한 결론에 힘을 실어주었다. 스웨덴의 의사 우페 라븐스코프Uffe Ravnskov는 달걀을 매일 한 개씩 먹다가 일주일간 여덟 개(콜레스테롤 1,600밀리그램)로 양을 늘려 섭취했는데, 자신의 콜레스테롤 수치가 오히려 감소하는 것을 발견했다. 이후 그는 자신의 책에 "어느 회의적인 스웨덴 의사의 달걀 섭취와 콜레스테롤 수치"라는 제목으로 이에 대해 기록했다. 실제로 오랜 시간 하루에 두세 개의 달걀을 먹어도 대다수 사람들의 혈중 콜레스테롤 농도에는 영향을 주지 않았다. 마사 이족은 우유, 고기, 피만 먹고도 평균 혈중 콜레스테롤 수치가 극히 낮았다는 조지 맨의 관찰 결과를 기억해보라. 1992년 이 주제를 가장 포괄적으로 분석한 연구에서 대다수의 사람은 식사에 다량의 콜레스테롤이 함유돼 있더라도 체내에서 생산하는 콜레스테롤의 양을 단계적으로 줄여

나가면서 대응할 수 있다고 밝혀졌다.[8] 다시 말해, 인체는 내부 조건을 일정하게 유지하려 한다. 인체가 체온을 낮추기 위해 땀을 배출하는 것과 같은 방식으로 항상성의 프로세스는 (콜레스테롤 수치를 포함하여) 인체의 내부 조건을 일정하게 유지해 모든 생물학적 체계가 최적으로 작동하도록 한다.

이러한 증거들이 나오면서 영국을 비롯하여 대부분 유럽 국가의 보건 당국은 식이 콜레스테롤 제한 권고를 철회하고 있다. 그러나 여전히 미국에서는 건강한 사람에게 콜레스테롤을 하루 300밀리그램 이하(달걀 한 개 반에 해당)로 섭취하도록 권고하고 있다.[9] 더욱이 미국 식품의약국 Food and Drug Administration, FDA은 "무(無)콜레스테롤"이라는 식품 광고를 계속 허용하고 있어서 소비자들은 무콜레스테롤 치리오스(Cheerios, 시리얼 브랜드)와 무콜레스테롤 샐러드드레싱으로 가득한 슈퍼마켓 진열대를 보며 식품에 함유된 콜레스테롤이 여전히 신경 써야 할 문제라는 인상을 받게 된다.

그런데 콜레스테롤이 많이 함유된 식품이 혈중 콜레스테롤 농도를 높이는 것이 아니라면, 무엇이 원인인 걸까? 식이 콜레스테롤이 원인이 아니라고 결론이 나자 키스는 연구자들에게 식단의 다른 성분에 집중해 볼 것을 제안했다. 이미 1950년대 초부터 다양한 영양소가 콜레스테롤 뿐 아니라 혈액 생화학 측면에 영향을 주는 방식을 연구한 과학자들이 있었다. 그 이전에는 심장 질환의 초점이 단백질과 탄수화물에 있었는

---

8 이 연구는 콜레스테롤에 관한 이전 연구들이 왜곡해왔던, 수치 변화를 제대로 측정하기 위한 기준이 되는 초기 콜레스테롤 수치를 측정하지 않는 등의 방법론 문제를 처음으로 바로잡으려 했다.

9 미국은 2015년이 되어서야 식이 콜레스테롤 제한 권고를 철회하기 시작했다—옮긴이.

데, 지방산을 분리하는 새로운 방법(특히 1952년의 기액 크로마토그래피)이 개발되면서 다양한 종류의 지방(지방질 혹은 지질lipid이라고도 함)에 대한 검사와 인간의 생명 활동에 미치는 영향을 실험할 수 있게 되었다. 당대의 대표적인 지방질 연구자였던 뉴욕 시 록펠러 대학의 피트 아렌스E. H. "Pete" Ahrens는 "지질을 연구하는 따분한 분야가 갑자기 달을 향해 날아올랐다"라고 표현했다. 연구자들이 이 분야로 대거 유입되었고 연구 지원금 규모는 매년 불어났다. 아렌스의 말처럼 "지방질 연구가 대히트를 쳤다." 아렌스는 1950년대에 미국 최초로 기액 크로마토그래피 연구실을 만들고 다양한 종류의 식이 지방을 실험하기 시작했다.

지방의 화학 구조를 간단하게나마 알고 있으면 좋은데, 지방은 기본적으로 수소 원자로 둘러싸인 탄소 원자의 사슬로 구성되어 있다. 사슬은 그 길이가 다양하며 서로 간의 화학적 결합에도 여러 가지 유형이 있다. 이 결합 유형에 따라 지방산은 "포화지방"이나 "불포화지방"으로 결정된다. 결합은 화학 용어로서 두 원자가 서로 연결되어 있는 방식을 말한다. 이중 결합은 원자들이 양손으로 악수하는 모양과 같은 것으로, 여기에는 두 가지 특성이 있다. 첫째, 이중 결합은 덜 안정적인 구조라서 한

지방산은 수소 원자로 둘러싸인 탄소 원자의 사슬로 한쪽 끝에 카복시기가 있다.

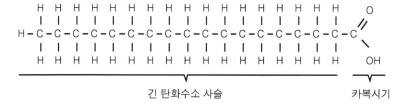

지방산의 기본 구성

손이 언제라도 풀려나 다른 원자와 결합할 수 있다. 둘째, 탄소 사슬이 구부러져 이웃한 사슬과 나란히 있을 수 없다. 그래서 이들 이중 결합을 가진 분자들은 성긴 형태로 구성되어 액체 상태의 기름을 이룬다. 사슬 내에 이중 결합이 하나만 있는 것을 "단불포화" 지방산이라고 하는데, 이는 올리브유에서 주로 찾아볼 수 있는 종류의 지방산이다. 이중 결합이 두 개 이상이면 "다불포화" 지방산이라고 하는데 이는 홍화씨유, 해바라기유, 땅콩유, 옥수수유, 면실유, 대두유 등의 "식물성" 기름에 많다.

반면 포화지방산은 이중 결합 없이 단일 결합만으로 구성된다. 이 분자는 이미 수소 원자로 "포화되어" 있기에 새로운 원자를 받아들일 수 없다. 또 이 지방은 곧은 직선형의 사슬로 밀도 높게 채워지기 때문에 버터나 라드(돼지의 지방), 수이트(소나 양 등 동물의 신장과 허리살 주변의 단단

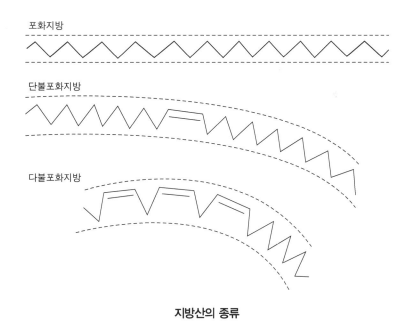

지방산의 종류

하고 하얀 지방질), 수지(獸脂, 소나 양 등 동물의 기름으로 비교적 단단한 형태이며 수이트로부터 가공)처럼 실온에서도 고체 상태를 유지한다.

1950년대 지방질 연구자들은 서로 다른 종류의 지방을 섭취했을 때 혈액, 특히 콜레스테롤 수치에 끼치는 영향을 집중적으로 연구했다. 1952년 캘리포니아 주 오클랜드의 대사연구소Institute for Metabolic Research 연구진은 동물성 지방을 식물성 지방으로 대체하면 혈중 콜레스테롤 수치를 현격히 낮출 수 있다는 사실을 최초로 발견했다. 또 하버드 대학 연구진은 채식주의자들의 혈중 콜레스테롤 수치를 조사해 유제품을 전혀 먹지 않는 사람들이 달걀과 우유를 먹는 사람들에 비해 혈중 콜레스테롤 수치가 낮다는 결과를 발표했다. 채식주의자들을 조사한 네덜란드의 연구도 마찬가지 결과였다.

록펠러 대학의 아렌스는 굉장히 꼼꼼한 연구자였다. 그는 온갖 노력을 기울여 자신이 수행하는 실험의 모든 양상을 통제했고, 피험자를 대사 병동에 입원시키고 실제 음식을 먹을 때 발생할 수 있는 영양학적 문제를 피하기 위해 액체 형태의 음식만 제공했다. 그는 버터와 코코넛 오일에 함유된 포화지방이 다른 종류의 지방보다 혈중 콜레스테롤 수치를 더 상승시키고, 다음으로 팜유, 라드, 코코아버터, 올리브유 순으로 혈중 콜레스테롤 수치를 상승시킨다는 결과를 얻었다. 피험자 중 땅콩유, 면실유, 옥수수유, 홍화씨유를 섭취한 그룹이 혈중 콜레스테롤 수치가 가장 낮았다. 이후 좀 더 진일보한 기술을 사용하여 아렌스는 다양한 식이지방에 따라서 콜레스테롤이 별로 일관되게 오르내리지 않는다는 사실을 밝혀냈는데, 그가 애초에 생각했던 것보다 훨씬 불균질했다. 말년에 그는 인체 반응의 이러한 "불균질성"을 발견한 것이야말로 이 분야에 자신이 가장 크게 공헌한 바라고 했다. 그러나 1950년대에 학자들은 콜레스테롤 반응이 아주 균일하다고 믿었으며, 혈중 콜레스테롤 수치를 가장 극심하게 상승시키는 원인으로 포화지방에 주목했다.

키스는 식단과 질병과의 관계에 있어서 가장 영향력 있는 연구자였지만, 지방의 종류를 지목하는 게임에서는 조금 뒤처져 있었다. 그는 지방의 종류보다 지방의 총량이 심장 질환의 위험 요인이라는 주장에 더 공감했다. 이와 관련해 키스는 인근 미네소타 병원의 남성 정신분열증 환자들을 대상으로 (윤리적으로 문제의 소지가 있는) 실험을 수행했다. 그는 환자들에게 지방 비율 9~24퍼센트의 식사를 제공한 뒤 저지방 식단이 혈중 콜레스테롤 수치를 약간 더 낮춘다는 결과를 확보했다. 실험은 신뢰할 만한 수준이 못 됐다. 총 66명을 대상으로 2~9주간 검사를 시행했는데[10] 키스 자신도 실험 결과를 확신하지 못했다. 그럼에도 키스는 초기의 불확실한 결과를 바탕으로 마치 의심할 여지조차 없다는 듯이 밀어붙였다. "식단의 지방 성분을 제외한 어떤 생활 요인도 관상 동맥 및 퇴행성 심장 질환으로 인한 사망률과 일관된 상관관계를 보여주지 않는다"라고 그는 1954년 동맥 경화증 학회에서 동료들에게 알렸다.

키스는 자신 있게 식이 지방과 혈중 콜레스테롤, 심장 질환 사이에 인과관계의 직선을 그었다. 1952년 뉴욕의 마운트 시나이 병원에서 한 발표에서(이는 나중에 논문으로 발표해 엄청난 주목을 받았다) 키스는 "식단-심장 가설diet-heart hypothesis"이라 이름 붙인 자신의 아이디어를 정식으로 소개했다. 그의 그래프는 여섯 개 국가에서의 지방 섭취와 심장 질환 사망률 사이의 밀접한 연관성을 보여주었다.[11]

---

10 키스는 실험 기간이라든지 피험자 수와 같은 각 실험의 세부 사항을 발표하지 않았는데 이는 정상적인 과학적 표준에 위배된다.

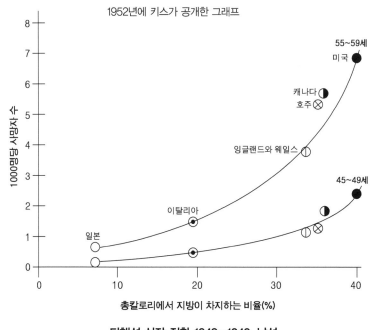

1952년에 키스가 공개한 그래프

퇴행성 심장 질환 1948~1949, 남성

출처: Ancel Keys, "Atherosclerosis: A Problem in Newer Public Health," *Journal of Mt. Sinai Hospital, New York* 20, no. 2 (July-Aug 1953): 134.

그것은 아이들의 성장 곡선처럼 완벽한 상향 곡선이었다. 키스는 그 그래프에서 지방 섭취를 0으로 줄이면 심장 질환의 위험은 사라질 것이라고 주장했다.

그리고 키스의 주장은 오늘날 지방에 대한 거대한 불신의 씨앗이 되었다. 오랜 세월 동안 심장 질환뿐 아니라 비만, 암, 당뇨 등등 모든 질병이 지방 섭취 탓으로 여겨졌다. 키스의 추진력으로 인해 그의 아이디어

---

11 키스가 초기의 식단-심장 가설에서 제기한 또 하나의 주장은 독일, 노르웨이, 미국에서의 식이 지방 소비 경향이 심장 질환의 증가를 반영하는 것으로 보인다는 내용이었다.

는 영양학계에 뿌리를 내리고 가지를 쳤다. 점심 식사로 닭가슴살과 샐러드를 먹고 저녁 식사로는 스테이크 대신 파스타를 먹는 우리의 선택의 뿌리에는 그가 있다. 영양학계에서 키스의 영향력은 견줄 만한 상대가 없을 정도였다.

지방이 당신을 살찌게 하는가?

키스는 지방이 동맥 경화증의 원인일 뿐 아니라 사람들을 살찌게 만드는 것이라고 생각했다. 단백질과 탄수화물은 열량이 그램당 4칼로리 정도인 반면 지방은 그램당 9칼로리가 조금 넘으므로, 영양 전문가들은 저지방 식단이 전체 칼로리 양을 줄여줘 체중을 감소시켜준다고 생각해왔다.[12] 바꿔 말하면, 지방fat을 먹으면 뚱뚱해진다fat는 것이다.

코미디언 제리 사인필드Jerry Seinfeld가 묘사한 슈퍼마켓에서의 상황은 지방에 대한 이러한 통념을 잘 드러내준다. "영양 성분표를 보세요. 여기 지방 성분이 있네요. 이 식품에 지방이 들어 있다고요. 그 지방은 곧 내 속에 들어 있게 될 거고요!"

지방만큼 불행한 동음이의어가 또 있을까? 한 단어가 매우 다른 두 가지를 의미한다. 우리가 먹는 지방과 우리 몸의 지방. 우리 뇌는 지방의 전혀 다른 두 가지 의미를 완벽하게 구별해내지 못한다. 식이 지방이 살을 찌운다는 공포는 1920년대까지 거슬러 올라가는데, 당시 날씬한 몸

---

12 하지만 키스는 비만에 대해서는 전혀 신경 쓰지 않았고, 비만은 심장 질환과 관련이 없다고 생각했다. 그러나 이후 그 둘이 매우 밀접하게 연관되어 있음이 밝혀졌다(Keys in Symposium on Atherosclerosis, 1954, 182-184).

매를 유지하는 것이 중산층의 새로운 패션이자 라이프스타일이 되었고, 보험 회사가 보험료를 산정하면서 신장과 체중을 고려하기 시작했기 때문이다. 칼로리를 줄이자는 아이디어는 체중 감량에 대한 이론 중 하나였으며, 지방은 칼로리가 높으므로 많은 의사가 환자에게 지방 섭취를 줄이도록 권고했다. 이때부터 사람들은 모든 형태의 지방을 단순히 피해야 할 것으로 인식하기 시작했다. 지방 섭취를 제한한다고 해서 체중이 줄어들지 않는다는 것이 수많은 실험을 통해 거듭 증명되었지만(실제로는 정반대이다), 그럼에도 "살 빠지는 지방" 같은 말은 여전히 형용모순처럼 들릴 따름이다.

키스는 해외 사례들이 식이 지방과 심장 질환의 상관성에 관한 자신의 가설에 심각한 위협이 된다는 것을 일찌감치 눈치 챘다. 그는 논문에서 많은 부분을 할애하여 자신의 가설에 전혀 호의적이지 않은 아프리카의 마사이족, 극지방의 이누이트, 미국의 나바호 원주민 등 전 세계에 퍼져 있는 증거들을 공격했다. 키스는 자신의 가설에 부합하는 핀란드와 일본 등 몇 나라의 예비 보고서를 확보했다. 그는 자신의 주장을 뒷받침하기 위해 이러한 국제적 자료를 철저하게 이용하는 천재성을 보였다. 라이벌들이 실험실에서 애쓰고 있는 동안 키스는 탐험을 떠나 세계 곳곳의 놀라운 데이터를 쓸어 모아 돌아왔다.

1950년대 초 키스는 세계 여행을 했다. 그는 아내 마거릿과 함께 남아프리카, 사르디니아, 스웨덴, 스페인, 이탈리아 등지를 여행하며 가는 곳마다 그 지역의 식단에서 지방이 차지하는 비율과 지역민의 혈중 콜레스테롤 수치를 측정했다. 한번은 핀란드 외딴 곳에 있는 벌목 캠프를 찾아갔는데 그곳은 젊은 남성의 심장 질환 발병률이 꽤 높은 편이었다. 일본에서는 시골 농부와 어부의 콜레스테롤 수치를 측정했으며, 호놀룰루와 로스앤젤레스에 거주하는 일본인 이민자들도 검사했다.

키스는 특히 지중해 연안 국가에 관심이 많았다. 이 지역의 심장 질환 유병률이 예외적으로 낮다는 사실을 전해 듣고, 그는 1953년 나폴리를 시작으로 마드리드까지 여행하며 직접 그 사실을 확인했다. 소수의 표본을 대상으로 혈중 콜레스테롤 수치를 측정하고 심전도 검사를 실시한 후 키스는 해당 지역의 심장 질환 유병률이 미국보다 현저히 낮다고 결론 내렸다. 나아가 심장 질환 사망률이 국가별로 차이가 나므로, 심장 질환은 유전적 소인이나 노화에 의해 유발되는 것이 아니라고 추측했다. 그보다는 식단이 주원인이라고 확신했다. 이후 조지 맨도 마사이족 전사를 관찰하고서 같은 결론을 내렸지만, 키스는 식단의 어떤 부분이 잘못되었는지에 대해 생각이 달랐다. 키스는 "현재로서는 지방만이 중요한 요인으로 보인다"라고 했다.

1957년 키스는 미국인의 동맥이 경화반으로 가득 차게 된 것은 "오랜 기간 기름진 음식에다 지방이 가득한 식사를 해왔기 때문"이라고 했다. 그 증거로 젊은 핀란드 벌목꾼의 사례를 들었는데, 그들은 "빵 한 조각 크기의 치즈에 버터를 잔뜩 발라 먹는다. 그리고 맥주도 곁들인다. 이는 관상 동맥 문제를 보여주는 본보기다."

여행 중 겨우 소수만 관찰했고 식단을 측정하는 구체적인 방법조차 불분명했음에도 불구하고 키스는 확신에 가득 차 지방이 "명백하게" 심장 질환 발병의 "주원인"이라고 기록했다. 물론 이것은 그가 바라던 결론이었다. 그렇기에 그가 무엇을 발견했을지는 충분히 예상 가능한 일이었는지도 모른다.

키스는 여행에서 다국적 전문가 동맹을 만들어 연구자들이 자신의 아이디어를 실험하도록 설득했다. 그들은 남아프리카에서 스웨덴까지 자료를 수집했고, 그들이 모은 자료는 고지방 식단과 높은 혈중 콜레스테롤 수치가 맞물려 있다는 키스의 가설을 뒷받침하는 데 기여했다. 피험자 수가 매우 적었지만 키스는 세계 도처에서 날아온 부실한 데이터들을 능숙하게 짜깁기하여 신뢰할 만한 그림을 만들어냈다.

키스는 2차 세계 대전 중 유럽 전역에서 심장 질환이 급감했으며 전후에 다시 증가했다는 자료를 자신의 가설을 증명하기 위한 제물로 삼았다. 이에 대해 키스는 전쟁 중의 식량(특히 육류, 달걀, 유제품) 부족이 심장 질환의 감소를 불러왔을 가능성이 매우 높다고 가정했다. 하지만 다르게 설명할 수도 있다. 예컨대 전쟁 중에는 설탕과 밀가루도 부족하다. 휘발유도 부족해서 사람들은 배기가스를 덜 마셨고, 자전거를 타거나 걷는 등 운동도 더 많이 했다. 다른 과학자들은 심장 질환 감소의 원인으로 이러한 다른 설명에도 주목했으나 키스는 철저히 무시했다.

1950년대 중반 키스는 지방 전체가 심장 질환의 주원인이라는 자신의 주장을 거두기 시작했다. 대신 그는 논문에서 콜레스테롤을 증가시키는 결정적 요인이 되는 식이 지방의 종류에 대해 논하기 시작했다. 1957년과 1958년에 미네소타 병원의 정신분열증 환자들을 대상으로 몇 차례의 소규모 단기 실험을 진행한 후 키스는 다음과 같은 결론을 내렸다. 아렌스와 다른 연구자들이 이미 밝혔듯이, 포화지방을 먹으면 혈중 콜레스테롤 수치가 높아지고 식물성 기름을 먹으면 낮아진다는 것이다.

그리하여 키스는 1957년 유명 의학 학술지에 게재한 여러 논문에서[13] 포화지방 섭취를 줄이면 혈중 콜레스테롤 수치가 감소한다고 발표했다.

---

13 키스는 1957~1958년에 권위 있는 학술지에 스무 편이 넘는 논문을 게재하며 이러한 주장을 내세웠다.

키스는 자신의 새로운 발견을 꽤 확신하며 한 인구 집단 내의 혈중 콜레스테롤이 포화지방, 다불포화지방, 섭취한 콜레스테롤의 양 등에 따라 상승하거나 하락하는 양을 정확히 산출할 수 있는 계산식까지 발표했다. 이것이 그 유명한 "키스 방정식Keys equation"으로 영양학계에서 엄청난 인정을 받게 되는데, 바로 이러한 공식을 찾아 헤매던 모든 이를 해방시켜주었기 때문일 것이다. 굉장히 복잡한 인간의 생명 활동 앞에서 자신의 지식에 대해 겸손할 것을 촉구했던 아렌스와 달리(그는 생물학적 반응의 다양성을 주장했다) 키스는 이런 복잡성을 거둬들이고 확신에 차 자신만만하게 설명했다. 그는 여전히 전반적으로 지방을 너무 많이 섭취해서는 안 된다고 생각했고, 포화지방이 악의 근원이라는 결론에 도달한 이후로는 다른 어떤 것보다 이 이론을 옹호하기 시작했다. 그는 사람들이 달걀, 유제품, 육류 등 모든 지방 섭취를 중단한다면 심장 질환은 "매우 희귀한 질환이 될 것"이라고 주장했다. 키스는 식이 지방, 특히 동물성 식품에서 나오는 지방을 "과감히 제한"할 것을, 그리고 식물성 기름으로 대체할 것을 권고했다.

다불포화 대통령: 아이젠하워의 심장 발작

키스의 아이디어는 아이젠하워 대통령이 첫 번째 심장 발작을 일으킨 1955년에 국가적 조명을 받게 되었다. 아이젠하워 대통령의 주치의였던 폴 더들리 화이트Paul Dudley White는 콜로라도 주 덴버에 있는 아이젠하워의 병상으로 날아갔다. 화이트는 순환기내과 전문의로 심장 질환 유병률이 증가하기 시작한 1900년대 초부터 심장 질환을 연구해온 의사였다. 그는 1931년 심장 질환에 관한 대표적인 교과서를 집필했으며, 미국심장협회 설립자 6인 중 한 명이기도 하다. 또 트루먼 대통령과 긴밀히 협력하여 1948년 미국국립보건원(이하 국립보건원) 산하에 미국심장연구소National Heart Institute, NHI를 설립했다. 하버드 대학의 이름난 교수이기도 했던 화이트의 영향력은 학계에서 그 끝이 없었다.

키스는 권력자들과 친분을 쌓는 데 재능을 보여왔다. 예컨대 그는 저 유명한 K급식 개발 임무를 차지하기 위해 1939년부터 1943년까지 국방부의 특별 조력자 지위를 얻어냈다. 화이트는 동맹으로서 분명히 탐나는 사람이었기에 키스는 지방과 콜레스테롤을 측정하기 위한 자신의 해외여행에 동행하자고 몇 년 동안 권유했다. 키스와 함께 하와이, 일본, 러시아, 이탈리아 등을 여행하는 동안 화이트는 키스의 아이디어에 물들기 시작했다.

아이젠하워의 심장 발작이 있던 다음 날 화이트는 기자 회견을 열어 미국 국민들에게 심장 질환에 대한 명확하고 권위 있는 설명과 함께 이를 피하기 위한 예방적 조치(금연, 스트레스 줄이기, 포화지방과 콜레스테롤 섭취 줄이기)에 대해 강의했다. 그 후 몇 달 동안 화이트는 기자 회견과 《뉴욕 타임스》 기사를 통해 계속해서 대중에게 대통령의 건강 상태를 알렸다. 키스는 《뉴욕 타임스》 기사 첫 페이지에서 화이트가 이름을 언급한 유일한 연구자였으며(그는 키스의 연구를 "찬란하다"고 표현했다), 키스의 이론은 그가 길게 인용한 유일한 식이 이론이었다. 미국의 중년 남성들이 대통령의 심장 발작으로부터 얻은 교훈은 식이 지방을 줄여야 한다는 미국 최고의 의사들의 권고였다. 아이젠하워는 혈중 콜레스테롤 수치에 강박적이었으며, 포화지방이 있는 음식은 철두철미하게 피했다. 1969년 심장 질환으로 사망하기 전까지 그는 1958년에 시판된 다불포화 마가린을 먹었으며 아침 식사로는 바삭하게 구운 토스트를 먹었다.[14]

한편, 키스는 심장 질환으로 인한 사망과 지방 섭취 사이의 연관성을 명확하게 보여주는 자신의 그래프와 데이터를 전 세계 과학 청중에게 홍보하느라 바빴다. 1957년에 작성한 글에서 그는 "기름진 음식에다 지방이 가득한 식사"가 관상 동맥 질환을 일으키는 유력한 원인일 수 있다고 주장했다.

영양학계에는 키스의 추종자가 넘쳐났지만 적어도 제이컵 예루살미 Jacob Yerushalmy는 그를 탐탁지 않아 했다. 예루살미는 캘리포니아 대학 버클리 캠퍼스에 생물통계학부를 설립한 인물로, 그는 1955년 제네바에서 열린 세계보건기구wHo 회의에서 키스의 연설을 지켜보았다. 예루살미의 눈에는 그의 데이터가 다소 수상쩍어 보였다. 예컨대 바로 그곳 제네바 사람들은 (동물성) 지방을 다량으로 섭취했지만 심장 질환으로 사망하는 사례는 흔치 않았다. 오믈렛을 먹으면서도 놀랍도록 건강한 소위 '프렌치 패러독스'처럼 이를 스위스 패러독스라 부를 수도 있겠다. 실제로 1955년에 국가별 자료를 확인할 수 있었던 22개국을 전부 살펴보면 이와 같은 "역설"은 서독, 스웨덴, 노르웨이, 덴마크 등에서도 나타났다. 그렇다면 이는 역설이라기보다는 자료에 대한 대안적 설명이 요구되는 지점이라 할 수 있다.

예루살미는 키스가 자신의 가설에 들어맞는 특정 국가의 자료만 선별해낸 듯하다며 이의를 제기했다. 그는 그 나라들의 심장 질환 추이를 적절히 설명할 수 있는 다른 요인들이 있다고 주장했다. 1957년 논문에서 예루살미는 그중 일부로 일인당 자동차 판매 대수, 담배 판매량, 단백질

---

14 아이젠하워는 담배를 하루 네 갑씩 피웠는데, 첫 번째 심장 발작이 있기 5년 전부터 금연하긴 했지만 흡연이 심장 질환의 원인이 되었는지도 모른다.

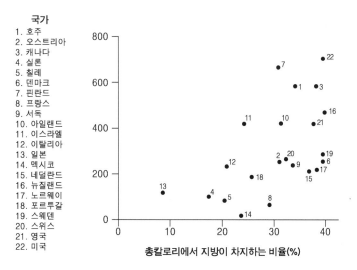

1950년 동맥 경화성, 퇴행성 심장 질환으로 인한 55~59세 남성 사망자 수와
총칼로리 중 지방 비율

국가
1. 호주
2. 오스트리아
3. 캐나다
4. 실론
5. 칠레
6. 덴마크
7. 핀란드
8. 프랑스
9. 서독
10. 아일랜드
11. 이스라엘
12. 이탈리아
13. 일본
14. 멕시코
15. 네덜란드
16. 뉴질랜드
17. 노르웨이
18. 포르투갈
19. 스웨덴
20. 스위스
21. 영국
22. 미국

총칼로리에서 지방이 차지하는 비율(%)

예루살미와 힐리보: 22개국의 데이터

출처: Jerushalmy, J. and Herman E. Hilleboe, "Fat in the Diet and Mortality from Heart Disease:
A Methodologic Note," *New York State Journal of Medicine* 57, no. 14 (July 1957): 2346.
키스가 제시한 6개국 자료에 다른 나라들의 자료를 추가하면 심장 질환과 식이 지방 간의 연관성
이 사라진다.

섭취량, 설탕 섭취량 등을 제시했다. 이 모든 것은 하나의 공통 요인과 관
련되어 있는데, 그것은 바로 부유함이다. 육류, 설탕, 배기가스, 마가린을
비롯해 20세기 중반의 번영에 따라 증가한 모든 것이 심장 질환을 야기했
을 수 있다. 예루살미와 그의 동료 힐리보Herman E. Hilleboe는 키스가 선택
한 단 6개 나라의 자료 대신 22개 나라 전체의 자료를 살펴봤을 때 지방과
심장 질환 간의 상관관계가 매우 약해진다는 사실을 발견했다. 마치 잭슨
폴락Jackson Pollock의 그림처럼 그래프에는 무작위하게 흩뿌려진 점들만이
남았다. 이런 지저분한 그래프는 키스의 주장과 부합하지 않았다.

"연구 결과가 나왔을 때의 실험실 분위기를 기억해요." 미네소타 대학에서 은퇴한, 오랜 시간 키스의 오른팔이었던 헨리 블랙번을 인터뷰할 때였다.

"분위기가 안 좋았나요?"

내 질문에 그는 "음…"이라고 대꾸하고는 긴 정적이 흘렀다.[15]

키스에게는 비판자가 많았는데, 마사이족을 연구한 조지 맨도 그중 하나였다. 맨은 예루살미의 도전이 지방과 심장 질환에 관한 키스의 이론에 "결정타"가 되길 바랐다. 그러나 키스는 반격에 나섰다. 《만성 질환 저널Journal of Chronic Diseases》에 기고한 글에서 그는 국가별 통계 자료에 신빙성이 없으며, 특히 정세가 불안한 전후 기간에 유럽 각국의 정부들이 수집한 자료는 더욱 신뢰하기 어려우므로 예루살미와 힐리보의 자료에는 심각한 결함이 있다고 맞받아쳤다. 이는 정말 맞는 말이다! 꼭 전쟁이 아니더라도 의사가 사망진단서에 사인을 "심장 질환"으로 기록하는 빈도는 국가마다 큰 차이가 있다. 이런 편차는 국가별 비교 연구에 커다란 의구심을 불러일으킨다. 쉬운 예로 1964년의 한 조사에 따르면, 똑같은 의료 차트를 보고 미국 의사들이 심장 질환으로 진단한 비율은 영국 의사들에 비해 33퍼센트 높았고, 노르웨이 의사들보다는 50퍼센트

---

15 훗날 블랙번은 예루살미와 다른 비판자들이 키스가 자신의 이론을 뒷받침하기 위해 제시한 자료 중에서 6개국 자료만 편파적으로 집어냈다고 주장했다. 그러나 1957년 예루살미가 반대 주장을 발표했을 때 키스가 제시했던 근거라고는 2차 세계 대전 중 유럽에서 심장 질환 유병률이 감소했다는 것(여기에는 다른 원인도 있을 수 있다)과 핀란드와 일본에서 수집한 몇 가지 미발표 자료뿐이었다. 자신의 가설을 논증하기 위한 1957년 논문에서 키스는 자신의 이론을 공고히 하기보다는 단백질, 운동 부족, 식이 콜레스테롤 등이 심장 질환을 유발한다는 경쟁 이론들을 공격하는 데 여러 페이지를 할애했다(Blackburn and Labarthe 2012, 1072; Keys 1957, 552-559).

높았다. 키스는 이러한 문제를 분명히 인식하고 있었지만, 그렇다고 국가적 통계를 자신의 차트에 적용하는 것을 그치지는 않았다. 결함이 있든 없든 사용할 수 있는 데이터라고는 이것뿐이었기 때문이다. 하지만 당시에는 아무도 이러한 이중 잣대에 의문을 제기하지 않았다.

힐리보에게 반박하면서 키스는 그가 "흑백논리"의 오류를 범하고 있다고 비난했다. 키스는 "힐리보 박사가 식이 지방과 동맥 경화증 발병 추이에 인과관계가 없다고 주장할 만한 충분한 근거를 가지고 있는지 의심스럽다"고 했다.

다시 말해 키스는 오류로 판명되기 전까지는 자신의 가설이 옳은 것으로 추정되기를 원했다. 하지만 과학은 사법 제도와 다르다. 사법 제도에서는 유죄로 판명되기 전까지 무죄 추정의 원칙을 적용받지만, 과학 지식은 그 반대이다. 가설은 확고한 과학적 근거들로 뒷받침되기 전까지는 타당한 것으로 추정해서는 안 되며, 그 이후에도 전적으로 맹신해서는 안 된다. 다른 가설에 비해 특정 가설을 뒷받침하는 증거가 우세한 경향을 보인다는 정도로만 말할 수 있을 따름이다. 그러나 자신의 가설에 대한 키스의 확고한 믿음은 그 가설의 형성 과정에서도, 그에 반하는 증거 앞에서도 그가 자신의 가설을 지켜내기 위해서라면 얼마든지 과학의 기본 원칙에서 벗어나고자 했음을 시사해준다.

어쨌든 키스가 1955년 제네바에서 열린 세계보건기구 콘퍼런스에서 발표했을 때 동료 연구자들이 보인 회의적인 반응은 분명 그에게 굴욕감을 주었을 것이다. 하지만 이는 그에게 중요한 계기가 되었다. 블랙번은 그 순간이 키스에게는 "인생의 전환점"이었다고 회상했다. "(제네바에서의 충돌 이후) 다운되었다가 일어서면서 키스는 말했어요. '저들에게 증명해 보이겠다'고. 그러고는 7개국 비교 연구를 기획했죠."

7개국 비교 연구

이전에 키스가 마거릿과 함께 세계를 여행하면서 자료를 수집했던 것과는 달리 7개국 비교 연구는 사상 최초로 동시에 여러 국가에서 실시한 역학($疫學$) 조사였다.[16] 키스는 자료 수집 과정을 표준화하고 표본 인구에 대한 현지 조사를 통해 불완전한 국가 통계와 달리 국가 간 비교가 가능하도록 자세하고 정확한 데이터를 수집하려 했으며, 이를 통해 심장 질환과 식단의 관계에 대한 논쟁에 마침표를 찍으려 했다.

1956년 키스는 미국공공보건국으로부터 당시 단일 프로젝트로는 막대한 규모인 연간 20만 달러의 예산을 지원받아 연구를 시작했다. 그는 이탈리아, 그리스, 유고슬라비아, 핀란드, 네덜란드, 일본, 미국에서 주로 시골 지역에 거주하는 중년 남성 1만 2,700명에 대한 추적 관찰을 계획했다.

키스가 예루살미의 비판을 진심으로 받아들였다면 자신의 지방 가설을 검증하기 위해 스위스나 프랑스(혹은 독일, 노르웨이, 스웨덴) 같은 유럽 국가를 선택했어야 한다는 비판이 많았지만, 그는 (국가 통계에 기초하여) 자신의 가설을 확증해줄 만한 국가들만 골라냈다.

20세기 초 이래로 연구자들은 연구 대상을 무작위로 추출함으로써 연구자의 편견을 배제해야 한다는 점을 잘 알고 있기에 무작위 표본 추출을 위한 규약을 따르고 있다. 그러나 키스의 추출 기준은 무작위라고

---

16 역학적 혹은 "관찰적" 연구에서 연구자들은 피험자 그룹을 분석하고(예컨대 식단, 흡연 습관 등) 일정 기간 동안 관찰한다. 보통 나이 든 피험자를 선호하는데, 너무 오래 기다리지 않고도 심장 발작, 암, 사망 등의 결과를 관찰할 수 있기 때문이다. 연구자들은 그러한 결과들을 처음에 측정했던 변수들과 연관 지어, 예컨대 흡연과 폐암 사이에 상관관계가 있는지 등을 살펴본다.

볼 수 없다. 대신 그는 식단과 사망 비율이 어느 정도 대비를 보일 것으로 판단되는 지역, 그리고 더 중요하게는 연구를 진행하는 데 인적, 물적으로 "열렬히 협조해준" 지역을 선택했다. 키스가 자신의 가설에 어긋날 수 있는 국가들을 탐색하지 않았던 이유에 대해 블랙번은 이렇게 이야기했다. "키스는 개인적으로 프랑스와 스위스에 가는 걸 싫어했어요."

7개국 비교 연구가 수행된 시기도 역사적으로 문제가 있다. 연구가 진행된 1958년에서 1964년까지 지중해 지역은 격변의 시대였다. 그리스, 유고슬라비아는 2차 세계 대전이 초래한 극도의 빈곤에서 회복하는 단계에 있었고, 이탈리아 또한 25년간 지속된 파시즘 정권 치하의 고난에서 벗어나는 중이었다. 이러한 곤경 때문에 400만 명의 이탈리아인과 최소 15만 명의 그리스인이 조국을 떠났다.

이는 연구를 중단해야 하는 수준에 해당한다. 1960년대 유럽의 상황을 보면서 키스는 비정상적인 그림이 나올 가능성에 대해 스스로에게 되물었을지도 모른다. 그의 연구 대상자들은 궁핍한 시기를 보내고 있었다. 그들은 전쟁 이전의 유년기에는 훨씬 잘 먹었을 수도 있고, 그들의 어머니가 그들을 가졌을 때도 잘 먹었을지 모른다. 일부 연구자들은 심장 질환의 맹아가 자궁 안에서부터 싹트는지도 모르며, 평생에 걸친 습관이 누적된 결과일 수도 있다고 믿는데, 그렇다면 1960년대의 표본 조사는 참으로 위험한 일이었다. 연구는 분명히 현실을 제대로 반영하지 못했다.

그러나 이런 의문과 한계를 뒤로한 채 키스의 연구팀은 키스가 고른 국가의 시골 마을을 방문하여 중년 남성 노동자들의 체중, 혈압, 콜레스테롤 수치와 식단, 흡연 습관 등을 측정했다. 그리고 그들 중 일부에게서 일주일 동안 먹은 식단의 표본을 수집하여 화학 분석을 했다.

7개국 비교 연구의 결과는 1970년 미국심장협회가 211쪽짜리 학술 논문으로 간행했으며, 하버드 대학 출판부에서 출판했다. 또한 연구에 참여한 연구원들은 일곱 권의 책과 600편이 넘는 논문을 발표했다. 기록에 따르면 2004년까지 의학 분야에서 이 7개국 비교 연구를 참조한 논문은 100만 편 가까이 된다고 한다.

키스가 얻어낸 결과는 그가 바라던 대로 심장 질환으로 인한 사망과 포화지방 섭취 사이의 긴밀한 상관관계였다. 핀란드의 북카렐리아North Karelia 지역에서는 부지런히 벌목하고 농사짓는 남성들이 유제품과 육류를 많이 먹었는데, 심장 질환으로 인한 사망률이 10년간 1만 명당 992명 정도로 높았다. 반면 그리스의 크레타 섬과 코르푸 섬에서는 올리브유를 많이 섭취하고 육류는 거의 먹지 않았는데, 심장 질환 사망률이 1만 명당 9명 정도로 낮았다. 이탈리아에서는 290명이었으며, 미국의 철도 노동자들의 경우 570명이었다.

키스가 주도면밀하게 심장 발작의 진단과 관상 동맥 질환의 징후들을 표준화한 덕에 7개국 데이터는 국가별로 심장 발작 비율이 매우 다름을 입증하는 성과를 거뒀다. 이런 이유에서 블랙번은 다음과 같이 말했다. "그 연구는 심장 발작이 예방될 수 있음을 처음으로 밝혔죠. 심장 발작은 자연적 노화 현상도, 유전적으로 결정된 것도, 신의 계시도 아닙니다."

핀란드 벌목꾼과 그리스 농부가 섭취하는 지방의 총량은 대략 비슷했기에 연구 결과는 지방의 종류가 중요하다는 것을 입증하는 듯 보였다. 연구 결과에 따르면, 포화지방을 많이 먹을수록 심장 발작 위험이 높아진다. 크레타인의 총칼로리 중 포화지방 비율은 8퍼센트인 반면 핀란드인은 22퍼센트였다. 이는 결정적인 결과로 보였고 키스가 자신을 비판하던 이들에게 확실한 답변을 제시한 듯했다.

그런데 정말 그랬을까? 잘 알려진 연구 결과와는 달리 그의 가설을 뒷받침하는 데 실패한 몇 가지 골치 아픈 데이터가 존재했다. 예를 들어 동부 핀란드인은 서부 핀란드인에 비해 심장 질환으로 사망하는 비율이 세 배 이상 높았지만 키스의 데이터에 따르면 그 둘은 생활 습관과 식단이 거의 비슷했다. 코르푸 섬 사람들은 크레타에 사는 동포들보다 포화지방을 덜 섭취했으나 심장 질환 비율은 훨씬 높았다. 따라서 국가 안에서는 포화지방과 심장 질환 사이의 상관관계가 전혀 나타나지 않았던 것이다.

15년이 지난 1984년에 키스는 7개국의 인구 집단에 대한 후속 조사를 했는데 결과는 더욱 역설적이었다. 그때는 포화지방 섭취를 가지고 심장 질환 유병률의 차이를 전혀 설명할 수 없었다. 이제 심장 질환은 전체 사망 원인의 3분의 1만 차지했으므로 키스는 심장 질환만이 아닌 전체 사망 원인으로 눈길을 돌렸다. 결국 이것이 우리가 궁극적으로 알고 싶어 하는 바가 아니던가? 단순히 심장 발작을 피하기 위해서만이 아니라 장수하기 위해서 우리는 무엇을 해야 하는가? (저지방 식단이 심장 질환의 위험은 낮추지만 그 대신 암 발병 등을 증가시킨다면 대체 무슨 의미가 있는가?)

키스에게는 안타까운 일이지만, 7개국 데이터는 (적어도 일부 국가에서는) 포화지방이 적게 함유된 식단이 심장 질환 사망률을 낮추는 듯 보였지만 전체 사망률과는 관련이 없었다. 즉, 포화지방을 적게 섭취하는 사람과 마음껏 지방을 먹는 사람 간에 사망률의 차이가 없었다. 동물성 식품을 최소화한 사람들은 다른 원인으로 사망했다. 그리스와 미국에서 가장 오래 산 사람들을 보면 섭취한 지방이나 포화지방의 총량, 혈중 콜레스테롤 수치 등과 장수 사이에 연관성이 나타나지 않았다.

영양학적 데이터 역시 탄탄하지 않았다. 키스의 연구 계획을 면밀히 들여다보면 1만 2,770명의 참가자 중 식단을 분석한 경우는 단 499명으로 3.9퍼센트에 불과했다. 데이터를 수집한 방식도 일관성이 없었다. 미국에서는 하루 만에 조사한 반면, 다른 나라에서는 일주일 동안 데이터를 수집하기도 했다. 음식 표본도 요리된 상태인 것과 요리되기 전 상태인 것, 그리고 두 가지가 뒤섞인 것들이 혼재했다.

나는 그리스의 식단 자료를 더 자세히 들여다보았는데, 그리스 식단이 지중해 식단의 전형이 되었기 때문이다(7장 참조). 여기서 정말 놀랄 만한 오류를 하나 발견했다. 키스는 그리스의 크레타 섬과 코르푸 섬에서 섭취하는 음식에 따른 변수를 통제하고자 계절마다 한 차례 이상 식단을 조사했다. 그런데 놀랍게도 크레타 섬에서 실시한 세 번의 조사 중 한 번은 48일간의 사순절 금식 기간에 진행한 것이었다. 이는 식단에 어떤 영향을 주었을까? 동시대의 연구자에 따르면 "그리스 정교회 금식은 엄격하기 때문에 모든 동물성 식품(생선, 치즈, 달걀, 버터)을 금지한다." (오래전부터 이탈리아에서 "그 사람은 사순절 같아pari corajisima"라는 표현은 영양실조로 추하고 보기 싫도록 깡마른 사람을 뜻해왔다.) 그리스에서 사순절 동안 피하는 음식은 하나같이 포화지방이 풍부한 음식들이기에 금식 기간 중에 식단 표본을 수집한다면 포화지방 함량이 분명히 실제보다 적게 측정될 것이다. 2000년과 2001년에 크레타 섬에서 진행된 연구에 따르면 포화지방 섭취량이 사순절 동안 절반으로 감소한 것으로 나타났다.

키스는 자신의 논문에서 이에 대해 언급한 후 다음과 같이 변명했다. "사순절 금식을 철저히 지키는 사람은 흔치 않아 보였다." 그는 그리스 식단에 대한 논문에서 더 자세한 내용이나 관련 이슈는 전혀 언급하지 않았다. 훗날 크레타 대학의 두 연구자는 7개국 비교 연구의 그리스 자료를 추적한 뒤 크레타 섬의 피험자 중 60퍼센트는 조사 기간에 금식했으며 당시 연구팀은 금식자와 비금식자를 구분하려 하지 않았다고 발표했다. 이에 대해 두 연구자는 2005년 《보건 영양학Public Health Nutrition》지에 "놀랄 만큼 문제가 되는 누락"이라고 썼지만, 연구의 최초 파급력을 바로잡기에는 40년이나 늦어버렸다.

이런 사실에 놀라고 당황한 나는 7개국 연구에서 영양 성분 조사를 맡았던 크롬하우트Daan Kromhout에게 전화를 걸었다. 그는 현재 네덜란드에서 보건 연구 분야 교수이자 정부의 보건 정책 고문으로 있다. 크롬하우트는 사순절을 간과한 실수에 대해 유감을 표하긴 했으나 당시에는 식단표본 수집에 대한 지식이 거의 없었기에 완전히 새로운 분야를 개척하느라 매우 막막했음을 강조했다. 그는 "이상적인 상황이었다면 우리는 그렇게 하지 않았을 거예요"라고 인정했다. "하지만 항상 이상적으로 일할수만은 없죠." 크레타 섬 자료가 지난 반세기 동안 우리네 권장 식단의 초석이 되지만 않았더라도 그의 말에 어느 정도 수긍했을지도 모른다.

키스는 자신의 식단 자료를 공개할 용의가 전혀 없어 보였고, 실제 나는 그 자료를 추적하는 데 어려움을 겪었다. 키스는 자료가 눈에 띄지 않도록 식단 자료 대부분을 7개국 연구 논문을 발표한 영국과 미국의 주류학술지가 아니라 네덜란드의 학술지인 《영양학Voeding》지를 통해 발표했다.[17] 키스가 봉착한 무수한 기술적 난관을 이해하려면 행간을 읽어야만 한다. 그리스만 봐도 식단 표본에서 지방을 분석하는 데 세 가지 다른화학적 검사 방법이 사용되었으며 각 결과에는 일관성이 없었다. (키스는 "어떤 방식이 가장 정확한 결과를 제공하는지 확신할 수 없었다"고 했다.)

---

17 키스는 과거 《영약학》지에 발표했던 논문이 "세계적인 관심을 받지 못했다"며 자신의 좌절감을 언급한 바 있었다. 키스는 그 학술지가 훌륭하긴 하지만 "네덜란드 밖에서는 거의 보지 않으며 네덜란드에서도 주로 영양학자들만 보는 학술지였다"고 말했다(Keys in Kromhout, Menotti, and Blackburn 1994, 17).

하지만 키스는 7개국 연구 보고서에 쓰인 데이터에 어떤 식으로든 오류가 있을 수 있음을 언급하지 않았고, 다른 학자들은 수십 년간 이를 간과해왔다. 논문을 파헤치면서 나는 이 연구에 대한 야망이 컸던 키스가 문제점을 숨기기 위해 가능한 모든 노력을 다했음을 분명히 느낄 수 있었다. 그 문제점은 매우 심각한 것들이라 당시에 알려졌다면 7개국 연구는 결코 발표되지도 못했을 것이다.

7개국 연구는 데이터의 문제뿐 아니라 구조적 한계도 컸다. 연구는 역학 조사였으므로 상관관계만 보여줄 수 있고 인과관계를 말할 수는 없다. 즉, 두 가지 요소가 동시에 발생했다는 것을 보여줄 수 있을 뿐 무엇이 원인이고 결과인지 확정할 수는 없다. 그러므로 키스의 연구가 이끌어낼 수 있는 최선의 결과는 동물성 지방이 적은 식단과 낮은 심장 질환 유병률 간의 상관관계를 규명하는 것이었다. 식단이 해당 질환을 유발했는지 여부에 대해서는 논할 수 없었다. 키스의 연구에서도 나타나듯 식단의 다른 측면이나 생활 습관 역시 낮은 심장 질환 유병률과 관련이 있으므로, 이들 역시 원인이었을 가능성을 배제할 수는 없다.

대안으로 부상한 당분

1999년, 7개국 비교 연구를 이끌었던 이탈리아 연구자 알레산드로 메노티Alessandro Menotti는 25년이 지난 뒤 다시 살펴본 피험자 1만 2,770명의 데이터에서 흥미로운 사실을 발견했다. 심장 질환 사망률과 가장 밀접한 상관관계를 보인 식품 성분은 당분이었다. 그가 말한 당분은 설탕 제품이나 패스트리를 뜻하는데, 당분과 심장 질환 사망률의 상관계수는 0.821이었다(완벽한 상관관계는 1.0). 여기에 초콜릿, 아이스크림, 청량음료 등을 추가하면 상관계수가 더 커졌을 테지만, 메노티는 다른 범주에 속해 있던 그것들을 재분류해서 계산하기란 "너무 골치 아픈" 일이라고 설명했다. 이에 비해 동물성 식품(버터, 육류, 달걀, 마가린, 라드, 우유, 치즈)과의 상관계수는 0.798이었으며, 마가린을 제거했다면 수치는 더 낮아졌을 것이다. (마가린은 식물성 지방으로 만들지만 당시 연구자들은 버터와의 유사성 때문에 마가린을 동물성 식품에 묶어버리곤 했다.)

키스는 당분이 심장 질환의 원인을 설명하는 대안이 될 수 있다는 생각을 알고 있었다. 1950년대 후반부터 1970년대 초반까지 그는 런던 대학 퀸엘리자베스 칼리지의 생리학 교수인 존 유드킨John Yudkin과 논쟁을 벌였다. 유드킨은 당분 가설을 지지하던 사람이다. 크롬하우트는 "키스는 당분 가설에 매우 반대했다"고 회상했지만 그 이유를 밝히지는 않았다. 과학철학자들은 과학자의 임무는 자신의 이론에 가능한 한 많은 물음표를 던지는 것이라고 했으나 키스는 정반대였다. 크롬하우트는 키스에 대해 이렇게 이야기했다. "그는 지방산이 동맥 경화증과 관련 있다고 확신하고 그 관점에서만 보았어요. 그는 굉장히 투지가 넘치는 인물로 자신만의 견해를 가지고 있었죠." 키스는 다른 사람의 주장에 공격적이었으며 무시하는 태도를 보였다. 그는 당분이 심장 질환을 야기한다는 유드킨의 이론에 대해 《동맥 경화증Atherosclerosis》지에서 아홉 쪽에 걸쳐 비판하며 "허튼소리"라고 결론 맺었다. 나중에는 "유드킨과 그 지지자들은 사실이 아님에도 불구하고 멈추지 않는다. 그들은 계속해서 신빙성 없는 이야기를 떠벌리고 있다"라고 쓰기도 했다.

키스는 당분이 자신이 관찰한 사망률의 차이를 부분적으로 설명할 수 있다는 주장에 맞서며 7개국 비교 연구를 철저하게 방어했다. 1971년 의문을 제기한 스웨덴 연구자의 편지에 답하며 키스는 지방 섭취만이 심장 질환과 완벽한 상관관계를 보이며 당분의 추가적 영향은 없다는 회귀분석을 보여주었다. 그러나 그는 당분 단일 요소가 이 같은 상관관계를 보이는지에 대한 역계산은 하지 않았다(이는 나중에 메노티가 했다). 하지만 키스는 그 수치를 (심사 과정을 거쳐야 하는) 논문이 아닌 편지로 전달했고 데이터의 원래 수치를 알려주지 않았기 때문에 다른 연구자들이 그의 계산법을 검증해볼 수는 없었다.

"우리 7개국 연구 책임자들은 당분에 대해 제대로 토론한 적이 없어요"라고 메노티는 말했다. "우리는 당분을 어떻게 다뤄야 할지 몰랐어요. 우리는 연구 결과를 발표하면서 우리가 발견한 바를 설명하는 데 다소 어려움을 겪었죠."

당분인가 아니면 지방인가? 식단을 정확하게 측정했다 하더라도 역학자는 특정 음식이나 요인이 수년 후에 관찰된 심장 질환의 원인이 되었는지 확신할 수 없다. 역학은 전염성 질병을 연구하기 위해 고안되었는데, 전염병은 갑작스레 발병하거나 보통은 식수 공급 같은 특정 원인으로부터 유발된다. 반면 만성 질환은 굉장히 긴 시간에 걸쳐 서서히 진행되기 때문에 수십 년 뒤의 발병에 관여하는 수천 가지 요인을 평생에 걸쳐 측정하기란 거의 불가능하다. 역학이 만성 질환의 수수께끼를 풀어낸 성과라고는 담배가 폐암을 유발한다는 발견뿐인데, 이 경우에는 흡연 인구와 비흡연 인구 간의 차이가 30배로 매우 두드러졌다. 반면 키스가 관찰한 포화지방과 관련해서는 겨우 두 배의 차이를 보였다.[18] 또한 키스가 관찰한 효과는 포화지방의 섭취에 비례해 증가하지 않았는데, 이는 그의 근거가 빈약하다는 또 다른 신호였다. 역학자들은 신뢰할 만한 연관성을 입증하는 데 있어서 이와 같은 "용량 반응 관계"를 매우 중요시하기 때문이다.

영양역학이 매번 부딪히는 이런 한계에도 불구하고 정책 입안자들은 그 결과를 "근거 자료"로 삼았는데, 사용 가능한 데이터가 그것밖에 없었기 때문이다. 인과관계를 입증할 수 있는 임상 실험은 훨씬 더 복잡하고 많은 비용이 소요되기 때문에 자주 실시하기 어렵다. 임상 실험 자료가 없는 상황에서 역학적 근거는 그것만으로 충분하게끔 보여야만 했다. 역학 자료는 본질적으로 인과관계를 주장할 수 없지만, 이런 방식으로 반복적으로 인용되어 왔다. 이처럼 역학 자료를 공식적인 권장 식단의 근거로 삼는 관례는 키스에 의해 시작되었다. 그 동기를 이해하기는 어렵지 않다. 만약 한 연구자가 인구 집단을 10~15년간 추적 관찰했다면 그 연구 결과의 영향력을 공중 보건 영역에서 극대화시켜 좋은 평가를 받고 연구 지원금을 추가로 따내고자 할 것이기 때문이다.

영양역학자로서 키스는 당연히 그러한 호평을 갈망했을 것이다. 데이터에 관한 우려와 태생적 한계를 묵살하면서, 키스는 포화지방을 먹으면 콜레스테롤이 증가하고, 높아진 콜레스테롤은 심장 질환을 유발한다는 주장을 공격적으로 밀어붙였다. 겉보기에 자신의 주장에 딱 들어맞는 7개국 연구를 통해 키스는 자신의 이론을 더욱 유리하게 방어할 수 있게 되었다. 《타임》지가 필라델피아 의사의 발언을 인용해 보도했듯이 사람들이 키스에게 의문을 제기할 때마다 그는 이렇게 말했다. "나는 5,000개의 사례를 조사했다. 당신은 얼마나 해봤나?" 물론 당시 과학자들도 상관관계가 인과관계를 입증할 수 없다는 것을 잘 알고 있었지만,

---

18 역학자들은 이런 차이를 "효과의 크기"라고 표현하는데, 키스가 발견한 정도의 매우 작은 값이 2012년의 적색 육류와 만성 질환 연구를 비롯해 오늘날 발표되는 대부분의 영양역학 연구의 기준이 되고 있다(Pan et al. 2012).

선행 자료가 없다시피 한 현실에서 축적된 방대한 데이터는 그에게 엄청난 명성을 부여했고, 그는 이런 지위가 가져다준 혜택을 한껏 누렸다.

물론 키스에게 반기를 든 사람이 없었던 것은 아니다. 많은 비판자들이 있었는데 그중에는 존경받는 유명 과학자도 있었다. 달걀 실험을 했던 스웨덴 의사 우페 라븐스코프를 기억하는가? 그는 내가 이 책을 쓰기 위해 영양학의 세계를 여행하면서 처음으로 만난 "비판자"였다. 다수의 저명한 과학자들이 키스와 그의 가설에 반대했지만, 1980년대 후반 대부분 사라졌다. 라븐스코프는 그들의 횃불을 이어받아 2000년 《콜레스테롤 미신 The Cholesterol Myths》이라는 책을 출간했다.

우리가 함께 참석했던 2005년 코펜하겐 인근의 학회에서 그는 정상급 영양 전문가들에게 오랫동안 인정받아온 학설에 의문을 제기했다.

"식사를 통해 얻는 콜레스테롤이 혈중 콜레스테롤로, 또 심장 질환으로 이어지는 전체 과정은 실제로 증명된 것입니까?" 어느 날 발표가 끝난 뒤 그는 일어나 질문했다.

"쯧쯧쯧!" 100명이 넘는 과학자들이 일제히 고개를 가로저었다.

짜증난 사회자가 말했다. "다음 질문?"

이 사건은 내게 영양학계의 가장 심각한 단면을 보여주었는데, 즉 대안적 견해는 숨조차 쉴 수 없다는 점이다. 나는 연구 조사를 시작할 당시 품격 있는 토론이 살아 있는 과학자들의 커뮤니티를 기대했다. 그 대신 나는 통념에 도전하며 독립심 강한 과학자들의 귀감이 되는 라븐스코프 같은 연구자를 접하게 되었다. 1960년대 콜레스테롤에 대한 주류 이론을 신뢰하지 않았던 그의 선배들은 묵살당하고 기진맥진해져 연구를 그만두었다. 키스의 이론이 확산되고 제도권의 중심부에 진입함에 따라 그에게 맞섰던 이들은 불가능하다고도 할 수 있을 만큼 어려운 싸움에 직면하게 되었다. 부담스러운 논쟁에서 지고 있는 입장에 동조한 일은 그들의 경력에 큰 짐이 되었다. 많은 이들이 실직했고, 자금 지원이 끊겼으며, 강연 기회를 잃고, 그 외 다른 많은 권리를 상실했다. 식단-심장 가설의 반대자들 중에는 《미국의사협회지The Journal of the American Medical Association》의 편집자를 비롯해 많은 이가 자기 분야의 정상에 있었지만 그들은 학회에 초청받지 못했으며 유명 학술지는 그들의 논문을 실어주지 않았다.[19] 반대되는 결과를 도출해낸 실험은 논의의 대상이 되지 않고 기각되거나 무시되었다. 간단히 말해서 그들은 더 이상 학계에 공헌할 수 없는 스스로를 발견하게 되었다.

경악할 정도로 영양학의 역사는 우리가 기대하는 바와 같이 분별력 있는 연구자들이 신중하고 적절한 절차를 밟아온 것이 아니었다. 그보다는 개인의 카리스마, 지능, 지혜 혹은 기지 등으로 연구를 좌지우지한 기 센 인물들로 가득한 "위인열전"의 역사이다. 영양학의 역사에서 키스는 단연코 가장 위대한 인물이었다.

---

19 《미국의사협회지》편집자였던 에드워드 핑크니(Edward R. Pinckney)는 1973년 《콜레스테롤 논쟁(The Cholesterol Controversy)》을 출간하였고, 1988년 저서에서는 식단-심장 가설을 증명하는 데 사용된 자료에 획기적인 과학적 비판을 가했다. 이는 매우 철저하고 비판적인 과학 저술이었음에도 당시 그는 출판해줄 곳을 찾지 못했다(Pinckney and Pinckney 1973; Smith and Pinckney 1988).

THE BIG
FAT
SURPRISE

3장

저지방 식단이
미국에 도입되다

결국 미국심장협회와 국립보건원이 식단-심장 가설을 입증하고자 수백만 달러씩 더 투자할 때마다 궤도를 되돌리거나 다른 이론을 받아들이는 일은 점점 더 어려워졌다. 식단-심장 가설에 관한 연구들은 놀랍도록 높은 실패율을 보였지만 그 연구 결과들은 합리화되거나 축소되고 왜곡되어야만 했다. 식단-심장 가설 자체가 기관에 대한 신뢰의 문제가 되어버렸기 때문이었다.

1961년은 앤설 키스와 식단-심장 가설에 있어 중요한 해였다. 키스는 세 가지 성취를 거뒀다. 하나는 미국 역사상 가장 권위 있는 심장 질환 단체인 미국심장협회에서였고, 또 하나는 당대 가장 영향력 있는 잡지였던 《타임》지의 표지 모델이 된 일이었다. 그리고 마지막은 미국 내 가장 권위 있는 과학 기구이자 가장 많은 연구 지원금을 제공하는 국립보건원에서였다. 이 세 곳은 영양학계에서 가장 중요한 역할을 하는 곳들로, 식단-심장 가설에 경도되어 프로 레슬링 태그 팀처럼 움직이며 키스의 아이디어를 제도화하고 향후 수십 년간 순항하도록 도왔다.

미국심장협회는 식단-심장 가설을 전진시키는 배와 같았다. 심장 질환이 유행하기 시작하던 1924년에 설립된 미국심장협회는 새롭게 등장한 재앙의 원인을 규명하고자 한 심장 전문의들의 과학 단체였다. 수십 년 동안 수입원이 없었던 미국심장협회는 영세한 규모에 만성적인 자금 부족을 겪었다. 그러다가 1948년 행운을 잡게 되었다. "진실 혹은 결과"라는 라디오 콘테스트에서 프록터 앤드 갬블Procter & Gamble, P&G이 협회에 174만 달러, 현재 가치로 1,700만 달러에 달하는 기금을 지원하기로

한 것이다. 미국심장협회의 공식 기록에 따르면, 오찬에서 프록터 앤드
갬블의 중역이 협회 대표자에게 수표를 전달했고 "갑작스레 재원이 풍
족해져서 꿈만 같았던 모든 연구, 공중 보건의 향상, 지역 협회의 발전에
자금을 지원할 수 있게 되었다." 프록터 앤드 갬블의 자금은 협회를 쏘
아올린 "돈벼락"이었다. 실제로 협회는 1년 뒤 미국 전역에 일곱 개 지
부를 개설하고 265만 달러를 기부 받았다. 1960년에는 300개 이상의 지
부를 세우고 매년 3,000만 달러 넘게 모금했다. 미국심장협회는 프록터
앤드 갬블과 다른 거대 식품 회사들로부터 지속적인 지원을 받으며 미
국의 대표적인 심장 질환 기관이자 미국 최대의 비영리 기구로 거듭나
게 되었다.

1948년에 지원받은 기금 덕분에 미국심장협회는 미국성서협회
American Bible Society에서 모금 업무를 담당했던 인물을 영입하여 미국 전
역에서 전례 없는 모금 행사를 전개했다. 기금을 모으기 위해 버라이어
티쇼, 패션쇼, 퀴즈 프로그램, 경매, 영화관 행사를 열었고, 이를 통해 미
국인들은 심장 질환이 미국 내 사망 원인 1위임을 알게 되었다. 1960년
미국심장협회는 연구에 수억 달러를 투자했다. 미국심장협회는 대중과
정부 기관, 언론 같은 전문가 집단에 심장 질환에 관한 정보를 제공하는
권위 있는 기관이 되었다.

식단이 심장 질환의 원인으로 떠오르자 미국심장협회는 1950년 후반
중년 남성을 위해 심장 질환을 예방하는 권장 식단을 작성하고자 전문
가 회의를 개최했다. 아이젠하워 대통령은 건강을 되찾기 위해 미국심
장협회 설립자인 폴 더들리 화이트의 관리를 받으며 "현명한" 식이 요법
을 실천하고 있었다. 화이트의 도움으로 아이젠하워가 대통령 집무실로
돌아오게 된 것은 미국심장협회 자체적으로도 굉장히 중요한 계기가 되

었는데, 협회가 사람들이 따를 만한 가치가 있는 훌륭한 처방을 제시했다고 비쳐졌기 때문이었다. 이는 기금 마련에도 도움이 되었다. 아이젠하워의 심장 발작 이후 미국심장협회는 전년도에 비해 40퍼센트 더 많은 기금을 지원받았다.[20]

새롭게 발족한 미국심장협회 영양 위원회는 의사들이 무슨 조치든 취해야 하는 엄청난 압박에 직면했음을 인정했다. 영양 위원회는 "사람들은 자신이 섭취하는 음식이 심장 질환을 일으키는지 아닌지 알고 싶어 한다"고 기록했다. 그럼에도 영양 위원회는 이런 압박에 맞서 신중한 보고서를 발표했다. 증거 자료를 보면 혈중 콜레스테롤 수치가 높다고 해서 예측대로 심장 발작으로 이어진 것은 아니므로, 이와 같은 목적으로 미국인에게 "급격한" 식단 변화를 요구하는 주장은 지나치게 성급하다는 것이었다. (그러나 위원회는 비만인 경우 지방을 총칼로리의 25~30퍼센트로 줄이라고 권했는데, 이것이 칼로리를 줄이는 좋은 방책이었기 때문이다.) 영양 위원회 위원들은 키스와 같은 식단-심장 가설 지지자들의 "엄격한 검증을 견뎌내지 못하는 자료에 근거한 비타협적인 자세"를 맹비난했다. "뻣뻣한 자세"를 취하기에는 증거 자료가 빈약하다는 것이었다.[21]

그러나 몇 년 뒤 미국심장협회의 정책은 중대한 변화를 보이는데, 키스 자신 그리고 키스의 편이 되는 시카고 출신 의사 제러마이아 스탬러

---

20 아이젠하워는 임기 내내 미국심장협회를 적극 지지했다. 그는 대통령 집무실에서 미국심장협회에 '올해의 심장 상(Heart of the Year Award)'을 수여했고, 백악관에서 미국심장협회의 심장 질환 기금 모금 행사를 개최했으며, 미국심장협회 명예회장으로 추대되었다. 그의 내각 각료들 역시 미국심장협회의 이사를 지냈다. 미국심장협회 공식 기록에 따르면 "미국 정부의 최고 권력자들이 심장 질환 예방을 위한 적극적인 활동가였다"(Moore 1983, 85).
21 당시 주류 과학자들은 비타민 B6 결핍, 비만, 운동 부족, 고혈압과 신경과민증 등을 심장 질환의 원인으로 고려했다(Mann 1959, 922).

Jeremiah Stamler가 영양 위원회에 참여하여 위원회를 조종하면서부터였다. 키스와 스탬러가 영양학, 역학, 심장학 교육을 받지 않았음을 지적하는 비판이 있었고, 키스의 아이디어를 뒷받침하는 근거는 지난번 미국심장 협회의 발표 이후 조금도 보완되지 않았지만, 그 둘은 식단-심장 가설 이 널리 퍼지도록 동료 위원들을 설득했다. 결국 영양 위원회는 그들의 생각에 동조하는 편에 붙었고, 그 결과 1961년에 작성한 보고서에서는 "현재 시점에서 최선의 과학적 증거"에 따르면 미국인들이 포화지방과 식이 콜레스테롤 섭취를 줄이면 심장 발작과 뇌졸중 위험을 줄일 수 있 다고 주장했다.

또한 보고서는 포화지방의 "적정한 대용품"으로 옥수수유나 대두유 같은 다불포화지방을 추천했다. 이 이른바 "현명한 식단prudent diet"은 여 전히 총지방 함량이 비교적 높았다. 사실 미국심장협회는 스탬러가 이 러한 방향으로 협회를 몰고 간 1970년까지는 지방 전체를 줄일 것을 강 조하지는 않았다. 이전 10년간 협회의 주요 목표는 육류, 치즈와 우유 및 기타 낙농 제품에 함유된 포화지방 섭취를 낮추는 데 있었다. 미국심장 협회의 1961년 보고서는 심장 질환 예방을 위해 포화지방 섭취를 줄이 도록 권장한 첫 공식 성명이었다. 한마디로 키스의 가설 그 자체였다.

개인적으로나 직업적으로나 이데올로기적으로나 키스의 대승리였 다. 심장 질환에 관해서는 지금까지도 미국심장협회의 영향력을 견줄 데가 없다. 미국심장협회 영양 위원회는 이 분야 과학자들에게 매우 인 기 있는 자리로, 영양 위원회가 공표한 권장 식단은 영양학적 권고의 표 준이 되어왔다. 영양 위원회의 권장 식단은 미국뿐 아니라 전 세계적으 로 영향력을 미쳤다. 자신의 가설을 권장 식단에 끼워 넣은 키스의 수완 은 마치 미국심장협회에 자신의 DNA를 삽입하는 것과 같았다. 그 DNA

에 따라 미국심장협회는 성장했고, 그렇게 성장해간 협회는 지난 반세
기 동안 키스의 식단-심장 가설에 날개를 달아주었다.

키스는 자신이 작성을 도운 미국심장협회의 1961년 보고서가 "지나
치게 우유부단하다"고 생각했는데, 미국인 전체가 아닌 고위험군만을
위한 식이 요법이었기 때문이었다. 하지만 별로 불평할 필요는 없었다.
2주 뒤《타임》지는 안경을 끼고 흰 실험실 가운을 입은 쉰일곱 살의 키
스를 표지에 실었는데, 그의 뒤편에는 정맥과 동맥이 뻗어 있는 심장이
그려져 있었다.《타임》지는 그를 "미스터 콜레스테롤!"이라 칭했고, 현
재 총칼로리의 평균 40퍼센트를 차지하는 식이 지방을 반드시 15퍼센트
까지 줄이라는 그의 충고를 인용했다. 포화지방에는 더욱 엄격하여 포
화지방을 17퍼센트에서 4퍼센트로 낮추라고 조언했는데, 키스는 이러한
조치가 높은 혈중 콜레스테롤 농도를 막을 수 있는 "유일한 최선책"이라
고 주장했다.

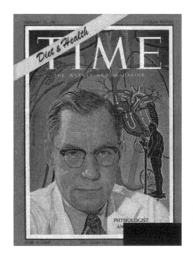

앤설 키스는 포화지방이 심장 질환을 유발한다고
주장한, 20세기에 가장 영향력 있었던 영양 전문
가이다.

《타임》지 1961년 1월 13일 판

©1961, Time Inc. Used under license. *TIME* and
Time Inc. are not affiliated with, and do not
endorse products or services of, Licensee.

《타임》지 표지를 장식한 앤설 키스

기사는 식단-심장 가설뿐 아니라 키스 개인에 대해서도 자세히 다뤘다. 키스는 타협하지 않는 날카로운 인물로, 어떤 면에서는 권위 있는 인물로 그려졌다. 그는 최고의 명약을 가진 사람이었다. 키스는 "사람들이 사실을 알아야 한다"고 말했다. "그러고도 죽기 위해 먹고 싶다면, 그렇게 하라." 기사에 따르면 키스 본인은 자신의 권장안을 겨우겨우 따른 것처럼 보인다. 그는 부인 마거릿과 함께 촛불을 밝히고 "감미로운 브람스 음악"을 들으며 스테이크 등의 육류를 먹는 저녁 식사 "의식"을 일주일에 세 번 정도 치렀다. (키스와 스탬러가 학회에서 으깬 달걀 요리와 "다섯 조각 정도의" 베이컨을 먹는 것이 목격되기도 했다.) 키스는 "어느 누구도 죽만 먹고 싶어 하지는 않는다"라고 설명했다. 기사는 관상 동맥 질환의 원인에 관해 키스와 대립하는 의견을 가진 "다른 연구자들"이 "여전히 의문을 제기하고 있는" 실정에 대해서는 간결하게 언급할 뿐이었다.

미디어는 식단-심장 가설에 날개를 달아준 또 다른 조력자였다. 대부분의 신문과 잡지가 일찍부터 키스의 아이디어가 먹히도록 도왔다. 예컨대 《뉴욕 타임스》는 폴 더들리 화이트를 1면에 실으면서 키스의 견해를 언급했다(1959년에 "중년 남성은 지방에 주의하라"라는 제목의 머리기사로 실렸다). 미국심장협회와 마찬가지로 미디어도 심장 질환의 대유행에 대한 해답을 갈구하고 있었고, 식이 지방과 콜레스테롤은 괜찮은 그림이었다. 키스는 홍보에 재능이 있었을 뿐만 아니라 그의 거침없는 말과 확신에 찬 해결책은 적절한 과학적 증거가 부족하다고 차분하게 주의를 주는 록펠러 대학의 피트 아렌스 같은 과학자의 지적보다 기자들에게 분명 더 호소력이 있었다. 또한 미디어는 미국심장협회의 신호에 따랐는데, 협회가 "현명한 식단" 권장안을 내놓자마자 《뉴욕 타임스》는 지방의 감식이나 대체가 심장 질환 예방에 도움이 된다는 견해를 보도하면서

"최고의 과학 단체가 힘을 실어주고 있다"고 하였다.

1년 뒤《뉴욕 타임스》는 이러한 새로운 식습관이 불가피하다는 분위기를 부채질했다. "우유는 미국인들에게 매력을 잃었다"라는 제목의 기사는 "한때 사람들은 유제품 하면 건강과 활력을 떠올렸지만 이제는 콜레스테롤과 심장 질환을 떠올린다"라고 보도했다. 미디어는 거의 만장일치로 키스의 가설을 지지했다. 신문과 잡지는 그가 제시한 식습관을 전국적으로 유명하게 만들었고, 여성 잡지는 지방과 고기를 줄인 요리법을 소개했다. 유력한 칼럼니스트들 또한 여기에 일조했다. 하버드 대학의 영양 전문가 진 메이어Jean Mayer는 미국 내 100여 개 신문(발행 부수합계 3,500만)에 실리는 칼럼을 주 2회 썼다. (1965년 그는 저탄수화물 식단을 "대량 학살자"라고 했다.) 또한 1970년대부터《뉴욕 타임스》에 건강 관련글을 쓰고 있는 제인 브로디Jane Brody는 식단-심장 가설의 가장 열렬한지지자가 되었다. 브로디는 미국심장협회의 발표를 충실히 전했으며,지방과 콜레스테롤을 심장 질환이나 암과 연관 짓는 새로운 연구들도모두 소개했다. 1985년에 작성한 "미국인, 더 건강한 식단에 관심 갖다"라는 제하의 기사에서 브로디는 부인이 베이컨에서 나온 기름으로 달걀프라이를 요리하는 사이 "프라이팬에 굽고 있는 베이컨 냄새에 잠을 깨곤 했다"는 지미 존슨Jimmy Johnson의 이야기를 전했다. 존슨은 아주 살짝아쉬워하며 다음과 같이 말했다고 한다. "이제 그 냄새는 아침 식사 자리에서 사라졌지만, 우리 식구 모두 지금이 훨씬 나아요."

저널리스트들은 생생한 그림을 그려 많은 청중에게 다가갈 수 있었지만, 보건 당국이 권고한 내용과 다른 의견에 대해서는 일절 언급하지않았다. 미디어와 영양 전문가에게는 식이 지방이 콜레스테롤 상승을유발하고, 이것이 결국 동맥을 경화시켜 심장 발작으로 이어진다는 키

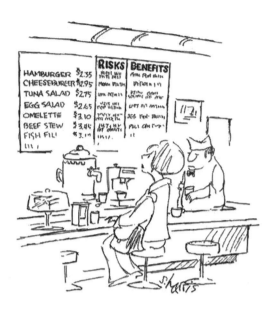

스의 인과관계가 명백한 사실로 보였다. 이 논리는 워낙 간단해서 따로 증명할 필요조차 없어 보였다. 그러나 저지방의 "현명한" 식단이 광범위하게 퍼졌지만, 증거 자료는 뒤따르지 않았고 지금까지도 제시되지 않고 있다. 인과관계의 모든 연결 고리는 입증에 실패했다. 포화지방은 유해한 콜레스테롤을 상승시키지 않았고, 콜레스테롤 수치가 높은 사람들의 심장 발작 위험도를 상승시킨다는 것도 증명하지 못했으며, 심지어 동맥 경화가 심장 발작으로 이어진다는 것도 밝히지 못했다. 그러나 1960년대만 해도 아직 이러한 사실이 폭로되기 전이었기에 정부 기관과 미디어는 키스의 매력적이고 단순한 아이디어에 열광하며 모여들었다. 그들은 충분히 확신한 나머지 반대되는 증거에 대해서는 눈을 감아버렸다.

하지만 그들이 무시했던 증거를 살펴볼 필요가 있는데, 7개국 연구를 비롯해 일부 과학적 관찰이 식단-심장 가설을 뒷받침하는 듯 보였지만 초기에 시행된 절대다수의 연구에서는 놀랄 만큼 반대되는 결과가 나타났기 때문이다. 몇 가지 사례를 살펴보자.

키스의 가설을 뒷받침하지 않았던 과거 연구들

1950년대 미국공공보건국의 요청으로 윌리엄 주켈William Zukel은 심장 발작을 겪었던 사람들과 심장 질환 사망자를 조사하기 위해 노스다코타 북동부로 향했다. 1년 동안 그의 팀은 228건의 사례를 식별하고 그중 162명의 식습관과 생활 방식에 관한 자료를 입수했다. 자료를 분석해보니 심장 질환자들은 흡연자일 가능성이 더 높았다. 그러나 그 외에 포화지방, 불포화지방, 총칼로리 등에 관해서는 어떤 차이점도 발견하지 못했다.[22]

아일랜드의 연구진은 7년에 걸쳐 심장 발작을 겪은 60세 이하 100명의 식단을 분석하여 동일 연령과 성별의 대조군과 비교했다. 연구자들은 섭취하는 지방의 유형이나 양에 있어서 두 집단 사이에 어떤 차이점도 발견할 수 없었다. 같은 연구진이 1년 뒤 50대 중반 여성을 대상으로 수행한 연구도 동일한 결과를 보였다. 연구진은《미국임상영양학회지

---

22 환자들에게 그들의 식단에 관해 소급적으로 질문하는 이런 유형의 조사를 후향연구 (case-control study)라고 하는데, 이러한 연구는 환자들이 과거 식단을 부정확하게 회상할 수 있다는 한계가 있다. 특히나 이미 심장 질환을 진단받은 환자의 경우 보통 의사가 포화지방을 줄일 것을 권고했을 수 있는데, 그에 따라 기억이 편향될 가능성이 있다. 또한 1960년대부터 모든 미국인에게 저지방 식단이 권장되었기 때문에 같은 방식으로 기억이 편향되었을 수 있다. 그러나 1950년대에 진행된 주켈의 연구는 이러한 문제로 왜곡되지는 않았는데, 1960년대 이전에는 의사들이 심장 질환 환자에게 저지방 식단을 권장하지 않았기 때문이다.

American Journal of Clinical Nutrition, AJCN》에 실험 결과를 게재했다. 그들은 키스가 (국가별 통계에 근거하여) 제안한 포화지방과 심장 질환 사이의 연관성이 자신들의 연구에서는 "증명되지 못했다"고 밝혔다.

봄베이 서부 철도의 의료 담당자인 말호트라S. L. Malhotra는 남성의 심장 질환 유무에 따른 식단의 차이를 발견했으나 식단-심장 가설에 부합하는 수준은 아니었다. 말호트라는 1960년대 중반 100만 명이 넘는 인도 철도 회사의 남성 노동자를 대상으로 심장 질환을 연구했는데, 남인도 마드라스의 철도 청소부가 북부 푼자비의 철도 청소부에 비해 심장 질환 유병률이 7배 정도 높음을 발견했다. 남쪽 지역 사람들은 지방을 거의 먹지 않으며 불포화지방인 땅콩유를 먹었던 반면 푼자비 지역 사람들은 그들보다 8~9배나 많은 지방을 (대부분 유제품을 통해) 섭취했다. 그럼에도 남쪽 지역 사람들은 북쪽 지역민들에 비해 평균 12년 일찍 사망했다. 말호트라는 "요구르트나 요구르트 셔벗, 버터와 같은 발효 유제품을 더 많이 섭취하라"는 제안으로 자신의 논문을 끝맺었다. 말호트라는 자신의 발견을 역학 분야에서 가장 저명한 학술지 중 한 곳에 게재했으나 누구도 그의 연구를 언급하지도 인용하지도 않았다.

비슷한 시기에 다른 연구자들은 펜실베이니아의 로제토로 떠났는데, 그곳에 사는 이탈리아인들의 심장 질환 사망자 수가 이웃 마을의 절반에도 미치지 못할 만큼 놀랄 정도로 낮은 이유를 밝혀내기 위해서였다. 연구진은 지방이 부족해서가 아니라는 것을 곧 알게 되었다. 왜냐하면 가장자리에 지방이 1인치 두께로 껴 있는 프로슈토를 비롯해 그 지역 음식에는 동물성 지방이 엄청난 양으로 함유되어 있었고, 대부분 라드로 요리했기 때문이다. 로제토 남성 179명 중 대다수가 대식가에다 엄청난 양의 와인을 마셨다. 더욱이 그들은 대체적으로 과체중이었으나 조사

기간인 1955~1961년 동안 심장 발작으로 사망한 50세 이하 인구는 단한 명도 없었다.

이 특별한 연구는 1964년《미국의사협회지》에 발표되었고, 키스가 분개하며 묘사했듯이 "전 세계적인 주목과 일부 의학계의 환영"을 받았다. 키스는 확실한 응수가 필요하다고 여겼고, 1966년《미국의사협회지》에 세 쪽에 달하는 장문의 비평을 실었다. 이는 매우 이례적이었는데, 원래 각각의 연구에 관한 질문은 짧은 "독자 투고란"에 제한되어 있었기 때문이다. 키스에게 할당된 분량은 틀림없이 학계에서의 그의 위상이 반영된 것이었다. 키스는 이 연구가 표본을 직접 선택했고(따라서 무작위 추출이 아니다), 수집된 식단 자료가 이탈리아에서 이민 온 남성들 다수의 평생에 걸친 식습관을 정확하게 반영하지 못했다고 주장했다.[23] 연구자들은 그 당시에 표준이었던 방법론을 따랐지만, 키스는 로제토 연구 자료를 "식단에서 칼로리와 지방이 중요하지 않다는 근거로 도저히 인정할 수 없다"고 결론지었다. 그의 반박이 연구를 깎아내리는 데 성공했는지 그 이후로 이 연구는 거의 언급되지 않았다.

지방 섭취가 심장 질환과 관련이 없다는 이러한 발견들은 키스의 가설에 골칫거리였지만 전 세계로 계속 퍼져갔다. 1964년 제네바에 있는 세계보건기구의 의료 담당자 로벤슈타인F. W. Lowenstein은 사실상 심장 질환으로부터 자유로운 사람들에 관한 연구를 모조리 수집했는데, 그들의 지방 섭취량은 제각각이라고 결론 내렸다. 총칼로리 중 지방 섭취 비율이 베네딕트 수도회의 수도자들과 일본인들은 7퍼센트 정도였던 반면

---

23 이 부분에서 키스는 위선적인데, 그의 7개국 연구 또한 2차 세계 대전으로 인해 급격하게 식습관이 변화한 사람들을 대상으로 자료를 수집했기 때문이다.

소말리족은 65퍼센트에 달했다. 그 외 마야인은 26퍼센트, 필리핀인은 14퍼센트, 가봉인은 18퍼센트, 세인트 키츠 섬의 흑인 노예는 17퍼센트 등등으로 다양했다. 지방의 유형 또한 불교 승려들이 먹었던 면실유와 참기름(식물성 지방)에서부터 마사이족이 마신 우유(동물성 지방)까지 매우 다양했다. 이러한 발견들에서 도출해낼 수 있는 유일한 결론은 식이 지방과 심장 질환 사이의 연관성은 아무리 낙관적으로 보려 해도 약하고 신뢰할 만하지 못하다는 점이다.

지금까지 언급한 연구들은 거의 대부분 저명한 과학 학술지에 실렸고 일부는 논의와 토론의 대상이 되었지만, 식단-심장 가설 지지자들은 분명히 연구가 잘못 해석되었을 것이라거나 부적절하다거나 신뢰할 만하지 못한 자료에 근거했다는 등 항상 이를 묵살할 이유를 찾곤 했다.

일반적으로 학자들은 가설을 검증하는 과정에서 특정 연구를 취사선택한다. 이때 자신의 가설을 지지해주는 관찰 사실만 골라내고 그렇지 않은 경우는 제거하고자 하는 자연스러운 본능을 거스르기란 쉽지 않다. 다수의 심리학 연구에서 사람들은 기존의 신념을 정당화하는 과학적·기술적 증거에 호응하는 것으로 나타났다. 이를 "선택 편향"이라 하는데, 자신의 가설이나 신념 체계에 지나치게 고착될 위험이 있을 수 있다.

17세기 철학자 프랜시스 베이컨Francis Bacon이 "마음의 우상"이라 부른 것에 저항하는 것이야말로 과학적 방법론이 이뤄내고자 하는 것이다. 과학자는 항상 자신의 가설을 반증(反證)하려 해야 한다. 20세기의 가장 위대한 철학자 중 한 명인 칼 포퍼Karl Popper는 "과학적 방법론은 대담한 추측과 그것을 정교하고 가혹하게 반박하려는 시도"라고 정의했다.[24]

펜실베이니아의 로제토에서 노스다코타까지 이러한 과거 연구들이 어떤 식으로 배제되고 간과되었는지를 보면, 식단-심장 가설의 역사를 연구한 사람으로서, 수십 년 동안 선택 편향이 끊임없이 작용해왔다고 결론 내릴 수밖에 없다. 수많은 실험이 망각되었고 조사 결과는 왜곡되었다. 여기서 검토해본 연구들은 과거에 비교적 소규모로 진행된 실험들이었다. 앞으로 살펴보겠지만, 영양학 역사상 최대 규모의 야심 찬 실험들도 일부는 무시되거나 의도적으로 잘못 해석되었다.

대안과 반대

선택 편향의 특징 중 하나는 사람들이(훈련받은 과학자들조차) 자신이 그로 인해 고통받을 수도 있다는 것을 깨닫지 못하곤 한다는 점이다. 이는 식단-심장 가설 형성기의 여러 학자들의 행적과는 무관한 설명이다. 하지만 키스는 자신의 편견에 주의를 기울이지 않았다고 말해도 무방하다. 키스는 자신을 반대하는 측에 입증의 책임이 있다고 여겼으며, 포퍼처럼 자신의 아이디어를 반증하고자 시도하지 않았다. 그는 주저 없이 "마음의 우상"을 따랐다. 키스와 그의 동료들은 키스의 가설이 건강에 미치는 이점이 굉장히 크기 때문에 단순히 인정받는 수준을 넘어 모든 미국인에게 장려되어야 한다고 생각했다. 그리고 그들로서는 식이 지방을 줄임으로써 의도치 않게 발생하는 결과란 상상할 수조차 없는 것이었다.

피트 아렌스는 그러한 결과를 예측했다. 처음부터 아렌스는 지방과

---

24 1897년 미국과학진흥회의 수장이었던 지질학자 체임벌린(T. C. Chamberlin)은 자신의 아이디어에 대해 객관성을 유지하는 일이 얼마나 어려운지를 매우 시적으로 설명했다. 그는 자신의 아이디어에 집착하는 순간 "지적 자식(intellectual child)이 튀어나와서" 중립을 지키기 어려워지며, 우리의 지성은 이론을 지지하는 사실에는 "기쁜 마음으로" 머무르지만 그렇지 않은 경우에 대해서는 "자연스레 냉담"해진다고 썼다(Chamberlin [1897] 1965).

포화지방에 대한 키스의 생각이 전혀 확실한 것이 아니며, 심장 질환에 대한 다른 가설들도 여전히 설득력이 있음을 강조했다. (아렌스는 1957년부터 이미 반대 입장이었다. "증명되지 않은 가설이 사실인 것처럼 광적으로 세상에 퍼질 때, 그때가 바로 다른 설명이 존재할 가능성을 고민해야 할 때이다.") 아렌스의 연구는 시리얼, 곡물, 밀가루에 들어 있는 탄수화물과 당분이 비만과 질병을 실제로 유발하지는 않을지라도 직접적인 원인이 될 수 있다고 제안하는 또 다른 질문을 낳았다. 또한 아렌스는 지방을 줄인 식단은 탄수화물과 당분 섭취를 증가시킬 뿐이라고 정확하게 예측했다.

모두가 콜레스테롤에 집착할 때 아렌스는 혈액을 순환하는 지방산으로 구성된 분자인 트리글리세라이드에 흥미를 가졌다. 과학에서 새로운 기술은 해당 분야의 발전을 견인하기 마련인데, 아렌스는 혈액 표본에서 트리글리세라이드를 분리하는 규산 크로마토그래피의 선구자였다. 그가 1951년에서 1964년까지 실시한 고도로 통제된 액상 급식 실험은 탄수화물이 지방을 대체할 때마다 일관되게 트리글리세라이드가 크게 증가하는 결과를 나타냈다. (달걀과 베이컨 대신 시리얼을 먹는 아침 식사가 이런 선택의 좋은 예다.)

예일 대학의 젊은 의사 마거릿 알브링크Margaret Albrink와 함께 아렌스는 뉴헤이븐 병원의 심장 질환 환자들의 트리글리세라이드와 콜레스테롤 수치를 인근에 위치한 철강 회사인 아메리칸스틸앤드와이어American Steel & Wire의 건강한 노동자들과 비교해보았다. 그 결과 관상 동맥(심장의 근육에 산소와 영양을 공급하는 동맥으로 심장 동맥이라고도 한다.) 질환자들에게서 높은 콜레스테롤 수치보다 높은 트리글리세라이드 수치가 훨씬 더 일반적임을 밝혀냈다. 그리하여 그들은 콜레스테롤이 아니라 트리글리세라이드가 심장 질환의 징후를 더욱 잘 드러내준다고 상정했다. 이쪽이 인기 있는 연구 분야가 아니긴 했지만 소수의 학자들이 이후 10년간 아렌스의 발견을 검증해냈다.

아렌스는 트리글리세라이드가 혈액을 혼탁하게 하여 희뿌연 흰색 액체로 만드는 것을 발견하고는 시험관을 이용해 강연장의 청중에게 보여 주었다. 그런 다음 고탄수화물 식단을 먹는 사람의 혈액은 혼탁한 반면 고지방 식이 요법을 따르는 사람의 혈액은 깨끗하다는 이야기로 청중을 놀라게 했다. 반대 사례가 소수 있었으나 아렌스는 희귀 유전 질환 때문이라고 판단했다. 대다수 환자는 혈액이 혼탁했는데, 아렌스에 따르면 "고탄수화물 식단을 먹는 모든 사람에게서 발생하는 일반적인 화학 반응 때문"이었다.

또한 아렌스는 탄수화물 섭취를 줄이면 혈액이 깨끗해진다는 사실도 발견했다. 총칼로리를 줄이는 것도 같은 효과를 보였는데, 이를 통해 아렌스는 쌀을 많이 먹음에도 트리글리세라이드 수치는 낮은, 전후 일본의 빈곤한 농민들의 사례를 설명할 수 있다고 보았다.

높은 트리글리세라이드 수치는 당뇨 환자들에게서도 흔히 나타나며 당뇨 환자들은 심장 질환의 위험이 높기 때문에 알브링크는 두 질환에는 과도한 체중 증가라는 공통된 원인이 있다는 가설을 세웠다. 이유가 무엇이든 간에 살이 찌자 트리글리세라이드가 급증했고 심장 질환과 당뇨 역시 발병했다. 알브링크가 밝혀낸 원인은 탄수화물이었다. 오늘날에는 이에 대한 증거가 속출하고 있지만 알브링크와 아렌스가 처음 발표한 1960년대 초반만 해도 상당히 생경한 아이디어였다.

식단에 대해서는 키스가 제안하는 바와 정반대 입장이었다. 아렌스에 따르면 지방이 아니라 탄수화물이 심장 질환의 요인이다. 저지방 식단은 필연적으로 탄수화물 섭취를 증가시키기 때문에(고기와 유제품을 줄이면

곡물과 채소를 더 많이 섭취할 수밖에 없기 때문) 두 가설은 상충했다.

아렌스는 미국인들에게 처방된 저지방 식단이 트리글리세라이드 수치를 악화시켜 비만과 만성 질환을 가속화할 수 있다고 우려했다.

그러나 마치 영양학계의 카산드라[25]인 양 아렌스는 그 분야에서 매우 존경받는 과학자였음에도 불구하고 결코 성공하지 못했다. 그는 지방 함량이 낮은 식단의 필요성을 뒷받침해줄 더욱 타당한 증거가 더 많이 필요하다고 끊임없이 지적했다. 그리고 너무 성급하게 결론짓지 말라고 계속해서 동료들에게 주의를 주었다. 하지만 아마도 충분히 적극적이지는 못했던 듯하다.

지치지도 않고 자신의 아이디어를 밀어붙였던 키스와 그의 측근들은 커다란 성공을 만끽했다. 그리고 그들은 또 다른 전략을 펼쳤는데, 반대 입장을 가차 없이 폄하하는 것이었다. 실제로 그들은 영양학의 유혈 스포츠라고 할 만한 짓을 저질렀다. 반대파를 힘으로 해치워버리는 것이 키스와 스탬러가 처음 고안해낸 전략은 아니겠지만, 확실히 그들은 그러한 전략을 가장 효과적으로 실행에 옮겼다.

영양학계의 날카로운 공격

2009년 스탬러를 만났을 때 그는 그 유혈 스포츠를 재현했다. 여든아홉의 나이에도 그는 여전히 놀랄 만큼 혈기 왕성했다. 스탬러는 시카고 노

---

25 그리스 신화에서 트로이의 멸망을 예언한, 프리아모스 왕의 딸. 아폴론에게서 예언의 능력을 받았으나 그를 분노케 하여 아무도 그녀의 예언을 믿지 않게 되는 형벌을 받았다—옮긴이.

스웨스턴 대학의 심장 질환 전문가로, 1950년대 후반부터 키스의 최측근이었다. 나는 그에게 식단-심장 가설을 확립하는 데 사용된 중요한 연구들에 대해 물었다. 스탬러는 미국심장협회와 국립보건원의 중심인물로 실권을 쥐고 있었다. 그의 업적의 실체에 대해서는 나중에 논의하기로 하고, 여기서는 영양학계가 얼마나 정치판과 같은지를 적나라하게 보여주기라도 하려는 듯이 반대파를 공격하는 쪽으로 술술 흘러간 그와의 대화에 대해 간단히 언급하고자 한다.

"피트 아렌스에 대해 이야기해봅시다"라며 그가 자청했다. "피트 아렌스! 그는 항상 사사건건 걸림돌이었어요! 나는 피트와 격렬하게 토론하곤 했죠."

이어서 스탬러는 조롱하는 말투로 아렌스의 말을 옮겼다. "아니요, 우리는 지금 이것을 연구하고 있어요. 5년만 더 시간을 주세요. 균형 잡힌 연구를 해야 해요. 밝혀내야만 하죠. 우리는 아직 알지 못해요." 그와 반대로 스탬러와 키스는 서둘러 대중에게 건강에 대해 조언하고자 했다. 그들은 영양학계의 핵심 이슈였던 논쟁의 한 측만 대표했다. 역학 연구에서 발견한 상관관계가 모든 사람을 대상으로 한 권장 식단의 기반이 되는 근거로 충분한가? 키스와 스탬러의 대답은 충분하다는 것이었다. 증거가 완벽하다고 여긴 것은 아니었지만 어쨌든 그들은 까다로운 이율배반의 세계에서 역학 자료만으로도 충분하다고 판단했다. 대규모 임상 실험 결과를 기다리자면 10년이 넘게 걸리는데, 그동안에도 사람들은 심장 질환으로 죽어갈 것이다. 감정에 치우치지 않으며 충고하듯 말하는 아렌스의 어조는 스탬러의 혈압을 끓어오르게 했다. "그는 무슨 주장을 하든 항상 반대했어요. 내가 말했죠, '피트, 당신 말은 지금의 식단이 미국인의 건강을 위한 최선의 건강식이라는 것이군요.' '아니에요!

그렇지 않아요!' '하지만 피트, 논리가 그렇잖아요!' 어쨌든 그는 지금 죽고 없어요."

스탬러의 공격은 계속되었다. "그리고 유드킨!" 당분 가설을 주장한 영국인 의사를 언급하며 그는 포효하다시피 했다. "나는 그를 맹비난했죠!" 그리고 식단-심장 가설을 비판한 영국인 심장 전문의 마이클 올리버Michael Oliver를 여러 차례 "악당"이라고 불렀다.

스탬러와 마찬가지로 키스는 사실상 토론을 허용하지 않았다. 감히 자신에게 반대한 이들을 향한 그의 반응은 놀랍기 그지없다. 텍사스 A&M 대학의 레이먼드 라이저Raymond Reiser 교수가 포화지방 가설에 대한 빈틈없고 꼼꼼한 비평을 1973년 《미국임상영양학회지》에 싣자 키스는 라이저의 분석이 "시골 축제에서 보았던 상을 왜곡시키는 거울을 떠오르게 했다"며 24쪽짜리 반박문을 게재했다. 키스는 시종일관 조롱하는 투로 라이저를 비판했다. "전형적인 왜곡이다" "단어 열여섯 개짜리 문장이 이보다 더 부정확하기도 어려울 것이다" "라이저는 허풍을 떨었다" "그는 완전히 간과했다" "아무래도 라이저는 전혀 이해하지 못하고 있다."

라이저는 식단-심장 가설의 기초가 된 주요 연구들을 재검토한 소수의 비판자 중 한 명이었다. 그리고 그는 최근에서야 수면 위로 떠오른 중대한 사실들을 여럿 발견해냈다. 그는 키스의 과거 연구들을 무력화할 만한 방법론적 문제들을 나열했으며, 육류에 있는 스테아르산과 같은 특정 유형의 포화지방산은 콜레스테롤을 상승시키는 효과가 전혀 없음을 증명했다. 이에 대해 키스는 스테아르산은 콜레스테롤 수치와 "관계없다"는 데 동의하긴 했지만, 포화지방산의 다른 유형들에 콜레스테롤을 상승시키는 속성이 있다고 방어했다. 마지못해 라이저는 키스에게 답하는 짧은 편지를 학술지에 실었다. "논문을 검토한 과학자들을 비방하려 했고 의도적으로 거짓을 말했다는 비난에 대해 반박해야겠다고 느꼈"기 때문이었다.

(과학에서는 늘 있기 마련인) 의견 대립이 무엇이었든 키스와 스탬러의 공격적인 방식은 정상의 범위를 벗어났다. 그들에게 맞서는 인물은 드물었고, 시간이 흘러 식단-심장 가설 지지자가 늘어나고 정설로 인정받자 그마저도 점점 더 수그러들었다.

조지 맨

아렌스, 라이저와 더불어 키스의 가설에 공개적으로 회의를 내비친 몇 안 되는 저명한 과학자 중에는 마사이족을 연구하기 위해 아프리카로 갔던 밴더빌트 대학의 생화학자 조지 맨도 있었다. 맨은 일찍이 눈부신 업적을 남겼다. 1955년 트랜스지방의 위험성을 최초로 주장한 과학자 중 한 사람이었던 그는 동맥 경화반의 갑작스러운 파열이 서서히 진행되는 폐색보다 심장 발작에 더욱 중요한 요인이라고 가정했다. 그리고 수십 년 후에야 그가 옳았음이 증명되었다.

아프리카에서 맨은 육류, 동물 피와 우유를 즐겨 먹는 사람들을 만나게 되는데, 이들은 총콜레스테롤 수치가 세상에서 가장 낮았고 심장 질환을 겪지 않았다. 기타 만성 질환도 없었다.

이러한 연구 결과는 분명히 식단-심장 가설의 토대를 허무는 내용이었으므로 영양학자들은 이 연구에서 오류를 찾아내고자 상당한 노력을 쏟았다. 미국의 대학 몇 곳은 맨의 데이터에서 결함을 찾아내기 위해 공동으로 연구팀을 결성하여 케냐로 파견했다. 하지만 그들로서는 유감스럽게도 맨의 결론을 재확인하게 될 뿐이었다. 이 예상치 못한 결과를 설명하기 위해 연구팀은 마사이족은 수천 년에 걸쳐 혈중 콜레스테롤을 낮추는 특이한 능력을 발휘하는 유전자가 발달되었을지도 모른다고 주장했다. 그러나 나이로비 인근으로 이주한 마사이족의 사례를 통해 그 가설은 얼마 못 가 폐기 처분되었다. 그들의 콜레스테롤 수치는 시골 지역에 거주하는 동족보다 4분의 1가량 높았는데, 이는 서구인에 훨씬 가까운 수치였다. 따라서 설사 유전적 강점이 있었다 하더라도 환경 요인이 이를 압도했음이 분명했다.

키스는 예상대로 맨의 연구를 사이드라인으로 밀쳐버리고자 했다. 그는 "그 원시 유목민들의 기이한 특징은 (다른 인구 집단의 심장 질환을 이해하는 데) 아무런 관련성이 없다"고 썼다. 키스는 7개국 비교 연구를 통해 세계 도처의 다양한 사람들을 비교해 식단에 대한 실상을 밝히려 했지만, 이후 그 자신도 밝혔듯이, 그들 대부분이 미국인에게 한층 적절한 기준점이라고 생각한 유럽인이었다.

키스는 극지방의 이누이트 연구를 묵살하기 위해서도 똑같은 비난을 해댔다. 맨과 마찬가지로 스테판슨도 훌륭한 건강 상태와 고지방 식단이 양립할 수 있음을 목격했다. 1929년 스테판슨은 육류와 지방만 섭취하는 실험을 1년 동안 진행했다. 그는 자신의 이런 노력에 감탄한 동료들이 "고지방 식이 요법의 꽃길"을 열어줄 것이라 낙관했다. 그 자신의 위신이 추락할 것이라곤 상상도 못 했다. 하지만 위신이 "바닥까지 떨어졌다"며 스테판슨은 이렇게 기록했다. "하늘의 그 구름은 사람 손바닥만 해졌다. 실제로 키스 박사의 간결하고 친절한 개인적 메모만 해졌다."

키스는 곧 공개적으로 스테판슨의 조사를 맨의 연구처럼 이질적이고 관련성 없는 시도로 일축했다. "행복하게 고래의 지방을 게걸스레 먹는 에스키모의 유명한 사진"에서 보듯 "그들의 특이한 삶의 방식은 상상력을 자극"하지만 이누이트의 사례가 "무언가를 시사한다"고 볼 수 있는 "근거는 없으며" "식단-심장 가설의 예외를 보여준다고 할 수는 없다."

키스의 지지자이자 하버드 공중보건대학 영양학과 학과장인 프레드릭 스테어Fredrick J. Stare는 스테판슨의 연구를 농락했다. 스테판슨의 친구였던 스테어는 이누이트를 다룬 스테판슨의 책을 소개하는 글을 썼다. 그러나 스테어는 스테판슨의 연구가 제기하는 실질적인 문제를 경시하고, 독자들이 그 문제를 진지하게 생각해봐야 하는 이유에 대해서는 거의 언급하지 않았다. "그것이 당신에게 좋을까요, 나쁠까요?" 그는 수사적으로 물었다. "물론 우리 모두가 육류를 더 많이 먹기 시작하면, 육류가 곧 부족해질 겁니다. 인기 있는 부위는 특히 더 그렇겠죠."[26] 그는 명랑한 어조를 이어가며 스테판슨의 과학 실험의 의미에 대한 고찰은 생략한 채 독자들에게 "재밌는" 책을 추천한다며 끝을 맺었다.

스테판슨은 책을 출간하고 8년 뒤인 1962년에 사망했다. 그리고 그의 아이디어는 주류 영양학계에서 자취를 감췄다.

프레이밍햄 연구

조지 맨은 1960년 초반 마사이족 연구와 관련된 논란의 늪에 빠지기 전에는 눈부신 업적을 쌓아가고 있었다. 실제로 그는 역대 가장 유명한 심장 질환 연구인 프레이밍햄 심장 연구의 부책임자였다. 프레이밍햄은

---

26 스테판슨은 뉴햄프셔 주 하노버에서 유일하게 지방을 원하는 사람이었기에 버리는 부위로 여겨졌던 지방 부위를 정육점에서 공짜로 얻을 수 있었다. 정육점의 다른 손님들은 지방 부위를 개에게도 줄 가치가 없는 것으로 여겼다(Stefansson 1956, xxxi).

매사추세츠 주 보스턴 인근의 소도시로, 1948년부터 심장 질환 연구의 페트리 접시였다. 5,000명의 중년 남녀를 대상으로 심장 질환 발병에 영향을 미친다고 상정된 모든 요인을 검사하면서 시작된 연구는 현재 3세대 피험자를 대상으로 진행 중이다. 피험자는 종합적인 신체검사와 면담을 하고 2년마다 후속 검사를 받는다. 이 연구는 흡연, 고혈압 같은 위험 요인이나 유전적 요인이 심장 질환으로 인한 사망을 신뢰성 있게 예측할 수 있는지를 파악하고자 한 최초의 대규모 시도였다.

연구를 시작하고 6년이 지난 1961년, 프레이밍햄 연구자들은 높은 총콜레스테롤 수치로부터 심장 질환을 예견할 수 있다는 중대 결과를 발표했다. 이는 심장 질환 연구 역사상 가장 중대한 결과 중 하나였는데, 이전에는 전문가들이 혈중 콜레스테롤이 나쁘다고 추정하더라도 그에 대한 정황 증거밖에 없었기 때문이다.

이 발표에는 여러 가지 의의가 있다. 우선 연구를 시작한 이래로 심장 질환 연구자들을 괴롭혀왔던 문제를 해결한 부분인데, 연구자들은 심장 질환자가 사망하기 전의 심장 발작 위험을 가늠할 수 있는 측정 수단이 필요했다. 냉정하게 들리겠지만, 질병의 원인을 밝히고자 할 때 사망은 연구의 이상적인 종착점이다. 연구자들은 피험자를 추적하며 사망 전까지 무엇을 먹었는지, 흡연은 했는지 등 여러 요인들을 조사한다. 연구자의 언어에서 사망은 "사건" 혹은 "확실한 종결점"으로, 실험의 종결을 알리는 부인할 수 없는 데이터이다. (심장 발작 또한 "확실한" 종결점으로 간주되지만, 여기에는 진단상 부정확성의 문제가 뒤따른다.) 부인할 수 없는 사망 사실에서부터 되돌아보며 연구자는 그제야 사망자가 먹은 베이컨의 양이 문제였는지, 흡연이 원인이었는지, 아니면 다른 무언가가 원인이었는지 질문할 수 있다.

그러나 피험자의 사망을 기다리는 일은 여러 해에 걸쳐 피험자 집단을 추적해야 하기에 연구자들에게는 큰 부담이다. 그래서 과학자들은 사망 이전의 "중간점" 혹은 "광의의" 종결점을 찾기 위해 애써왔다. 어느 한 지표가 신뢰성 있게 심장 질환을 예측할 수 있다면, 연구자들은 더 짧은 시간 안에 실험을 끝내고 그 중간 단계의 요인을 대신해서 측정하면 된다. 따라서 프레이밍햄 연구에서 총콜레스테롤을 광의의 종결점으로 규명해낸 일은 획기적인 진전이었다. 이제 과학자들은 총콜레스테롤을 증가시키는 음식은 심장 발작의 위험도 또한 높인다고 잠정적으로 결론 내릴 수 있게 되었다. 또한 의사들은 이 지표를 이용해 환자들이 심장 질환 위험도를 확인하도록 도와줄 수 있게 되었다.

이런 이유로 콜레스테롤에 관한 프레이밍햄 연구 결과는 매우 중요했다. 무엇보다 연구자들이 식단-심장 가설에 품었던 모든 의구심을 해소해주는 듯했다. 프레이밍햄 연구의 의학 책임자 윌리엄 캐널William Kannel은 지역 신문과의 인터뷰에서 "혈중 콜레스테롤이 관상 동맥 경화증과 밀접히 연관되어 있다는 점은 더 이상 의심할 만한 대상이 아니다"라고 말했다.

하지만 30년 뒤 많은 피험자가 사망하면서 더 많은 데이터를 확보한 프레이밍햄 후속 연구에서는 총콜레스테롤의 예지력이 연구자들이 생각했던 것만큼 강하지 않은 것으로 밝혀졌다. 남녀 모두에서 총콜레스테롤이 205~264mg/dL 사이인 경우에는 콜레스테롤 수치와 심장 질환 위험 사이에 아무런 상관관계가 발견되지 않았다. 실제로 심장 발작을 경험한 사람들 중 절반은 콜레스테롤 수치가 "정상"에 해당하는 220mg/dL 이하였다. 그리고 48세에서 57세 사이의 남성에서는 콜레스테롤 수치가 보통인 183~222mg/dL에 해당하는 사람들이 그보다 콜레스테롤 수치가 높은 222~261mg/dL인 사람들보다 심장 발작 위험이 더 높았다. 결국 총콜레스테롤은 심장 질환의 신뢰할 만한 예측 인자가 아닌 것으로 드러난 것이다.

프레이밍햄 연구팀은 아주 오랫동안 콜레스테롤이 심장 질환의 가장 확실한 위험 인자라고 떠들어댔기 때문에 1980년대 후반에 이와 같은 결과가 나오자 애써 발표하려 들지 않았다. (그들은 곧 고밀도 지단백HDL과 저밀도 지단백LDL으로 알려진 콜레스테롤 소분획으로 담론을 전환시켰다. 그들은 이제 콜레스테롤 소분획을 측정할 수 있으며 소분획이 심장 질환을 더 잘 예측할 수 있다고 했지만, 이 역시 결국에는 별 볼 일 없는 것으로 밝혀졌다. 이에 대해서는 6장과 10장에서 살펴볼 것이다.)

프레이밍햄 연구의 데이터는 콜레스테롤을 낮추는 것이 장기적으로 도움이 된다는 점 또한 밝히지 못했다. 30년 뒤의 후속 연구 보고서에는 "콜레스테롤 수치가 1퍼센트 떨어질 때마다 심장 질환 사망률과 전체 사망률은 11퍼센트씩 상승했다"고 기록돼 있다. 이 충격적인 결과는 콜레스테롤을 낮추려는 당국의 노선에 완전히 반하는 것이었다. 그러나 다수의 대규모 실험에서 유사한 결과를 도출했음에도 불구하고 이 결과는 과학 학술지에서 일절 논의되지 않았다.

프레이밍햄에서 나온 다른 중요한 연구 결과들 역시 간과되었는데, 그중 주목할 만한 내용에는 맨이 담당한 식이 위험 인자에 대한 조사도 있다. 맨은 영양사들과 함께 2년 동안 1,000명의 피험자들로부터 식품 섭취 데이터를 수집했는데, 1960년에 결과를 산출해보니 포화지방이 심장 질환과 관계가 없다는 것이 명확해졌다. 심장 질환 유병률과 식단에 관해 맨과 영양사들은 "상관관계가 발견되지 않았다"라고 간결하게 결론지었다.

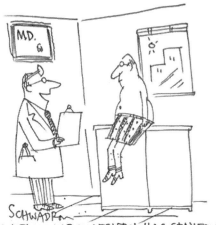

"GOOD NEWS, YOUR CHOLESTEROL HAS STAYED THE SAME, BUT THE RESEARCH FINDINGS HAVE CHANGED."

"좋은 소식입니다. 당신의 콜레스테롤 수치는 그대로이지만 연구 결과가 바뀌었습니다."

　"국립보건원의 내 상관들에게 찬물을 끼얹은 꼴이었죠. 그들이 원했던 결과와 정반대였으니까요." 맨은 나에게 그렇게 이야기했다. 국립보건원은 1960년대 초반부터 식단−심장 가설에 호의적인 편이어서 "자료 공개를 허락하지 않으려 했다"고도 말했다. 맨의 연구 결과는 국립보건원 지하실에 10년 가까이 묶여 있었다. (맨은 과학적 정보를 묶어두는 것은 "일종의 사기"라며 통탄했다.) 1968년 마침내 결과가 발표되었을 때조차 매우 깊숙한 곳에 숨겨놓았기 때문에 연구자가 혈중 콜레스테롤 수치는 섭취한 지방의 유형이나 양과는 관계가 없다는 사실을 찾아내려면 스물여덟 권짜리 보고서를 파헤쳐야만 했다.

　실제로 1992년이 되어서야 프레이밍햄 연구 담당자는 지방에 관한 연구 결과를 공식적으로 실토했다. 연구 책임자 중 한 명인 윌리엄 카스텔리William P. Castelli는 "프레이밍햄에서는 포화지방을 더 많이 섭취할수록 혈중 콜레스테롤은 더 낮았으며 체중은 더 적게 나갔다"라고 밝혔는데, 그는 이런 사실을 공식적인 연구 결과로서가 아니라 의사들이 거의 보지 않는 어느 학술지에 사설 형식으로 발표했다.[27] (카스텔리는 이 결과가 정확하다고 믿기 어렵다는 점을 분명히 했고 어느 인터뷰에서는 식단 자료의 수집 과정이 부정확했음이 틀림없다고 고집스레 주장했지만, 맨의 연구 방법은 학계 표준을 꼼꼼하게 준수했으므로 카스텔리의 설명은 아무래도 미심쩍다.)

다른 연구들에서 쌓은 업적에도 불구하고 콜레스테롤 논쟁에서 비주류 편에 선 탓에 조지 맨은 고배를 마셔야 했다. 퇴임을 앞둔 1970년대 후반 그의 논문에는 고뇌에 찬 어조가 배어 있었다. 그가 1977년에 쓴 논문은 다음과 같이 시작한다. "식단-심장 문제에 관한 한 세대의 연구가 난맥상으로 점철되었다." 그리고 그는 식단-심장 가설을 "그릇되고 성과 없는 집착"이라고 평했다.

내가 맨과 마지막으로 대화를 나눴을 때 그는 아흔 살이었다(맨은 2012년에 타계했다). 기억이 완벽하지는 않았겠지만, 그는 키스에 맞서며 겪은 고초를 전부 다 기억하는 듯했다. 맨은 "내 경력을 꽤나 망쳐놓았다"고 말했다. 일례로 그의 논문을 실어줄 학술지를 찾는 일이 점점 어려워졌으며, 식단-심장 가설에 공개적으로 반대한 뒤로는 《서큘레이션 Circulation》지 같은 미국심장협회의 저명한 학술지에서도 배제되었다. 또 맨은 국립보건원에서의 키스의 막대한 영향력 때문에 자신의 장기 연구 지원금이 취소되었다고 생각했다. "어느 날 연구 분과 간사를 맡은 여자

---

27 《내과학 아카이브(The Archives of Internal Medicine)》가 명망 있는 학술지이긴 하지만 심장 질환 위험 인자에 관한 미국 내 최대 규모의 연구를 맡았던 카스텔리라면 《뉴잉글랜드 의학 저널(The New England Journal of Medicine)》처럼 의사들이 훨씬 많이 보는 학술지에 어디든 실을 수 있었을 것이다.

가 내게 물러서 달라고 요청하며 '당신은 키스에 반대했기 때문에 그 대가로 연구 지원금을 잃게 될 거예요' 라고 말했어요. 그리고 그녀의 말대로 되었죠."

어떻게 한 사람의 아이디어가 이렇게 학계 전체를 지배할 수 있었을까? 맨은 이렇게 설명했다. "키스가 얼마나 당차고 설득력 있는 사람인지 알아야 해요. 그는 한 시간에 걸쳐 당신을 설득했을 테고, 당신은 그가 한 말 전부를 완전히 믿게 되었을 겁니다."

식단-심장 가설이 지배하다

맨이 미국심장협회와 국립보건원에서 축출된 일화는 식단-심장 가설이 어떻게 영양학계에서 하나의 도그마로 굳어질 수 있었는지를 또렷하게 보여준다. 분명히 키스는 식단-심장 가설의 가장 유력한 제창자였지만, 몇몇 사람의 위협만으로 명석하고 객관적인 학술 연구자들 전체를 밀어붙일 수 있었다고 생각한다면 너무 순진한 발상이다. 그보다는 미국심장협회와 국립보건원이 식단-심장 가설을 채택한 이후로 키스의 편향이 제도화되었다고 보는 편이 정확할 것이다. 두 단체는 해당 분야의 의제를 설정하고 연구 지원금을 관리했으므로, 맨과 같은 최후를 맞이하고 싶지 않은 학자라면 미국심장협회와 국립보건원의 의제에 동조해야만 했다.

미국심장협회와 국립보건원은 처음부터 지향점이 같았고 서로 얽혀 있었다. 1948년 미국심장협회가 전국적인, 자원봉사자 중심의 단체로 출범했을 당시 첫 업무는 워싱턴의 아이젠하워 대통령에게 국립심장연구소를 발족하도록 로비를 하는 것이었고, 결국 아이젠하워는 1948년에 이를 승인했다. 국립심장연구소는 국립심폐혈연구소NHLBI로 바뀌어 오늘날까지 이어져오고 있다. 새롭게 정비된 연구소는 형제격인 미국심장협회와 발맞춰 나아갔다. 그 예로 1950년 두 단체는 최초의 전국적인 심장 질환 학회를 워싱턴에서 개최했다. 1959년에는 "심혈관 질환과 맞서 온 10년간의 성과"를 "국가에" 공동으로 보고했다. 1964년 두 단체는 두 번째 심장 질환 학회를 워싱턴에서 개최했다. 1965년에 미국심장협회 회장은 하원과 긴밀하게 협조해 국립심장연구소의 분과로 지역 의료 프로그램 사업Regional Medical Programs Service을 발족시켜 미국심장협회와 계약을 맺고 전국 단위의 심혈관 치료 기준을 설정하는 정교한 작업 등을 진행했다. 국립심폐혈연구소와 미국심장협회는 1978년에 창립 30주년 기념식을 공동 개최했다.

지금까지 미국심장협회와 국립심폐혈연구소는 정기적으로 협동 보고서를 발표할 뿐만 아니라 학회를 공동 개최하고 공동 연구팀을 결성해왔다. 이들 활동은 심장 질환 연구의 공식 역사가 되었다. 바꿔 말해 1950년대 초 이후 미국심장협회나 국립심폐혈연구소가 관여하지 않은 행사는 심장 질환 연구사에 사실상 어떠한 영향도 미치지 못했다.

두 단체의 지휘봉을 잡은 수뇌부는 여러 직책을 겸임한 소수의 전문가 집단이었다. 이 영양학계 엘리트들은 성을 빼고 이름만 불러도 될 정도로 소수였는데, 식단과 질병에 관한 대규모 임상 실험을 좌지우지했다. 1989년 콜레스테롤 가설을 격렬하게 비판한 저널리스트 토머스 무어Thomas J. Moore는 이들을 영양학 "귀족"이라고 부르기도 했다.[28] 그들은 주로 동부 해안과 시카고에 위치한 의과 대학, 대학 병원, 연구 기관 등의 교수 출신이었다. (항공권 가격이 점점 더 저렴해짐에 따라 캘리포니아와 텍사스의 전문가들도 합류할 수 있었다.) 거의 모두가 미국심장협회 및 국립심폐혈연구소와 긴밀하게 협력했다. 학계 지도층은 공식 위원회 및 전문가 패널에 임명되었다. 그들은 영향력 있는 논문의 공동 저자로 이름을 올렸으며, 주요 과학 학술지의 편집위원 자리를 꿰차고 서로의 논문을 심사했다. 또한 주요 학회에 주도적으로 참석했다.

상황이 이렇다 보니 같은 이름이 반복해서 등장한다. 예컨대 미국심장협회 설립자인 폴 더들리 화이트는 해리 트루먼Harry S. Truman 대통령에 의해 미국국립심장자문위원회National Heart Advisory Council의 첫 번째 이사로 선임되었는데, 위원회는 국립보건원의 심혈관 질환 관련 사업 전체를 감독했다. 이후 화이트는 키스에게 자리를 물려주기 전까지 자신이 의장을 맡았던 지역 봉사 활동 및 교육 위원회 등 미국심장협회-국립보건원 협동 위원회를 다수 설립했다. 미국심장협회의 공식 역사 자료에도 미국심장협회 회장이 국립보건원 자문위원회를 이끌거나 위원으로 참여하는 일이 "다반사"였다고 기록되어 있다. 협회 지도자들은 의학계도 주름잡았다. 화이트는 국제심장학회International Society for Cardiology의 설립에 일조했고 키스와 함께 그 하부 조직인 연구위원회의 공동 의장을 맡았다. 1961년 미국심장협회와 국립보건원은 공동으로 대규모의 식단-심장 연구를 기획하기 시작했다. 이 연구는 식단-심장 가설을 검증하기 위한 역대 최대 규모의 시도였는데, 연구 집행위원회는 마치 영양학계 명사들의 인명록 같았다. 물론 여기에는 키스와 스탬러도 포함되

28 무어의 기사를 커버스토리로 실은 1989년의 《애틀랜틱(Atlantic)》지는 역대 최고 판매량을 기록했다. 그해 말에 무어는 같은 주제로 책도 발간했다. 또한 무어의 보도는 1989년 하원이 공청회를 열어 국립보건원의 프로그램이 수백만 미국인들에게 콜레스테롤 강하 약물을 필요 이상으로 권장했는지 조사하게 만들었다(Moore, "The Cholesterol Myth," 1989; Moore, Heart Failure, 1989; Anon, Associated Press, 1989).

어 있었다.

또한 미국심장협회와 국립심폐혈연구소는 모두 심혈관 관련 연구에 대한 막대한 지원금을 관장했다. 1990년대 중반까지 국립심폐혈연구소의 연간 예산은 15억 달러에 달했는데 이 중 대부분이 심장 연구에 돌아갔다. 한편 미국심장협회는 매년 1억 달러를 연구에 투입했다. 두 단체의 지원금이 이 분야를 지배했다. 미국심장협회나 국립보건원은 이 책에서 다루는 미국발 연구의 거의 대부분에 연구비를 지원했다. 연구 지원금의 또 다른 출처는 식품업계와 제약업계였는데, 학자들은 이해관계의 충돌을 피하기 위해, 혹은 그런 모양새로도 비치지 않기 위해 그들 업계와 거리를 두고자 했다. 1991년 조지 맨은 대안적 관점을 가진 소수 연구자들의 회합을 주최하면서 이렇게 썼다. "이것은 벅찬 일이었습니다. 우리는 연방 기금을 타낼 수도 없거니와 이권을 옹호하는 목소리로 비치지 않기 위해 식품업계로부터 지원금을 받아서도 안 되기 때문입니다."

결국 미국심장협회와 국립보건원이 식단-심장 가설을 입증하고자 수백만 달러씩 더 투자할 때마다 궤도를 되돌리거나 다른 이론을 받아들이는 일은 점점 더 어려워졌다. 식단-심장 가설에 관한 연구들은 놀랍도록 높은 실패율을 보였지만 그 연구 결과들은 합리화되거나 축소되고 왜곡되어야만 했다. 식단-심장 가설 자체가 기관에 대한 신뢰의 문제가 되어버렸기 때문이었다.[29]

반대 목소리는 점점 사라져갔다. 1967년 《미국의사협회지》 편집자들은 "경악할 정도로 많은 연구자들이 '콜레스테롤 시류'에 편승했다"고 지적하며 "콜레스테롤에 대한 광적인 신봉" 때문에 심장 질환의 원인일 수도 있는 다른 생화학 반응이 "배제"되었다고 통탄했다. 아렌스와 맨은 생각이 비슷한 동료 학자들과 함께 식단-심장 가설의 그칠 줄 모르는 진군에 맞서 계속해서 탄원을 제기했지만 영양학계의 엘리트들 앞에서 무력하기만 했다. 맨은 1978년에 은퇴하면서 "심장 마피아"가 "도그마를 떠받들며" 연구 기금을 독식했다고 말했다. 그는 "한 세대 동안 심장 질환 연구는 과학적이라기보다는 정치적이었다"라고 단언했다.

---

29 오늘날에도 긴밀하게 맞물려 있는 이 시스템은 여전히 같은 방식으로 작동하고 있다. 피트 아렌스와 마이클 올리버 같은 공공연한 회의론자들이 1970년대와 1980년대 초반까지만 해도 전문가 패널에 낄 수 있었던 이유는 그들이 이 시스템이 탄생하기 이전부터 해당 분야에 종사해왔기 때문이었다. 하지만 이제는 이러한 예외조차 존재할 수 없다. 이들 비판자들이 퇴임한 이후로는 영양학계 엘리트 중 누구도 식단-심장 가설에 대한 포괄적인 비판을 발표하지 않았다.

4장

포화지방 대 다불포화지방이라는

이상한 과학

미국은 육류, 유제품, 식이 지방을 전부 제한하고 곡물, 과일, 채소 등의 섭취로 전환하는 거대한 영양 실험에 착수했다. 동물성 포화지방은 다불포화 식물성 기름으로 대체되었다. 이것은 낯설고 검증되지 않은 식단으로, 단지 아이디어에 불과했으나 미국인들에게 진리인 양 제시되었다.

키스는 7개국 비교 연구가 자신의 식단-심장 가설을 증명해냈다는 듯이 행동하기는 했지만, 자신의 연구가 단지 연관성만 드러내줄 뿐 "인과관계를 주장하지는 않는다"라는 주의 사항을 논문에 삽입하는 데는 항상 신중했다. 이는 역학이 가진 태생적 한계를 반영하는 필수적인 문장이다.

연구자가 인과관계를 입증하기 위해서는 거의 모든 경우에서 임상 실험이라 불리는 유형의 연구를 수행해야만 한다.

임상 영양 실험은 통제된 실험으로서 피험자들은 자신이 무엇을 먹고 있는지에 관한 설문에 응답하는 것이 아니라 일정 기간 동안 실제로 특정 음식을 먹어야 한다. 잘된("잘 통제된") 실험의 경우 연구자가 피험자들의 식단을 정확히 통제하고자 음식을 직접 준비하거나 제공한다. 피험자를 정해진 식당으로 불러 식사하게 하거나 연구팀이 피험자의 집으로 음식을 배달하는데, 이런 방법은 비용이 많이 발생한다. 낮은 수준으로 통제된 실험의 경우 피험자는 무엇을 먹어야 하는지 교육받고 식단 관련 책자를 제공받는다.

이상적으로는, 특정 식단을 먹는 사람들을 식단에 변화를 주지 않은

"대조군"과 비교해 개입 효과를 분리해낼 수 있다. 충분한 규모의 연구 표본을 두 집단으로 무작위로 나눈다면, 이론적으로 이 두 집단은 모든 면에서 같다고 가정할 수 있다. 그들은 연령 분포, 흡연 빈도나 운동 습관, 그리고 연구자들이 측정하지 못한 수많은 측면에 있어서도 유사할 것이다. 임상 실험에서 두 집단 간의 유일한 차이점은 식단이나 약 같은 조정 가능한 변인뿐이어야 한다. 동질적인 두 집단으로 실험을 시작해야 이들 사이에 나타나는 어떤 차이점을 그러한 조정의 결과로 돌릴 수 있다.

이것이 임상 실험의 강점이다. 질병의 원인이 될 수 있는 모든 요인을 고려하고 측정해야 하는 역학 연구와 달리 임상 실험은 실험 자체의 정밀한 구조 덕분에 모든 요인이 상수화 되어 연구진은 이를 설명하지 않아도 된다.

식단-심장 가설에 대한 이러한 형태의 임상 실험은 1950년대 후반부터 실시되었는데, 이 실험들을 살펴보면 포화지방이 우리 몸에 해롭다는 사고방식의 과학적 근원과 더불어 키스가 제안한 식단의 깜짝 놀랄 만한 부작용을 알 수 있다. 이 실험들은 저지방 식단 실험이 아니었다. 모든 종류의 지방을 피해야 한다는 생각은 수십 년 뒤에야 보편화되었다. 20세기 중반 연구자들을 사로잡은 이론은 포화지방과 콜레스테롤이 낮은 식단이 심장 질환을 예방한다는 키스의 가설이었다. 그러므로 당시 실험에서의 총지방 함량은 오늘날 기준에 비해 상당히 높았다. 지방의 종류에만 변화를 주었을 뿐이었다.

유명한 초기 실험으로는 1957년 뉴욕 시 보건국의 노먼 졸리페Norman Jolliffe가 실시한 항 관상 동맥 클럽Anti-Coronary Club 실험이 있다. 졸리페는 당대에 인정받은 권위자로 아이젠하워 대통령도 따랐던 유명한 다이어트 책《현명한 식단으로 살을 빼고 몸매를 유지하라Reduce and Stay Reduced on the Prudent Diet》의 저자였다. 졸리페는 키스의 논문을 읽고 장기간에 걸쳐 그의 가설을 검증해보고자 했다. 그는 항 관상 동맥 클럽에 가입한 1,100명에게 적색 육류(소고기, 양고기, 돼지고기)를 주 4회 이하로 먹고(오늘날 기준으로 보면 이것도 많다!) 생선과 가금류는 먹고 싶은 만큼 먹도록 했으며 달걀과 유제품은 제한했다. 참가자들은 다불포화 식물성 기름을 하루에 두 큰술 이상 섭취했다. 식단의 총지방 함량은 30퍼센트 정도였지만 포화지방 대비 다불포화지방(주로 식물성 기름)의 비율은 미국인의 평균 섭취량보다 네 배가량 높았다. 졸리페는 총지방 함량이 40퍼센트 정도 되는 일반적인 식사를 하는 대조군도 모집했으나 대조군의 식단을 기록하는 데는 실패했다.

《뉴욕 타임스》는 1962년 항 관상 동맥 클럽 실험 결과가 나오기 시작하자 "심장 발작 위험을 줄이는 식사"라는 제하의 기사를 게재했다. 피험자들은 콜레스테롤과 혈압, 체중 모두 감소했다. 실험 결과는 포화지방에 대한 유죄 선고를 재확인해주는 듯했다. 그러나 10년의 실험 기간 동안 연구팀은 "무언가 이상한" 결과를 발견했다. 실험 도중 실험군에서는 스물여섯 명이 사망했고, 대조군에서는 여섯 명만 사망했는데, 그중 실험군에서는 여덟 명이 심장 발작으로 사망한 반면 대조군에서는 한 명도 심장 발작으로 사망하지 않았던 것이다. 연구팀은(이때 졸리페는 연구팀에 없었는데, 1961년 심장 발작으로 사망했기 때문이다) 최종 보고서의 토론 부분에서 실험군의 위험 인자 개선에 대해서는 강조했지만 그러한 위험 인자가 예측하지 못한 사실, 즉 실험군의 더 높은 사망률은 덮어버렸다. 연구팀은 가장 중요한 질문을 회피했다. "현명한" 식단을 하면 장수할 수 있는가? 항 관상 동맥 클럽 실험의 답변은 확실히 부정적이었다.

이 결과가 결코 예외적이라 할 수 없을 만큼 비슷한 연구 결과가 계속해서 나오고 있는데, 이는 식단-심장 가설 지지자들에게 매우 불편한 사실이다. 지방을 적게, 특히 포화지방을 더 적게 섭취했다고 해서 장수하지는 않았던 것이다. 그들의 콜레스테롤 수치는 분명히 낮아졌지만 사망 위험은 그렇지 않았다. 이 꺼림칙한 결과는 키스가 7개국 비교 연구를 하던 중에 처음 알아차린 그때로부터 지금까지 식단-심장 가설 지지자들을 괴롭혀왔다. 이러한 결과는 다른 연구들에서도 확인되었지만 대부분의 연구자들 또한 이를 무시해버렸다.

항 관상 동맥 클럽 실험은 그 과학적 취약성에도 불구하고 포화지방이 적은 식단이 심장 질환 예방에 효과가 있다는 이론의 초석이 되었다. 나는 과학자들이 이 가설의 결정적인 근거로서 계속해서 인용하는 몇 가지 연구들에 대해 언급할 것이다. 한번은 미국심장협회 영양위원회의 의장직을 3년간 역임한 전문가와 이야기를 나눴는데, 그녀는 마치 성경 구절을 술술 외는 전도자처럼 그러한 연구들의 목록을 줄줄이 읊었다. "1965년《랜싯Lancet》지 501쪽에서 504쪽까지, 1969년 데이튼이 발표한《서큘레이션》지 60권 부록2의 111쪽…" 나는 따라갈 수조차 없었다.

학계에서는 모두가 이 연구들을 알고 있으며, 식단과 동맥 경화증을 다룬 논문의 거의 전부가 수십 년간 이 연구들을 인용해왔다. 하지만 이 연구들은 하나같이 항 관상 동맥 클럽 실험과 유사한 결점과 모순으로 가득 차 있는 듯 보인다. 최근에 와서야 관련 연구에 대한 재조사가 이루어지고 있는데, 그 세부 내용을 살펴보면 굉장히 충격적이다. 흡사 모래로 기초를 쌓은 셈이었다.

방금 전 이야기한 미국심장협회 전문가가 첫 번째로 언급한 연구는 로스앤젤레스 재향군인 실험이다. UCLA 의과대 교수 세이무어 데이튼

Seymour Dayton은 1960년대에 지역 내 재향군인 시설에 거주하는 노인 850명을 대상으로 실험을 진행했다. 6년 동안 실험군에서는 우유, 아이스크림, 치즈 등에 함유된 포화지방을 옥수수유, 대두유, 홍화씨유, 면실유로 대체했다. 나머지 절반이었던 대조군에게는 평소처럼 음식을 제공했다. 그 결과 실험군은 대조군에 비해 13퍼센트 정도 낮은 콜레스테롤 수치를 보였다. 더욱 인상적인 사실은, 실험군에서는 48명이 실험 도중에 심장질환으로 사망한 반면 대조군에서는 70명이 같은 질환으로 사망했다.

이는 식단-심장 가설에 매우 유리한 결과처럼 보이지만, 두 그룹의 총사망률은 동일했다. 안타깝게도 식물성 기름을 먹은 사람 중 31명은 암으로 사망했는데, 대조군의 경우 단 17명이었다.

데이튼은 이와 같은 결과를 우려하며 장문의 글을 남겼다. 사실 애초에 연구를 시작한 동기는 식물성 기름이 풍부한 식단의 알려지지 않은 영향에 있었다. 그는 이와 같이 질문했다. "몇 년에 걸쳐 장기간 불포화지방이 많이 함유된 식단을 먹었을 때 유해한 효과가 나타날 수도 있지 않았을까? 하지만 그런 식단은 매우 드물다." 이는 낯설고 새로운 현실이었다. 식물성 기름은 1920년대에 와서야 식품화 되었는데 갑자기 만병통치약으로 권장되고 있었다. 실제 식물성 기름 소비의 상향 곡선은 20세기 전반의 심장 질환 증가 추이와 완벽하게 일치하지만, 당시 연구자와 의사 들은 이런 사실에 대해 거의 논의하지 않았다. 물론 이는 단지 연관성일 뿐이며, 당시 미국인의 생활에는 자가용의 보급과 정제된 탄수화물을 비롯해 다른 많은 변화가 일어나고 있었다.

연구자들이 심장 질환을 유발하는 포화지방의 역할에 주목하고 있었기 때문에, 데이튼의 연구는 1969년 발표 당시 미국에서 열렬한 환영을 받았다. 대부분 전문가에게 요점은 그저 현명한 식단이 심장 발작을 감소시킨다는 것이었다. 유럽 과학자들 다수는 보다 회의적이었으며, 영국의 유서 깊은 의학 학술지 《랜싯》의 편집진은 혹독한 비평을 썼다. 그들은 대조군의 골초 흡연자 비율이 두 배나 높았던 점[30]과 실험군의 경우 식사의 절반 정도만 병원에서 먹었다는 점을 지적했다(그들이 밖에서 먹은 음식에 대해서는 알려진 바가 없다). 이뿐만 아니라 데이튼도 인정했듯이, 실험군에서 실험 기간인 6년 동안 계속해서 식단을 유지한 피험자는 절반에 불과했다. 또한 건강을 회복한 사람들은 재향군인 시설을 떠나곤 했기에 실험 도중 이탈한 피험자가 많아 결과가 왜곡되었다. 데이튼은 "현명한 식단"이 심장 질환 위험을 낮출 수 있다는 결론에서 조금도 물러서지 않고 《랜싯》지에 서신을 보내 자신의 연구를 변호했다. 그리고 로스앤젤레스 재향군인 연구는 실험을 둘러싼 애초의 논란은 잊힌 채 식단-심장 가설의 근거로 빈번히 인용되어 왔다.

세 번째로 자주 인용되는 유명한 임상 실험은 핀란드 정신병원 연구이다. 나는 이 실험이 포화지방이 건강에 해롭다는 이론의 "가장 유력한 근거"라고 장담한 어느 정상급 영양 전문가 덕분에 이 연구를 알게 되었다.

1958년 동물성 지방 비율이 높은 전통적 식단과 다불포화지방이 많이 함유된 식단을 비교하고자 한 연구진은 헬싱키 인근의 정신병원 두 곳을 선택했다. 한 곳은 K 병원, 다른 한 곳은 N 병원이라고 불렸는데, 실험이 시작되고 6년 동안 N 병원의 입원 환자들은 식물성 지방이 다량

---

30 데이튼은 《랜싯》지에 보낸 답변서에서 흡연 데이터를 분석하고 수많은 가정을 전제한 끝에, 흡연이 실험 결과에 "전혀 영향을 주지 않았다"고 주장했다(Dayton and Pearce 1970).

함유된 식단을 제공받았다. 일반 우유는 탈지유와 대두유 혼합액으로 대체했고, 버터는 다불포화지방이 많은 특수 마가린으로 대신했다. 이 특수 식단은 일반 식단보다 식물성 기름 성분이 여섯 배가량 더 많았다. 반면에 K 병원의 입원 환자들은 일반 식단을 먹었다. 그런 다음 이후 6년간은 병원을 바꿔서 K 병원 입원 환자들이 실험군이 되고 N 병원의 환자들이 일반식을 먹었다.

실험군은 혈중 콜레스테롤이 12~18퍼센트 감소하고 "심장 질환이 절반으로 감소했다." 이는 이 연구가 회자되는 이유로, 연구 책임자인 미에티넨Matti Miettinen과 투르페이넨Osmo Turpeinen이 이끌어낸 결론이다. 그들은 포화지방이 적은 식단이 중년 남성의 "심장 질환에 확실한 예방 효과를 발휘한다"고 주장했다.

그러나 자세히 들여다보면 상황이 다르다. 심장 질환 유병률(이 연구에서는 심장 질환으로 인한 사망에 심장 발작을 더한 것으로 정의)은 N 병원에서 극적인 감소를 보였다. 일반식을 한 남성의 경우 심장 질환자가 열여섯 명이었던 데 반해 실험군은 단 네 명이었다. 그러나 K 병원의 경우 그 차이가 유의미하지 않았다. 또한 여성의 경우에는 아무런 차이가 없었다. 그러나 연구의 가장 큰 문제는 로스앤젤레스 재향군인 실험에서와 마찬가지로 피험자들이 유동적이었다는 점이다. 몇 년에 걸친 입원과 퇴원으로 피험자의 절반이 바뀌었다. 피험자 집단에 변동이 있다는 것은 환자가 입원 3일 만에 심장 발작으로 죽은 경우 이 사망은 식단과는 아무런 관련이 없고, 반대로 퇴원하고 얼마 지나지 않아 사망한 경우 이는 연구 결과에 기록되지 않음을 뜻한다.

이런저런 실험 설계 문제가 너무 심각해 국립보건원의 고위 관료 두 명과 조지 워싱턴 대학의 한 교수는 《랜싯》지에 기고한 글에서 연구진의 결론은 통계학적으로 너무 빈약하여 식단-심장 가설을 위한 어떠한 증거로도 사용할 수 없다고 비판했다. 미에티넨과 투르페이넨은 연구 대상이 유동적이었고 자신들의 실험 설계가 "이상적이지 않았다"고 인정했으나 완벽한 실험은 "너무 정교하고 비용이 많이 들어서 결코 수행할 수 없을 것이다"라며 항변했다. 그러면서 한편으로는 "우리는 결론을 바꾸거나 수정할 이유를 찾지 못했다"며 자신들의 불완전한 실험을 변호했다. 학계는 이 연구를 "충분히 훌륭한" 추론으로 받아들였고 핀란드 정신병원 연구는 식단-심장 가설의 핵심적 증거로서의 지위를 획득했다.

식단-심장 가설을 "입증하는" 연구로서 빈번하게 인용되는 네 번째 실험은 1960년대 초반의 오슬로 연구다.

노르웨이 오슬로의 의사인 폴 레렌Paul Leren은 심장 발작을 처음 겪은 412명의 남성을 선택하여(오슬로에서는 1945년에서 1961년 사이 심장 질환이 급증했다) 두 집단으로 나눴다. 한 집단은 전통적 노르웨이 식사를 했는데, 레렌에 의하면 치즈, 우유, 육류, 빵뿐 아니라 채소와 계절 과일을 많이 먹었다고 한다. 식단의 지방 비율은 40퍼센트였다. 두 번째 집단은 "콜레스테롤을 저하시키는" 식단을 따랐는데 생선과 대두유를 많이 먹고 육류는 매우 적게 섭취하며 우유나 크림 등은 일절 먹지 않았다. 두 식단에 포함된 지방의 총량은 같았지만 "콜레스테롤을 저하시키는" 식단에 포함된 대부분의 지방은 다불포화지방이었다.

레렌이 이미 심장 발작을 겪은 남성을 선택한 이유는 이들이 의사가 권고한 식이 요법을 따르려는 의지가 강하다는 점 때문이었다. 이는 매우 중요한 요인인데, 레렌도 인정했듯이 식물성 기름이 풍부한 식단은 "열의 없이는 먹기 힘들고" 일부는 먹고 나서 기운이 빠지거나 미식거리는 증상을 호소하기까지 했기 때문이다. 또 다른 이유는 이미 심장 발작을 겪은 남성은 심장 발작이 재차 발생할 확률이 높으므로 연구자들이 충분한 수의 "사건"을 확보할 수 있어 통계적으로 유의미한 결과를 도출할 수 있기 때문이었다.

5년간의 실험을 마치고 1966년 레렌은 논문을 발표했다. 다른 대규모 실험에서와 마찬가지로 그의 식단은 남성의 혈중 콜레스테롤을 성공적으로 낮추어 대조군에 비해 13퍼센트 낮은 수치를 기록했다. 치명적인 심장 발작은 실험군에서 절대적으로 감소했다(실험군 10명, 대조군 23명). 그러나 실험의 중요한 한계이자 (최근까지 찾아본 사람이 없었기 때문에) 주목받지 않았던 부분은 대조군의 경우 동물성 포화지방과 대량의 경화 마가린 및 경화 생선유를 먹었는데 이는 당시 노르웨이 식단의 주요 성분이자 하루 반 컵에 가까운 트랜스지방에 해당한다. 이는 미국 식품의약국(FDA, 이하 식품의약국)이 트랜스지방을 해로운 성분으로 식품 라벨에 표기하도록 의무화했을 당시의 미국인 평균 섭취량보다도 몇 배가 많은 양이다. 반면 다불포화지방인 대두유를 최대화하고자 한 실험군의 식단에는 트랜스지방이 함유되어 있지 않았는데, 이는 결과에 영향을 줄 소지가 큰 유의미한 차이점이었다. 또 실험군은 당시 공중 보건 캠페인에 참여하여 금연한 비율이 대조군보다 45퍼센트 높았는데, 이는 심장 발작 발생 숫자의 대부분을 설명할 수 있을 정도로 큰 차이다. 하지만 이런 한계에도 불구하고 오슬로 실험은 콜레스테롤을 낮춘 식단의 성공 사례로만 기억되고 있다.

이들 연구 문헌을 읽는 동안 전화기 게임[31]이 떠올랐다. 맨 첫 번째 사람이 말한 내용은 아마도 다음과 같았을 것이다. "심장 발작이 감소했다. 하지만 몇 가지 중요한 주의 사항을 기억해야 한다." 그러나 20년

이 지난 후 이 메시지는 단순히 "심장 발작이 감소했다!"로만 회자되고 있다.[32]

항 관상 동맥 클럽 실험, 로스앤젤레스 재향군인 실험, 핀란드 정신병원 연구, 오슬로 연구 등은 모두 심각한 결함이 있음에도 불구하고 식단-심장 가설을 뒷받침하기 위해 아주 빈번하게 인용되는 임상 연구들이다. 0에 0을 아무리 많이 더해도 1이 될 수는 없듯이 이런 연구를 아무리 더해본들 확증에 이를 수는 없는 법이지만, 그럼에도 이들의 영향력은 오랫동안 지속되고 있다.

위 실험들은 영양과 심장 질환 사이의 연관성을 연구하는 일의 커다란 난제를 보여준다. 많은 과학자들이 한탄했듯이 피험자들에게 수년에 걸쳐 식단을 제공하고 모든 변수들을 통제한 끝에 통계적으로 유의미한 숫자의 "확고한 종결점"(심장 발작 등)에 도달하기란 거의 불가능에 가깝다. 이러한 점 때문에 과거의 실험들이 가치가 있는 것인데, 대체로 비교적 통제하기 용이한 입원 환자들을 대상으로 수행되었기 때문이다. 지금은 윤리적 가이드라인에 의해 해당 실험이 엄격하게 금지되어 있다. 앞서 살펴봤듯이 입원 환자들조차도 일정한 상태로 통제하긴 힘들다. 가장 아이러니한 문제 중 하나는 이들 과거 연구의 대조군 피험자들이 당시 알려지기 시작한 동물성 지방과 흡연에 관한 공중 보건 지침에 노출되는 것을 연구자들이 막지 못했다는 점이다. 이는 불가피하게 그들

---

31 일렬로 서서 다음 사람에게 귓속말로 문장을 전달하여 마지막 사람이 처음 문장을 정확히 맞춘 팀이 이기는 게임. 보통 사람을 거칠수록 내용이 조금씩 달라진다 —옮긴이.
32 텍사스 A&M 대학의 라이저는 1973년에 쓴 글에서 이 문제를 다음과 같이 묘사했다. "다른 논문의 인용을 재인용하는, 앞 단계의 논문을 믿고 2차나 3차로 인용하는 행위는 실재하지 않는 현상을 사실인 양 인정하는 결과를 낳는다"(Reiser 1973, 524).

의 행동을 변화시켰을 수 있는데, 그 결과 대조군도 실험군과 같은 결과를 보인 것이다. 조정으로 인한 차이는 사라져버렸다.

이 식단 실험들의 또 다른 문제점은 연구자뿐 아니라 피험자까지 무엇이 조정되고 있는지 모르지 않았다는 데 있다. 이상적인 실험은 피험자가 실험군인지 대조군인지 아무도 모르도록 설계된다. 이는 실험자가 심적으로 실험군 쪽으로 기우는 경향(수행 효과performance effect)과 피험자가 치료를 받고 있다는 사실을 알 때 무의식적으로 나타날 수 있는 치료 효과(위약 효과)를 통제하기 위해서이다. 후자의 이유 때문에 약물 연구에서는 대조군에 위약을 제공한다. 그래서 실험에 참여하는 모든 사람이 약을 복용하는 동일한 경험을 하게 하는 것이다.

그러나 현실적으로 버터, 크림, 육류 등이 포함된 식단과 그렇지 않은 식단은 외견과 맛에서 차이가 나기 때문에 완벽하게 맹검blind experiment인 식단 실험을 실시하기란 불가능하다. 운동하는 사람과 하지 않는 사람을 비교하는 운동 실험처럼 먹는 사람과 먹지 않는 사람으로 구분할 수는 없는 노릇이다. 대신에 음식은 선택적으로 제거되어야 한다. 식단에서 포화지방이라든지 특정 성분을 제거한다면 뭔가 다른 성분으로 대체해야 한다. 그것이 무엇이 될 것인가? 대두유? 탄수화물? 과일과 채소? 현실적으로 식단 실험은 언제나 두 가지 요소를 한 번에 측정하는 셈이다. 한 영양소의 제거와 이를 대체하는 다른 영양소의 추가. 두 가지 효과의 차이점을 구별해내기 위해서는 다집단 실험이 필요한데, 여기에는 비용이 굉장히 많이 든다.

완벽한 맹검 실험을 위한 최대 규모의 시도는 국립심폐혈연구소가 스탬러와 함께 시행한 연구로, 피험자가 알지 못하게 식물성 기름 위주의 식단을 제공했다. 국립심폐혈연구소는 기존 식단 실험의 문제점을 알고 있었다. 잘 통제된 대규모 임상 실험만이 포화지방과 심장 질환 사이의 연관성을 확실하게 증명해낼 수 있음이 분명했다. 통계적으로 유의미한 결과를 얻기 위해서는 수십만 미국인을 대상으로 45년 동안 추적 관찰할 필요가 있었다. 이와 같은 거대한 실험이 가능한지 알아보고자 1962년 국립심폐혈연구소는 타당성 조사를 먼저 실시했다. 다단계의 연구를 수반하는 엄청난 공을 들여야 했던 이 실험은 볼티모어, 보스턴, 시카고, 미네소타 트윈시티, 오클랜드 등 다섯 개 도시와 미네소타의 정신병원에서 1,200여 명을 대상으로 진행되었다.

공교롭게도 연구의 관리는 해당 결과에 가장 많이 투자한 이들이 맡게 되었는데, 바로 키스와 스탬러였다. 스탬러는 키스와 함께 뉴욕의 거리를 걸으며 어떻게 연구를 설계하면 "맹검"이 잘 이루어질 수 있을지에 대해 "밤새도록" 토론했다고 회상했다. 마침내 그들은 만족스러운 해결책을 발견했다. 식품 회사인 스위프트 앤드 컴퍼니Swift & Co.가 지방산의 정도를 다양화한 마가린을 맞춤 제조하여 피험자들에게 제공하는 방법이었다. 버터는 이렇게 해결되었다. 그렇다 하더라도 여전히 다른 음식들은 문제였는데 맛, 식감, 조리 과정 등이 모두 같아야 했기 때문이었다. 햄버거 패티와 핫도그는 두 종류로 만들었다. 하나는 식물성 기름이 많이 함유되었고, 다른 하나는 수지나 라드로 요리했다. 실험군의 우유와 치즈는 대두유로 "가득했다." (하지만 달걀은 어떻게 유사하게 만들어야할지 몰라 모든 피험자가 일반 달걀을 일주일에 두 개씩 먹었다.) 스탬러는 "주부들은 연구를 위해 만든 특정 가게에 식료품을 주 1회 주문하고 배정된음식을 배달받았어요"라고 설명했다. "이중 맹검" 연구를 위해 실험 참가자도 실험자도 누가 어떤 식단을 먹고 있는지 알 수 없었는데, 이는 식단-심장 연구에 있어서 중대한 진전이었다. 이전에는 그 누구도 이러한 실험을 시도해보지 못했는데, 연구진이 실시한 다양한 검증 테스트에 따르면 그들의 실험 방법은 대체로 성공적이었다. "아무도 누가 어떤 종류의 음식을 먹는지 몰랐어요! 모든 것이 아주 잘 끝났지요." 스탬러가 말했다.

돌이켜 생각해보면, 완전히 새로운 식품이 사람들의 건강을 회복시켜 준다는 가정에 과학자들이 왜 의문을 제기하지 않았는지 당혹스럽기까지 하다. 대두유로 "가득 찬" 우유처럼 이제 막 개발된 식품들에 의존한 식단이 어떻게 건강한 식단일 수 있었을까?

어쨌든 식물성 기름이 콜레스테롤 수치를 성공적으로 낮춘 것은 사실이었고, 콜레스테롤에 집착하는 학계는 이러한 효과에 큰 관심을 보였다. 그러나 콜레스테롤을 낮추는 효과는 식물성 기름이 생물학적 과정에 끼치는 여러 가지 영향(모두가 이로운 것만은 아닌 듯했다)[33] 가운데 하나일 뿐이었다. 실제로 1976년 이전까지만 해도 인류가 오랜 기간 기름을 지방의 주요 공급원으로 삼았다는 기록은 없다. 1976년에 연구자들은 당시 세계에서 식물성 기름을 가장 많이 소비한다고 알려진 이스라엘인들을 조사했다. 하지만 그들의 심장 질환 유병률은 상대적으로 높은 것으로 나타났는데, 이는 식물성 기름이 심장 질환 예방에 좋다는 믿음과 상반되는 결과였다.

스탬러에게 식물성 기름의 생소함에 대해 물었을 때 그는 자신과 키스는 인간이 식물성 기름을 섭취한 역사적 기록이 없다는 점이 신경 쓰

---

33 국립보건원 연구원인 크리스토퍼 램스던(Christopher Ramsden)은 식물성 기름의 효과를 정리하고자 과거의 임상 실험들을 살펴본 결과 식물성 기름이 사망률의 증가와 연관돼 있다는 결론을 얻었다. 하지만 그가 발견한 효과는 크지 않았고, 과거 실험들은 제대로 통제된 실험이 아니었기 때문에 의문의 여지가 남아 있다(Ramsden et al. 2013).

이긴 했지만 "현명한" 식단을 장려하는 데 방해가 된다고 생각하지는 않
는다고 밝혔다.

식물성 기름은 어떻게 부엌의 왕이 되었나

식물성 기름이 건강에 가장 유익한 지방이라는 인식을 갖게 된 것은 지
난 세기 식단에 관한 미국인들의 사고방식에서 일어난 가장 놀라운 변
화 중 하나였다. 식물성 기름 소비량의 변화는 천문학적 수준이었다. 학
계의 추정치에 따르면, 식물성 기름은 1910년 이전만 해도 전혀 알려지
지 않았지만 1999년에는 미국인의 총칼로리에서 7~8퍼센트 정도를 차
지하게 되었다.

식물성 기름은 두 가지 경로로 미국인의 식탁에 올랐다. 하나는 웨슨
Wesson과 마졸라Mazola 같은 브랜드에서 병에 담아 시판한 샐러드용 기름
과 조리용 기름이었다. 그보다 더 흔한 형태는 마가린, 크리스코Crisco,[34]
쿠키, 크래커, 머핀, 빵, 튀김과자, 전자레인지 팝콘, 즉석식품, 커피 크
림 대용품(프림), 마요네즈, 냉동식품 등에 쓰이는 고체 상태의 기름, 즉
경화유였다. 경화유는 식당이나 카페, 놀이공원, 스포츠 경기장 등에서
파는 음식에도 많이 사용되는데, 지난 40년간 이런 곳에서 판매하는 굽
거나 볶는 음식에는 대부분 경화유가 사용되었다고 보면 된다.

경화유든 아니든 이러한 식물성 기름이 건강에 미치는 영향에 대해
서는 여전히 알려진 것이 많지 않다. 액체 상태의 식물성 기름을 섭취하
면 체내의 콜레스테롤이 낮아지는데, 이러한 이유로 1960년대 초부터

---

34 미국의 프록터 앤드 갬블(P&G)사가 1911년에 처음 시판한 쇼트닝의 상품명.

보건 전문가들은 식물성 기름을 더욱더 많이 섭취하라고 권고하고 있다 (현재 미국심장협회는 총칼로리의 5~10퍼센트를 다불포화 기름으로 섭취할 것을 권고하고 있다). 하지만 식물성 기름에는 발암 가능성처럼 우려할 만한 부작용도 있다. 식물성 기름을 가열했을 때 실험용 쥐의 수명을 크게 단축시켰음이 이미 1960대 초 여러 실험들에 의해 증명되었다. 또한 식물성

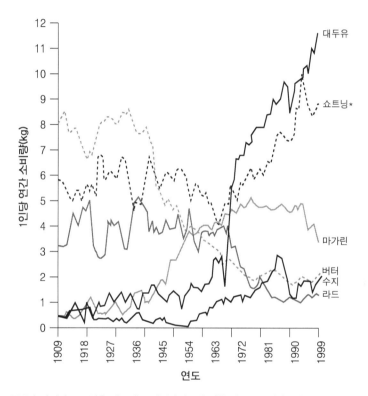

* 1936년 이전의 쇼트닝은 라드가 주성분이었으나 이후로는 부분경화유가 주성분이 되었다.

미국인의 지방 섭취량, 1909~1999

출처: Tanya L. Blasbalg et al., "Changes in Consumption of Omega-3 and Omega-6 Fatty Acids in the United States During the 20th Century," *American Journal of Clinical Nutrition* 93, no. 5 (May 2011): Figures 1B and 1C, 954.

기름은 경화된 형태에서 트랜스지방산을 함유하는데, 이는 식품의약국이 건강에 해롭기 때문에 식품 라벨에 표기하도록 의무화한 바로 그 성분이다.

그래프가 보여주듯 1910년까지 미국의 부엌에서 찾아볼 수 있었던 지방은 라드, 수이트, 수지, 버터, 크림 등의 동물성 지방뿐이었다. 면실유와 참기름은 남부의 농장에서 생산되었으나(노예들이 아프리카에서 참깨 씨앗을 가져왔다) 전국적으로 생산되지는 않았고 많은 양도 아니었다. 올리브유를 생산하려는 노력은 올리브나무 재배가 실패하면서 수포로 돌아갔다(토마스 제퍼슨도 시도해봤다). 따라서 미국과 대부분의 북유럽 주부들이 사용하던 지방은 동물에서 얻은 것들이었다. 액체 상태의 기름으로 조리한다는 것은 생소한 방식이었다.

심지어 기름을 먹을 수 있다고 생각하지도 않았다. 기름은 부엌에 두지도 않았다. 기름은 비누, 양초, 왁스, 화장품, 바니시, 리놀륨, 수지(樹脂), 윤활유, 연료 등을 만드는 데 사용되었으며, 19세기 산업화와 도시 인구의 급증으로 수요가 증가했다. 고래기름은 1820년대부터 위와 같은 제품들의 주원료로 사용되었다. 고래기름에 대한 수요의 급증은 해안 지역에 사는 뉴잉글랜드 사람들을 두 세대에 걸쳐 부유하게 만들어주었다. 그러나 이 산업은 1860년에 붕괴되고 말았다.

남부의 면화 농장에서 생산된 면실유가 고래기름을 대체했다. 미국인은 여전히 요리나 제빵에 기름을 쓸 생각을 하지 않았지만, 몇몇 기업은 기름과 소 지방을 혼합하여 "합성 라드"를 만들기 시작했다. 예컨대 1893년 스위프트 앤드 컴퍼니는 코튼수이트Cottonsuet이라는 상품을 출시했다. 기업들은 이미 1860년대부터 생산비를 절감하기 위해 소비자들 몰래 버터에 면실유를 첨가하고 있었다. 식물성 기름은 동물성 지방보다 저렴하다. 사실 이것이야말로 식물성 기름이 설득력을 갖는 불후의 논리다. 1930년대 초반 면화씨의 껍질을 벗기고 압출하는 기계화 공정이 널리 보급되면서 씨앗이나 콩류에서 기름을 압출해내는 것이 동물을 기르고 도축하는 것보다 저렴해졌다.

우리는 이를 "식물"성 기름으로 알고 있지만, 사실은 옥수수와 콩뿐 아니라 면화씨, 유채씨, 홍화씨, 해바라기씨, 참깨 등 주로 씨앗에서 압출하는 것이다. 1961년 미국심장협회가 "심장 건강"에 좋다고 홍보하면서 식물성 기름은 요리에 널리 쓰이게 되었다. 심장 질환 분야에서 미국 내 최정상의 권위를 가진 기관으로부터 지원을 받아 막대한 성장을 이룬 것이다. 식품업계 간행물인 《푸드 프로세싱Food Processing》에서는 "다불포화지방 유행에 합류하고자 벌떼처럼 몰려들었다"라는 표현이 수도 없이 쏟아져 나왔다. "보다 더 많은 양의 다불포화 기름"을 함유한 신상품에는 샐러드드레싱, 마요네즈, 마가린 등이 있었다. 제빵류 역시 새로

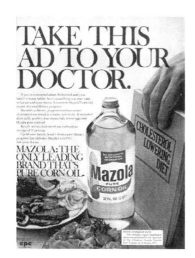

1970년대에 식물성 기름은 다불포화지방 성분을 함유하고 있으며 미국심장협회가 권장한 대로 콜레스테롤을 낮추는 기능이 있다고 광고되었다.

"이 광고를 당신의 의사에게 보여주세요" 마졸라, 1975

운 기름으로 만들었다며 홍보했다. 마졸라는 식물성 기름의 잠재적인 건강상 이점을 열띠게 광고한 기업이었는데, 1967년에는 "마졸라 제품에는 다불포화지방이 더 많습니다"라는 잡지 광고를 냈다. 1975년에는 자사의 기름 상품을 의약품처럼 광고하기도 했다.

키스와 그의 지지자들은 콜레스테롤을 낮추는 다불포화 기름의 속성이 심장 질환 예방에 도움이 된다고 확고하게 믿긴 했지만, 미국심장협회가 기름을 생산하는 식품업체로부터 수백만 달러를 지원받은 것 또한 엄연한 사실이다. 미국심장협회가 1948년 전국적으로 영향력 있는 단체로 발돋움한 것은 프록터 앤드 갬블의 "진실 혹은 결과"라는 라디오 쇼 덕분이었음을 상기해보라. 1960년대 후반 미국심장협회의 의학 책임자였던 캠벨 모지스Campbell Moses는 협회의 교육 영상에서 크리스코 상품 옆에서 포즈를 취하기까지 했다. 또 눈길을 끄는 대목은 스탬러가 자신의 1963년 저서 《심장 건강을 위한 아홉 가지 방법Your Heart Has Nine Lives》을 재출간했을 때 콘 프로덕트 컴퍼니Corn Products Company가 "전문가용" 적색 가죽판을 출판해 수천 명의 의사들에게 무료로 배포한 점이다. 책에서 스탬러는 콘 프로덕트 컴퍼니와 웨슨 의학 연구 기금Wesson Fund for Medical Research의 "중요한" 연구 지원에 대해 감사를 표했다. 스탬러에게 그러한 커넥션에 대해 묻자 그는 "공중 보건 분야의 과학자는 산업체와 동맹을 맺어야만 하죠"라며 조금의 부끄러움도 없이 말했다. "현실은 냉정해요."

스탬러 말이 맞다. 영양학 연구에는 비용이 많이 드는데 자금원은 한정되어 있어 연구자들은 오래전부터 식품 회사에 자금 지원을 요청해왔다. 하지만 분명한 사실 하나는 스탬러와 키스를 비롯한 과거 연구자들이 구축해놓은 커넥션이 미국인의 식단에 막대한 영향력을 행사했다는 것이다. 결국 포화지방을 식물성 기름으로 대체하는 것은 오늘날까지도 이어지고 있는 "현명한 식단"의 근간을 이루었다.

미국인들은 1960년대 초 미국심장협회의 권고를 충실히 따르기 시작했지만, 식물성 기름은 조리나 제빵에 쓰기에는 너무 기름지고 또 쉽게 산패한다는 불편함이 있었다. 이러한 불편함은 왜 기름을 조리에 사용한 문명이 역사상 매우 드물었는지를 잘 설명해준다. 수천 년 동안 그리스인들은 올리브유를 사용했지만, 올리브유의 지방산은 (이중 결합이 단 하나인) 단불포화지방산이라 비교적 안정성이 있다. 이에 반해 면화씨, 옥수수, 콩, 땅콩, 아마씨, 유채씨[35] 등에서 압출한 기름은 (이중 결합이 여러 개인) 다불포화지방산이다. 각각의 이중 결합은 지방산이 공기와 반응하도록 해 기름이 산화되어(앞서 설명한 추가적인 "결합") 빠르게 변질된다. 특히 열을 가했을 때 불안정하고 장거리 운송이 어려운데, 반면 올리브유는 상대적으로 고온에서도 안정적이고, 수많은 고대 그리스 항아리가 증명하듯 장거리 운송이 가능했다.[36]

기름지고 산패하는 기름은 오래 지속되는 고형 지방(버터, 수지, 라드)만큼 유용하지 않았다. 그러나 기름을 고형화할 수 있다면, 지푸라기를 금으로 만드는 마술처럼 문제를 해결할 수 있었다. 이것이 수소화라고 불리는 과정을 통해 다불포화지방을 단단하게 만드는 기술이 대단히 중요한 발견인 이유다. 기름을 단단한 지방으로 전환하자 부엌에서는 상대적으로 쓸모없었던 것이 식품 산업 역사상 가장 중요하고 유용한 성분으

---

35 유전자 조작된 아마씨와 유채씨에서 짜낸 기름은 "카놀라"유를 만드는 데 배합된다. 카놀라(canola)는 카놀라를 개발한 캐나다(Canada)와 오일(oil)의 합성어이다.
36 북태평양 연안의 이누이트는 빙어에서 나온 기름을 발효하고 끓여서 걸쭉하게 만들어 장거리 운송 및 연중 사용이 가능하게끔 했다(Phinney, Wortman, and Bibus 2008).

로 탈바꿈하게 되었다. 경화유는 액체 상태보다 훨씬 유용했다. 수만 개의 식품 생산에 이용되고 전국적으로 포장 음식에 사용되면서 경화유는 이후 수십 년 동안 미국 식품 가공 산업 지형에 큰 변화를 가져왔다.

기름의 수소화 공정은 독일 하노버의 화학자가 고안했는데 이를 프록터 앤드 갬블이 미국에 들여와 1908년에 두 개의 특허를 출원했다. 애초에 프록터 앤드 갬블은 이 새로운 물질로 비누를 만들고자 했으나 희고 노란 크림 형태의 제품이 라드와 매우 비슷해 보였기 때문에 식품 제조에도 이용해보기로 했다. 프록터 앤드 갬블은 1911년 그 결과물을 발표했는데 라드가 아닌 새로운 쇼트닝, 크리스포Krispo였다. 하지만 상표권 문제로 이 이름을 사용할 수 없게 되자 크리스트Cryst라는 이름을 사용했는데 일부에서 종교적인 어감을 지적받았다. 그래서 결국 크리스코Crisco라는 이름으로 정해졌는데, 주성분인 결정화된 면실유crystallized cottonseed oil에서 따온 것이었다.

경화유는 트랜스지방산을 함유하고 있으므로, 크리스코는 미국인의 식생활에 트랜스지방을 도입한 상품이었다.[37] 그러나 경화유의 일부만이 트랜스지방이라는 이유로 성분표상에는 대개 부분경화유라는 이름으로 표시된다. 제조사들은 공정을 신중하게 통제하여 정확하게 자신들이 원하는 만큼 수소화시켰다. 수소화된 기름이 더 많을수록 더 단단해지고, 트랜스지방을 더 많이 함유하게 된다. 고도로 수소화된 기름은 사

---

37 '트랜스(trans)'는 지방산 사슬에서 두 개의 탄소 원자 간에 존재하는 이중 결합의 한 종류를 일컫는다. 트랜스 형태의 이중 결합이 있으면 지그재그 형태의 분자 모양이 되어 인접한 지방산이 서로 가까이 붙어 있도록 하고 실온에서 고체인 지방을 생성한다. '시스(cis)'라고 불리는 이중 결합의 다른 종류는 지방산 사슬을 U자형으로 꼬이게 만들어서 분자 간의 간격이 촘촘하지 않기 때문에 기름 형태가 된다.

탕 표면에 초콜릿 코팅을 입히고 케이크를 장식하는 데 적합하다. 수소화 정도가 덜한 기름은 소스나 드레싱 등에 사용되며, 중간 정도로 수소화된 기름은 크림 속과 빵 그리고 크리스코 같은 제품에 사용된다.[38]

물론 주부들이 하룻밤 사이에 조리 방식을 싹 바꾸지는 않았다. 프록터 앤드 갬블은 주부들의 관심을 끌고자 새로운 쇼트닝에 대한 대대적인 광고 캠페인을 벌였다. 프록터 앤드 갬블이 출판한 첫 번째 요리책인《크리스코 이야기The Story of Crisco》(1913)는 갖가지 미사여구를 동원해 크리스코를 "새롭고" "더 나은" 지방으로 묘사하며 최신 유행을 갈망하는 주부들에게 어필했다. 책에서 크리스코가 "우리 세대보다 덜 진보적인 나이 든 세대에게는 충격"이라고 하자 현대 여성들은 자신의 "할머니"가 기꺼이 "고된 물레질"을 내팽개쳤듯이 "기꺼이" 버터와 라드를 저버렸다. 요리책은 또 크리스코가 버터나 라드보다 소화가 잘되며 "금속 표면을 하얀 에나멜로 코팅한" "눈부시게 밝은 방에서" 생산되었다고 주장했다. (이는 당시 논란이 되었던 지저분한 라드 생산 현장과 차별화하기 위해서였다). 크리스코는 라드와 달리 가열했을 때 집안이 연기로 가득 차는 일이 없었는데, 요리책은 "거실에서 부엌 냄새가 나서는 안 된다"며 충고했다.[39]

크리스코 판매량이 출시 4년 만에 40배로 증가하자 폴라 화이트Polar White, 화이트 리본White Ribbon, 플레이크화이트Flakewhite 등의 다른 브랜드

---

38 고도로 수소화된 오일은 트랜스지방 함유량이 70퍼센트에 달하며, 경도로 수소화된 오일은 트랜스지방 함유량이 10~20퍼센트이다.

39 프록터 앤드 갬블은 크리스코가 유대인의 필요에 특히 잘 부합한다는 점을 간파하고는 그에 맞춰 크리스코를 홍보하기도 했다. 요리책은 "유대인은 크리스코를 4,000년 동안 기다려왔습니다. 크리스코는 유대교의 엄격한 율법에 부합합니다. 히브리어 'parava'는 중성 지방을 의미합니다" "유지방과 달리 크리스코는 'milchig'와 'fleichig'(우유와 살코기) 음식에

도 시장에 뛰어들었다. 1차 세계 대전 중에 정부는 라드를 유럽 동맹국에 수출하고자 제빵사들에게 식물성 쇼트닝을 사용하도록 했는데, 이는 해당 산업을 엄청나게 신장시켰다. 제빵업자들은 한번 식물성 쇼트닝의 사용법을 알게 되자 계속해서 사용했다.

1940년대 초까지 쇼트닝은 전국 65개 공장에서 68만 톤이 생산되었고, 식물성 쇼트닝은 식품 판매 순위에서 8위를 기록했는데, 크리스코는 브랜드 부문에서 항상 선두였다. "그렇게 온 나라의 요리책은 수정되었다. 요리책에서 '라드'와 '버터'를 지우고 '크리스코'가 그 자리를 대신했다"라고《크리스코 이야기》는 자축했다.

한편 미국에서 새로운 돌풍을 일으킨 경화유 상품이 등장했는데, 바로 마가린이다.[40] 크리스코에 비해 마가린에 대한 반응은 상당히 엇갈렸다. 우선 마가린은 크리스코와 달리 새로운 종류의 식품으로 인정받지 못했다. 그리고 마가린은 단지 조리용으로만 개발된 것이 아니라 바로 먹을 수 있게끔 개발되었다. 마가린은 미국의 순수하고 신성한 심장부의 상징과도 같은 버터를 대체했고, 그래서 더욱 의심을 받았다. 마가린은 처음으로 광범위하게 생산된 모조 식품으로서 식품의 본질에 대한 형이상학적 질문까지 불러일으켰다. 버터의 대체재를 어떻게 생각해야 할까? 20세기 초에는 인공 식품이 흔치 않았다. 모조 크랩 케이크도 없었고 고기 없는 소시지나 커피 크림 대용품도 없었다. 우리는 코코넛 오

사용할 수 있습니다"라며 뉴욕의 랍비 마골리스(Margolies)의 발언을 인용했다. 유대인 상점에서는 마골리스와 신시내티의 랍비 리프시츠(Lifsitz)의 인장이 찍혀 있는 새로운 포장의 크리스코 제품을 판매했으며, 미국 유대인들은 율법을 지키기에 용이한 이 제품을 미국에서 가장 많이 소비했다(P&G 1913, 10).

40 마가린은 원래 라드로 만들었으며 몇몇 기업은 코코넛 오일로도 만들었다. 하지만 1950년대에 마가린은 주로 부분경화된 식물성 기름으로 제조했다.

일이 치즈로 둔갑할 수 있다는 사실에 심드렁하지만, 당시에는 그렇지 않았다. 그래서 1880년대 미네소타 주지사 루셔스 허바드Lucius Frederick Hubbard는 마가린과 "그와 동류의 혐오 물질"은 "타락한 천재가 교묘하게" 만들어낸 "기계적 혼합물"이라고 맹비난했다. 마가린 제조업자는 "사기꾼"이며, 그들의 상품은 "가짜"라고 여겨졌다.[41]

한편 버터보다 저렴한 마가린의 가격에 끌린 주부들은 서서히 마가린을 받아들이기 시작했다. 유제품업계는 이에 불같이 일어나 마가린에 대한 전례 없는 세금과 규제를 위해 로비를 했다. 1917년부터 1928년까지 유제품 산업을 마가린으로부터 보호하기 위한 법안이 국회 회기마다 다루어졌으나 대부분 위원회를 통과하지 못했다. 연방 정부는 마가린에 대한 4개 주요 법안을 제정했는데, 그중 1931년의 마지막 법안은 거의 모든 황색 마가린의 판매를 금지했다(흰색 마가린은 버터를 모방하지 않았기에 허용되었다). 주정부들 또한 마가린 판매를 규제하는 법안을 각기 제정했다.

《고메이》지는 우아하게 잘 차려입은 여성이 디너파티 손님 앞에 서서 "관련 주법 8장 8조 6항에 따라 마가린을 제공하고 있음을 알립니다"라고 이야기하는 만평을 통해 이들 법안이 얼마나 우스꽝스러운지 풍자했다. 마가린 판매 규제가 엄격하지 않은 주까지 같이 차를 타고 가서 마가린을 사오는 주부들의 이야기는 신문의 단골 기사였다.

상품에 대한 소비자들의 수요에 대응하여 연방 정부는 결국 1950년

---

41 마크 트웨인의 《미시시피 강의 추억》에는 이를 잘 묘사한 대목이 등장한다. "(판매원이) 말하기를 '보세요. 냄새를 맡고 맛을 보세요. … 버터죠? 그렇죠? 아니요, 이건 마가린입니다! 버터랑 구분할 수 없을 거예요. … 버터를 전혀 찾아볼 수 없는 날이 곧 올 겁니다. … 그래서 우리는 마가린을 수천 톤 생산하고 있습니다. 온 국민이 먹을 수 있도록 아주 싸게 판매할 수 있어요. … 버터는 사라질 겁니다. … 버터는 큰 장벽을 만났습니다'"(Twain [1883] 2011, 278-288).

마가린 판매에 대한 규제를 모두 철폐했고 10년 뒤 미국심장협회는 마가린을 "현명한 식단"의 일부로 인정했다. 아이러니하게도 그토록 비난받아왔던 마가린은 하루아침에 금쪽같은 존재가 되었다. 예컨대 1961년 마졸라는 자사의 마가린 제품을 "포화지방을 염려하는 사람들을 위한" 선택이라고 광고했다. 몇 년 뒤 플라이시만Fleischmann은 자사 마가린이 "포화지방이 가장 적다"고 주장했다. 그리하여 마가린은 콜레스테롤을 낮추는 건강한 식단의 핵심으로 격상되었다.

수십 년 뒤 마가린은 또다시 아이러니한 국면에 봉착하게 된다. 이번에는 마가린이 무시무시한 트랜스지방을 함유하고 있어 우리의 건강을 위협한다는 것이었다. (초기의 마가린은 트랜스지방 함유량이 총지방의 50퍼센트 정도로 훨씬 높았다.) 하지만 그동안 식품업계는 마가린과 크리스코 등 경화유가 들어간 모든 식품이 안전하고 건강에 좋다고 장담하며, 1960년대 초부터 소비자들에게 버터를 마가린이나 크리스코로 대체하고 건강하고 현명한 식단의 일환으로 항상 동물성 지방보다 식물성 지방을 선택하도록 권장해왔다.

식물성 기름의 이점을 입증하기 위해 거액을 투자한 국립보건원

스탬러와 키스가 조력했던 전국 식단-심장 연구National Diet Heart Study는 "현명한 식단"에 관한 전면적인 연구의 실현 가능성을 엄격하게 시험해본 시도였다. 하지만 산업사의 관점에서 돌아보면, 기름 상품 시장을 확대하려는 업계가 주도한 노력의 일환으로 보는 편이 전적으로 타당해 보인다.[42] 미국 내 거의 모든 거대 식품 기업들이 연구에 기여했는데, 여기에는 식물성 기름 대기업인 앤더슨Anderson, 클레이튼 앤드 컴퍼니

Clayton & Company, 카네이션Carnation, 콘 프로덕트 컴퍼니, 프리토레이Frito-Lay, 제너럴 밀스General Mills, 하인즈H. J. Heinz, 퍼시픽 베지터블 오일 코퍼레이션Pacific Vegetable Oil Corporation, 필스버리Pillsbury, 퀘이커 오츠Quaker Oats 등도 포함되었다.

"실현 가능성" 연구는 결과를 낼 수 없다. 단지 본 실험을 전면적으로 실행하기에 앞서 해당 실험의 실현 가능성을 조사하기 위한 것이다. 이런 기준으로 볼 때 이 연구는 확실히 실패했다. 피험자의 4분의 1이 처음 1년 사이 이탈했다. 매끼를 집에서 먹는 것이 너무 어려웠고, 그들의 아내가 "비협조적이거나 무관심했기" 때문이었다. 세 번째로 주요한 이유는 피험자들이 특별 식단을 좋아하지 않았다는 것이었다. 피험자들은 평소에 먹던 일반 음식을 그리워했다.

파일럿 연구 후 국립보건원이 본 연구에 계속 투자해야 하는지에 관한 의문이 1960년대 내내 여러 차례 열린 검토 위원회에서 반복적으로 제기되었다. 과학적 결과를 얻기 위해서는 충분한 규모의 임상 실험이 시급했기 때문에 이는 분명 절망스러운 상황이었다. 미국심장협회 지침을 따르는 의사들은 이미 10년 전부터 동물성 지방과 콜레스테롤이 적은 식단을 권장하고 있었는데, 취약한 역학적 연관성에다 전체 사망률은 감소시키지 못한 느슨하게 통제된 실험들을 그 근거로 삼았다.

결국 1971년 국립보건원은 식단-심장 가설을 입증하기 위한 본 실험의 진행을 불허하기로 결정했다. 너무 비실용적이고 불확실했기 때문이

---

42 로스앤젤레스 재향군인 실험의 실험 식단은 모조 우유, 모조 아이스크림, 모조 치즈 등으로 구성되었는데 이는 기업이 기부한 것으로(Editors, "Diet and Atherosclerosis" 1969, 940) 오슬로 연구에서도 마찬가지였다(Leren 1966, 88).

다. 다년간 수많은 사람들에게 판매할 마가린과 특별 음식을 만들어내는 비용만 해도 10억 달러를 상회할 것이었다. 게다가 참가자들이 지속적으로 특별 식단을 먹게끔 설득하기가 어렵기에 모든 노력이 수포로 돌아갈 것만 같아 보였다. 국립보건원은 한 발 물러서서 비교적 소규모였던 두 가지 실험에 2억 5,000만 달러를 투자하기로 결정했다. 그렇지만 이 실험들조차도 식단-심장 연구사에서 가장 규모가 크고 비용이 많이 든 식단 실험에 해당한다.

그중 하나는 1973년부터 1982년까지 실행되었던 다중 위험 인자 조정 실험(Multiple Risk Factor Intervention Trial, MRFIT으로 줄여서 표기하고 '미스터 핏'이라고 읽는다. 이하 미스터 핏)이다. 스탬러는 이 실험을 지휘하는 직책을 맡았다. 전국 식단-심장 연구를 위해 발명한 모조 식품을 피험자들이 계속해서 섭취하기를 독려했던 헛된 노력 후에 스탬러는 식단보다는 흡연, 체중 조절, 혈압 등과 같은 다른 요인을 통제하는 데 집중하는 편이 더 나은 조정이 될 것이라고 판단했다. 따라서 미스터 핏은 심장 질환에 맞서기 위해 "주방 싱크대를 제외한 모든 것"에 접근하는 방법을 썼다. 이는 지금껏 인간을 대상으로 한 가장 규모가 크고 수고스러운 의학 실험 중하나였는데, 미국 전역에서 28개 의료 센터가 참여했고 1억 1,500만 달러가 소요되었다.

스탬러의 연구팀은 미국 중년 남성 36만 1,000명의 콜레스테롤을 측정하여 1,200명의 콜레스테롤 수치가 290mg/dL 이상임을 발견했는데, 이는 금방이라도 심장 발작이 일어날 위험이 있다고 볼 수 있을 만큼 높은 수치였다.[43] 이 1,200명 중 대부분은 비만에다 혈압이 높고 흡연을 했으므로 고쳐야 할 위험 인자가 많았다. 그리하여 그중 절반은 금연 상담, 혈압강하제, 저지방 저콜레스테롤 식단 교육 등 "복수의" 조정을 받았다. 그들은 탈지유를 마시고 버터 대신 마가린을 사용했으며, 달걀은 일주일에 2개 이하로 제한하고 육류와 디저트는 삼갔다. 포화지방 섭취량 목표치는 총칼로리의 8~10퍼센트였다. 이들 외의 나머지 절반은 원하는 대로 먹고 생활하도록 했다. 스탬러는 1,200명 모두를 7년 동안 추적 관찰했다.[44]

1982년 9월에 발표된 결과는 식단-심장 가설에 재앙이나 다름없었다. 실험군 남성들은 식단 변화, 금연, 혈압 저하 등을 매우 성공적으로 이뤄냈음에도 대조군보다 사망률이 조금 더 높았다. 미스터 핏 연구팀은 이를 인정하고 다양한 가능성에 대한 설명을 제시했다. 그중 하나는, 대조군 또한 독자적으로 금연을 했고 혈압을 낮추는 약을 구했기 때문에 연구의 종결점에 가서는 두 그룹 간의 차이가 예상했던 것만큼 크지 않았다는 내용이었다. 또 다른 설명은 고혈압을 치료하기 위해 사용한 이뇨제에 독성이 있다는 것이었다(이 주장은 틀린 것으로 입증되었다). 마지막 설명은 그 같은 조정을 보다 일찍 시작해야 할 필요가 있고, 결과를 보기 위해서는 보다 오랜 기간 연구를 지속해야 할지도 모른다는 내용이었다.

미스터 핏은 학계의 활발한 논평과 비판을 불러일으켰으나 절망스러

---

43 이 집단에는 비정상적으로 높은 콜레스테롤을 유발하는 희귀 유전 질환자(500명 중 1명)가 포함되었을 가능성이 있다(유전 검사는 하지 않았다). 이들의 생리적 반응은 일반인과 차이가 있는데, 많은 식단-심장 연구에서 "사건"(심장 발작)이 일어날 가능성을 증가시키기 위해서 이들을 선택했으며 그 결과 연구 전체가 왜곡되었다.

44 스탬러는 인터뷰에서 연구의 유일한 문제는 여성을 포함시키지 않은 것이라고 했다. 예전에는 남성이 여성에 비해 심장 질환을 얻는 비율이 훨씬 높았지만, 1980년대 중반에는 비율이 비슷해졌다. 식단과 질병 연구에서 여성을 별도의 범주로 다루는 것에 대해서는 다음 장에서 논의할 것이다.

운 결과에도 불구하고 심장 질환 연구의 방향에 변화는커녕 진지한 재평가조차 이끌어내지 못했다. 게다가 이후의 추적 관찰 결과는 더욱 좋지 못한 소식을 전해주었다. 16년이 지난 1997년, 대조군에서는 단 6퍼센트만 금연한 반면 실험군에서는 21퍼센트가 금연했음에도 실험군의 폐암 발병률이 더 높은 것으로 드러났다.

나는 스탬러에게 이 명백한 모순에 대해 물었는데, 그는 직설적으로 말했다. "몰라요! 우연이겠죠. … 우연한 결과 중 하나일 뿐이에요. 골칫거리. 예상을 벗어난 것. 설명되지 않는 것. 합리적이지 않은 것!" (스탬러는 그의 아이디어에 대한 가장 소심한 도전에도 억센 시카고 억양을 쏟아내며 열을 냈다. 한 동료는 90대의 그를 "노쇠했지만 아주 전의가 넘친다"고 묘사했다.)

낮은 콜레스테롤과 암

스탬러를 처음 찾아갔을 당시 그는 내게 자신은 어떤 것은 아주 잘 기억하지만 "어떤 것은 전혀 기억 못 합니다"라고 말했다. 나는 곧 그 말의 의미를 알게 되었는데, 스탬러는 식단-심장 가설을 지지하는 근거에 대해서는 굉장히 사소한 것까지도 기억하는 반면 불리한 근거에 대해서는 거의 기억하지 못했다. 예를 들어 암과 관련해서도 스탬러는 자신의 미스터 핏 연구 결과에 특별한 내용이 없었다고 기억했다.

1981년까지 인간을 대상으로 한 십여 건의 연구에서 낮은 콜레스테롤과 암, 그중에서도 주로 대장암과의 연관성이 발견되었다. 프레이밍햄 연구에서는 콜레스테롤 수치가 190mg/dL 이하인 남성들이 220mg/dL 이상인 남성들에 비해 대장암에 걸릴 확률이 세 배나 높았다. 실제로 1968년 생쥐에게 옥수수유를 먹였을 때 암세포 성장이 두 배로 증가한 것으로 드러난 이후로는 식물성 기름과 암의 연관성에 대한 우려가 있어왔다. (이 시기의 다른 연구에서는 옥수수유가 간경화를 유발할 수 있다는 결론이 제기되었다.) 또 다른 문제도 있었다. 실험에서 식단이나 약물로 성공적으로 콜레스테롤을 낮춘 사람들은 담석증의 발병 위험이 높은 것으로 드러났다.[45] 뇌졸중에 대한 우려도 있었다. 일례로 일본 시골 지역 거주민은 상대적으로 심장 질환 유병률이 낮았기 때문에 연구자들의 관심 대상이었는데, 콜레스테롤이 180mg/dL 이하인 일본인은 그 이상인 사람에 비해 뇌졸중으로 고생할 확률이 두세 배 높다는 사실이 국립보건원 연구원들에 의해 밝혀졌다.

국립심폐혈연구소는 1981년에서 1983년까지 세 차례의 워크숍을 주최할 정도로 암과 관련된 결과에 대해 크게 우려했다. 스탬러와 키스를 포함하여 최고로 저명한 과학자들이 이에 대한 증거를 검토하고 또 재검토했다. 한 가지 추측은 낮은 콜레스테롤이 암의 원인이라기보다는 암의 초기 증상일 수 있다는 것이었다. 그럴듯한 논리였다. 그러나 결국 학자들은 암과의 연관성에 관한 확실한 설명을 찾아낼 수 없었다. 그래서 이 문제는 "공중 보건에 위협이 되지 않으며" 콜레스테롤을 낮춰야 하는 모든 사람들에게 더욱 긴요한 "상식적인" 공중 보건 메시지와 "상충하지" 않는다는 결론을 내렸다.

조사 위원으로서 국립심폐혈연구소의 워크숍에 참석했던 매닝 페인립Manning Feinleib은 당시 위원회가 암과 관련한 불리한 결과를 심장 질환

---

45 로스앤젤레스 재향군인 실험 대상자들을 부검해본 결과 다불포화지방이 다량 함유된 식단을 먹었던 사람들은 대조군에 비해 담석이 두 배 이상 발견되었다(Sturdevant, Pearce, and Dayton 1973). 이 같은 결과는 콜레스테롤을 저하시키는 클로피브레이트(clofibrate) 실험 참가자들에게서도 관찰되었다(Committee of Principal Investigators 1978).

감소의 이점보다 덜 중요하게 여기는 듯했다고 말했다. 나는 2009년에 그와 대화를 나눴는데, 낮은 콜레스테롤과 암에 대한 문제가 아직도 정립되지 않았다는 사실에 실망감을 감추지 못했다. "세상에, 벌써 25년 넘게 지났는데 그들은 아직도 해명하지 않고 있어요. 왜 그럴까요? 알다가도 모를 일이에요."

1990년 국립심폐혈연구소는 콜레스테롤 수치가 낮은 사람들에게서 암과 다른 비심혈관 질환에 의한 사망률이 "유의미하게 증가한" 문제를 논의하기 위해 다시 한 번 모였다. 콜레스테롤이 낮을수록 암 사망률은 더 높았으며, 더욱이 식단이나 약물을 통해 콜레스테롤을 낮추려고 적극적으로 노력했던 건강한 남성들에게서 결과가 특히 더 나쁘게 나왔다. 그러나 이 회의 이후에도 추가 조치는 없었고, "현명한 식단"에 대한 광적인 태도에도 변화가 없었다. 낮은 콜레스테롤의 영향은 여전히 제대로 알려지지 않았다.

이 모든 것을 스탬러에게 이야기했을 때 그는 암-콜레스테롤 논쟁에 대해 아무것도 기억하지 못했다. 그는 식단-심장 가설이 퍼져나갔던 현상의 축소판과 같았다. 불편한 결과는 일관되게 무시했다. 또다시 "선택 편향"이 작동했던 것이다.

선택 편향의 극단적 사례

보고서를 선택적으로 수용하고 방법론적 문제를 회피하는 일이 수년간 수도 없이 일어났다. 아마도 선택 편향의 가장 경악할 만한 예는 전국 식단-심장 연구에서 파생된 미네소타 관상 동맥 연구를 철저히 숨긴 일일 것이다. 국립보건원이 지원한 미네소타 관상 동맥 연구는 식단-심장 가설에 대한 역대 최대 규모의 임상 실험으로 오슬로 연구, 핀란드 정신병원 연구, 로스앤젤레스 재향군인 실험 등과 함께 열거되어야 함에도 불구하고 배제되어 왔는데, 영양 전문가들이 기대했던 바와 다른 결과를 나타냈기 때문이었다.

1968년부터 생화학자 아이번 프란츠Ivan Frantz는 미네소타 주 정신병원 여섯 곳과 요양원 한 곳의 남녀 9,000명을 대상으로 식단 실험을 했다. 대조군에는 18퍼센트의 포화지방이 함유된 "전통적 미국 음식"을 제공했고, 실험군에는 부드러운 마가린, 달걀 대체품, 지방이 적은 소고기, 식물성 기름으로 "채운" 유제품 등을 제공했다. 이 식단은 포화지방 함량을 반으로 줄였다. (두 가지 식단 모두 총지방 비율은 38퍼센트였다.) 연구자들은 "100퍼센트에 가까운 참여율"이라고 보고했고, 표본이 입원 상태였기 때문에 다른 실험보다 통제가 잘 이루어졌다. 물론 핀란드 정신병원 연구에서처럼 입원 환자의 변화가 많기는 했다(평균 입원 기간은 겨우 1년 정도였다).

그러나 4년 반이 지난 후 연구팀은 실험군과 대조군 사이에 심혈관 사건, 심혈관 질환으로 인한 사망률, 전체 사망률의 차이점을 발견하지 못했다. 포화지방을 적게 섭취한 집단은 암 발병률이 높았는데, 보고서에서는 그 차이가 통계적으로 유의미한지에 대해서는 언급하지 않았다. 연구는 포화지방이 적은 식단에서 아무런 이점도 밝혀내지 못했다. 키스의 대학 학과에서 일했던 프란츠는 16년 동안 이 연구를 발표하지 않다가 은퇴 후《동맥 경화증, 혈전증, 혈관 생물학Arteriosclerosis, Thrombosis, and Vascular Biology》이라는, 심장학 분야 외의 사람들은 아무도 읽지 않는 학술지에 실험 결과를 게재했다. 왜 일찍 발표하지 않았는지 물었더니 프란츠는 자신의 연구에 오류가 있다고 생각하지는 않았다고 했다. "우리는 단지 결과에 실망했을 뿐입니다." 다시 말해 이 연구는 연구 책임자에 의해 선택적으로 묵살되었던 것이다. 연구의 결과는 또 다른 불편한 데이터였기에 외면해야만 했다.

포화지방에 상반되는 근거: 역학 연구들

방대한 양의 불완전한 데이터가 식단-심장 가설을 뒷받침하는 방향으로 해석되었는데, 이들 데이터 대부분은 임상 실험이 아니라 키스의 7개국 비교 연구 같은 대규모 역학 조사에서 나왔다. 역학 연구는 관찰 대상이 된 사람들의 식단에 전혀 변화를 주지 않는다. 단지 시간을 들여 관찰하고 마지막에 가서 연구자가 피험자들의 식단과 질병, 사망 등의 건강 결과를 연관 짓는 것이다. 이와 같은 종류의 연구는 이전에도 (로제토의 이탈리아인, 아일랜드인, 인도인 등등을 대상으로) 진행되었지만 모두 규모가 작았다. 여러 해에 걸쳐 수천 명을 추적한 새로운 연구와 그 결과물은 식단-심장 가설을 지지하는 전문가의 과학 논문 증편에 큰 기여를 하게 되었다.

스탬러는 이 분야에서 가장 오래된 연구 중 하나인 시카고 인근 웨스턴 전기 회사Western Electric Company에 근무하는 2,000명의 남성을 대상으로 한 역학 연구를 이어받았다. 피험자들은 의료 검진을 받고 1957년부터 식단을 기록했다. 논문 초록(바쁜 의사와 과학자 들은 종종 이 부분만 읽고 만다)에서 스탬러는 자신의 연구 결과가 식단으로 콜레스테롤을 낮출 수 있다는 주장을 뒷받침한다고 했다. 그러나 20년간 연구한 결과를 보면 식단은 혈중 콜레스테롤에 아주 미미하게 영향을 끼쳤을 뿐이며, 논문 저자들에 따르면 "식단 중 포화지방산의 양과 관상 동맥 질환 사망에는 유의미한 관계가 없다." 분명 스탬러는 그 결과를 시인할 수 없었을 것이다. 논문의 토론 부분에서 그와 동료들은 자신들의 데이터를 노골적으로 무시한 채 "적절한" 결과를 보인 다른 연구에 관한 논의로 옮겨갔다.

스탬러에게 이에 대해 묻자 그는 "우리가 입증한 것은 포화지방이 연구의 종결점에 독립적인 영향을 미치지 않았다는 사실"이라고 답했다.

"그렇다면 결국 식단에서 포화지방은 중요한 게 아니네요. 그렇죠?" 내가 물었다.

"독립적인 영향은 없었다고요!" 스탬러는 버럭 소리를 질렀는데, 이는 포화지방이 상관없었음을 그 나름의 방식으로 인정한 것이었다. 그럼에도 불구하고 웨스턴 전기 회사 연구는 식단-심장 가설을 뒷받침하는 데 곧잘 동원되곤 한다.

이스라엘에서 1만 명의 남성 공무원을 추적 관찰한 다른 연구에서도 식단과 심장 발작 사이에 상관관계가 없음이 밝혀졌다. (연구에 따르면 심장 발작을 피하는 가장 좋은 방법은 신을 숭배하는 것이다. 스스로를 종교적이라고 여겼던 사람들일수록 심장 발작의 위험이 적었기 때문이다.)[46]

이 시기에 일본인을 대상으로 한 또 다른 대규모 역학 연구가 있었다. 일본인은 심장 질환 발병률이 매우 적었으며 거의 채식에 가까운 식생활을 했기 때문에 오래전부터 매혹적인 대상이었다.

'니혼산'이라고 불린 연구는 히로시마와 나가사키에 사는 남성들과 호놀룰루와 샌프란시스코 만 지역으로 이민 간 일본인을 비교하여 유전자와 식단의 영향을 알아내고자 했다. 1965년에 건강한 중년 남성들의

---

[46] 23년의 연구 기간 동안 연구자들은 포화지방과 심근 경색 사이의 매우 미약한 상관관계를 발견했는데, 논문을 쓴 저자들은 이 결과가 중요하지 않다고 판단했다(Goldbourt 1993). 그럼에도 저명한 과학자들은 포화지방 섭취와 관상 동맥 질환 위험도 사이의 "양의 상관관계"를 입증한 사례로서 '이스라엘 공무원 연구'로 명명된 이 연구를 인용하고 있다.

식단을 분석하고 이후 5년 동안 추적 관찰했는데, 캘리포니아로 이주한 남성은 심장 질환이 발병할 확률이 하와이나 일본에 거주하는 남성보다 두 배가량 높은 것으로 드러났다(판정은 심전도상 이상 소견을 따랐다). 샌프란시스코의 일본인은 일본에 거주하는 동포들에 비해 대략 다섯 배가 넘는 포화지방을 섭취했으므로 포화지방을 원인으로 지목하는 것은 매우 합당한 추론으로 보였다. (2차 세계 대전 말미에 히로시마와 나가사키에 원자폭탄이 투하되었기에 방사능에 노출되었을 수도 있지만 이러한 요인은 고려되지 않았다.)

니혼산 연구 결과는 널리 퍼졌다. 그러나 연구의 결론에는 명백한 부분에서부터 잘 드러나지 않은 부분에까지 문제점이 있었다. 먼저 연구자들은 심혈관 질환의 "가능성이 있는" 질환(심장 질환의 "가능성이 있는" 질환에는 가슴 통증처럼 모호하게 정의된 증상이 포함되었다)을 자신들의 연구 종결점으로 선택함으로써 식단-심장 가설에 부합하지 않았던 사망 데이터를 교묘히 회피했다. 불확실한 진단까지 포함하도록 정의를 넓힌 결과 위험도 계산에 있어 상당한 수준의 오류를 낳았지만 연구 책임자들은 식단-심장 가설에 부합하는 연구 결과(일본에서 하와이, 캘리포니아로 갈수록 단계적으로 상승하는 심장 질환과 포화지방 섭취량)를 만들어낼 수 있었다.

그러나 "확정적인 심혈관 질환"만 놓고 보면, 호놀룰루 거주자는 캘리포니아 거주자와 같은 양의 포화지방을 먹으면서도 고국의 일본인보다 심장 질환을 앓을 확률이 낮았다(1,000명당 34.7명 대 25.4명). 혈중 콜레스테롤은 깔끔하게 선이 그어지지도 않았다. 사실 연구진이 파악한 위험 인자(혈중 콜레스테롤, 고혈압 혹은 혈압 수치) 중 어떤 것도 그들이 관찰한 심장 질환 유병률의 차이를 설명해낼 수 없었다. 일본에 거주하는 피험자는 거의 전부가 흡연자였는데 어떻게 관상 동맥 질환을 피해갈 수 있었는지도 설명할 수 없었다.

　이런 일관성의 부재는 데이터에 뭔가 왜곡된 부분이 있을지도 모른다는 의혹을 들게 했다. 예컨대 식단 정보는 "샌프란시스코 집단의 하위 표본"에서만 수집했다고 쓴 부분에서 저자에게 무슨 의도가 있었는지 궁금했다. 그래서 나는 그보다 2년 앞서 발표된 니혼산 연구의 식단 방법론에 대한 논문을 파고들었다. 샌프란시스코 만 지역 연구팀은 완전히 태업을 한 모양이었다. 일본에서는 2,275명, 호놀룰루에서는 7,963명을 면담한 반면 샌프란시스코에서는 겨우 267명의 식단 정보를 수집했을 뿐만 아니라 면담도 단 한 차례, 그것도 한 가지 방법(24시간 회상 설문지)만 사용해 진행했다. 이에 반해 다른 두 지역에서는 두 가지 상황에서 식단을 평가하고 몇 년의 간격을 두고 네 가지 다른 방식으로 조사했다. 이는 분명 저자들이 주장한 "동일한 방법"이 아니다. 이 문제는 한 번도 언급된 적이 없었는데, 직접 조사해보지 않았다면 나 역시 알지 못했을 것이다.

　어쨌거나 캘리포니아 거주 일본인이 포화지방을 더 많이 섭취하기는 했지만, 그들은 서구 사회에서 찾아볼 수 있는 더 많은 스트레스와 환경오염, 가공식품, 신체 활동의 부족과 같은 다른 여러 요인에 노출되었다. 그리고 이러한 요인들은 모두 심장 질환을 유발할 수 있다. 그럼에도 연구자들이 오로지 포화지방만 비난하고 자신들의 데이터의 미심쩍은 본질은 가리려고 애를 썼다는 사실은 심장 질환과 지방에 대한 가설에 호의적이었던 1970년경의 일반적인 편향을 그대로 보여준다.[47]

　그렇다면 고국의 일본인들은 실제 더 건강했을까? 그렇다. 그들은 허혈성 심장 질환을 앓는 비율이 더 낮았다. 하지만 미국인과 비교해 뇌졸중의 위험이 더 높았다(일본인 남성이 미국으로 이주하면 뇌졸중 위험은 감소했다). 다른 연구에서도 육류, 유제품, 달걀 등을 적게 섭취하는 인구 집단이 많이 섭취하는 인구 집단보다 뇌졸중 유병률이 높은 것으로 드러났다. 일본 남성들은 낮은 혈중 콜레스테롤 수치와 관련된 치명적인 뇌출혈의 발병률도 높은 것으로 나타났는데, 미국에서는 이 같은 질환이 매우 드물다. 키스와 동료들은 1970년대 후반에 나온 이러한 연구 결과를 애써 무시했다. 그러나 낮은 콜레스테롤과 관련 있는 뇌졸중과 뇌출혈의 높은 발병률은 일본에서 오늘날까지도 지속되고 있는 문제로, 연구자들은 저콜레스테롤 식단이 이런 건강 문제를 야기하는 것은 아닌지에 대해 설명하지 못하고 있다.

또한 현재 일본인들은 육류, 달걀, 유제품을 2차 세계 대전 직후보다 훨씬 많이 섭취하고 있지만 심장 질환 유병률은 1950년대 키스가 관찰했던 수준까지 떨어졌다. 일본의 식단과 질병에 대한 이야기가 복잡하기는 하지만, 이상의 사실만 보더라도 포화지방이 적은 식단이 전후 일본에서 심장 질환을 억제하는 요인이 아니었다는 점은 확실하게 이야기할 수 있을 것이다.

니혼산 연구와 이스라엘 공무원 실험이 발표된 뒤《랜싯》지는 1974년 그 근거를 조사해보았다.《랜싯》편집진은 "지금까지 소요된 모든 자금과 노력에도 불구하고 위험 인자를 제거하면 심장 질환이 없어진다는 증거는 제로에 가깝다"고 밝혔다. 이어서 두 역학 연구에 대해 "한 가지 확실한 것은 통계적 연관성을 곧바로 인과관계와 동일시해서는 안 된다

---

47 6년간의 후속 연구에서 연구진은 심장 질환과 포화지방 섭취 사이의 연관성은 자취를 감췄으며 심혈관 질환 사망률의 저하는 술을 덜 마시고 탄수화물을 많이 섭취하며 전체적으로 저칼로리 식단을 유지하는 것하고만 연관이 있었다고 보고했다(Yano et al. 1978).

는 점이다"라고 했다. 이는 당연한 이야기였지만 식단-심장 가설을 지지하기 위해 역학 연구를 확대 해석하고 싶어 한 영양 전문가 집단을 향해서는 충분히 되풀이해서 이야기할 만한 가치가 있는 내용이었다.

《랜싯》편집진은 너무 성급하게 식단-심장 가설을 채택하는 것에 대해 계속해서 목소리를 높여왔으며, 영국에서는 미국보다 더욱 개방적이고 활발하게 오랫동안 이에 대해 논쟁해왔다. 영국에서는 식단-심장 가설에 대한 회의론뿐 아니라 강한 반감도 만연했다. 식단-심장 가설에 대한 미국 과학자들의 열정에 영국 과학자들은 당혹스러워 했다. "당시에는 해석에서 감정적인 부분이 매우 컸습니다." 영국의 저명한 심장내과 의사 마이클 올리버가 말했다. "정말 이상하기만 했어요. 콜레스테롤 저하를 향한 그 엄청난 열정을 도무지 이해할 수 없었어요." 케냐에서 삼부루족을 연구했던, 그의 동료 제럴드 셰이퍼 역시 미국의 식단-심장 가설 지지자들을 이해할 수 없었다. "스탬러와 키스 같은 사람들이 영국 심장내과 의사들의 혈압을 엄청나게 올렸죠. 뭔가 수상했어요. 합리적이지 않았고, 과학이 아니었죠."

《랜싯》편집진은 미국인의 강박증을 비웃곤 했다. 왜 미국인들은 어려움을 감수하면서까지 저지방 식단을 고집하는가? 편집진은 "한창 때가 한참 지난 (저지방 식단) 추종자들이 반바지와 탱크톱 차림으로 공원에서 운동하고 집에 돌아가서는 칼로리가 매우 낮은 식사를 하는데, 그런 활동이 관상 동맥 질환을 상쇄한다는 증거는 없다"며 질겁했다.

또한《랜싯》지는 경고의 목소리를 냈다. 편집진은 "무엇보다 해를 끼치지 마라"라는 의학 격언에 따라 "치료가 질병보다 더 해로우면 안 된다"고 역설했다. 식이 지방을 줄이면 "필수" 지방산(인체가 생성하지 못하는 지방)의 결핍과 같은 의도치 않은 결과를 초래할 수도 있다. 실제로,

세이무어 데이튼은 현명한 식단을 따르는 사람들은 아라키돈산(주로 동물성 식품에 함유된 필수 지방산)이 심각하게 적다는 사실에 대해 우려했다. 지방을 줄였을 때 일어날 수 있는 또 다른 위험은 탄수화물 섭취의 불가피한 증가에 있다. 다량영양소에는 단백질, 지방, 탄수화물 세 가지만 존재하기 때문이다. 동물성 식품(주로 단백질과 지방)을 줄이면 남는 것은 탄수화물 하나뿐이다. 실제로 달걀과 베이컨(지방과 단백질)이 빠진 아침 식사에는 시리얼이나 과일(탄수화물)이 등장한다. 육류가 없는 저녁 식사에는 보통 파스타나 쌀밥, 감자가 나온다. 이제 전문가들은 20세기 후반 식단에 일어난 변화가 우리의 건강에 충격적인 결과를 초래했다는 사실에 통탄하고 있다.《랜싯》지의 우려가 옳았다.

미국에서는 현명한 식단의 가장 대표적인 반대자인 피트 아렌스가 계속해서 경고의 메시지를 던졌다. 식단–심장 가설은 "여전히 가설이며 … 나는 진심으로 지금 일반 대중을 상대로 한 식단과 약물에 관한 광범위한 권장안을 만들어서는 안 된다고 생각한다."[48]

하지만 1970년대 후반 무렵 과학 연구의 숫자는 '주체 못할 규모'로 압도적으로 증가했다. 데이터를 어떻게 해석하느냐에 따라서 점들은 다른 방향을 가리키도록 연결될 수도 있었다. 영양학 연구에 내재된 모호성 때문에 해석이 신앙처럼 굳어진 편견에 영향받을 수 있었다. 콜레스테롤 전문가 대니얼 스타인버그Daniel Steinberg에 따르면 "믿는 자"와 "믿지 않는 자"가 존재할 따름이었다. 데이터에 관한 여러 가지 해석이 가

---

48 "약물"이라는 표현에서 아렌스가 가리킨 것은 콜레스테롤을 저하시키는 제1세대 약물인 클로피브레이트와 나이아신이라는 약물이었다. 세 차례의 대규모 실험에서 중년 남성을 대상으로 5년간 이 약물들로 콜레스테롤을 낮추는 치료를 시행했지만 심장 발작을 조금도 줄이지 못했다("Trial of Clofibrate in the Treatment of Ischaemic Heart Disease" 1971).

능했고 각각의 해석은 과학적 관점에서 동등한 설득력을 지녔지만, "믿는 자"들에게는 단 한 가지 해석만이 존재했으며 "믿지 않는 자"들은 제도권 밖의 이단자가 되어버렸다.

현대 과학의 정상적인 방어 기제는 전후 미국에서 얽히고설킨 최악의 상황에 의해 무너졌다. 심장 질환을 치유해야 하는 긴박한 요구에 내몰려 영양학은 카리스마적인 리더 앞에 엎드렸다. 가설 하나가 무대를 독식했다. 그 가설을 검증하고자 돈을 쏟아 부었고, 영양학계는 그 이론을 수용했다. 논쟁의 여지는 곧 사라져버렸다. 미국은 육류, 유제품, 식이 지방을 전부 제한하고 곡물, 과일, 채소 등의 칼로리 섭취로 전환하는 거대한 영양 실험에 착수한 것이다. 동물성 포화지방은 다불포화 식물성 기름으로 대체되었다. 이것은 낯설고 검증되지 않은 식단으로, 단지 아이디어에 불과했으나 미국인들에게 진리인 양 제시되었다. 세월이 흐른 뒤 과학은 이런 식단이 결코 건강한 것이 아님을 밝혀내기 시작했으나 이미 수십 년간 국가 정책에 반영되어왔기 때문에 너무 늦어버렸다.

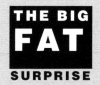

5장

저지방 식단이
워싱턴에 입성하다

상원에서 작성한 《식단 개선 목표》는 '지금이 바로 긴급한 공중 보건 문제에 대해 행동을 취할 때'라는 과거 키스와 스탬러의 논리를 그대로 가져왔다. 상원의 보고서는 "해롭다고 생각되는 습관을 바로잡기에 앞서 최종 증거를 기다리고 있을 여유가 없다"고 주장했다.

저콜레스테롤 식단이 국가 정책에 반영된 데에는 미국심장협회와 영양학자들이 심장 질환의 해결책으로서 저콜레스테롤 식단을 열렬히 지지했던 이유도 있었지만, 더 중요한 배경에는 미국 정부가 휘두른 막강한 권력이 있었다. 1970년대 후반 연방의회는 미국인이 무엇을 먹어야 할지 고민하기 시작했고, 정부가 개입하면서부터 저지방 식단에 새로운 길이 열려 과학 영역에서 정치와 행정의 영역으로 진출하게 되었다. 이전 15년간 학계는 식단-심장 가설이 충분히 검증되지 않은 상태에서 지지 입장을 보였으나 증명에는 번번이 실패하고 있었다. 그러나 연방 정부가 개입한 순간 영양 전문가들의 자정 기회는 모두 날아가 버리게 되었다. 거대한 관료 조직과 지휘 계통이 존재하는 워싱턴은 (좋은 과학에 필수적인) 회의론이 살아남기 힘든 곳이다. 의회가 식단-심장 가설을 채택한 순간 그 이론은 모든 이론 위에 군림하는 지배력을 얻고 난공불락의 도그마가 되었다. 그 순간 이후로 사실상 되돌릴 수 없게 되었다.

모든 일은 1977년 영양과 인간의 필요에 관한 상원 특별 위원회Senate Select Committee on Nutrition and Human Needs가 미국의 식이와 질병에 관한 의제를 다루면서부터 시작되었다. 예산이 50만 달러에 달하는 이 위원회는 이전에는 기아나 영양실조 문제를 다뤘다. 그런데 이제 영양 과잉이라는 새로운 의제(특정 음식을 너무 많이 먹으면 질병을 유발하는지)로 전환한 것이었다. 중년 남성 상원 의원의 사망 원인 첫째가 심장 질환이었는데, 어떤 중년 남성 상원 의원이 이에 관한 조사를 지지하지 않았겠는가?

그해 7월 위원회는 상원 의원 조지 맥거번George McGovern 주최로 "치명적 질환과 식단의 관련성"이라는 공청회를 이틀간 개최하였다.[49] 위원회는 법률가와 전직 저널리스트로 구성되었는데 그들은 지방과 콜레스테롤에 대해서는 문외한이었기 때문에 이와 관련해 수년간 이어져온 과학적 논란을 전혀 알지 못했다. 맥거번은 인생 상담가이자 저지방 식단 옹호론자인 네이선 프리티킨Nathan Pritikin이 설립한 센터에서 실시한 일주일짜리 클리닉에 얼마 전 참석했던 터라 편향된 생각을 가지고 있었다.

공청회 이후 위원회 직원 닉 모턴Nick Mottern이 조사 작업과 보고서 제작을 전담했다. 워싱턴의 소규모 주간지 《컨슈머 뉴스Consumer News》의 양심적이고 진보적인 리포터였던 그는 기업의 영향력 행사에 대항하는 투사였다. 그러나 모턴은 영양학이나 건강 분야에는 배경지식이 없었다. 따라서 애석하게도 그는 역학에서의 혼란 변수나 연구 표본 크기 같은 세부 요소들을 이해하는 능력이 부족했다. 과학의 해석에 있어서는 항상 다양한 의견을 탐색하는 것이 현명하다는 사실도 배울 기회가 없었다. 대신에 그는 거의 전적으로 마크 헥스테드(Mark Hegsted, 하버드 대학 공중보건학과 영양학 교수)와 식단—심장 가설 지지자들에게 의존했다. (키

---

49 이 위원회가 했던 일은 2001년 《사이언스》지에서 처음 밝혀졌다(Taubes 2001).

스가 이 역할을 맡을 수도 있었겠지만 그는 1972년에 은퇴했다.) 헥스테드를 안내자 삼아 모턴은 미국심장협회가 권고해왔던 내용대로 총지방 섭취를 40퍼센트에서 30퍼센트로 줄이고, 포화지방은 10퍼센트 이하로 제한하며, 탄수화물은 55~60퍼센트까지 늘린 식단을 작성했다. (모턴은 "복합 탄수화물"이라는 용어를 도입했는데, 이는 통곡물을 가리키며 설탕과 같은 정제된 탄수화물에 대비되는 개념이다.)[50]

위원회는 결국 건강한 식단에 관한 이러한 관점을 받아들였고, 이는 모턴 자신이 가지고 있던 육류, 유제품, 달걀 산업에 대한 비판적 시각에도 딱 들어맞았다. 모턴은 환경적·윤리적 이유로 그들을 못마땅하게 여겼다(훗날 그는 뉴욕 주 북부에서 몇 년간 채식주의 식당을 운영했다). 축산업이 발달한 맥거번의 사우스다코타 주의 전국목장주협회 관계자가 상원의원과 접촉하는 장면을 종종 목격했던 모턴은 육류 산업이 전반적으로 부패했다고 생각했다. 모턴은 보고서 작성을 방해하려는 목장주의 전화를 받기도 했다.

로비스트에 의한 이러한 압박은 모턴의 이상주의를 자극했다. 그는 상원에서 일했기 때문에 지방과 콜레스테롤 문제를 영양과 질병에 관한 과학적 논쟁이자 식품 이익단체 간의 정치적 다툼으로 여겼다. 그의 눈에는 이 논쟁이 미국심장협회가 지원하는 도덕적인 저지방 식단과 뒤떨어진 육류 및 달걀 산업 간의 대결로 보였고, 지방 이슈를 "은폐"하려는 육류 및 달걀 산업의 노력은 거대 담배 제조사들이 흡연이 건강에 끼치는 부정적인 영향을 물 타기 하려는 시도와 같다고 여겼다. "모턴은 적

---

50 모턴의 보고서는 설탕 섭취를 줄일 것도 권고했으나(여섯 개 권고 사항 중 다섯 번째 항목) 연구자들이 지방과 탄수화물에만 몰두하고 있어서 이 권고 사항은 진전을 보지 못했다.

을 만들어서 그 문제를 선과 악의 구도로 몰아가기를 원했어요"라고 위원회의 자문 위원 마셜 마츠Marshall Matz는 회상했다. 모턴에게 있어 선택은 분명했다. 미국심장협회를 대변했던 스탬러와 같은 연구자에게 감화된 모턴은 "이 과학자들은 엄청난 기업 자금과 압박에 기꺼이 맞서 싸웠어요"라고 말했다. 그는 내게 이렇게 이야기했다. "저는 그들을 존경했어요."

사실 달걀, 육류, 유제품군은 식품 기업 중에서 열띤 로비를 벌이는 축에 속하지는 않았다. 진짜 큰손은 거대한 식품 제조업체인 제너럴 푸드General Foods, 퀘이커 오츠, 하인즈, 내셔널 비스킷 컴퍼니National Biscuit Company, 콘 프로덕트 리파이닝 코포레이션Corn Products Refining Corporation 등이다. 이 회사들은 1941년 영양 재단Nutrition Foundation을 설립하여 더욱 교묘한 방법으로 상원 의회에 영향력을 행사했다. 재단은 국립보건원이 영양학 연구를 지원하기 이전부터 학술 연구자들과 관계를 맺고, 콘퍼런스를 후원하며, 연구에 수백만 달러를 직접 투자하면서 과학의 흐름을 근원적으로 조종했다. 그럼으로써 재단과 식품 회사는 과학적 의견이 형성되는 단계에서부터 영향력을 발휘할 수 있었다.[51]

탄수화물이 기초가 되는 음식인 시리얼, 빵, 크래커, 감자칩 등을 장려하는 것은 바로 그러한 제품을 판매하는 대형 식품 회사들이 바라는 바였다. 포화지방 대신 다불포화 기름을 권장하는 것 역시 식품 업체의 쿠키나 크래커, 마가린, 쇼트닝 등의 주성분이 다불포화 기름이었으므로 그들에게 유리했다. 탄수화물을 장려하고 동물성 지방을 반대하는

---

51 거대 식품 기업들 다수는 자체 연구소도 가지고 있었다. 옥수수 제품 연구소(Corn Products Institute)와 웨슨 의학 연구 기금(Wesson Fund for Medical Research) 등이 그 예다.

모턴의 보고서는 식품 업체들의 이익에 완벽하게 들어맞았다. 반면 보고서는 달걀, 육류, 유제품 업계의 이익과는 무관했다. 그들 업계 또한 나름 열심히 노력했지만 '워싱턴 귀신'이라는 명성이 무색하게도 그들의 로비는 그다지 성공적이지 못했다.

육류에 대한 편견

축산업계의 로비에 대한 모턴의 경멸은 적색 육류에 관한 그의 편견에서도 고스란히 드러나는데, 그러한 편견은 그가 보고서를 작성하던 1970년대 후반에도 이미 확고했다. 적색 육류가 건강에 해롭다는 견해는 우리의 의식 깊숙이 새겨져 있어서 다르게 생각해보기조차 어렵지만, 이 책의 독자라면 항상 통념을 의심해볼 필요가 있다는 점을 이제 잘 알고 있을 것이다. 적색 육류에 반대하는 과학적 근거는 무엇일까? 정확히 어떤 자료가 육류를 거부하는 건강 이론을 뒷받침하고 있는지 아는 것은 중요한데, 적색 육류의 유해성에 대한 그럴듯한 뉴스가 매년 정도를 더해가고 있기 때문이다.

1950~1960년대에 키스와 그의 동료들은 적색 육류가 다른 식품에 비해 포화지방과 콜레스테롤이 높으므로 더 해롭다고 딱 꼽아 지목하지는 않았다. 적색 육류, 치즈, 크림, 달걀 등이 전부 콜레스테롤 수치를 상승시키기 때문에 심장 질환을 야기할 가능성이 있다고 동등하게 비판했다. 그러나 적색 육류는 서구 문명에서 오랜 기간 불신을 받아왔다. 탐욕과 정욕을 불러일으켜 숭고한 삶에 장애가 된다고 여겨지기도 했다.[52] 고기를 얻기 위해 동물을 살생하는 행위는 윤리적 딜레마를 낳는데, 특히 소와 같은 큰 동물은 닭과 같은 조류보다 훨씬 더 인간과 교감한다고

여기기 때문이다. 윤리적 꺼림칙함은 잔혹하고 비도덕적인 육류 생산 방식 때문에 지난 세기에 더욱 심해졌다. 또 미국인들이 세계의 빈곤과 인구 급증에 대해 알게 되면서부터 적색 육류 소비를 낭비로 생각하게 되었다. 프랜시스 무어 라페Frances Moore Lappé는 이정표가 된 1971년 저서 《작은 행성을 위한 식단Diet for a Small Planet》에서 육류에 대한 미국인들의 욕망을 충족시키기 위해 사육하는 가축은 영양실조에 걸린 빈곤국 사람들을 먹일 수 있는 엄청난 양의 단백질을 낭비하는 것이라고 주장했다. 그녀는 소고기를 먹는 것이 특히 비효율적인 이유는 1파운드(약 0.45킬로그램)의 소고기를 생산하기 위해 소에게 21파운드(약 9.5킬로그램)의 채소를 먹여야 하기 때문이라고 했다.

적색 육류 섭취에 반대하는 여러 가지 논쟁은 포화지방을 줄이라는 키스의 조언에 들어맞았고, 그가 권장하는 식단은 책임감 있는 소비자들의 나라에서 더욱 설득력이 있었다. 결과적으로 1970년대 이후 적색 육류에 대한 편견이 과학계에도 자리 잡아 실험을 수행하고 해석하는 데 영향을 주었다.

이러한 편견을 잘 드러내주는 연구는 제칠일안식교 신자 3만 4,000명

---

52 피타고라스는 채식주의자였는데 어느 정도는 이런 이유 때문이었다. 영국채식주의자회 (Vegetarian Society in Britain)의 설립에 참여한 윌리엄 카우허드(William Cowherd) 목사는 "살코기를 먹는 행위"는 인간이 타락하게 된 원인 중 하나이며, 육류는 정념을 자극하여 영혼이 "천국의 사랑과 지혜"를 영접하지 못하게 만든다고 설교했다. 이러한 사상은 19세기 청교도 개혁가인 실베스터 그레이엄(Sylvester Graham) 목사 등에 의해 미국에 유입되었다. 그러나 고대 그리스 문헌과 성서에서 육류는 신의 음식으로 묘사되었다. 예컨대 《창세기》에서 카인은 곡물을 제물로 가져온 반면 아벨은 "가축의 첫 새끼와 그 지방"을 가져왔다. "주는 아벨과 그의 제물에 관심을 보였다. 그러나 카인과 그의 제물에는 관심을 보이지 않았다"(《창세기》 4:4)(Spencer 2000, 38-69, 243).

을 1960~1970년대에 걸쳐 추적 관찰했던 채식주의자에 관한 가장 유명한 연구다. 제칠일안식교는 달걀과 유제품은 허용하지만 육류나 생선은 거의 먹지 않는 채식주의 식생활을 했는데, 1978년 연구진은 제칠일안식교 남성은 모든 종류의 암(전립샘암 제외) 발생률이 낮을 뿐만 아니라 심장 질환으로 인한 사망도 더 적다고 보고했다. 반면 여성 신도들의 경우 별다른 이점이 발견되지 않았고[53] 자궁내막암의 위험은 증가했는데 이는 발표되지 않았던 여러 반대 결과 중 하나다.

이 연구는 채식주의 식단이 육식보다 우월하다는 근거 자료로 광범위하게 인용되고 있다. 하지만 이번에도 역시 연구 결과를 신뢰할 수 없게 만드는 문제점들이 허다하다. 예를 들어 제칠일안식교의 실험군은 국토의 반대편에 있는 코네티컷 주에 사는 대조군과 비교되었는데, 두 지역은 환경적 요소가 유사하다고 볼 수 없다(심혈관 질환으로 인한 사망은 서부 지역보다 동부 지역에서 38퍼센트 높았는데, 이 사실만으로도 심장 질환 유병률의 차이를 설명할 수 있다). 그러나 더욱 중요한 사실은 제칠일안식교의 채식주의 가르침을 잘 따르는 남성은 다른 규칙도 잘 따를 가능성이 높다는 점이다. 그들은 흡연을 하지 않았고 교회 공동체에 잘 참여했다. 또 대조군보다 교육 수준이 높은 것으로 알려졌다. 이런 모든 변수는 건강과 관련이 있으므로 식단이 연구 결과에 전적으로 미친 영향이 얼마나 되는지를 이야기하기란 불가능하다. (이뿐만 아니라 식단 자체도 20년간 단 한 차례만 측정한 데다가 설문지를 작성해 돌려준 피험자의 자료만을 대상으로 했는데, 설문에 참여하는 사람들이 참여할 수 없거나 참여하지 않는 사람들에 비해

---

53 그러나 노인 여성의 경우 심장 질환의 비율이 약간 낮았다.

더욱 건강한 경향이 있기 때문에 결과는 왜곡되었다.)[54] 연구 책임자조차도 이러한 문제들을 인정했다.[55] 마지막으로, 이 연구에 관한 어떤 논문에서도 언급되지 않은 확연한 편향이 하나 있는데, 바로 제칠일안식교 신자들을 대상으로 한 이 연구를 진행한 로마린다Loma Linda 대학이 제칠일안식교가 운영하는 기관이라는 점이다.

제칠일안식교 연구는 명백한 결함에도 불구하고 적색 육류가 건강에 해롭다는 믿음의 "증거"가 되었다. 적색 육류에 대한 이러한 믿음을 공고히 하기 위해 인용되는 최근의 연구들도 유사한 결함을 가지고 있다. 예를 들어 2012년 3월 12일 자《뉴욕 타임스》에는 "위험: 적색 육류를 많이 먹을수록 사망 확률 높아져"라는 무시무시한 헤드라인이 내걸렸다. 이 기사는 하루에 3온스의 적색 육류를 더 섭취하면 사망률이 12퍼센트 높아지고 심혈관 질환으로 인한 사망 위험은 16퍼센트 높아지며 암 사망률은 10퍼센트 증가한다는 연구 결과를 바탕으로 작성되었다. 이 연구 결과는 거의 모든 나라의 뉴스에서 보도되었다.

기사의 데이터는 11만 6,000명의 간호사를 20년간 추적 관찰한 '간호사 보건 연구 II'에서 나왔는데, 이는 역대 역학 연구 중 최장 기간, 최대 규모의 연구다. 연구를 지휘한 하버드 공중보건대학 연구진은 간호사들

---

54 연구진은 이러한 "건강한 자원자 편향"을 인정했으며 그에 대해 해명하려 했다(Fraser, Sabate, and Beeson 1993, 533).

55 로마린다 대학의 역학자인 개리 프레이저(Gary Fraser)는 (현재 진행 중인) 이 연구를 최근까지 지휘했는데, "가능한 혼란 변수들"을 제로로 만들기는 어렵다고 기술했다. 그는 프레이밍햄 연구의 책임자였던 윌리엄 카스텔리처럼 영양학자들이 연구 결과를 과장하는 방식에 대해서도 반대했다. 카스텔리는 제칠일안식교 신자들이 다른 미국인들에 비해 심장 발작의 위험이 "7분의 1" 밖에 되지 않는다고 주장했지만, 프레이저는 그 차이가 "그다지 크지 않다"고 바로잡았다(Fraser 1988; Fraser, Sabaté, and Beeson 1993, 533).

의 데이터와 그들이 감독하던 남성 의사들에 대한 또 다른 역학 연구의 데이터를 취합해 적색 육류가 건강에 미치는 영향을 분석했다. 그리고 간호사와 의사 들을 대상으로 한 설문지에서 연구자들은 적색 육류 섭취와 낮은 사망률 간의 상관관계를 발견했다. 그러나 알다시피 상관관계는 단순한 우연일 수 있으며 인과관계를 증명하지 못한다. 게다가 이 상관관계조차 미미한 것으로 드러났다.

12퍼센트라는 결과 뒤에 숨겨진 실제 수치(결과가 작은 숫자일 때 퍼센트를 사용하면 더 커 보인다)를 들여다보면 21년간 100명 중 1명의 사망 위험이 높아진 것이다. 이뿐만 아니라 육류 섭취로 인한 위험은 육류 섭취량에 따라 상승 곡선을 그리지도 않았다(이는 적색 육류 섭취와 위험도가 비례하지 않았다는 이야기인데, 역학 연구자들은 "용량-반응" 관계를 상관관계의 신뢰도를 확보하는 데 결정적 사항으로 여긴다). 실제로 하버드 연구에서 적색 육류와 연관된 위험도는 육류 섭취가 증가할수록 지속적으로 떨어지다가 육류를 가장 많이 섭취하는 그룹에서만 나빠졌다. 결국 실제로는 상관관계가 전혀 없을 가능성을 시사하는 이상한 결과였다.

그렇다면 육류를 가장 많이 섭취한 그룹은? 그들의 사례는 경고의 메시지로 볼 수 있지 않을까? 여러 관찰 연구들이 적색 육류를 많이 먹는 것과 부정적인 건강 결과 사이의 상관관계를 주장한다. 적색 육류를 어느 한계점 이상으로 과다하게 섭취할 때에만 건강에 영향이 있는 것일까? 그게 아니라면 오늘날 적색 육류를 많이 먹는 사람들이 (육류와는 관계없이) 총체적으로 덜 건강한 생활 습관을 가지고 있기 때문인지도 모른다. 적색 육류를 많이 먹는 사람들 대부분은 의사, 간호사, 보건 공무원들의 식단에 대한 권고를 수십 년간 무시해온 사람들이다. 따라서 이들은 다른 측면에서도 자신의 건강을 챙기지 않을 가능성이 높다. 정기적으로 주치의를 방문하지 않고, 약 복용을 게을리하거나 운동을 규칙적으로 하지 않고, 문화 행사나 지역 사회의 주요한 행사에도 참여하지 않는다. 이런 모든 요소들은 건강과 관련이 있는 것으로 드러났다. 그러므로 하버드 연구에서 육류를 가장 많이 섭취한 사람들이 운동은 덜하고, 더 비만이며, 흡연율이 더 높았다는 것은 놀라운 사실이 아니다.

마찬가지 이유로, 과일과 채소를 많이 먹는 사람들은 지난 수십 년간 식단과 상관없는 측면에서 더 건강했다. 약이든 규칙적 운동이든 의사의 지시를 이행하고자 세심하게 노력을 기울이는 사람들은 그렇지 않은 사람들보다 더 건강하다는 것은 오래전부터 알려진 사실이다. "순응 효과"라고 불리는 이 효과는 1970년대 관상 동맥 약물 실험에서 발견되었다. 당시 연구진은 실험 약물을 가장 성실하게 복용한 사람들은 심장 질환 위험이 절반으로 감소했다는 사실을 발견했다. 그런데 놀랍게도, 위약을 가장 성실하게 복용한 사람들 역시 심장 질환 위험이 반감되었다. 약물의 객관적인 효과보다 의사의 지시를 이행하려는 의지가 더 중요했던 것이다. 권고를 충실히 따른 사람들은 그렇지 않은 사람들에 비해 무언가 다른 점이 있는 것으로 나타났다. 전반적으로 그들은 자기 관리를 더 잘했을 수 있다. 어쩌면 더 부유할지도 모른다. 그러나 이유가 무엇이든 통계학자들은 순응 효과가 꽤 크다는 데 대체로 동의한다.

그러므로 육식과 질병 사이의 어떤 상관관계가 유의미한 의미를 갖기 위해서는 다른 혼란 변수들뿐 아니라 순응 효과를 넘어설 만큼 그 상관관계가 커야만 한다. 2012년 하버드 연구진이 발견한 미미한 상관관계처럼 적색 육류 섭취와 심장 질환 간의 상관관계는 대개 미약했는데, 연구 책임자들은 세부적인 내용을 강조하지 않았고 주류 언론 또한 대체로 이를 간과해왔다.

같은 종류의 미약한 근거가 암 또한 적색 육류와 관련이 있다는 추측을 확산시켰다. 세계암연구기금World Cancer Research Fund과 미국암연구소American Institute for Cancer Research가 2007년에 펴낸 보고서(500쪽에 달하는, 식단과 암에 대한 가장 권위 있는 보고서)에 따르면 적색 육류는 대장암을 유발한다. 이번에도 역시 적색 육류를 가장 많이 먹는 사람과 가장 적게 먹는 사람의 차이는 미미해서 겨우 1.29에 불과했다(이 숫자는 "상대위험도"라는 것인데, 가공육의 경우 더 낮은 1.09였다). 이는 2007년 보고서가 표명한 "확실한 근거"와는 거리가 먼데, 국립암연구소National Cancer Institute는 2 이하의 상대위험도에 대해서는 "신중하게" 해석할 것을 권고하고 있기 때문이다. 전문가들은 보고서에 실린 적색 육류에 관한 내용을 여러 이유에서 호되게 비판했다. 한 비평가가 지적했듯이 "적색 육류를 굽거나 볶을 때 나오는 HCA 발암 물질과의 연관성을 밝히는 데에나 쓸 수 있는 근거 말고는 쓸 만한 근거가 없다."[56] 나중에 언급하겠지만, 이런 발암 물질은 육류 자체가 아니라 조리할 때 사용하는 기름과 관련이 있다.

과거 미국인들의 식습관

허술하고 모순적인 근거에도 불구하고 적색 육류가 식단의 문제라는

---

56 슈투트가르트 호엔하임 대학의 영양학자 콘래드 비살스키(Konrad Biesalski) 역시 상식에 반하는 사실에 대해 언급한 바 있다. 항암 효과가 있다고 알려진 영양소인 비타민 A, 엽산, 셀레늄, 아연 등을 섭취하기 위해서는 채소와 과일을 많이 먹어야 한다고 들어왔지만, 이 영양소들은 육류에 더 풍부하게 함유되어 있으며 육류의 영양소가 "생물학적 이용 가능성"이 더 높다(채소보다 육류를 섭취했을 때 인체에 더 쉽게 흡수됨을 의미)는 것이다 (Biesalski 2002).

이론은 지난 수십 년간 우리의 국가적 담론에 완벽하게 스며들었다. 우리는 육류를 더 적게 섭취한, 보다 완벽했던 과거의 식습관에서 벗어났다고 믿도록 유도되었다. 대표적으로 상원 의원 맥거번은 1977년《식단 개선 목표Dietary Goals》라는 상임위원회 보고서를 발표할 때 미국인의 식단이 나아가는 방향에 대해 우울한 견해를 내비쳤다. "우리의 식단은 지난 50년간 급격하게 변화했습니다. 이 변화는 우리의 건강에 커다란 해를 끼칩니다." 헥스테드는 맥거번의 편에 서서 당시 미국의 식단이 지나치게 "육류가 풍부"하며 "심장 질환과 특정 암 질환, 당뇨, 비만과 관련되어 있는" 포화지방과 콜레스테롤이 많다고 비판했다. 맥거번은 이들을 "살인 질환"이라고 불렀다. 그가 발표한 해결책은 과거 미국인들이 먹던 훨씬 건강한 식물성 식단으로 돌아가는 것이었다.

《뉴욕 타임스》의 건강 칼럼니스트 제인 브로디는 이러한 견해에 완전히 매료되어 "금세기에 미국인의 식단은 급격하게 변화하여 곡물, 콩, 완두콩, 땅콩, 감자 그리고 채소와 과일 등의 식물성 식품에서 육류, 생선, 가금류, 달걀, 유제품 등의 동물성 식품으로 전환되었다"라고 썼다. 이러한 관점은 수백 건의 공식 보고서에서 되풀이되었다.

우리의 조상들이 주로 과일, 채소, 곡물을 먹으며 살았다는 이론은 농무부의 "식량 소실 자료"에 근거를 두고 있다. 하지만 식량의 "소실"은 공급 측의 추정이다. 대부분은 인간이 먹지만, 버려지는 양 역시 많다. 따라서 전문가들은 소실되는 양을 나타내는 숫자는 소비에 대한 아주 대략적인 추정치에 불과하다고 본다. 브로디나 맥거번 등은 1900년대 초반의 자료를 사용했는데, 이 자료는 특히 허술한 것으로 알려졌다. 무엇보다 이 자료는 단순히 육류, 유제품, 기타 신선 식품이 주 경계를 넘어 운송된 양만을 계산했으므로 지역에서 생산되고 소비된 소고기와 달갈 등은 포함되지 않았다. 이 시기에는 전체 노동자 중 농부의 비율이 4분의 1 이상이었기 때문에 지역 내 먹거리는 분명 상당한 양이었음에 틀림없다. 전문가들은 이들 과거 자료가 진지한 목적으로 사용하기에는 불충분하다는 데 동의했지만 다른 쓸 만한 자료가 없었으므로 그 자료들의 수치를 인용했다. 1900년 이전의 "과학적인" 자료는 전혀 없었다.

과학적 자료는 부재하지만, 우리는 18세기 후반에서 19세기 미국의 식량 소비에 관한 자료를 역사로부터 얻을 수 있다. 정황적이라 하더라도 역사적 근거 역시 엄밀할 수 있는데, 그렇다면 농무부의 허술한 자료보다 확실히 더욱 광범위한 자료일 수 있다. 영양학자들이 역사책을 참조하는 일은 거의 없는데, 역사를 식단과 건강에 관한 연구와 관계없는 별개의 학문으로 여기기 때문이다. 그러나 역사는 심장 질환, 당뇨, 비만이 만연해지기 이전의 수천 년 동안 인류가 어떤 식생활을 해왔는지에 대해 우리에게 많은 것을 가르쳐준다. 물론 우리는 기억하지 못하겠지만 이들 질환이 오늘날처럼 항상 창궐한 것은 아니었다. 상대적으로 건강했던 과거 미국인의 식습관을 들여다보면, 그들은 우리가 생각하는 것보다 적색 육류를 훨씬 많이 먹고 채소를 훨씬 적게 먹었다.

다양한 기록에 의하면 초기의 미국 정착민들은 "무심한" 농부들이었다. 그들은 가축을 기르는 일이나 농작물을 키우는 일에 꽤나 게을렀는데, 18세기 한 스웨덴인의 기록에 따르면 그들은 "곡식밭, 목초지, 숲, 가축 등을 모두 무심하게 다뤘다." 육류를 쉽게 구할 수 있었기 때문에 영농에 중점을 두지 않았던 것이다.

개척기 미국의 끝도 없는 풍족함은 실로 놀라울 정도였다. 정착민들은 야생 칠면조, 오리, 꿩 등이 경이로울 만큼 풍족하다는 기록을 남겼다. 하늘은 이동하는 철새들로 뒤덮여 며칠 동안 어두웠다. 맛 좋은 에스키모마도요는 살이 너무 쪄서 땅으로 떨어져 대지를 기름기가 풍부한 고기 반죽으로 뒤덮었다. (뉴잉글랜드 사람들은 지금은 멸종된 이 종을 "밀가루 반죽 새doughbird"라고 불렀다.)

숲에는 (지방이 풍부한) 곰, 라쿤, 쌀먹이새, 주머니쥐, 토끼, 온갖 사슴 종류가 있었다. 수가 너무 많다 보니 정착민들은 힘들여 엘크, 무스, 들소를 사냥하지 않았는데, 그 큰 고기를 운반하고 보관하는 일이 수고롭다고 생각했기 때문이었다.[57]

어느 유럽인 여행자의 남부 대농장에 관한 기록을 보면 소고기, 송아지고기, 양고기, 사슴고기, 칠면조, 거위 등이 눈에 띄는 반면 채소는 단한 가지도 언급되지 않았다. 아이들은 이가 나기도 전에 소고기를 먹었다. 영국 소설가 앤서니 트롤럽Anthony Trollope은 1861년 미국 여행 중 쓴글에서 미국인은 영국인보다 소고기를 두 배나 더 먹는다고 했다. 또한 찰스 디킨스Charles Dickens는 티본스테이크가 없는 "아침 식사는 없었다"라고 썼다. 분명 우리 시대의 "챔피언의 아침 식사!",[58] 튀긴 밀과 저지방 우유로 하루를 시작하는 일은 하인에게조차 충분하지 않다고 생각했을 것이다.

실제로 미국 역사에서 처음 250년 동안은 빈곤층도 매 끼니 육류나 생선을 먹을 수 있었다. 관찰자들이 신대륙의 식단이 구대륙보다 우월하다고 여겼던 이유는 바로 노동자들이 육류를 많이 먹었다는 사실에 있었다. "어머니가 돼지고기 저장통의 바닥을 보게 되자 나는 가족을 부양하

---

57 과거 미국에 풍족했던 사냥감은 이미 충분히 개척된 유럽 대륙과 대조를 보였는데, 유럽 농부들은 항상 그들이 얻을 수 있었던 양보다 더 많은 육류를 원했다(Montanari 1996).
58 제너럴 밀스의 시리얼 제품 위티스(Wheaties)의 광고 문구―편집자.

기 위해 필사적으로 노력했다"라고 제임스 페니모어 쿠퍼James Fenimore Cooper의 소설《체인베어러The Chainbearer》의 개척자 주부는 말한다.

당시의 요리책에 따르면 미국인들은 1장에서 언급한 원시 부족처럼 동물의 내장을 즐겨 먹었다. 그들은 심장, 신장, 위, 송아지 췌장, 돼지 간, 거북이 허파, 양과 돼지의 머리와 발, 양의 혀 등을 먹었다. 소의 혀 역시 "높이 평가"되었다.

또한 육류뿐 아니라 온갖 포화지방을 엄청나게 섭취했다. 19세기 미국인들은 오늘날 우리보다 버터를 네다섯 배 많이 먹었고, 라드는 여섯 배 이상 먹었다.[59]

《미국인의 식탁에 고기 올리기Putting Meat on the American Table》의 저자 로저 호로비츠Roger Horowitz는 미국인이 실제로 먹은 육류의 양이 얼마나 되는지 조사하기 위해 문헌을 샅샅이 뒤졌다. 1909년 미국 도시민 8,000명을 대상으로 한 조사를 보면 그들 중 가장 빈곤한 사람은 1년에 136파운드 정도의 육류를 먹었고 가장 부유한 사람은 200파운드 이상 먹었다 (1파운드≒0.45킬로그램). 1851년《뉴욕 트리뷴New York Tribune》에 실린 식료품비 예산을 보면 5인 가족 기준 하루 2파운드의 육류가 할당되어 있다. 18세기 초에는 노예들조차 연평균 150파운드의 고기를 먹었다. 호로비츠의 결론처럼 "이런 자료들은 19세기에 미국인이 일인당 연간 150~200파운드의 육류를 섭취했다는 사실을 뒷받침해준다."

대략 일인당 연간 175파운드! 오늘날 미국 성인의 일인당 육류 섭취

---

[59] 19세기의 버터 소비량은 일인당 연간 13~20파운드였는데 2000년에는 4파운드 이하였다. 라드 소비량은 19세기에 일인당 12~13파운드였는데, 오늘날은 2파운드 이하이다. (라드 섭취량은 1920년에서 1940년 사이에 15파운드로 최고치를 기록했다.) (19세기 수치는 Cummings 1940, 258; 현재 수치는 농무부 자료 참조.)

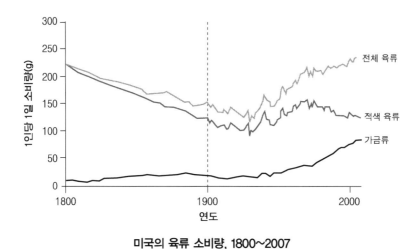

미국의 육류 소비량, 1800~2007

18, 19세기 미국인들은 오늘날보다 적색 육류를 훨씬 많이 먹었다.

출처: Roger Horowitz, *Putting Meat on the American Table* (Baltimore, MD: Johns Hopkins University Press, 2000): 11-17; Adapted from Carrie R. Daniel et al., "Trends in Meat Consumption in the USA," *Public Health Nutrition* 14, no. 4 (2011): Figure 2, 578.

량인 연간 100파운드와 비교해보라. 그리고 현재는 그 100파운드 중 절반 이상이 닭이나 칠면조 같은 가금류이지만, 20세기 중반까지만 해도 닭고기는 특별한 날에나 먹는 고급 육류로 여겨졌다(닭의 주된 가치는 달걀에 있었다). 가금류를 제외하면 오늘날 적색 육류의 일인당 소비량은 발표 기관에 따라 다르긴 하지만 40~70파운드 정도로 두 세기 전에 비해 상당히 적은 수준이다.

미국인들이 한 세기 전보다 육류를 더 많이 섭취하는 것으로 보이는 이유는 적색 육류가 아니라 가금류를 더 많이 먹고 있기 때문이다.

적색 육류 소비의 감소는 우리가 당국으로부터 들어온 내용과 정반대의 상황이다. 최근 농무부 보고서는 육류 섭취가 "기록적으로 높다"고

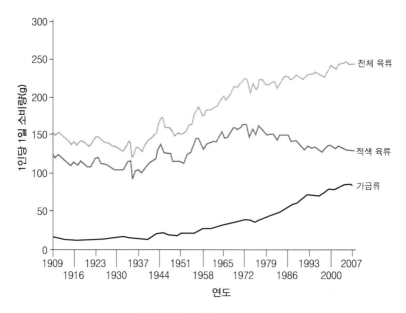

미국의 육류 소비량, 1909~2007

미국인들은 한 세기 전보다 육류를 더 많이 섭취하고 있는데 적색 육류가 아니라 가금류를
더 많이 먹고 있기 때문이다.

출처: US Department of Agriculture, Economic Research Service; Adapted from Carrie R. Daniel
et al., "Trends in Meat Consumption in the USA," *Public Health Nutrition* 14, no. 4 (2011): Figure
2, 578.

했으며, 미디어는 거듭 이러한 인상을 심어주고 있다. 농무부 보고서는
우리의 건강 문제가 육류 소비의 증가와 연관되어 있다고 암시하지만,
이 분석은 적색 육류와 가금류를 같은 범주에 넣고 전체 육류 소비의 증
가를 보여주려 하기 때문에 과장되었다. 1970년대부터 천문학적으로 증
가해온 것은 닭고기 소비이다. 시야를 넓혀 살펴보면 오늘날 우리는 조
상들보다 적색 육류를 훨씬 적게 먹고 있다.

한편 일반 상식과는 다르게 과거 미국인들은 채소를 거의 먹지 않았다. 녹색 잎은 생장하는 기간이 짧았고, 무엇보다도 노력해서 키울 가치가 없는 것으로 여겨졌다. "채소는 경작에 들인 노동에 비해 영양분을 너무 적게 생산해내기에 농부들은 더 영양가 있는 음식을 선호했다"라고 18세기의 한 관찰자는 기록했다. 실제로 1888년 당대 최고의 영양학 교수가 쓴 미국 정부 보고서는 지혜롭고 경제적인 미국인이라면 영양 성분이 너무 적은 "잎채소를 피하는 편이 좋다"고 결론을 내렸다. 뉴잉글랜드에서는 농부들이 과일나무를 많이 심지 않았는데, 과일을 보존하기 위해서는 비슷한 양의 설탕이 필요한 터라 비용이 너무 많이 들었기 때문이다. 사과는 예외였지만, 사과 역시 통에 담아 저장해봤자 길어야 몇 달이었다.

잘 생각해보면, 대형 슈퍼마켓 체인들이 뉴질랜드에서 키위를 수입하고, 이스라엘에서 아보카도를 수입하기 전에는 제철이 아니면 과일과 채소를 먹을 수 없었다. 뉴잉글랜드에서 과일 제철은 6월에서 10월까지였으며 운 좋은 해에는 11월까지였다. 냉장 트럭과 선박이 신선 식품을 전 세계로 운송하기 이전에는 신선한 과일과 채소를 먹을 수 있는 때가 1년 중 6개월도 안 되었다. 북쪽으로 갈수록 겨울은 더 길었다. 따뜻한 계절에도 과일과 샐러드는 콜레라에 대한 두려움 때문에 먹지 않았다. (독립 전쟁과 함께 통조림 산업이 번성했지만 그때에도 채소는 얼마 되지 않았으며 주로 옥수수, 토마토, 완두콩이었다.)

그래서 역사학자 웨이벌리 루트Waverly Root와 리처드 드 로치몬트Richard de Rochemont는 "미국인을 과일이나 채소를 많이 먹는 사람으로 기술하는 것은 잘못되었다"라고 썼다. 1870년경에 채식주의 운동이 일어나긴 했지만, 신선 식품이 쉽게 상하고 질병을 옮길 수 있다는 신선 식품에 대한 불신은 1차 세계 대전 후 가정용 냉장고가 출현하고 나서야 수그러들었다.

이런 설명들로 미루어볼 때, 미국 역사의 처음 250년 동안은 온 나라가 현대의 주류 영양 권장안 기준에서는 완전히 낙제점인 셈이었다.

그러나 그 시기 내내 심장 질환은 확실히 드물었다. 사망진단서상의 신뢰할 만한 자료는 없지만 다른 정보들로 1920년대 초반 이전의 질병 양상을 파악할 수 있다. 미국의 가장 권위 있는 심장 질환 전문가인 오스틴 플린트Austin Flint는 뉴욕 시에서 진료 활동으로 바쁜 와중에도 1800년대 중반의 심장 이상에 대한 보고서를 미국 전역에서 뒤져봤지만 단 몇 건 외에는 발견하지 못했다고 전했다. 존스 홉킨스 병원 설립자 중 한 명인 윌리엄 오슬러William Osler 교수도 1870~1880년대에 몬트리올 종합병원에서 근무하는 동안 단 한 건의 심장 질환도 보고하지 않았다. 관상 동맥 혈전증의 첫 임상 사례는 1912년에 나왔으며, 1915년에 출판된 유명한 의학 교과서 《협심증 등 동맥 질환Diseases of the Arteries including Angina Pectoris》에서도 관상 동맥 혈전증은 전혀 언급되지 않았다. 훗날 아이젠하워 대통령의 주치의가 되는 젊은 의사 폴 더들리 화이트는 1차 세계대전 전날 밤 매사추세츠 종합병원에서 남자 환자 700명 중에서 4명만이 흉통을 호소했다고 썼는데 "그들 중에는 60세 이상의 환자가 많았다."[60] 1900년에는 50세 이상 인구가 미국 전체 인구의 약 5분의 1이었다. 이런 수치는 예전에는 사람들이 오래 살지 못해서 심장 질환이 관찰되지 않았다는 흔한 설명과 배치된다. 단순하게 계산해봐도 20세기 초 심장 발작의 주요 연령대에 해당하는 미국인은 수천만 명이었지만 심장

---

[60] 스코틀랜드 의사 월터 옐로우리스(Walter Yellowlees)는 영국에서의 심장 질환 사례를 샅샅이 찾아보았지만 세계 대전 이전에는 심장 질환이 영국에서 "매우 드문 질환"이었다는 결론에 도달했다. 에든버러 왕립병원에서 있었던 첫 번째 심근 경색 사례는 1928년에 처음 기록되었다(Yellowlees 1982; Gilchrist 1972).

발작은 흔하지 않았던 것이다.

심장 질환이 존재했음에도 한동안 그것을 보지 못하고 넘어가는 일이 가능했을까? 의학사학자 리온 마이클스Leon Michaels는 흉통에 대한 의료 기록을 통풍 및 편두통에 대한 기록과 비교했는데, 이 질환들 역시 통증이 심하고 간헐적으로 발생했으므로 비슷한 빈도로 의사들에게 관찰되었을 것이었다. 편두통에 관한 상세한 설명은 고대까지 거슬러 올라가며, 통풍 역시 의사와 환자 모두 많이 언급한 주제였다. 그러나 가슴 통증에 대한 언급은 없었다. 마이클스는 협심증이 수년간 간헐적으로 지속되는 심한 통증을 일으킨다는 점에서 볼 때 의학계에서 이를 알아차리지 못하고 무시하기란 "확실히 불가능해 보인다"고 했다. "만약 협심증이 18세기 중반 이전에는 정말로 극히 드문 질환이 아니었다면" 말이다.[61]

그러므로 육류와 버터를 잔뜩 먹던 18, 19세기에는 1930년대만큼 심장 질환이 창궐하지 않았다고 말해도 될 것이다.[62]

역설적이게도 심장 질환의 "유행"은 육류 섭취가 급감한 시기 이후에 시작되었다. 도축 산업을 폭로한 업턴 싱클레어Upton Sinclair의 소설 《정글The Jungle》이 발표되자 미국의 육류 판매량은 1906년까지 절반으로

---

61 마이클스는 "당대 가장 학식이 높은 의사였던" 윌리엄 헤버든(William Heberden)이 1768년 런던 왕립 의학교에서 흉통의 최초 사례를 발표했다고 설명했다. "환자는 가슴 안의 심한 통증과 굉장히 불편한 느낌을 걷다가 경험했으며, 마치 조금만 더 지속되거나 조금만 더 아프면 세상을 떠날 듯한 느낌이었다고 했다." 이 발작은 수개월, 심지어 수년간 지속된 뒤 마지막에 결정타를 날린다. 헤버든은 이 질환을 협심증(angina pectoris, 가슴의 극심한 통증)이라 명명했다(Michaels 2001, 9).

62 20세기 초에 심장 질환으로 보고된 사례가 급증한 이유는 향상된 진단 기술에서 찾을 수도 있다(Taubes 2007, 6-8).

떨어졌고 이후 20년간 회복되지 않았다. 다시 말해 육류 섭취는 정확히 심장 질환이 증가하기 전에 감소했다. 지방 섭취는 심장 발작이 급증한 1909년부터 1961년까지 12퍼센트 증가했지만, 이는 동물성 지방 섭취의 증가 때문이 아니었다. 그보다는 새로 발명된 식물성 기름의 공급 급증 때문이었다.

그럼에도 불구하고 미국인이 예전에는 육류를 거의 먹지 않고 "주로 채소"를 먹었다는 이론은 (맥거번과 많은 전문가들의 지지를 받으며) 계속해서 살아남았다. 미국인들은 지난 수십 년 동안 과거의 "건강한" 식단으로 돌아가자고 교육받았지만, 조사해보니 사실 그런 식단은 존재하지도 않았다.

"기다릴 여유가 없다"

1970년대 후반, 식물성 식단이 건강에 가장 좋으며 역사적으로도 입증된 식단이라는 관념이 대중의 의식 속에 파고들었다. 포화지방을 악마화 하려는 적극적인 시도들이 15년 넘게 이어지고 있었다. 앞서 우리는 맥거번 위원회의 담당자가 순식간에 이러한 이론에 포섭된 과정을 살펴보았다. 예상대로 모턴이 맥거번 위원회에 제출한 보고서 초안 때문에 육류, 유제품, 달걀 생산자들은 난리가 났다. 그들은 맥거번의 사무실에 대표자를 보내 추가 공청회 개최를 요구했다. 이런 로비의 압력하에 맥거번 위원회 담당자들은 살코기에 대한 예외를 만들어 미국인들에게 살코기 섭취를 권장했다. 그리하여 《식단 개선 목표》는 가금류와 생선을 더 많이 먹고 적색 육류, 버터, 달걀, 우유의 섭취를 줄이도록 권장했다. 다량영양소로 표현하자면 탄수화물 섭취를 총칼로리의 55~60퍼센트로 늘리고 동시에 총지방, 포화지방, 콜레스테롤, 설탕, 소금 섭취를 줄이라는 권고였다.

모턴은 최종 보고서에서 모든 육류에 반대하고자 했지만, 위원회의 상원 의원 몇몇은 영양 과학 문제에 끼어든 자신들의 역량에 확신이 없었다. 소수파인 일리노이 주 상원 의원 찰스 퍼시Charles H. Percy는 최종 보고서에 자신을 비롯한 세 명의 상원 의원은 "식단의 변화가 심장 건강에 도움이 되는지에 관한 과학적 견해의 불일치에 심한 의구심이 들었다"고 기록했다. 그들은 스탬러와 아렌스와 같이 저명한 과학자들의 견해가 "양극"으로 갈린 점을 설명했고, 정부 담당자인 국립심폐혈연구소 소장과 시어도어 쿠퍼Theodore Cooper 보건 차관보 등이 일반 대중을 위한 권장안을 만들기 이전부터 규제를 서둘렀음을 언급했다.

하지만 이렇게 망설여봤자 모턴의 보고서에 붙은 추진력을 멈추기에는 이미 너무 늦어버렸다. 《식단 개선 목표》는 '지금이 바로 긴급한 공중보건 문제에 대해 행동을 취할 때'라는 과거에 키스와 스탬러가 펼쳤던 논리를 그대로 가져왔다. 보고서는 "해롭다고 생각되는 습관을 바로잡기에 앞서 최종 증거를 기다리고 있을 여유가 없다"고 주장했다.

그리하여 사심을 가지고 있는 비전문가인 모턴이 어떤 공식적인 검토 과정도 없이 엮어낸 《식단 개선 목표》는 식단과 질병에 관한 연구사에서 가장 영향력 있는 문서가 되었다. 상원에서 작성한 《식단 개선 목표》에 맞춰 정부와 온 나라는 권장 식단대로 돌아갔다. "보고서는 세월의 시험을 견뎌냈는데, 나와 맥거번은 이를 매우 자랑스럽게 여깁니다." 30년이 지난 뒤, 맥거번 위원회의 자문을 맡았던 마셜 마츠는 내게 말했다.

마츠에 따르면, 포화지방과 총지방을 줄이고 탄수화물을 늘리라는 보고서의 권고가 오늘날까지 살아남은 사실 그 자체야말로 보고서가 타당하다는 증거라는 것이다. 그러나 이것은 순환논리이다. 의회가 정반대로 육류와 달걀만을 먹으라고 했다면 어땠을까? 아마도 그러한 권고는 연방 정부의 권력에 의해 떠받들어져 똑같이 잘 살아남았을 것이다. 《식단 개선 목표》편찬 이후 수십 년간 미국인들은 비만과 당뇨의 폭증을 목도했다. 이는 우리 식단이 뭔가 잘못되었다는 징후일지 모른다. 이런 사실에 기초해 볼 때 정부는 식단 개선 목표를 재고했어야 마땅했지만, 그럼에도 불구하고 정부는 기조를 유지했다. 정부는 가장 둔한 기관이라서 방향을 쉽게 바꾸지 못하기 때문이다.

뒤돌아보지 않는다: 워싱턴이 움직이기 시작하다

의회가 권장 식단에 무게를 실어주자 워싱턴 관료 사회는 느리지만 가차 없이 굴러가기 시작했다. 식단과 질병은 오랫동안 여러 정부 부처로부터 무시받아 왔지만 더 이상은 아니었다.

의회는 농무부를 영양 주관 기관으로 삼았으며, 그와 동시에 헥스테드는 부처의 영양 분야 책임자 자리에 올랐다. 《식단 개선 목표》의 과학적 설계자에서 《식단 개선 목표》를 실행할 요직의 행정가로 이직한 셈이었다. 그는 농무부에서 캐럴 포어맨Carol Foreman 차관보와 함께 일했는데, 그녀는 모턴처럼 열성적인 소비자 보호 운동가로, 부패한 달걀 및 육류 생산자들 때문에 순진한 미국인들이 지방질 음식을 과다 섭취하는 상황을 저지하는 것이 자신의 임무라고 여겼다.

《식단 개선 목표》의 실천 방안을 고안해내는 일이 헥스테드와 포어맨의 역할이었다. 이 일에는 그다지 상상력이 필요하지 않았는지, 1978년

9월까지 농무부 직원들이 이 주제와 관련해 발표한 내용이라고는 보고서의 탄수화물 권장량을 충족시키기 위해 하루 빵 열세 조각의 식단을 제안한 것뿐이었다. 누구 하나 맛있는 메뉴를 제안할 수는 없는 것이냐는 어느 영양사의 질문이 《워싱턴 포스트》에 실리기도 했다.

글쎄, 그러기는 어려웠다. 의회가 건강한 식단의 구성 요소를 결정했음에도 불구하고 과학자들은 그러한 선택을 지지하는 기본적인 근거를 두고 여전히 논쟁 중이었기 때문이다. 헥스테드는 농무부에서 논란에 대한 권위 있는 보고서를 만들고자 했지만, 그 노력은 관료주의적 내분으로 물거품이 되었다. 한편, 미국인 전체를 대상으로 권장 식단을 밀고 나가기 전에 과학적 의견이 보다 합치될 필요가 있다고 여긴 미국영양학회American Society for Nutrition는 식단과 질병에 관한 데이터를 검토하고 타당성을 평가하기 위해 공식적인 대책 위원회를 조직했다. 헥스테드는 대책 위원회가 농무부 권장 식단을 수정할 수 있도록 허용했다. 농무부가 아무리 애써봤자 결국에는 전문가의 지지가 있어야만 신뢰를 얻을 수 있었는데, (키스와 스탬러가 주도한) 미국심장협회 영양위원회 말고는 어떤 영양학자 집단도 식단과 질병의 관계에 대한 근거를 검토하기 위해 공식적으로 모인 적이 없었기 때문이었다. 헥스테드는 "매우 좋은 기회를 잡았다고 생각했다. 록펠러 대학의 아렌스가 대책 위원회 공동 의장을 맡고 있었는데, 그는 일반인을 대상으로 한 권장 식단에 반대하는 것으로 알려져 있었기 때문이다"라고 회고했다. 감수해야 할 위험이 있었지만 헥스테드는 대책 위원회의 결정을 따르기로 했다.

아렌스는 식단-심장 가설에 관한 다양한 과학적 견해를 대표하는 아홉 명을 선정해 팀을 꾸렸다. 이들은 수개월 동안 포화지방 섭취에서부터 총콜레스테롤과 심장 질환까지, 식단-심장 가설을 이루는 모든 연결

고리들을 신중하게 검토했다. 그러나 결과는 헥스테드나 키스 같은 식단-심장 지지자들에게 반가운 뉴스가 아니었다. 예컨대 위원들은 포화지방을 비난하는 근거가 설득력이 없다는 데 동의했다. 게다가 지방이 심장 질환과 단지 간접적으로만 관련되어 있을 수도 있다는 것이 그들이 지방에 대해 이야기할 수 있는 전부였다. 핵심 쟁점은 언제나 그래 왔듯이 저지방 식단에 관한 임상 실험 자료가 거의 존재하지 않고 오로지 역학 연구만 남아 있다는 데 있었다. 알다시피 이런 연구들은 상관관계만 보여줄 뿐 인과관계를 증명할 수는 없다. 헥스테드 측은 충분하다고 여겼지만 아렌스 측은 그렇지 않았다.

아렌스 팀은 1979년에 발표한 최종 보고서에서 위원들 대다수가 지방이나 포화지방을 줄이면 심장 질환을 막을 수 있다는 이론에 매우 회의적이라고 분명히 밝혔다. 하지만 식단 개선 목표가 건강에 해로울 수 있다는 점에 대해서는 명쾌하게 설명하지 않았는데, 헥스테드는 이를 그린 라이트로 받아들였다. 틀렸다고 증명되기 전에는 옳다고 가정했던 키스의 빈약한 논리에 기대어 헥스테드는 다음과 같은 수사적 질문을 던졌다. "문제는 우리의 식단을 왜 바꿔야 하는가가 아니라 왜 바꾸면 안 되는가이다. 육류와 지방, 콜레스테롤을 덜 먹는다고 무슨 해로움이 있는가?" 영양 전문가들의 지배적인 견해는 더 확실한 증거가 나오기 전까지 지방 섭취를 줄여 심장 질환의 "위험에 대비해야" 한다는 것이었다. 헥스테드는 "중대한 이점이 있을 것"이라고 예상했지만, 치러야 할 대가는 예상하지 못했다. 아렌스의 위원회는 "해를 끼쳐서는 안 된다"는 원칙에 따라 식단의 변화를 유도하기 전에 보다 확실한 증거가 필요하다고 맞섰지만 헥스테드는 굴하지 않았다. 결국 농무부는 과학자들이 아니라 새로운 저지방 식단에 호의적인 의회에 결정권을 넘겼다.

그리하여 1980년 2월, 아렌스 위원회의 지지가 없었음에도 불구하고 헥스테드는 《미국인을 위한 식단 지침Dietary Guidelines for Americans》의 공표를 추진했다.[63] 이 지침은 농무부 식품 피라미드(최근에는 "마이 플레이트 My Plate"로 변형되었다)의 기초가 되었다. 한 명의 의회 사무직원과 한 명의 학술 자문 밑에서 자라나 영양 전문가들의 지지도 받지 못했지만 이 식단 지침은 현재 모든 초등학생들이 알 정도로 미국에서 가장 널리 알려진 식품 지침이 되어 학교 급식 메뉴와 영양 교육에 커다란 영향을 끼치고 있다.

근거를 둘러싼 전문가들의 전쟁

아렌스의 위원회 외에도 헥스테드의 주장을 받아들이지 않는 영양 전문가 단체가 또 하나 있었다. 과학적인 문제에 대한 자문을 얻기 위해 의회가 1863년에 창설한 미국의 과학자 조직인 내셔널 아카데미 오브 사이언스(이하 NAS)였다. 1940년 설립된 NAS의 식품과 영양 위원회는 영양 문제에 관해 워싱턴에서 가장 존경받는 전문가 집단으로, 몇 년마다 영양 권장량Recommended Dietary Allowances, RDAs을 결정해왔다. 농무부는 위원회에 《식단 개선 목표》에 대한 리뷰를 써달라고 요청했지만 성사되지는 않았다. 《사이언스》지의 보도에 따르면 아마도 누군가가 계약을 취소시킨 듯한데, 상원이 제안한 새로운 저지방 식단에 대한 위원회의 냉담한

---

63 《미국인을 위한 식단 지침》은 맥거번 위원회가 발표한 《식단 개선 목표》와는 별개의 것으로, 헥스테드의 《미국인을 위한 식단 지침》은 《식단 개선 목표》가 세워놓은 정책으로부터 나온 것이다. 미국 농무부와 보건복지부는 1980년부터 5년마다 《미국인을 위한 식단 지침》을 공동 발표하고 있다.

기류를 농무부 관료들이 알아차렸기 때문이었다.

침묵하고 싶지 않았던 NAS는 자체 자금으로 리뷰를 준비했다. NAS의 패널은 다른 모두가 이미 검토했던 동일한 연구들을 재검토했다. 식단-심장 가설에 대한 근거들을 살펴본 NAS는《건강한 식단을 향하여 Toward Healthful Diets》라는 보고서에서 그 연구들이 "대체로 인상적이지 못한 결과물"이라고 결론 내렸다.

NAS는 미국인들이 최근까지 꽤 괜찮은 식생활을 해왔다고 주장했다. 1978년 식품과 영양 위원회의 수장이었던 길 레벌리Gil Leveille는 전통적 식단은 필수 비타민과 고품질의 단백질이 풍부해 "사상 가장 훌륭한 식단으로 세계 최고의 식단은 아닐 수도 있지만 최고 중 하나"라고 썼다. 미국 남성의 평균 신장(이는 생애 전반에 걸친 영양 상태를 평가할 수 있는 꽤 신뢰할 만한 지표이다)은 20세기 전반에 빠르게 늘어났다. 비교할 만한 통계를 가진 국가와 비교해봐도 미국인은 지구상에서 가장 키가 큰 국민이었다.[64]

장차 미국인의 영양을 두고 워싱턴에서는 거대한 줄다리기를 벌였다. 한편에서는 정부 부처인 농무부와 보건복지부가 맥거번 보고서를 지지했고, 미군 의무총감 역시 1979년에《식단 개선 목표》를 지지하는 보고서를 발표하여 힘을 실어주었다. 반대편에서 정부 기관에 맞선 NAS의 식품과 영양 위원회는 점점 더 고립되어갔다. 이들은 저지방 식단을 모든 미국인에게 권장해서는 안 된다는 견해를 홀로 지지했다.

언론은 달아올랐다. 지방과 콜레스테롤은 매우 뜨거운 주제였으며, 헥

---

[64] 미국 남성 신장의 꾸준한 상승은 1970년 이후 태어난 남성에서 중단되었다. 전문가들은 영양 상태의 악화를 원인 중 하나로 지목했다.

스테드가 의기양양하게 말했듯이 "정부와 NAS는 사이가 좋지 않"았다.

《뉴욕 타임스》와 《워싱턴 포스트》는 이 중요한 화제에 대해 논평하는 것이 좋겠다고 판단했다. 위원회의 위원들은 텔레비전 토크쇼에 나왔고 뉴스 프로그램인 〈맥닐 레러 리포트MacNeil/Lehrer Report〉는 이 주제를 심층 보도했다. 《피플》지도 기사를 냈는데, NAS 위원회 의장 앨프레드 하퍼Alfred E. Harper가 집에서 달걀 스크램블을 요리하는 아내를 애정 어린 눈빛으로 바라보는 사진을 실었다.

언론은 대체적으로 정부의 저지방 권장안을 열렬히 지지했다. 《뉴욕 타임스》는 NAS의 보고서를 "일방적"이며 "하나의 관점만"을 대변한다고 비난했다. 《뉴욕 타임스》가 잘못 이해한 부분은 이런 과학적 의견 불일치가 두 개의 가설이 대결하는 양상이 아니었다는 점이다. 하나의 가설만이 존재했고 과학자들은 단지 이 가설을 뒷받침하는 근거에 대해 지지나 반대 의견을 표했을 뿐이었다. 근거가 충분한가, 그렇지 않은가의 문제였다.

《뉴욕 타임스》는 여론 조사를 실시했다. 《뉴욕 타임스》 편집국은 "연방 정부와 적어도 18개 이상의 보건 관련 기관이 지방과 콜레스테롤 감식을 지지하며, 반대 측에는 NAS와 미국의사협회만이 존재한다"고 써놓았다. 탄수화물로 인한 심장 질환 위험 증가, 다불포화 기름으로 인한 암 질환 위험 증가, 아이들의 영양 부족 등 저지방 식단의 잠재적 대가는 논쟁의 대상이 아니었다. 《뉴욕 타임스》의 결론은 다음과 같았다. "연방 정부는 여전히 현명한 사람이라면 지방과 콜레스테롤을 적게 먹어야 한다고 여긴다. NAS가 정부의 실수를 적절하게 증명하지 못하는 한 현명한 사람이라면 그렇게 할 것이다."

이는 새로운 상황이었다. 정치적 결정이 새로운 과학적 진실을 만들어낸 것이었다. 가설이 정설로 받아들여지려면 검증이 필요한 법인데, 정치가 이러한 정상적인 과학적 과정을 단축시켜 검증되지 않은 가설을 지배적인 정책으로 격상시키고, 틀렸음이 증명되기 전까지 옳다고 여겼다.

1980년 6월 1일 NAS의 보고서에 경종을 울리는 사건이 일어났다. 《뉴욕 타임스》는 식품과 영양 위원회의 두 위원이 업계와 유착되어 있다는 기사를 1면에 실었다. 세인트루이스 대학 의학부의 생화학자인 로버트 올슨Robert E. Olson은 달걀과 유제품 업계에 자문을 해왔고, 의장인 앨프레드 하퍼는 육류 업계의 자문을 담당해왔다. 이 혐의는 사실이었다. 그러나 식품 기업은 논쟁 중인 양측 모두에 영향력을 행사했다. 두 위원이 육류, 달걀, 유제품 업계와 관계를 맺었던 시기에 위원회의 또 다른 두 위원은 식품 기업에 고용되어 있었는데, 한 명은 조미료 생산 기업인 맥코믹 앤드 컴퍼니McCormick and Company의, 다른 한 명은 허쉬사Hershey Foods Corp의 고용인이었다. 출범 당시부터 위원회는 영양 재단의 자금 지원을 받아왔는데, 영양 재단에는 제너럴 푸드, 퀘이커 오츠, 하인즈, 콘 프로덕트 리파이닝 코포레이션 등 주요 식품 기업들이 참여하고 있었다.

이들의 강력한 로비에도 불구하고 위원회는 새로운 저콜레스테롤, 저지방 권장 식단에 완강히 반대해왔다. 인터뷰 당시 여든네 살의 하퍼는 당당하게 말했다. "당시 우리의 입장은, 식품 기업에 자문할 정도로 유능한 사람이라면 위원회에서 일하지 못할 이유가 없다는 것이었습니다."

언론과 대중은 이 논쟁의 양측에 폭넓게 연루되어 있는 이러한 관계들을 잘 알지 못했다. 대중은 언론에서 다룬 육류와 달걀 생산자들의 비리만 기억했다. 포화지방이 건강에 해롭다는 생각이 이미 널리 퍼졌으므로 동물성 식품을 지지하는 목소리에는 분명 어떠한 저의가 있을 것이라고 의심했다. 비판자들은 《건강한 식단을 향하여》에 대해 "음모가 있으며" "엉성하다"고 비판했으며, 뉴욕의 하원 의원 프레드 리치먼드 Fred Richmond는 식품업계 로비스트들이 "여기서 작업을 한 것이 틀림없다"고 공공연하게 말하고 다녔다.

위원회의 보고서에 대한 광기 어린 분노는 NAS의 과학자들을 깜짝 놀라게 했는데, 그들은 이러한 대중의 분노가 낯설기만 했다. NAS 원장인 필립 핸들러Philip Handler는 《건강한 식단을 향하여》가 근래 NAS가 발간한 수많은 학술 출판물 중에서 가장 많은 주목을 받았다고 말했다. 그는 "우리는 정치를 너무 몰랐어요"라고 이야기했다. 그러고는 "질 때가 있으면, 질 때도 있죠"라고 말장난을 했다.

1980년 여름, 상하원 모두 보고서에 관한 공청회를 열었고 NAS의 명성은 심하게 훼손되었다. 《사이언스》지는 "하원 위원회의 의도는 의심할 여지없이 핸들러를 십자가에 매다는 것이었다"라고 전했다. 실제로 《워싱턴 포스트》 편집국은 위원회의 보고서가 "신중한 과학적 조언"을 한다는 NAS의 명성에 "먹칠을 했다"고 논평했다. 엄격하고 공정하게 작성된 《건강한 식단을 향하여》는 모턴의 보고서보다 전문가들의 심층 분석을 훨씬 더 많이 실었지만, 언론의 영향력은 강력해서 불행하게도 《건강한 식단을 향하여》는 오늘날까지도 여기저기서 폄하되고 있다. NAS는 영양과 질병이란 주제에 관해 다른 전문 기관들(농무부, 국립보건원, 미국심장협회)의 의견을 점검하고 균형을 맞출 수 있는 몇 안 되는 과학자 집단이었기 때문에 NAS의 회의적인 보고서의 실패는 중대한 사건이었다. 반대 의견을 개진할 과학자 집단은 하나도 남지 않게 된 것이다.

LRC 임상 실험이 논쟁에 종지부를 찍다

식단-심장 가설 논쟁의 종언은 1980년대 초반 국립심폐혈연구소에서
나왔다. 10년 전에 계획된 두 건의 실험을 떠올려보자. 당시 연구소는 현
명한 식단을 검증하기 위한 대규모 연구에 10억 달러를 투자하지 않기
로 결정했다. 그래서 시행된 두 건의 비교적 소규모 실험 중 하나였던 스
탬러의 미스터 핏 실험은 실망스러운 결과를 낳았다. 또 다른 임상 실험
은 1억 5,000만 달러가 투입된 '지질 조사 임상 관상 동맥 1차 예방 실험
LRC'으로, 콜레스테롤을 낮추면 심장 질환을 예방할 수 있다는 이론을 검
증하기 위한 역대 최대 규모의 실험이었다. 미스터 핏 실험이 식단-심장
가설 진영에 엄청난 실망을 안겨주었기 때문에 모두들 LRC 실험은 좀
더 나은 결과를 보여주리라 기대하고 있었다.

　LRC 실험은 국립심폐혈연구소의 지질 대사 분과장인 바질 리프킨드
Basil Rifkind와 캘리포니아 샌디에이고 대학의 콜레스테롤 전문가인 대니
얼 스타인버그Daniel Steinberg가 이끌었다. 이들은 거의 50만 명의 중년 남
성을 검사해 금방이라도 심장 발작을 일으킬 만큼 콜레스테롤 수치가 높
은(265mg/dL 이상) 3,800명을 찾아내 두 집단으로 나누었다. 두 집단 모두
콜레스테롤을 낮추기 위해 미국인 평균보다 적은 수의 달걀, 지방이 적
은 고기와 유제품 등을 먹도록 교육했다. 실험군에는 콜레스테롤을 떨어
뜨리는 약인 콜레스티라민을 투여했고, 대조군에는 위약을 처방했다.

　중요한 사실은 이 실험이 식단에 대한 검증이 아니었다는 점이다. 두
집단 모두 같은 저지방 식단을 먹었다. 따라서 식단은 실험에서 검증하
고자 한 변수가 아니었다. 실험은 단지 콜레스티라민을 검증하기 위해
설계된 것이었다. 다른 종류의 식단을 실험하지 않았다는 비판에 대해
국립심폐혈연구소는 심장 질환의 위험이 큰 사람들에게 콜레스테롤 감

식의 기회를 양심상 빼앗을 수 없었다는 이유를 댔다. 하지만 연구의 당초 목표 중 하나는 식단이 심장 질환을 예방할 수 있는지 검증하는 것이었다. 이는 부조리한 순환 논증에 지나지 않았다. 키스의 가설이 정상적인 과학적 검증의 허들을 넘어 성공한 끝에 이제는 식단을 검증하는 행위조차 비윤리적으로 여겨졌다.

실험 변인에서 식단을 생략했음에도 불구하고 1984년 발표된 LRC 실험의 결과는 식단-심장 가설의 위대한 승리로 환영받았다. 식단-심장 가설에서는 경화반 형성을 예방하기 위해 총콜레스테롤을 낮추는 것이 중요한데, 콜레스티라민은 대조군에 비해 실험군의 콜레스테롤을 더욱 저하시켰다. 또한 실험군에서는 심장 발작이 덜 발생했으며 치사율도 낮았다.[65]

하지만 그럴듯해 보이는 결과는 어디까지나 데이터를 자세히 들여다보기 전의 이야기일 따름이다. 예컨대 심장 발작 발생의 차이는 상대적으로 작았으며, 연구진이 처음에 사용한 통계 검정은 통계적으로 유의미하지 않은 것으로 판명되었다. 연구진은 실험 결과가 통계적으로 유의미하다고 주장할 수 있도록 실험 종료 시점에 좀 더 관대한 통계 검정

---

[65] 대조군은 콜레스테롤이 평균 4퍼센트 감소했지만 실험군은 13퍼센트 감소했다. 그렇지만 이러한 결과는 해당 약물의 실패로 간주되었는데, 애초에 두 집단 간에 네 배 이상의 차이를 예상했기 때문이었다. 결과가 더 좋게 나오지 못한 이유에 대해 연구 책임자들은 충실한 복약의 어려움(그 약에는 여러 불쾌한 부작용이 있었다)과 보상기전으로서 간에서 콜레스테롤 생성을 증가시켰기(항상성 작용) 때문이라고 해명했다.

[66] LRC 실험 연구진은 실험 프로토콜에서 실험의 유의성을 검정하기 위해 "양측 검정"을 하겠다고 밝혔다. 양측 검정은 실험 변인의 이로운 효과나 해로운 효과를 모두 알아볼 수 있다. 그러나 연구진은 실험 종료 시점에 보다 느슨한 단측 검정으로 바꿨는데, 이는 실험 변인이 이로운 효과만을 가진다고 가정하는 것이다. 느슨한 통계학적 기준은 LRC 실험을 둘러싼 논란의 원인이 되어왔다(Kronmal 1985).

을 소급 적용하는 이례적이고 논란의 소지가 있는 조치를 취했다.[66] 그들은 또 LDL 콜레스테롤 데이터를 백분율의 변화로 환산하여 보고했는데, 이는 결과를 왜곡하고 절대 수치로는 미미한 차이라는 사실을 은폐하기 위함이었다. 그러나 이런 통계학적 술책에도 불구하고 여전히 남아 있는 문제가 있었는데, 실험군에서 관상 동맥 질환으로 인한 사망은 감소했으나 특이하게도 총사망률은 전혀 개선되지 않았다는 점이었다. 실험군에서는 68명이 사망했고 대조군에서는 71명이 사망했는데, 이 차이는 겨우 0.2퍼센트밖에 안 된다.

항상 총사망률은 콜레스테롤 저하 실험의 난제였다. 기이하지만 일관되게도, 콜레스테롤이 낮아진 남성은 자살, 사고, 살인 등에 의한 사망률이 유의미하게 높았다. 리프킨드는 이 결과가 우연이라고 생각했지만, 이 같은 기이한 결과는 헬싱키 심장 연구와 같은 이전의 포화지방 감식 연구에서도 나타났다. 실제로 여섯 개의 콜레스테롤 실험을 분석해 보았더니 실험군이 대조군에 비해 자살이나 폭행으로 사망할 확률이 두 배나 높게 나타나 학자들은 저콜레스테롤 식단이 우울증을 초래할 수도 있다고 가정했다. (이후 학자들은 콜레스테롤이 부족해지면 뇌의 세로토닌 수용체 기능에 이상을 초래할 수 있다고 주장했다.) 식단 변화를 통해 콜레스테롤을 낮추는 또 다른 연구에서 실험군은 담석과 암 질환이 일관되게 증가하는 결과를 보였기 때문에 국립심폐혈연구소는 몇 년 전 이 문제에 관한 워크숍을 연속 개최했다. 덧붙여, 일본인처럼 콜레스테롤이 매우 낮은 인구 집단은 콜레스테롤이 높은 집단에 비해 뇌졸중과 뇌출혈의 유병률이 높다.

많은 생물통계학자들은 LRC 실험 책임자들이 "요행수" 같은 실험 결과에 대해 설명해야 한다고 강력하게 주장했다. 당대 가장 영향력 있는 생물통계학자였던 폴 마이어Paul Meier는 다음과 같이 말했다. "그와 같은 결과에 대해 제대로 해명하지 못한다면 어떤 통계학자라도 자신의 배지를 반납해야 할 것입니다." 국립심폐혈연구소의 관료인 살림 유수프Salim Yusuf 또한 LRC 실험 결과에 대한 의구심을 쉽사리 떨쳐낼 수 없었다. "제대로 설명할 수 없어서 무척이나 고민스러웠습니다"라고 당시 그는《사이언스》지에 밝혔다.

리프킨드와 스타인버그는 이 문제에 대해 설명하려 하지 않았다. 그들은 자신들의 실험이 콜레스테롤 저하가 건강에 미치는 유익을 성공적으로 증명해냈다고 자평했다. 또한 콜레스티라민이 심장 발작을 예방한다는 결론에 더해 (식단은 전혀 실험하지 않았으면서도) 콜레스테롤을 낮추는 식습관 역시 심장 발작의 위험을 줄여준다는 결론을 도출해냈다. 약물을 통한 콜레스테롤 저하와 식단에 의한 콜레스테롤 저하가 동일하다는 가정은 믿음의 비약이자 의문의 여지가 있는 가정이었다. 생물통계학자 리처드 크론멀Richard A. Kronmal은 저지방의 현명한 식단이 약물과 마찬가지로 심장 발작을 감소시킬 것이라고 가정하고 싶겠지만 실험 결과는 "이런 주장을 지지하지 않는다"고《미국의사협회지》에 기고했다. 크론멀은 리프킨드와 그의 동료들이 "과학이라기보다는 아전인수"에 가까울 정도로 데이터를 이용했다는 사실에 우려를 표했다. 역시 생물통계학자인 폴 마이어는 실험의 결과를 "결정적"이라고 부르는 것은 "용어를 매우 잘못 사용한 사례"라고 평했다.

하지만 이러한 비판에도 불구하고 리프킨드는《타임》지와의 인터뷰에서 "식단과 약물로 콜레스테롤을 낮추는 것이 실제로 심장 질환과 심장 발작의 위험을 줄여준다는 데에는 더 이상 논란의 여지가 없습니다"라고 했다. 스타인버그는 LRC 실험이 식단-심장 가설의 "핵심 주춧돌"

이라고 의기양양하게 주장했다. 또한 리프킨드와 스타인버그는 고위험군의 중년 남성을 대상으로 한 자신들의 실험 결과가 저위험군 남성뿐 아니라 "다른 연령군 및 여성에게까지 확대 적용될 수 있다"고 가정했는데, 이 역시 심장 질환에 대한 항전은 일찍부터 시작하는 것이 좋다는 일반의 가정에 기초하고 있다.

전문가들은 실험 결과가 결정적이라며 환영했는데, 그것은 그들이 몹시도 원했던 결과였기 때문이었다. 국립심폐혈연구소는 두 실험에 2억 5,000만 달러를 투입했는데, 이는 영양학 역사상 가장 많은 연구비였다. 정부가 이 정도로 투자를 했으니 결정적인 권장안을 만들어내야만 했다. 식단-심장 가설 지지자들은 "결정적인" 실험을 수십 년간 기다려왔기에, 억눌렸던 감정은 전문가들이 연구의 통계학적 문제점과 심각한 부작용들을 간과하도록 만들었다. LRC 연구진의 낙관적인 견해에 따르면, 이제 약을 먹거나 포화지방 섭취를 줄여 혈중 콜레스테롤을 낮추도록 권장하는 일이 가능해졌다.

LRC 실험은 식단을 전혀 실험하지 않았음에도 역사상 가장 영향력 있는 연구로 남았는데, 국립심폐혈연구소가 실험 결과를 근거로 모든 관료들이 오로지 "고위험" 미국인들의 혈중 콜레스테롤을 낮추는 데만 헌신하도록 만들었기 때문이다. 그러한 노력의 일환으로 정부는 사람들에게 식이 지방, 특히 포화지방을 줄이라고 권고했다. 그리고 이 메시지는 미국 전역의 모든 남녀 및 아이들에게까지 전해졌다.

합의 회의

현재 대다수 중년 미국인들이 육류 섭취를 줄이고 스타틴(콜레스테롤 강하제의 한 종류)을 복용하고 있다면 이는 거의 전적으로 국립심폐혈연구소의 다음과 같은 행보 때문이다. 미국인에게 특정 식단과 약물을 권장하는 일에는 거대한 책임이 뒤따르므로, 국립심폐혈연구소는 일을 진행하기 전에 과학적 의견의 일치를 보거나 적어도 비슷한 모양새는 갖춰야 한다고 판단했다. 또 국립심폐혈연구소는 콜레스테롤이 정확히 어느 수치를 넘어설 때 저지방 식단이나 스타틴을 처방해야 하는지에 대한 기준을 정할 필요가 있었다. 그래서 국립심폐혈연구소는 1984년에 다시 한 번 전문가들을 워싱턴에 불러 모았는데, 600명이 넘는 의사와 연구자들이 참석했다. 그들의 임무는 (비현실적이게도 2.5일 안에) 식단과 질환에 대한 수많은 논문을 놓고 토론해 전 연령대의 남녀를 위한 권장 콜레스테롤 수치에 대한 의견 일치에 도달하는 것이었다.

참석자들 다수의 증언에 따르면, 회의는 이미 처음부터 결론이 나 있었으며 다른 결론을 주장하기 어려웠다. 순전히 양적으로도 콜레스테롤 저하에 지지를 표명하는 사람들의 수가 반대 측에 배정된 수보다 많았고, 식단-심장 가설의 강력한 지지자들이 모든 주요 지위를 독점했다. 리프킨드는 기획위원회 의장을 맡았고 스타인버그는 회의 자체의 의장을 맡았다.

회의 마지막 날 아침, 스타인버그는 회의의 "합의문"을 낭독했다. 하지만 그것은 아직 잘 알려지지 않은 질환에 대해 식단이 할 수 있는 복잡한 역할을 객관적으로 평가한 것이 아니었다. 그보다는 지방과 포화지방을 낮춘 식단을 통해 콜레스테롤을 저하시키면 2세 이상의 모든 미국인에게서 "관상 동맥 질환에 유의미한 예방 효과가 있을 것"이라는 "의심 없는" 주장이었다. 이제 심장 질환은 미국 전역에서 식단의 선택을 좌우하는 가장 중요한 요인이 되었다.

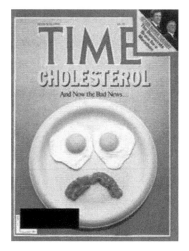

1984년 미국국립보건원의 "합의" 회의는 포화지
방이 심장 질환을 야기한다는 이론을 신성화했다.

©1984, Time Inc. Used under license. *TIME* and
Time Inc. are not affiliated with, and do not
endorse products or services of, Licensee.

미국국립보건원 합의 회의. 《타임》 1984년 3월 26일

1984년 3월 회의가 끝나자 《타임》지는 표지에 달걀 프라이 두 개와 베이컨으로 이뤄진 얼굴 모양의 그림을 실었다. "달걀과 버터를 중단하라!"라는 표제의 기사는 다음과 같이 시작한다. "콜레스테롤은 치명적인 것으로 증명되었고, 이제 우리의 식단은 반드시 달라져야 한다."

지금껏 살펴봤듯이 LRC 실험은 식단에 대해 말할 수 있는 바가 없으며 콜레스테롤에 대한 연구 결론을 뒷받침해주는 자료도 매우 빈약했지만, 리프킨드는 그러한 추정이 타당하다고 믿었다. 그는 《타임》지와의 인터뷰에서 실험 결과가 "식단에서 지방과 콜레스테롤을 줄일수록 심장 질환 위험이 감소한다는 사실을 강력하게 시사한다"고 말했다.

당시 《사이언스》지 리포터였던 지나 콜라타Gina Kolata는 회의의 결론을 뒷받침하는 근거의 질적인 면에 대해 회의적인 기사를 썼다. 콜라타는 실험에서 "콜레스테롤 저하가 차이를 만들어내지 못했다"면서 그 실험 데이터를 근거로 모든 남녀와 아이들에게 저지방 식단을 권장하는 것은 적절하지 못하다는 비판자들의 발언을 인용했다. 스타인버그는 "합의보다 반대 의견이 항상 뉴스거리가 되는" 언론의 특성을 이야기하며 콜라타의 기사를 일축하려 했다. 그러나 스타인버그의 결론을 지지한 《타임》지의 커버스토리는 정확히 정반대의 사례였으며, 전반적으로 언론은 새로운 콜레스테롤 지침을 지지했다.

합의 회의 이후 국립보건원 내에는 전미 콜레스테롤 교육 프로그램 National Cholesterol Education Program, NCEP이라는 부서가 신설되었다. 이 부서는 "위험에 처한" 환자들을 진단하고 치료하는 방법을 의사들에게 조언할 뿐 아니라 미국인에게 콜레스테롤 저하의 분명한 이점을 교육하는 것이 그 임무였다. 그 후 수년 동안 NCEP의 전문가 패널에는 제약 업체로부터 자금을 지원받는 연구자들이 침투해 들어갔고, 콜레스테롤 목표치는 더욱 낮아졌으며, 그에 따라 점점 더 많은 수의 미국인들이 스타틴 처방 대상의 범주에 들어갔다. 저지방 식단은 심장 질환 예방 효과가 임상 실험을 통해 검증된 적이 전혀 없음에도 불구하고 전국적으로 권장되는 표준 식단이 되었다.

아렌스처럼 오랫동안 식단-심장 가설에 반대했던 이들에게도 합의 회의는 중요했는데, 그들이 마지막으로 공개 발언을 할 수 있는 기회였기 때문이었다. 회의 이후 아렌스와 그의 동료들은 그들의 주장을 철회하도록 압박받았다. 이전 20년간은 영양학계의 엘리트 멤버들이 논쟁에 참여할 수 있었지만, 회의 이후로는 불가능해졌다. 이제 엘리트 멤버가 된다는 것은 곧 저지방 식단에 찬성한다는 것을 의미했다. 국립심폐혈연구소·미국심장협회 동맹은 아주 효과적으로 반대파를 잠재웠고, 실제로 이후 15년간 의학과 영양학 분야의 연구자들 수만 명 중 겨우 수십 명만이 식단-심장 가설에 도전하는 연구를 조심스럽게 발표했다. 그런 뒤 그들은 자신들의 경력이 위기에 처하는 것을 염려해야 했다. 그들은 아렌스가 자신의 분야에서 최고의 자리에 있었음에도 연구 지원금을 받지 못하는 것을 봐왔다. "기득권 세력에 도전할 때 감수해야 하는 대가에 대해 아렌스는 잘 알고 있었다"고 그의 제자였던 이는 내게 이야기해주었다.

아렌스는 그의 마지막 무대가 된 합의 회의를 회상하며 그답지 않게 단호한 어조로 다음과 같이 말했다. "나는 국립보건원과 미국심장협회가 대중에게 물을 끼얹고 있다고 생각해요." 그는 단언했다. "그들은 좋은 일을 하고자 해요. 그들은 그것이 올바른 일이기를 신에게 빌고 있죠. 하지만 과학적 근거에 기초해서 행동하고 있지 않으며, 그럴듯하지만 검증되지 않은 이론에 뿌리를 두고 있어요." 그럴듯하든 개연성 있든 간에 그 검증되지 않은 이론은 이미 안착해버렸다.

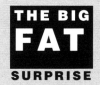

6장

저지방 식단이

여성과 **어린이**에게 미치는 영향

로버트 놉의 연구 결과는 여성들이 저지방 식단을 먹음으로써 실제로는 자신의 건강을 해쳤음을 시사한다. 그러나 영양학계 엘리트들은 이러한 충격적 결과를 거론하지 않았다. 대부분 여성들은 저지방 식단이 심장 질환 위험을 높일 수 있다는 사실을 몰랐고, 지금도 여전히 모르고 있다.

1980년 발표된 《미국인을 위한 식단 지침》으로 대변되는 영양에 관한 정부의 입장이 얼마나 급격한 것이었는지는 달리 과장해서 말하기가 어려울 정도다. 농무부는 1956년부터 기초 식품군이 "균형 잡힌" 식사를 위해 영양가 있는 식품을 추구하도록 권장해왔다. 기초 식품군은 처음에는 다섯 가지였으나 일곱 가지가 되었고, 다시 네 가지로 바뀌었는데, 네 가지 식품군은 우유, 육류, 과일과 채소, 곡물이다. 농무부는 각 식품군에 속한 식품을 매일 적당량 먹도록 장려했다. 농무부는 이해관계의 충돌 때문에 항상 고충이 컸는데, 부처의 사명이 미국 식료품의 장려에 있다 보니 오래전부터 업계로부터 강력한 영향을 받아왔다. 그런데 이제 영양 식품을 충분히 섭취하라는 메시지에서 영양 식품을 제한하라는 메시지로 바뀌었다. 아이러니하게도 대부분 똑같은 식품이었다! 육류, 버터, 달걀, 우유는 건강에 유익한 식품에서 유해한 식품으로 뒤바뀌었다.

1970년대 미국인들은 기존의 통념에 의문을 던지고 있었는데, 오랫동안 안전하다고 믿어온 담배나 살충제 같은 소비재에 대한 추한 진실이 공익활동가들에 의해 드러나자 육류, 우유, 달걀과 같은 기초 식료품에 대한 문제 제기 역시 타당하다고 생각했다. 전통 음식에서 벗어나라는 조언은 대중이 한때 신성불가침이었던 믿음들에 대한 확신을 잃어버린 바로 그 시점에 등장했다. 이는 육류, 우유, 달걀 같은 식품을 채소, 과일, 곡물로 대체하라는 《미국인을 위한 식단 지침》의 권고를 사람들이 자발적으로 따른 배경이기도 하다.

《미국인을 위한 식단 지침》의 뒤를 이어 저지방 저콜레스테롤 식단이 1980년대에 대대적으로 유행했으며, 고위험 중년 남성군에서 시작해 여성과 어린이를 비롯해 모든 미국인으로 확대되었다. 국민 식단이 된 것이다. 콜레스테롤 목표치를 엄격하게 설정한 새로운 NCEP 지침은 더 많은 사람들을 겨냥했을 뿐 아니라 식품의 범위도 확장했다. NCEP 지침이 제안한 식단은 포화지방과 콜레스테롤을 줄이는 정도가 아니라 아예 지방 전체를 줄이라고 요구했다. 그 논리는 매우 직관적이고 단순했다. 1972년 스탬러는 지방은 "칼로리가 매우 높아 비만을 유발한다"고 언급했다. 이 그럴듯해 보이지만 검증되지 않은 가정은 곧 지방fat이 살찌게fat 만든다는 것이다. 또다시 그 불행한 동음이의어가 호출된 것이었다.

비만의 원인에 관한 이러한 이론은 식단-심장 가설의 뒤편에 항상 도사리고 있었지만 1970년, 언제나 지방에 반대하는 최전선에 있던 미국심장협회가 지방을 총칼로리의 35퍼센트로 제한하는 지침을 발표하기 전까지는 공식적인 권장 사항은 아니었다. 오히려 2년 전만 해도 미국심장협회 영양위원회는 지방 감식이 탄수화물 과다 섭취로 이어진다며 지방 감식에 대해 경고했다. 특히 영양위원회는 정제된 탄수화물에 대해 우려를 표했고 "사탕, 청량음료 등 설탕의 과도한 사용"에 반대했다.

그러나 영양위원회가 1970년도 권장안 제정을 위해 지도부를 교체하면서 스탬러가 다시 합류하게 되자 그와 같은 주의 사항은 삭제되었다.

그리고 1995년까지 25년 동안 미국심장협회의 팸플릿에는 정제 탄수화물 섭취를 늘려 지방 섭취량을 조절하라는 내용이 실렸다. 1995년판에서는 "다음과 같은 식품군의 스낵 … 저지방 쿠키, 저지방 크래커, … 무염 프레즐, 사탕, 껌, 설탕, 시럽, 꿀, 잼, 젤리, 마멀레이드" 등을 선택하라고 홍보했다. 간단히 말해 미국심장협회는 지방을 피하기 위해 당분을 먹으라고 권장한 것이다.

이후 많은 영양 전문가들이 이른바 "스낵웰SnackWell 현상"[67]을 통탄하며, 건강을 생각해서 지방을 줄이려 한다면 정제 탄수화물로 가득 찬 저지방 혹은 무지방 쿠키 포대를 헤쳐 나가야 한다고 지적했다. "우리는 이런 사태를 예견하지 못했어요. 이렇게 탄수화물이 과다 함유된 식품을 만든 것은 바로 식품업계였죠." 스탬러는 그가 방송에서 이야기했던 대로 내게 말했다. 그러나 미국심장협회 스스로가 미국인과 식품업계를 그러한 방향으로 유도했다. 심지어 1990년대부터는 정제 탄수화물에서 나오는 이윤의 물결에 편승하여, 상품에 부착하는 "심장 건강에 좋아요 Heart Healthy" 인증 마크로 막대한 수수료를 받고 있는데, 켈로그 프로스티드 플레이크Kellogg's Frosted Flakes, 프루티 마시멜로우 크리스피Fruity Marshmallow Krispies, 저지방 팝-타르트Pop-Tarts 같은 미심쩍은 상품에도 인증 마크를 붙여줬다. 나중에 잘못을 깨닫고 유해 상품에 대한 인증을 철회했지만, 여전히 2012년에도 허니닛 치리오스Honey Nut Cheerios나 쿼이커 라이프 시리얼 메이플 앤드 브라운 슈거Quaker Life Cereal Maple and Brown

---

67 스낵웰은 나비스코(Nabisco)사가 1992년 출시한 저칼로리 쿠키 제품으로, 스낵웰 현상이란 다이어트를 하는 사람들이 스낵웰 같은 저칼로리 쿠키를 안심하고 먹다 보니 오히려 일반 쿠키보다 더 많이 먹게 되는 현상을 뜻한다—편집자.

Sugar 박스에는 인증 마크가 찍혀 있는데, 비교적 건강하게 들리는 상품명과 달리 두 상품 모두 켈로그 프로스티드 플레이크보다 설탕과 탄수화물 함유량이 더 많다. 고당도 식품의 홍보에서 드러난 미국심장협회의 역할에 비춰볼 때 지방을 정제 탄수화물로 대체한 것을 식품업계 탓으로 돌리는 처사는 비겁해 보인다.

모든 지방을 줄이라고 강조한 미국심장협회의 지침은 당시에 고위 당국자로부터 비판을 받았다. 국립보건원의 고위직으로 훗날 원장을 역임하게 되는 도널드 프레더릭슨Donald S. Frederickson은 미국심장협회 지침을 비난하며 질문을 던졌다. "우리는 충분히 알고 있습니까? 모두에게 총칼로리의 절반 이상을 탄수화물로 먹으라고 권장할 만큼?" 그는 저지방 식단을 뒷받침하는 과학적 근거의 부족을 지적하며 미국심장협회 보고서에 "유감스러운" 구석이 있다고 폄하했다.

미국심장협회가 미국인들에 총지방 섭취를 줄이라고 선전하기 시작한 1970년 당시에는 이 식이 요법이 임상 실험으로 검증된 바 없었다. 과거의 유명한 대규모 실험들은 모두 식물성 기름이 많고 포화지방이 적은 "저콜레스테롤" 혹은 "현명한" 식단을 연구했지만, 협회가 내세운 총지방 감식과 관련해서는 아무런 근거도 존재하지 않았다. 실제로 저지방 식단을 떠받치는 데이터는 두 건의 소규모 연구뿐이었다. 하나는 헝가리, 다른 하나는 영국에서의 연구로 지방을 하루 1.5온스(42.52그램)까지 심하게 줄여 심장 질환이 감소하는지 관찰했는데, 두 연구는 상반된 결과를 보였다. 미국심장협회의 권고대로 지방을 35퍼센트까지 제한한 실험은 실시된 사례가 없었다.

하지만 근거가 없음에도 불구하고 미국심장협회는 저지방 지침을 발표하는 데 그치지 않고 한 발 더 나아갔다. 미국의 식량 생산 체제를 광범위하게 뜯어고치고자 한 것이다. 기름기가 적은 새로운 가축 품종, 저지방 유제품, 저지방 베이커리 상품의 개발, 마가린 장려, 달걀노른자 제거, 학교 급식과 푸드 스탬프food stamp,[68] 군인 및 재향군인 시설 급식의 개혁 등. 알다시피 이런 변화들은 지금까지도 이어지고 있다. 정부는 식품 프로그램을 저지방 식품으로 전환했으며, 타이슨 푸드Tyson Foods사의 껍질 없는 닭가슴살에서 저지방 수프, 스프레드, 요구르트, 쿠키에 이르기까지 식품 기업들은 자사 상품을 새로이 만들었다. 이제 모든 식품에는 저지방 버전이 있다. 심지어 지방을 제거하지 않은 제품을 더 이상 구할 수 없는 식품들도 있다. 예컨대 오늘날 미국의 주요 요구르트 생산업체들은 저지방 혹은 무지방 요구르트만 판매한다. (2013년 미국 내 시판 요구르트 중에서 지방을 제거하지 않은 제품은 그리스산 제품 하나뿐이었다.) 모든 식이 지방을 제거하려는 광풍이 한창이던 1990년대 중반, 새로 출시된 식품의 4분의 1은 "저지방" 라벨을 부착하고 나왔다.[69]

1980년대와 1990년대 내내 신문과 잡지는 지방을 줄이고 육류를 먹지 않으며 행복하게 사는 방법에 관한 기사로 넘쳐났다.《뉴욕 타임스》의 건강 칼럼니스트이자 언론계에서 가장 영향력 있는 저지방 옹호론자인 브로디는 "속임수를 숨기고 있는 영양소가 있다면 바로 지방이다"라고 썼으며, 1990년에는 700쪽짜리 책《좋은 식품에 관한 책: 고탄수화물 방식으로 살아가기The Good Food Book: Living the High-Carbohydrate Way》를 출간해 대중에게 그 같은 메시지를 전달했다.

---

68 미국의 저소득층 식비 지원 제도로, 매달 식품 구입용 바우처나 카드를 제공하는 형태로 식비를 지원한다—편집자.
69 1990년부터 식품의약국(FDA)은 제품 포장에 적힌 "고섬유질" "저콜레스테롤" 등의 건강 관련 광고 문구를 규제해왔다.

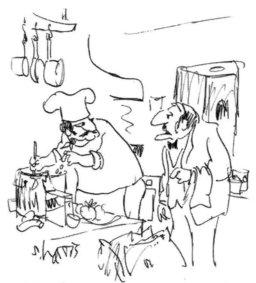

"TABLE 4 SENDS ITS COMPLIMENTS. TABLE 7 WANTS TO KNOW IF YOU'RE TRYING TO KILL THEM WITH ALL THOSE SATURATED FATS AND CHOLESTEROL."

"4번 테이블에서는 음식에 찬사를 보냈어요.
7번 테이블에서는 포화지방과 콜레스테롤로 자기를 죽일 셈이냐고 물어보네요."

오니시와 채식주의 식단

1980년대에 성장기를 보낸 사람이라면 기억하겠지만, 당시에는 저지방 광풍이 극단적인 저지방 식단으로 진화하며 역대 최고조에 달했다. 이러한 흐름을 주도한 네이션 프리티킨은 높은 혈중 콜레스테롤에 시달리다 저지방 식단을 해결책으로 받아들였다. 그는 식이 요법에 관한 베스트셀러의 저자로, 샌디에이고에 프리티킨 장수 센터를 설립했다. 지방에 대한 프리티킨의 비난은 해가 갈수록 심해져 1980년대 초반에는 자신의 식단에서 지방을 거의 전부 제거해버렸다. 그는 이 무지방, 준채식주의 식이 요법을 "인류 본연의 식사 계획"이라 불렀다.[70] 프리티킨은 총칼로리의 80퍼센트를 탄수화물로 섭취하라고 주장했는데, 이는 미국 심장협회가 내세운 저지방 식단의 극단적인 형태였다.

1970~1980년대는 유명한 식이 요법을 내세운 의사들의 전성시대였다. 프리티킨의 캠프 출신으로 결국에는 프리티킨보다 훨씬 더 강력한 영향력을 펼쳐 보인 의사가 있었으니, 바로 딘 오니시Dean Ornish다. (같은 시기 반대편 끝에는 로버트 앳킨스가 있었는데, 그에 대해서는 10장에서 다룰 것이다.)

오니시는 1980년대부터 준채식주의 식단을 장려했다. 적색 육류, 간, 버터, 크림, 달걀노른자 등은 그의 식단에서 추방당했다. 오니시는 이러한 식품들을 "제5그룹"이라 칭하며 그의 식단 "사다리" 제일 아랫단에 두고서 가장 금기시했다. 다음 제4그룹에는 도넛, 튀긴 패스트리, 케이크, 쿠키, 파이 등이 포함되었다. 만약 심장 질환을 치료하기 위해 오니시와 상담하게 된다면 주로 과일, 채소, 곡물을 먹고, 총칼로리의 4분의 3을 탄수화물로 채우게 될 것이다. 그는 고지방 식단이 사람들을 "피곤

---

70 구석기 인류의 식생활에 관한 일부 과학적 문헌은 선사 시대에는 주로 채식을 했다는 주장을 뒷받침하고 있지만, 《구석기 다이어트》의 저자 로렌 코데인(Loren Cordain)에 따르면 인류는 "가능하기만 하다면 언제 어디서나" 총칼로리의 45~65퍼센트를 동물성 식품으로 섭취했다. 이는 하버드 대학의 인류학자 리처드 랭엄(Richard Wrangham)의 주장과 일치하는데, 랭엄에 따르면 호모 사피엔스로의 진화는 인류가 육식으로 전환하고 나서야 가능했는데 육류, 특히 신장과 간 등의 내장에 식물보다 훨씬 더 많은 영양소가 축적되어 있었기 때문이다. (랭엄은 육류를 조리하는 능력이 특히 중요했다고 주장하는데, 이를 통해 영양소의 소화 흡수가 증대되었기 때문이다.) 랭엄에 따르면, 주로 식물성 식품을 먹는 침팬지는 생존에 필요한 영양소 섭취에 많은 시간을 할애해야 하는데, 그들의 큰 입은 섭취해야 하는 식물성 식품의 양을 대변한다. 반면 육류를 먹고 사는 인간의 입은 그보다 작다(Cordain et al. 2000; Wrangham 2009; Werdelin 2013, 34-39).

하고 우울하고 기운 없고 발기부전으로" 만든다고 주장했다.

그러나 오니시의 식단은 따라 하기 매우 힘들었는데, 프랭크 색스 Frank Sacks 하버드 공중보건대학 교수는 1990년대 초 오니시 프로그램에 대한 연구를 진행하면서 이런 사실을 파악했다. 그는 "우리는 갖은 노력을 다했습니다. 열심히 애썼죠"라고 말했다. 하지만 피험자들은 오니시 식단을 계속 지킬 수 없었다. 오니시는 자신의 식이 요법이 손쉽지 않다는 데 동의하긴 했지만, 다음과 같이 주장했다. "인생에서 가치가 있는 많은 일들은 결코 해내기가 쉽지 않습니다. 매일 운동하는 일은 어렵지만 사람들은 그것이 가치 없다고 말하지 않죠. 금연도 어렵습니다. 가정을 꾸리는 일도 어렵고요."

오니시는 연구에 관해 훈련을 받은 적 없는 내과 전문의였지만, 1990년대에 저지방 식단의 이점을 확실하게 증명해주는 근거를 최초로 발표하여 유명세를 떨쳤다. 오니시의 연구는 영양학 역사상 가장 빈번하게 인용되는 논문으로, 그는 식단을 비롯해 유산소 운동, 요가, 명상 등으로 구성된 자신의 프로그램이 실제로 심장 질환을 완치한다고 증명된 유일한 해결책이라고 주장했다. 그러므로 그의 연구는 더 자세히 들여다볼 가치가 있다.

오니시의 거창한 주장의 근거는 샌프란시스코 주민 21명을 대상으로 한 1990년의 실험이었는데, 이들은 1년 동안 오니시의 식단 및 운동 프로그램에 참여했다. X선을 이용해 혈관 사진을 촬영하는 혈관 조영 검사 결과 실험군 피험자들은 동맥이 확장된 것으로 나타났다. 반면 같은 기간 동안 식단 및 운동 프로그램에 참여하지 않은 대조군 19명은 동맥이 좁아졌다.[71] 동맥혈 장애의 개선은 중요한 발견이었는데, 이전까지 그 누구도 심장 질환의 진행을 되돌릴 수 있다는 사실을 증명해내지 못했

기 때문이다.[72]

1998년 오니시가 《미국의사협회지》에 논문을 게재하자 《뉴스위크》는 그를 "심장의 치유자!"라고 부르며 커버스토리에서 다뤘다. 기사는 오니시를 냉소주의자와는 정반대의 인물로서 자발적으로 사람들을 끌어안으며, "스스로를 위한" 노력이 아니라 "봉사 정신"으로 열심히 연구하는 인물로 묘사했다. 심장 전문의들이 환자를 외과 수술실로 몰아넣거나 평생을 스타틴에 의존하도록 만드는 현실에서 오니시는 식단과 운동만으로도 충분히 건강해질 수 있다는 이론을 심장학계에서 유일하게 제시한 인사였다.

그러나 오니시의 연구도 다른 많은 영양 연구처럼 허점투성이다. 21명은 충분한 숫자가 아니며 그들 모두가 5년의 추적 관찰을 통과한 것도 아니었다. 더욱이 그의 연구는 다른 학자들에 의해 성공적으로 재검증되어 "공고한" 과학적 신빙성을 얻지 못했다.

결과가 궁금하여 나는 텍사스 대학의 심장학 연구자인 케이 랜스 굴드Kay Lance Gould에게 전화를 걸었다. 그는 오니시가 연구 경력을 시작하도록 도왔으며, 오니시가 《미국의사협회지》에 게재한 논문의 공동 저자였다. (그들은 세 편의 논문을 《미국의사협회지》에 함께 발표했는데, 한 건의 소

---

71 원래 실험군은 28명이었는데 한 명은 운동 중 사망했고, 나머지 사람들에 대해서는 추적 관찰 결과를 얻지 못했다(Ornish et al. 1990, 130).
72 5년 후 20명의 피험자만이 프로그램을 지속했는데, 오니시는 결과가 순조롭다는 두 개의 논문을 발표했다. 실험군은 실험 시작 이후 동맥이 3퍼센트 확장된 반면, 대조군은 12퍼센트가량 축소되었다. 또한 실험군은 양전자단층촬영(PET) 결과 심장으로 가는 혈류가 10~15퍼센트 개선되었다. 게다가 실험군에서는 두 명이 심장 발작을 일으켰지만, 대조군에서는 네 명이었다. 하지만 실험군에서는 두 명이 사망했으나 대조군에서는 한 명뿐이었다(Gould et al. 1995; Ornish et al. 1998; Ornish et al. 1990).

규모 실험으로서는 이례적으로 많은 논문이었다.) 굴드와의 전화 통화에서 나는 오니시가 연구 결과를 홍보했던 방식에 대한 그의 불신을 들을 수 있었다. "대개 사람들은 한 건의 연구를 하면 한 편의 논문을 씁니다. 그런데 오니시는 한 건의 연구로 논문 여러 편을 썼습니다. 기적이죠. 그는 작은 데이터를 포장해내는 특별한 능력이 있었습니다. 진짜 홍보의 귀재예요."

굴드는 또 피험자들의 동맥 확장을 증명해낸 혈관 조영 검사 데이터의 오류 가능성에 대해서도 솔직하게 털어놓았다. 혈관 사진은 오니시가 주장하는 것처럼 확정적인 근거로 볼 수 없으며, 반드시 좋은 쪽으로만 해석할 수 있는 것도 아니라고 이야기했다. 동맥의 확장은 얼핏 좋은 징후처럼 보이지만, 동맥이 점차 좁아지는 현상과 관상 동맥 질환으로 인한 사망 사이에는 신뢰할 만한 상관관계가 있는 것은 아니라는 말이다.[73] 그리고 스텐트(혈관을 확장하는 그물관 장치) 삽입으로 동맥을 확장시켰음에도 수명은 연장되지 않았다. 이 주제와 관련된 논문들은 오니시가 실험에 착수했던 1980년대 중반 주요 과학 학술지들에 게재되었다.

---

73 심장 전문의들은 1950년대 후반부터 그 같은 혈관 조영 검사 결과가 신뢰할 만한 근거인지를 두고 논쟁해왔다. 혈관 벽에 축적된 병변에 의해 동맥이 협소해지는, 이른바 "동맥 경화증"과 경화반의 형성은 곧 심장 발작 위험을 지시한다고 오랫동안 간주되어왔다. 조지 맨은 이런 이론에 반하는 관찰을 내놓은 첫 번째 연구자였다. 그가 부검한 50명의 마사이족 남성의 동맥은 "미국 노년 남성의 동맥"과 마찬가지로 병변이 "광범위하게" 발견되었지만 심전도 검사상으로는 심장 발작의 흔적이 거의 나타나지 않았다. 따라서 맨은 동맥 경화는 정상적인 노화의 과정이며 특정 종류의 불안정한 경화반이 파열되었을 때에만 혈관을 막아 심장 발작을 야기한다고 가정했으며, 이 이론은 널리 받아들여졌다. 혈관 조영 검사의 문제점 중 하나는 정상 경화반과 위험하고 불안정한 상태의 경화반 간의 차이를 구분할 수 없다는 점이다. 또한 검사 기술이 어려워 결과가 상당히 가변적이라는 점에서 결과의 신뢰도도 떨어진다(Jones 2000; Mann et al. 1972).

이 점에 대해 질문하자 오니시는 동요했다. "어째서 알고 싶습니까?" 그가 물었기에 나는 설명해주었다. "글쎄요, 최선의 근거는 아니죠"라며 그도 인정했다. 그러나 이틀 뒤의 대화에서 오니시는 다시 한 번 자신의 실험이 심장 질환을 완치했다고 주장했으며, 그에 대한 핵심 근거로 "정량적 동맥 촬영"을 제시했다. 내가 동맥 촬영으로 심장 발작을 예측하는 것에 신빙성이 있는지 재차 묻자 잠시 정적이 흘렀다. 그러다 그가 입을 열었다. "당신 말이 다 맞아요. … 전적으로 동의합니다." (하지만 2012년에도 오니시는 《뉴욕 타임스》의 오피니언란에서 준채식주의를 옹호하며 종전의 주장을 되풀이했다.)

오니시는 다음 주장으로 넘어가며 "혈류의 향상을 관찰했습니다. 이는 관상 동맥 질환에서 중요하죠. 혈류가 300퍼센트 향상되었어요"라고 했다. 그러나 실험 데이터를 분석했던 굴드는 그 숫자는 상대적 변화 정도를 나타낸 것으로 효과의 크기를 과장하기 위해 오니시가 이용한 것일 뿐이며, 실제 수치는 10~15퍼센트 정도밖에 되지 않았다고 이야기했다. 이 사실을 오니시에게 되묻자 그는 "글쎄요, 그 문제에 대해서 왈가왈부하지는 않겠습니다"라고 했다.

그러나 심장 질환을 "완치"했다는 오니시의 주장을 받아들인다고 해도 여전히 의문이 남는다. 차이를 만들어낸 것이 초저지방 식단이었나? 아니면 금연, 정제 탄수화물 절제, 유산소 운동, 심리사회적 지지, 스트레칭, 요가, 명상 혹은 스트레스를 줄이는 다른 치료 덕분인가? 오니시의 프로그램은 이 모두를 아우르고 있다. 어쩌면 지방 섭취 제한은 관계가 없을지도 모른다. 다른 사람은 차치하고 오니시조차 이를 어떻게 구별할 수 있겠는가?

채식주의 식단이 장수에 도움이 된다는 사실 역시 입증되지 않았다.

마지막 장에서 다루겠지만, 2007년 세계암연구기금과 미국암연구소는 과일 및 채소 섭취가 암을 예방한다고 확실하게 판단할 수 있는 근거를 찾지 못했다는 보고서를 발표했다. 채식주의자는 의사의 지시에 "순종적인" 경향을 보이며 자신의 건강 상태를 잘 알고 있어서 다른 사람들보다 오래 살 것 같지만, 다수의 연구에서 이런 예상이 빗나갔음이 밝혀졌다. 실제로 유럽의 중년 남녀 6만 3,550명을 10년간 추적 관찰한 채식주의자에 관한 최대 규모의 관찰 연구를 보면, 채식주의자와 그렇지 않은 사람들의 전체 사망률은 동일한 것으로 드러났다.[74]

우리는 오늘날 언론이나 보건 당국자들이 채식주의(혹은 준채식주의) 식단을 강력하게 옹호하는 시대에 살고 있기 때문에 이러한 연구 결과들이 낯설겠지만 1920년대의 영양 전문가들이라면 놀라지 않았을 것이다. 케냐의 마사이족 전사들은 우유, 피, 육류만 먹는다는 사실을 떠올려 보라. 조지 맨이 케냐에 도착하기 수십 년 전인 1926년에 영국 정부가 보낸 과학자들은 마사이족과 이웃 부족 아키쿠유족을 비교 연구했다. 연구진에 따르면 그들은 여러 세대에 걸쳐 "매우 유사한" 조건에서 이웃하여 살았다. 그러나 마사이족은 주로 동물성 식품을 먹었던 반면 아키쿠유족은 지방이 매우 적은 준채식주의 식생활을 했다. 그들은 "곡물, 덩

---

74 이 결과는 적색 육류와 질병에 관한 하버드 대학의 간호사 보건 연구 결과가 나오기 수년 전에 발표되었지만 헤드라인을 장식하지는 못했다. 비건(vegan) 식단 옹호론자인 영양생화학자 캠벨(T. Colin Campbell)의 중국 연구(China Study)만큼의 관심도 받지 못했다. 중국 연구는 1990년 이후 적어도 여덟 권의 책과 요리책의 주제가 되었는데, 이 책들은 하나의 역학 연구에 바탕을 두고 있었고 방법론적 문제가 많았기 때문에 과학 저널에 발표되지 못했다. 그 대신 캠벨의 논문 두 편은 학술지 "부록"에 실린 콘퍼런스 자료의 일부로 발표되었는데, 이는 거의 아무런 리뷰도 받지 못했다(Campbell and Junshi 1994; Campbell, Parpia, and Chen 1998; Masterjohn 2005).

이줄기, 플랜테인, 콩류, 녹색 채소"를 다량 섭취했다.

연구진은 아키쿠유족 성인 6,349명과 마사이족 성인 1,546명을 수년에 걸쳐 꼼꼼하게 관찰했다. 두 부족의 건강 상태는 극적으로 달랐다. 채식주의자인 아키쿠유족 남성은 골격 기형, 충치, 빈혈, 폐질환, 궤양, 혈액 질환 등의 질병이 많았고, 마사이족은 류마티스 관절염이 많았다. 마사이족 남성은 아키쿠유족 남성보다 평균 신장이 13센티미터 정도 더 컸고, 평균 체중도 10킬로그램 더 많이 나갔는데 대부분 근육이었다. 마사이족은 잘록한 허리와 넓은 어깨를 가졌고 근력이 더 강했다. 이에 반해 아키쿠유족은 대개 덜 균형 잡힌 몸매에 근력도 약해 육체노동에 적합하지 않았다.[75]

오니시의 저지방 준채식주의 식단은 1998년 터프트 대학 영양학과 교수 앨리스 리히텐슈타인Alice Lichtenstein과 동료들이 미국심장협회의 의뢰로 초저지방 식단을 검토하기 전까지는 전문가에 의한 과학적 검토가 이뤄지지 않았다. 리히텐슈타인 연구진이 오니시의 연구를 비롯해 초저지방 식단에 대한 한정된 근거들을 살펴본 결과, 지방을 10퍼센트나 그 이하까지 대폭 줄일 경우 지방이 30퍼센트 수준인 식단에서 드러난 문제점들을 더 악화시키는 것으로 나타났다. 나쁜 콜레스테롤은 감소했지만(좋은 변화) 좋은 콜레스테롤도 감소했고(나쁜 변화) 트리글리세라이드는 증가했는데(역시 나쁜 변화) 간혹 70퍼센트까지 증가하기도 했다(매우

---

75 손의 근력은 악력계를 사용하여 측정했는데, 검사에서 마사이족의 근력은 아키쿠유족보다 50퍼센트 더 강했다. 아키쿠유족 남성이 신체적으로 약하다는 또 다른 징후는 1917년의 예비군 소집에서 65퍼센트가 "건강상의 이유로 즉시 탈락했다"는 점이다. 이와 대조적으로, 두 부족의 여성은 비슷한 식생활을 했으며 남성들처럼 건강상 큰 차이를 보이지 않았다(Orr and Gilks 1931, 9 and 17).

나쁜 변화). 지용성 비타민 등 초저지방 식단의 영양적 적절성에 대한 의문에 관하여 리히텐슈타인은 이 식단이 특정 인구(고령자, 임산부, 소아, 제2형 당뇨 환자, 고트리글리세라이드혈증 환자, 탄수화물 불내성 환자 등)에게 "해로울" 수 있기 때문에 심장 질환 "고위험군"을 대상으로만 고려해볼 수 있으며 "주의 깊게 감독"해야 한다고 결론 내렸다.

그럼에도 불구하고 오니시의 영향력은 강력했고 오랫동안 지속되었다.[76] 미국심장협회와 국립보건원이 앳킨스의 고지방 권장안이 건강에 해롭다며 배척했던 것과 달리, 오니시의 초저지방 준채식주의 "라이프 스타일" 프로그램은 메디케어(Medicare, 노인의료보험제도)가 보장하는 식이 및 운동 요법의 하나로, 뮤추얼 오브 오마하Mutual of Omaha와 블루 실드 오브 캘리포니아Blue Shield of California를 비롯한 40개 민간 보험사에서도 다양한 수준으로 보장하고 있다. 몇 달 동안의 식이 요법, 요가, 명상, 운동만으로 심장 발작을 예방할 수 있다면 4만 달러에 이르는 심장 수술 비용과 비교해 헐값이라는 단순한 이유 때문이다.

인생의 시작부터 방어 태세를

주류 영양 전문가들은 오니시의 초저지방 식단에 대해서는 미심쩍어한 반면, 미국심장협회가 권장한 저지방 식단은 맹신했으며, NCEP가 새롭게 제정한 콜레스테롤 기준 및 지침이 심장 질환에 맞서 싸우는 모든 미

---

76 클린턴과 가까웠던 오니시는 백악관 식당에 콩고기 버거와 걸쭉한 바나나 소스를 도입했다(빌 클린턴은 현재 채식주의자이다). 여전히 논쟁 중에 있는 오니시는 2012년 준채식주의 식단을 옹호하는 글을 《뉴욕 타임스》에 기고하기도 했다(Squires July 24, 2001; Ornish September 22, 2012).

국인에게 요긴하다고 여겼다. 상원은 1977년《식단 개선 목표》보고서를 통해 이러한 믿음에 힘을 실어주었다. 보고서의 표제 중 하나는 "모두가 유익을 누릴 것이다"였는데, 이는 단지 중년 남성뿐만 아니라 여성과 어린이까지 아우른다는 뜻이었다. 저지방 식단이 영아, 소아, 청소년, 임신부, 수유 중인 산모, 고령자 각각에 유익한지(혹은 안전한지)를 검증하는 실험은 실시되지 않았으나, 식단-심장 가설이 전문가 사회를 휘어잡고 있다 보니 저지방 식단은 2세 이상 전 연령대에 걸쳐 상식적인 심장 질환 예방법이 되었다.

권장 식단에 소아를 포함시키도록 한 근거는 1920년대에 실시된 독일 과학자들의 소아 부검 연구에서 동맥 경화증의 초기 징후인 지방 선조와 병변이 동맥 일부에서 발견되었다는 점이었다. 이 지방 선조와 병변은 손쓰지 않고 그대로 둘 경우 반드시 치명적인 질환을 유발한다고 가정되었다. 어떻게 생애 초기에 병변의 진행을 중단시킬 것인가 하는 문제는 식단과 질병의 관계를 연구하는 학계의 최대 고민이자 걱정거리였다.

1960년대 후반 국립심폐혈연구소는 4세 무렵의 고위험군 어린이들에게 콜레스테롤을 낮추는 식단을 먹도록 하고 LRC 실험에서 사용된 콜레스티라민을 복용하도록 했다. 콜레스테롤이 심장 질환의 결정적인 요인이라고 확신했기에 연구소는 될 수 있는 대로 빨리, 심지어 태어났을 때부터 치료를 시작해야 한다며 제대혈 검사를 제안했다. 1970년 아이 한 명당 "단돈" 5달러면 충분한 대규모 검진이 진지하게 고려되었다. 심장 질환에 사로잡혀 있던 연구자들은 아이들이 방어 태세를 마련한 상태에서 인생을 시작해야 한다고 믿었다.[77]

이러한 논리 전개에 상당수 전문가들이 이의를 제기했다. 국립심폐혈연구소 고위직에 있던 프레더릭슨은 1971년 《브리티시 의학 저널》에 기고한 글에서 "하루 한 개의 달걀노른자가 모든 미국인을 위험에 빠뜨린다는 근거는 무엇인가?"라며 물었다. "영유아도? … 다불포화지방이 10퍼센트인 유아식의 안전성을 확신할 수 있나?" 그는 중년 남성의 특정 문제가 전체 인구를 대상으로 한 "보편적 식이 권고로 해결되지는 않는다"고 지적했다. 《건강한 식단을 향하여》 보고서에서 NAS는 저지방 권장안을 아이들에게까지 확대하려는 정부의 시도에 "과학적으로 부적절하다"며 반대 입장을 드러냈다. NAS는 "성장기 청소년에게 필요한 영양은 활동량이 적은 80대와는 분명히 다르다"고 밝혔으나 보고서가 의회와 언론에 짓밟히는 난리를 겪으면서 이 같은 경고 문구는 자취를 감추게 되었다.

1984년 국립보건원의 합의 회의에서는 이를 두고 격렬한 논쟁이 이어졌다. 연구자와 의사 들은 지방 혹은 포화지방을 낮춘 식단을 어린이를 상대로 실험해본 사례가 없다며 우려를 표했다. 마운트 시나이 의료원장을 역임한 토머스 챌머스Thomas Chalmers는 "콜레스테롤을 낮추는 식단이 아이들에게 안전하다는 증거가 없다"고 《사이언스》지에 밝혔다. "나는 국립보건원 지도부가 모든 데이터를 비양심적으로 과장했다고 봅니다." 그러나 정부는 이러한 근거 부족에도 아랑곳하지 않고 아이들을 위한 권장 식단을 발표했으며, 다른 전문가 집단들 역시 그러한 견해를 수용하고 말았다.

---

77 마가린 제조업체 플라이시만은 1970년에 다음과 같은 광고를 시작했다. "여덟 살 아이도 콜레스테롤에 신경 써야 하겠죠?" 그러나 어린 시절의 식단이 성인이 되어서의 심장 질환과 연관되어 있다는 증거가 전혀 없었기에 연방거래위원회(FTC)는 해당 광고를 중단하도록 지시했다(FTC 1973).

모든 아이들을 대상으로 한 권장안에 유일하게 반대한 전문가 집단은 아이들의 건강을 책임지고 있던 소아과 의사들이었다. 국립심폐혈연구소와 미국심장협회 전문가들은 미국소아과학회American Academy of Pediatrics, AAP에 모든 아이들에게 저지방 식단을 처방하도록 권고했지만 소아과학회는 받아들이지 않았다. 1986년 소아과학회의 영양위원회는 학회 학술지인 《소아과학Pediatrics》의 사설에서 생애 주기 첫 20년에 제한적 성격의 식단을 도입하려면 "그 같은 식이 제한이 필요하다고 입증될 때까지 기다려야 한다"고 주장했다. 해당 사설은 또한 콜레스테롤이 높은 중년 남성과 자라나는 아이들, 특히 급격히 성장하는 청소년기에 필요한 영양소의 차이를 강조했다. "권장안을 따르게 되면 성장에 필수적인 양질의 단백질, 철분, 칼슘, 기타 무기질이 풍부한 식품 섭취에 영향을 주게 된다."

소아과학회는 오랫동안 육류, 유제품, 달걀 등에 양질의 단백질이 풍부하다는 견해를 피력했는데, 저콜레스테롤 저지방 식단은 이를 제한하는 것이었다. 소아과학회에 따르면 "유제품은 칼슘의 60퍼센트를 공급하며, 육류는 가장 훌륭한 철분 공급원이다." 학회는 아이들의 철분 결핍을 우려했는데, 앞선 수십 년 동안은 미국에서 문제가 되지 않았지만 아이들이 육류 섭취를 줄일 경우 철분 결핍이 증가할 것이라고 전망했다.

불과 몇 년 전까지만 해도 육류, 유제품, 달걀은 성장을 촉진하는 가장 훌륭한 식품으로 여겨졌다. 논란이 된 NAS의 보고서는 건강하고 키 큰 미국인을 만든 식단을 저버려서는 안 된다며 이 점을 언급했다. 이러한 신념은 영양 분야가 심장 질환 연구에 흡수되기 이전에 진행되었던 연구에 뿌리를 두고 있다. 1920~1930년대의 영양 전문가들은 당시 꿈틀대고 있던 동맥 경화에 관심이 적었고, 그보다는 성장과 생식에 가장 적합한 식단은 무엇인가에 집중했다. 성장과 생식 단계는 어떤 동물이든 간에 종의 번성에 있어 가장 중요한데, 이는 다윈의 관점에서 볼 때 건강한 후손을 낳을 능력을 갖추고 아동에서 성인으로 성장하는 것을 뜻한다.

이 주제를 탐구한 과거의 영양학자 중에는 존스 홉킨스 대학의 유명한 생화학자 엘머 맥컬럼Elmer V. McCollum이 있다. 그는 쥐와 돼지를 대상으로 여러 가지 식이 실험을 했는데, 쥐와 돼지는 인간과 같이 잡식성이므로 우리에게 필요한 영양소에 관한 정보를 줄 수 있을 것이라고 판단했기 때문이었다. 맥컬럼의 1921년 저서 《새로운 영양학 지식The Newer Knowledge of Nutrition》은 영양 부족 상태로 키워 뼈만 앙상하고 피부가 지저분한 쥐와 영양을 잘 공급받아 덩치가 크고 윤기 나는 피부를 가진 쥐의 사진으로 유명하다. 그는 채식을 하는 동물은 새끼를 낳고 기르는 데 특히 더 어려움을 겪게 된다는 사실을 발견했다. 한 실험에서 맥컬럼은 채식을 한 쥐에 대해 다음과 같은 기록을 남겼다.

> 그 쥐들은 한동안 잘 자라다가 일반적인 성체의 체중 60퍼센트에 도달하자 성장이 멈추었다. 그 쥐들의 평균 수명은 555일이었는데, 잡식을 한 쥐는 평균 수명이 1,020일이었다. 채식을 한 쥐는 동물성 먹이를 먹은 동족에 비해 크기도 수명도 모두 절반 수준이었다.

다양한 종류의 귀리, 곡물, 알팔파 잎, 콩류, 옥수수, 씨앗 등 대부분 탄수화물 성분의 준채식주의 식단을 실험한 끝에 맥컬럼은 실험동물의 성장을 촉진할 수 있게 되었다. 수명을 단축시키는 원인이 "채식주의 그 자체는 아니었다." 하지만 채식으로 성장을 촉진하기란 훨씬 더 어려운 방법이어서 곡물과 콩류를 세심하게 선별하고 "정확한 비율로" 조합해야만 했다.

맥컬럼은 쥐들에게 우유, 달걀, 버터, 내장, 녹색 채소를 먹이면 건강하게 키우기가 더 쉽다는 점을 발견했다. 그는 이러한 식품들을 "건강을 지키는" 식품이라고 칭했는데, 잡식성 동물의 건강한 성장과 생식을 도왔기 때문이다.

1920년대에 영양학자들이 "건강을 지키는" 식품에서 몇 가지 특정 비타민을 규명해내자 연구의 초점은 식품 그 자체가 아닌 비타민으로 옮겨갔다. 비타민에 기초한 연구의 시대가 시작된 것이다. 하지만 원래의 식품과 비타민을 따로 떼어 생각한 결과 불행한 결말이 초래되고 말았다. 필요한 영양을 충족시키기 위해 아침 식사 대용 시리얼 같은 강화 식품이나 보조식품을 먹으면 된다는 잘못된 믿음을 갖게 된 것이다. 칼슘과 지용성 비타민인 비타민 A, D, K, E 등의 필수 비타민 대부분은 지방과 같이 섭취하지 않을 경우 완전히 흡수되지 않는다. 예컨대 포화지방이 없는 우유의 칼슘은 장에서 녹지 않는 "비누" 형태가 된다. 그리고 시리얼에 함유된 비타민은 지방을 제거하지 않은 우유와 함께 먹을 때에만 잘 흡수된다. 무지방 드레싱을 곁들인 샐러드의 비타민도 마찬가지다. 바로 이런 이유에서 20세기 초반에는 어머니들이 자녀에게 대구 간유를 먹여 질병을 예방하고자 했다. 지방은 비타민의 소화를 돕는다.

1940년대 후반 20년 넘게 비타민에 집중했던 영양학계는 심장 질환으로 전향했는데, 국가 지도자들이 심장 질환에 예산을 배정했기 때문이었다. 그 후 10년 동안 심혈관과 콜레스테롤 전문가들이 영양학 담론을 주도했는데, 소아의 성장과 발달은 그들의 전문 분야도 주요 관심사도 아니었다. 따라서 맥컬럼 등이 갈고 닦은 건강을 지키는 식품에 대한 연구 전선은 후퇴했고, 소아의 영양에 대한 관심은 심장 질환과 저지방 식단에 밀려났다.

미국소아과학회는 오랫동안 맥컬럼의 관점을 고수하며, 저지방 식단에 동참하라는 보건 당국의 압박에 필사적으로 저항했다. 그러나 국가의 새로운 식이 지침에 맞섰던 NAS를 비롯한 다른 많은 단체가 그랬듯이 미국소아과학회도 여론전에서 승리하지 못했다. 여러 해에 걸쳐 전문가들이 콜레스테롤과 지방 감식을 주장하자 부모들은 자녀에게 일반 우유 대신 저지방 우유를 먹였고 달걀 섭취를 제한했다. 1970년과 1997년 사이에 일반 우유 섭취량은 일인당 214파운드(약 97킬로그램)에서 73파운드(약 33킬로그램)로 감소했고 저지방, 무지방 우유 섭취량은 14파운드(약 6.4킬로그램)에서 124파운드(약 56킬로그램)로 껑충 뛰었다. 성장하는 아이들에게는 건강을 위해 지방과 동물성 식품이 필요하다고 교육받은 이전 세대의 소아과 의사들에게 이는 매우 우려스러운 추세였다.

"2세 이하 영아들 중 25퍼센트가 저지방 우유를 마신다는 통계를 봤다"고 아이오와 대학의 소아과 교수 로이드 파일러Lloyd Filer는 1988년 《뉴욕 타임스》에 말했다. 이러한 식생활을 한 아이들은 "성장에 실패"해 병원을 찾았고, 고지방 식단을 먹으면서 "체중이 붙고 성장하기 시작했다"고 한다.

하지만 소아과 의사들의 우려는 저지방 식단을 옹호하는 전문가 집단, 정부, 언론의 목소리에 묻혀버렸다. 1995년 1,000명의 어머니를 대상으로 진행한 설문 조사에서 88퍼센트가 영아의 저지방 식단이 "중요"하거나 "매우 중요"하다고 믿었으며, 83퍼센트는 지방질 식품을 때때로 혹은 항상 아이들에게 주지 않으려고 한다고 응답했다.

분명히 그 어머니들은 자신들이 선택한 식단에 사실상 아무런 과학적 근거가 없다는 것을 알지 못했을 것이다. 실제로 권장 식단에 아이들을 포함시키도록 한 주장은 결코 과학에 근거를 두지 않았다. 그보다는 아이들을 부검했을 당시 동맥에서 관찰된 지방 선조가 성인이 된 후 심한 동맥 경화증으로 진행될 것이라는, 순전히 추측에 불과한 생각에 뿌리를 두고 있었다.

아이들에게 저지방 식단을 권장하도록 한 두 번째 이론은 하버드 대학 교수이자 농무부 관료인 마크 헥스테드로부터 나왔다. 그는 전염병 예방 모델을 적용해 건강한 사람들을 치료하면 사회 전체가 건강해진다고 주장했다. 홍역 백신 접종은 이러한 모델이 적용된 사례인데, 헥스테드는 이를 심장 질환으로 확대하고자 했다. 그는 사회 전체가 콜레스테롤 수치를 일정 비율로 낮출 경우 심장 발작을 어느 정도 피할 수 있다고 유추했다. 심지어 예방 효과로 혜택을 볼 사람들의 수를 정확히 예측할 수 있다는 계산식도 고안해냈다. 화를 면할 대상은 주로 중장년층 남성일 텐데도 헥스테드는 그 밖의 사람들까지 포함시켜 셈을 했다.

그러나 동맥 경화증은 홍역과 같지 않다. 위험에 처한 아버지의 장수를 바라는 마음에서 건강한 가족이 저녁 식사로 스테이크를 먹지 않을 수는 있겠지만, 스테이크를 먹는다고 해서 전염되는 것은 아니다. 아이들과 아버지가 각자 다른 메뉴를 선택하면 된다. 헥스테드의 모델은 가족 구성원 모두가 똑같은 식사를 해야 한다는 말인데, 이는 공중 보건 논리에도 맞지 않는다. 모유가 영아의 건강에 가장 좋으니 가족 구성원 모두가 저녁 식사로 모유를 먹도록 권장하는 것과 같은 논리이다. 그러나 헥스테드와 그의 동료들은 가족 구성원 중 한 명에게 필요한 영양에 맞춰 가족 모두가 똑같은 음식을 먹는 것이 얼마나 우스꽝스러운지 몰랐던 듯하다.

1989년 코넬 대학 소아과 교수 피마 리프시츠Fima Lifshitz는 부모가 심장 질환을 진단받은 후 식이 지방을 급격히 줄이는 쪽으로 식습관 변화가 일어난 여러 가정의 사례를 소개했다. 이는 바로 헥스테드가 권장한 가족 전체의 식단 변화였는데, 일부 부모들은 도가 지나쳤다. 리프시츠의 관찰에 따르면 과도한 "저지방 저콜레스테롤 식단"은 "영양 부족으로 인한 소인증", 체중 미달, 사춘기 지연 등을 초래했으며, 단백질을 충분히 섭취했음에도 불구하고 심각한 비타민 결핍이 발생했다고 한다.

그럼에도 헥스테드의 이론적 모델은 미국심장협회와 국립심폐혈연구소, 그리고 아이들의 영양적 필요에 대해 토론하는 전국의 대학으로 널리 퍼져나갔다. 1980년대에 국립심폐혈연구소는 아이들을 대상으로 한 식이 지침의 과학적 기초를 확립하고자 했다. 그리하여 DISCDietary Intervention Study in Children라 불린 실험에 연구비를 지원했다. 1987년에 시작된 이 실험은 7~10세 어린이 300명에게 포화지방을 총칼로리의 8퍼센트, 총지방은 28퍼센트로 제한한 식사를 하도록 하고 동일 규모의 대조군과 비교했다. 실험 결과, 저지방 식단을 먹은 아이들은 실험 기간 3년 동안 일반식을 한 아이들과 비슷하게 성장했으며 연구진은 이 점을 강조했다.

그러나 연구에 참여한 아이들은 일반적인 표본이라 할 수 없었다. 연구진은 LDL 콜레스테롤이 비정상적으로 높은(백분위 80~98) 아이들을 실험 대상으로 선정했다. 다시 말해, 실험군 아이들은 가족성 고콜레스테롤증이었을 가능성이 매우 높았는데, 이 질환은 대사적 결함에 의해 심장 질환이 발병하는 유전성 질환으로 식이 요법에 따른 콜레스테롤 변화와는 완전히 별개의 문제다. 이처럼 위험군에 있는 아이들이 선택된 이유는 치명적 질환이 일찍부터 발생할 수 있으므로 더 시급히 도울 필요가 있다고 여겼기 때문이겠지만, 이들의 비정상적으로 높은 콜레스테롤 수치 때문에 결과를 일반적인 아동에게 대입하는 것은 부적절해 보인다.

이런 문제 외에도 이 실험을 아이들에게도 저지방 식단이 필요하다는 주장의 근거로 삼기에는 커다란 문제가 또 있는데, 실험군 아이들이 칼슘, 아연, 비타민 E를 일일 권장량의 3분의 2 이하로 섭취했다는 점 때문이다. 또 마그네슘, 인, 비타민 B1, B2, B3, B12가 대조군보다 부족했다. 사실 놀랄 만한 결과는 아닌 것이, 이전에 실시된 저지방 혹은 채식주의 식단에 관한 소규모 연구에서도 비타민 결핍과 성장 장애가 관찰되었기 때문이다.[78, 79] 실제로, 이러한 연구 결과는 DISC 실험 추진 당시에 가장 염려하던 것 중 하나였다. 예컨대 보갈루사 심장 연구에서는 지방을 총칼로리의 30퍼센트 이하로 먹은 8~10세 아이들이 지방을 40퍼센트 이상 섭취한 아이들에 비해 비타민 B1, B2, B3, B12, E의 일일 권장량을 충족시키지 못한 비율이 훨씬 높았다.

더욱이 DISC 실험의 실험군은 대조군에 비해 총콜레스테롤, LDL 콜레스테롤, 트리글리세라이드 수치가 전혀 개선되지 않았다. 그러므로 연구 표본이 편향된 점은 차치하더라도, 연구 결과는 저지방 식단의 특별

---

78 이러한 결과는 성인에게서도 나타났다. 대부분의 칼로리를 과일, 채소, 곡물에서 얻도록 권장한 농무부조차도 최근의 권장 식단과 관련하여 "식물성 식단이 특히 아동과 노인층에서 중요 영양소 결핍을 초래할 가능성"에 대한 연구가 더 많이 필요하다고 인정했다 (Dietary Guidelines Advisory Committee 2010, 277).

79 채식 위주로 식사를 한 아이들의 경우 약간의 성장 장애가 일관되게 나타났다. 또 아이들은 동물성 식품을 풍부하게 섭취할 때 성장이 빠른 것으로 밝혀졌다. 성장 장애는 동물성 식품을 완전히 배제한 비건 식단을 먹은 아이들에게서 특히 두드러졌다(Kaplan and Toshima 1992, 33-52).

한 이점이 아니라 분명한 부작용을 드러냈다. 일일 영양 권장량을 기준으로 볼 때 아이들을 영양학적 위험에 빠뜨릴 가능성이 높기 때문이다.

그러나 연구가 발표된 1990년대 중반에는 저지방 식단에 대한 편향이 이미 매우 강력했다. 더군다나 국립보건원은 DISC 실험의 진행을 돕고 연구비까지 지원했다. 연구진은 다음과 같은 결론을 내렸다. "지방을 적게 섭취해도 성장에 문제가 없으며 영양학적으로 충분하다." 콜레스테롤 저하 식단에 대한 선행 연구에서 자살과 폭력에 의한 사망 비율이 높게 나타났으므로 연구진은 그와 같은 정신적 문제를 경계하며 정서적 장애와 관련된 어떠한 증거도 나타나지 않았다고 발표했다. 하지만 영양 결핍에 대해서는 거의 언급하지 않았다.

결함이 있긴 하지만 DISC 실험은 서구에서 저지방 식단의 영양학적 적절성을 살펴보기 위해 아동을 대상으로 진행한 단 두 건의 통제된 임상 실험 중 하나다. 보갈루사 심장 연구 같은 다른 연구들은 실험이라기보다는 역학 조사였고, 아동을 대상으로 실시한 다른 실험들은 매우 규모가 작거나 비정상적인 표본 집단을 기반으로 한 것들이었다. 두 번째 대규모 실험은 STRIP 실험이라고 불리는, 핀란드에서 실시된 투르쿠 관상 동맥 위험 인자 조정 특별 프로젝트Special Turku Coronary Risk Factor Intervention Project였다. 이 저지방 식단 실험은 세 살 이하 영아를 대상으로 진행되었다.

1990년에 시작된 STRIP 실험은 생후 7개월경의 핀란드 영아 1,062명을 대상으로 한 느슨하게 통제된 실험이었다. 돌이 지나면 모유를 무지방 우유로 대체했고, 부모들은 살코기, 저지방 치즈, 유제품이 함유되지 않은 아이스크림으로 식단에서 포화지방을 제거하도록 교육받았다. 아이들에게는 멀티비타민 보조제를 먹였고, 세 살부터는 동물성 지방이 함유된 일반적인 식단을 먹도록 했다. 연구진은 조사 기간 동안 그리고 아이들이 열네 살이 되었을 무렵 실시한 후속 검사에서 아이들의 체중과 신장이 모두 정상적임을 확인했다. 하지만 실험군에 속한 아이들은 HDL 콜레스테롤 수치가 상당히 저하되었는데, 이는 심장 질환의 위험을 알리는 나쁜 징조이다. 비타민 결핍이 나타나지는 않았지만, 연구진이 제공한 비타민 보조제가 문제를 가렸을지도 모른다. 연구 종료 시점까지 실험에 참여한 가정이 실험군과 대조군 모두 20퍼센트밖에 되지 않았다는 점 역시 중요하다.

DISC 실험과 STRIP 실험은 모든 아동에게 저지방 식단을 권장하는 근거로 자주 인용되고 있지만, 전국 모든 아동의 식습관을 확실하게 바꾸고자 한 세력이 원했던 근거와는 분명 거리가 있었다. 두 실험을 합쳐 봤자 800명에 불과한 아이들을 대상으로 저지방 식단을 검증했을 뿐이며, 게다가 그중 300명은 LDL 콜레스테롤이 특이하게 높았기 때문에 좋은 예로 볼 수 없었다. 나머지는 3세 이하 영아였다. 게다가 그 아이들이 성인이 될 때까지 추적 관찰하지 않았으므로 생식에 미친 영향에 대해서는 조사하지 못했다. 그와 같은 소규모의 비정상적인 표본을 근거로 전 연령대의 정상적인 수백만 미국 아동의 식단 변화를 주장하는 처사는 터무니없어 보였다.

아마도 필연적이었을 테지만, 저지방 식단에 대한 미국소아과학회의 저항은 서서히 약화되어 갔다. 1990년대 후반까지 매우 오랫동안 수많은 전문가들이 저지방 식단을 신봉했기 때문에 다른 대안적 관점은 현실적으로 버텨낼 수 없었다. 식단-심장 가설에 대한 비판은 1984년 합의 회의 이전까지는 활기찼지만 그 이후로는 사실상 수면 아래로 종적을 감췄다. 비판론자는 전 세계 영양학계에서도 사라져 유럽 및 호주의 몇몇 학자만 남았다. 저지방 도그마는 결국 미국소아과학회에까지 침투했다. 주도권을 장악한 새로운 세대의 지도자들은 헥스테드가 주장했던 것처럼 아동에 대한 저지방 식이 요법을 뒷받침하는 근거가 매우 부족하더라도 틀렸다고 판명되기 전까지는 옳은 것으로 간주해야 한다고 주장했다. 결국 그들은 두 건의 불충분한 단기 실험에서 저지방 식단의 유해성이 입증되지 않았다고 결론지었다. 그리하여 1998년 미국소아과학회는 저지방 권장안을 공식적으로 채택하고, 2세 이상의 모든 아동에게 포화지방은 총칼로리의 10퍼센트, 지방은 20~30퍼센트로 제한하는 식단을 권장했다.

아이들에게 해가 없다?

마크 제이컵슨Mark Jacobson은 당시 미국소아과학회 영양위원회의 일원이자 앨버트 아인슈타인 의과대학의 소아과학, 역학 교수였다. 인터뷰를 하면서 나는 저지방 식단 실험의 실험군 아동에게 나타났던 비타민과 무기질 결핍에 관해 질문했다. 그는 결핍은 문제가 될 수 있지만 성장만큼 중요한 건강 척도는 아니라고 대답했다.

그러나 지방을 더 많이 먹었던 대조군의 아이들 역시 훌륭하게 성장했고, 충분한 양의 비타민과 무기질을 섭취하는 데 아무런 문제가 없었다. 그렇다면 미국소아과학회는 왜 저지방 식단 대신 이 일반적인 식단을 선택하지 않았는가? 아이들이 정상적인 식사로도 같은 정도로 혹은 그 이상으로 건강하고 비타민 보충제도 필요하지 않다면, 저지방 식단을 기본으로 삼자고 주장하기는 어려울 것이다.

제이컵슨은 동맥 경화반에 대한 대비는 가능한 한 일찍부터 시작해야 한다는 기존의 주장을 되풀이했다.

그러나 아동기에 혈중 콜레스테롤을 낮추는 것이 미래의 심장 질환 위험도에 영향을 준다는 주장에 대한 확실한 근거는 수년에 걸친 연구에서 드러나지 않았다. 오히려 연구가 계속되면서 지방 선조가 위험한 섬유성 경화반으로 진행되지 않음이 밝혀졌고, 아동의 식생활은 지방 선조의 출현과 애초에 관계가 없는 것으로 드러났다. 그보다는 아이 어머니의 지질 농도가 주요 요인으로 보인다.

DISC 실험을 보면, 식이 지방 감식은 혈중 콜레스테롤 수치를 유의미하게 개선해내지 못했다. 소아가 섭취한 식이 지방이 LDL 콜레스테롤 수치를 높였다 한들 성인기에 미치는 결과는 불분명하다. 총콜레스테롤 수치가 높은 아동 중 성인이 되어서도 수치가 높은 경우는 절반 수준이었다(LDL 콜레스테롤도 마찬가지다). 사실 식단, 콜레스테롤 그리고 심장 질환으로 이어지는 인과관계의 연결고리는 굉장히 의심스러워 보인다. 따라서 기존의 저지방 권장안에 아이들까지 끌어들이려 한 주장은 설득력이 없어 보인다.

결국 2001년, 전문가들에게 객관적인 과학적 검토를 의뢰하는 권위 있는 국제단체인 코크런 연합Cochrane Collaboration은 아동에 대한 저지방 식단의 근거를 검토한 뒤 정상적인 아동의 경우 지방 섭취와 심장 질환 사이에 관련이 없다고 결론 내렸다. 심장 질환의 유전적 소인을 가진 위험군 아동에게 저지방 식단이 유익한지에 대해서도 입증하지 못했다. 코크런 연합은 저지방 식단이 정답이라고 주장할 수 있는 어떠한 근거도 존재하지 않는다고 지적했다.

이뿐만 아니라 저지방 식단은 아이들의 체중 감량에도 도움이 되지 않았다. 1990년대에 국립보건원은 저지방 식단이 아이들의 체중 감량에 도움이 된다는 가설을 검증하고자 1,700명의 초등학생을 대상으로 한 대규모 실험에 자금을 지원했다. 3년 동안 아이들은 지방 섭취를 하루 총칼로리의 34퍼센트에서 27퍼센트로 줄이고, 운동은 더 많이 했다. 아이들과 그 가족들은 건강에 좋은 영양에 대해 교육받았다. 그들은 모든 것(오늘날 우리가 아이들에게 가르치고 있는 모든 것)을 잘 지켜나갔지만 그 모든 노력에도 불구하고 체지방은 감소하지 않았다.

이러한 결과는 자녀들이 가능한 한 최상의 조건에서 인생을 시작하길 바라며 아기를 위해 채소와 과일 퓌레를, 가족의 식사와 점심 도시락으로 살코기 및 저지방 유제품을 꼼꼼하게 골라온 부모들에게 충격적일 수밖에 없다. 실망스럽겠지만 그러한 선택의 효용을 입증해주는 연구를 더 찾으려 해봤자 허사일 텐데, 1998년에 미국소아과학회가 저지방 식단에 대한 지지 입장을 밝힌 이후로는 주류 영양학자들이 저지방 식단이 아이들에게 미치는 영향에 관해 더 이상 거론하지 않았기 때문이다.

하지만 다른 나라에서는 회의적 관점이 어느 정도 살아남아 연구가 계속되었다. 영국의 생화학자이자 영양 전문가인 앤드류 프렌티스 Andrew M. Prentice는 고지방 동물성 식품의 결핍이 그가 연구한 감비아 영아들이 겪은 "성장 부전의 주요 원인"일지 모른다는 가설을 세웠다. 그는 감비아의 영아 140명을 상대적으로 풍족한 영국 케임브리지의 영아와 비교 분석했다. 감비아와 영국 아기들은 비슷하게 잘 자랐다. 그러나 모유를 떼기 시작하는 생후 6개월부터 성장 곡선의 격차가 꾸준히 벌어졌다. 생후 18개월 동안 감비아의 영아들은 케임브리지의 영아들과 비슷하게 칼로리를 섭취했지만 지방 성분은 꾸준히 감소해 2세경에는 지방이 총칼로리의 15퍼센트밖에 안 되었으며 그중 대부분은 견과류와 식물성 기름의 다불포화지방이었다. 케임브리지의 영아들은 달걀, 우유,

육류로 칼로리를 채웠고, 총칼로리의 37퍼센트 이상이 지방이었으며, 그중 대부분이 포화지방이었다. 3세가 되자 감비아 영아들의 체중은 표준 성장 도표상의 정상치보다 매우 낮았던 반면, 케임브리지의 영아들은 기대치만큼 성장해 감비아 영아들보다 체중이 평균 8파운드(약 3.6킬로그램) 더 많이 나갔다.[80] 만성 감염, 특히 설사가 감비아 영아들의 일시적 체중 감소의 원인이기도 했지만, 프렌티스는 "저지방" 식품이 아이들이 "빠른 성장을 지속하지" 못하는 원인일 것이라고 추측했다.

미국인 부모로서 나는 그의 논문을 읽으면서 "초기 이유식"의 지방 성분에 눈이 가지 않을 수 없었다. 감비아 영아들이 먹는 첫 번째 고형식인 쌀죽에는 5퍼센트의 지방이 들어 있는 반면, 미국인 부모가 아기에게 먹이는 유기농 브랜드 어스베스트Earth Best의 통곡물 쌀 시리얼의 지방 함량은 0그램이다. 이후 감비아 아기들이 지방이 18퍼센트 함유된 땅콩 소스를 곁들인 쌀죽을 먹을 때에도 미국 아기들은 건강에 좋아 보이는 어스베스트 '채소 칠면조 디너'에서 겨우 1퍼센트의 지방만 섭취할 뿐이다(이 제품은 육류가 포함된 몇 안 되는 저녁 이유식 중 하나이다). 정부 자료에 따르면 최근 수십 년간 미국 아이들은 지방 및 포화지방의 섭취를 줄여왔다. 아이가 젖을 떼기 전까지는 모유나 분유가 유아식에 결여된 지방을 보충해주지만(우려스럽게도 몇몇 연구에 따르면 산모가 탄수화물을 많이 섭취할수록 모유의 지방 함량이 감소하는 경향을 보인다), 일반적인 미국 아동의

---

80 이 연구 결과는 1920년대에 영국 연구자들이 관찰한 케냐 아키쿠유족의 사례와 부합한다. 아키쿠유족은 채식을 했는데, 젖을 뗀 2,500명의 아키쿠유족 아기들은 미국이나 영국의 아기들보다 성장이 매우 더뎠다. 연구자들은 케냐와 스코틀랜드에서 성장이 더디던 아이들에게 대구 간유와 우유를 추가로 먹이자 성장 속도가 빨라지는 것을 확인했다(Orr and Gilks 1931, 30-31 and 49-52).

식단에 부족한 지방은 건강 문제를 일으킬 가능성이 매우 높다.

감비아의 사례는 다른 나라의 여러 논문들과 함께 1998년 휴스턴에서 열린 소아 영양 심포지엄에서 발표되었다. 스페인과 일본의 연구자들은 자국의 어린이들이 최근 수십 년간 지방 섭취를 늘려왔는데 이는 지속적인 신장 증가와 상관관계를 나타냈다고 발표했다. 반면 라틴아메리카와 아프리카 빈곤국들의 보고서를 보면, 아이들이 지방을 적게 먹고 있으며 이는 영양과 성장에 뚜렷하게 영향을 주었다. 지방이 총칼로리의 30퍼센트 이하인 식단은 영양 면에서 우려스러운 결과를 낳았으며, 지방 함량이 22퍼센트인 식단은 성장 부전과 연관성을 보였다. 이는 더 부유한 국가인 독일과 스페인에서 건강하게 성장하는 어린이들의 지방 섭취량이 총칼로리의 40퍼센트 이상이라는 점과 극명히 대비된다. 그러나 국립보건원과 밀접한 관계에 있던 미국인 전문가와 DISC 실험 및 STRIP 실험의 주요 연구자들이 작성한 휴스턴 심포지엄 요약문은 어린이들에게 23~25퍼센트 수준의 적은 양으로 지방을 권장하도록 하는 보수적인 결론을 내렸다. 요약문은 많은 논문의 주제였던 고지방 식단과 건강 증진, 신장 증가와의 연관성에 대해서는 다루지 않았다.

지금까지도 미국소아과학회는 2세 이상의 모든 어린이들에게 지방 및 포화지방이 적은 식단을 권장하고 있다. 뉴욕 시와 로스앤젤레스를 비롯해 미국 전역의 모든 학교가 일반 우유를 금지해왔고 가능한 한 저지방 우유를 제공해왔다(클린턴 재단이 이러한 움직임을 주도했다). 그리고 농무부가 권장 식단을 채택하고 지방 감식에 앞장선 1980년 이후로 WIC[81]는 자체 식품 패키지의 동물성 식품 함량을 낮추고 더 많은 곡물로 대체했다. 현재는 WIC 프로그램이 시작된 1972년 당시보다 달걀이 더 적게 들어 있다. 생선 통조림, 두부, 두유는 들어 있지만 이제 육류는 들어 있지 않고, 여성과 2세 이상 아동을 위한 우유는 지방을 2퍼센트 이하로 제한하고 있다.

여성과 낮은 콜레스테롤의 역설

여성은 국립심폐혈연구소가 저지방 식단을 옹호하는 바람에 희생당한 또 다른 집단이다. 저지방 식단이 여성에게 유익하다고 볼 만한 근거는 없으며 그에 대해 연구된 적조차 없다.

역사적으로 의학 연구는 남성을 생물학적 기준으로 삼아왔다. 게다가 심장 질환이 주로 남성에게서 유행했기에 여성은 심장 질환과 관련된 대다수 임상 실험에서 제외되었다. 1990년 이전에 실시된 연구에서 여성은 피험자의 20퍼센트에 불과했고, 이후에도 25퍼센트 정도였다. 그 결과 NCEP가 미국 인구 전체를 대상으로 설정한 콜레스테롤 목표치는 남성을 상대로 실험한 연구에 바탕을 둔 것이었다. 하지만 1950년만 해도 연구자들은 여성은 지방과 콜레스테롤에 남성과 다르게 반응하기 때문에 별개로 연구해야 한다고 경고했다. 예를 들어 여성의 동맥 경화증은 남성에 비해 10~20년 늦게 발병하므로 폐경기 전까지 심장 질환이 흔하지 않다.

성별을 분리해 실험한 결과 매우 놀라운 격차가 드러났다. 일례로 여성을 포함시킨 초기 연구 중 하나인 프레이밍햄 연구를 보면 50세 이상

---

81 Special Supplemental Nutrition Program for Woman, Infants and Children. 농무부 산하 기관이 지원하는 저소득층 임신부, 수유부, 5세 이하 어린이를 위한 특별 영양 보충 프로그램—옮긴이.

여성의 혈중 콜레스테롤은 심장 질환 사망률과 유의미한 상관관계가 없었다. 50세 이하 여성의 경우 심장 질환이 흔하지 않았으므로, 이러한 결론은 대다수 미국 여성이 지난 수십 년간 불필요하게 포화지방을 멀리했음을 의미했다. 여성의 혈중 콜레스테롤은 심장 질환 위험과 무관하기 때문이다.[82] 그러나 이토록 중대한 결과는 1971년 발표된 논문의 결론에 실리지 않았다. 1992년 국립심폐혈연구소의 한 전문가 패널은 여성의 심장 질환 데이터를 검토하여 콜레스테롤이 낮은 여성의 사망률이 콜레스테롤이 높은 여성보다 나이에 관계없이 높다는 사실을 밝혀냈다. 하지만 이 결과 또한 묻혀버렸다. 과연 오늘날 여성 환자에게 콜레스테롤이 높아도 걱정할 필요가 없다고 이야기해주는 의사가 얼마나 될까?

프레이밍햄 연구는 역학 연구였다. 여성에 대한 임상 실험은, 어린이와 마찬가지로, 2000년대 이전에는 시도되지 않았다. 1990년대 초반 하원이 일련의 공청회를 개최해 과학 연구 보조금의 성 불균형을 문제 삼자 국립심폐혈연구소는 그제야 여성의 식단과 질병에 관한 실험에 예산을 지원하기 시작했다.

국립심폐혈연구소의 보조금 일부는 워싱턴 대학의 지방질 전문가 로버트 높Robert H. Knopp에게 할당되었는데, 그는 앞서 남성을 대상으로 저지방 식단을 연구했으며, 저지방 식단이 여성에 미치는 영향에 관해서도 관심이 있었다. 시애틀의 보잉사에서 일하는 고콜레스테롤 남자 직원 444명을 대상으로 한 높의 실험은 결과가 애매모호했다. 그는 피험자들에게 다양한 지방 비율(18~30퍼센트)의 저지방 식단을 제공했는데,

---

[82] 실제로 프레이밍햄 연구에서 여성의 콜레스테롤 수치가 294mg/dL까지 높아져도 심장 발작 위험도는 전혀 증가하지 않았다(Kannel 1987).

1997년 말 콜레스테롤 수치에서 유의미한 변화가 관측되었다. 높은 "나쁜" 콜레스테롤이라고 알려진 LDL 콜레스테롤이 떨어졌다는 사실에 주목했는데, 이는 긍정적인 결과처럼 보였다. 그러나 저지방 식단을 한 남성들은 "좋은" 콜레스테롤로 알려진 HDL 콜레스테롤도 저하되었을 뿐 아니라 혈액 속에 돌아다니는 지방인 트리글리세라이드가 상승하는 건강에 좋지 못한 결과를 보였다. 이러한 결과는 다른 연구들에서도 확인되었다.

높이 측정한 혈액 지표는 "총" 콜레스테롤만을 측정할 수 있었던 1970년대 이후 훨씬 더 정교해진 식단-심장 연구의 상황을 보여주었다. (트리글리세라이드 역시 "구시대" 지표 중 하나로, 1950년대부터 아렌스 등이 연구했다.) 1980년대 후반부터 콜레스테롤의 다양한 세부 요소를 측정할 수 있게 되었다. HDL 콜레스테롤과 LDL 콜레스테롤도 그중 일부다. 그런데 이것들은 무엇인가?

총콜레스테롤은 밀도에 따라 "고밀도" HDL 콜레스테롤과 "저밀도" LDL 콜레스테롤로 구분된다. 여러 해에 걸친 연구를 통해 두 가지 지표는 각각 "좋은" 콜레스테롤과 "나쁜" 콜레스테롤이라는 평판을 얻게 되었다. 연구 결과 LDL 콜레스테롤의 상승은 과체중, 흡연, 운동 부족, 고혈압 등 모든 종류의 위험 인자와 연관되어 있는 반면 HDL 콜레스테롤은 완전히 정반대였다. 사람들이 운동을 더 많이 하고, 체중을 줄이고, 담배를 끊을 때 이 수치는 상승했다.

콜레스테롤 소분획은 혈관 내에서 용해되지 않으며, 단독으로 혈관 안팎을 드나들 수 없다. 이들에게는 혈액으로 녹아들고, 빠르게 움직이며, 내부의 콜레스테롤을 안전하게 보호하도록 하는 작은 잠수정이 필요하다. 이러한 잠수정을 지단백이라 부르는데, 운반하고 있는 콜레스테롤의 종류에 따라서 이 지단백을 HDL 또는 LDL이라고 부른다. 그래서 HDL과 LDL이라 부르는 잠수정에 실려 있는 콜레스테롤을 각각 HDL 콜레스테롤과 LDL 콜레스테롤이라 구별해서 부르는 것이다. HDL 지단백이 동맥 벽을 비롯해 인체 조직에서 콜레스테롤을 청소하고 간으로 운반한다는 것이 정설이다. 다시 말해, HDL은 인체에서 콜레스테롤을 제거한다. 한편 LDL은 그 반대이다. LDL 지단백은 콜레스테롤을 동맥 벽에 들러붙게 만든다. 그러므로 우리는 LDL 콜레스테롤이 높아지지 않도록 하는 동시에 HDL 콜레스테롤은 상승시켜야 한다. 미래의 심장 발작을 예측하는 더 신뢰할 만한 지표가 콜레스테롤 그 자체인지 지단백인지에 관해서는 전문가들의 의견이 엇갈리고 있다.

영양 전문가들이 HDL 콜레스테롤과 LDL 콜레스테롤 소분획에 관심을 가지게 된 것은 1977년 실시된 프레이밍햄 연구를 비롯해 많은 연구에서 총콜레스테롤이 심장 질환 예측을 위한 적절한 지표가 아님이 밝혀졌기 때문이다. 이것은 달갑지 않은 결과였는데 수십 년 동안 총콜레스테롤 저하를 주요 치료 목표로 삼아온 식단-심장 가설을 매우 위태롭게 했기 때문이다. 총콜레스테롤이 가장 중요한 위험 인자임을 증명하기 위해 수억 달러가 투입되었다. 1만 건의 논문이 심장 질환과 관련된 다른 생물학적 측면은 제쳐두고 총콜레스테롤에만 초점을 맞췄다. 총콜레스테롤은 미국인에게 우선적으로 포화지방을 줄이도록 한 이유였다. 하지만 이제 총콜레스테롤은 대다수 사례에서 미약한 위험 인자로 밝혀졌다. 오늘날의 의사 및 건강 전문가들은 이러한 현실을 아직까지 온전히 받아들이지 못하고 있다. 총콜레스테롤이 오랜 세월 동안 유명세를 떨쳤던 것을 생각하면 사실 놀랄 일도 아니다. 그런데 총콜레스테롤이 아니라면, 무엇이 신뢰할 만한 위험 예측 인자인가?

그 답은 트리글리세라이드, LDL 콜레스테롤, HDL 콜레스테롤을 비롯한, 혈액에서 측정된 기타 요소들의 복잡한 조합이다. 실제로 프레이밍햄 추적 관찰 결과에서 가장 놀라웠던 점 중 하나는 "좋은" 콜레스테롤에 관한 것이었다. 연구진은 40~90세 남녀를 대상으로 측정한 지단백과 지질 중에서 HDL 콜레스테롤이 심장 질환 위험도에 가장 큰 영향을 주었다고 보고했다. HDL 콜레스테롤이 낮은 사람(35mg/dL 이하)은 높은 사람(65mg/dL 이상)보다 심장 발작의 위험이 여덟 배나 높았다.[83] 연구진은 이 "충격적인" 상관관계가 자신들의 콜레스테롤 데이터에서 "가장 중요한 결과물"이라고 했다.

결국 식단과 질병의 연관성을 연구하는 전문가들은 총콜레스테롤에서 벗어나기 시작했지만 HDL 콜레스테롤로 전환하지는 않았다. 그 대신 LDL 콜레스테롤에 집중하기로 했다. 2002년 NCEP는 LDL 콜레스테롤의 상승이 "강력한" 위험 인자라고 주장했고, 미국심장협회와 다른 전문가 단체들도 이에 동의했다.

이상한 방향 전환이었다. HDL 콜레스테롤이 매우 설득력 있는 지표임에도 불구하고 어째서 국립보건원과 미국심장협회는 LDL 콜레스테롤을 선호한 것일까? 여기에는 몇 가지 설명이 있다. 먼저, 다수의 역학 연구에서 심장 질환자의 LDL 콜레스테롤 수치는 건강한 사람보다 평균적으로 몇 퍼센트가량 높았다. 둘째, 동물 실험에서 LDL 콜레스테롤이 증가하면 동맥 경화가 발생했다. 셋째, 훗날 노벨상을 수상한 두 명의 과학자, 마이클 브라운Michael Brown과 조지프 골드스타인Joseph Goldstein에 따르

---

83 미국심장협회는 HDL 콜레스테롤에 대하여 특정 목표치를 설정하고 있지는 않지만, 대체적으로 60mg/dL 이상이면 건강에 좋다고 여겨진다.

면, 유전성 질환인 가족성 고콜레스테롤중을 보인 사람들은 LDL 콜레스테롤 수용체에 결함이 있는 것으로 밝혀졌다. 이들은 유사한 기전이 일반적인 경우에도 적용될 수 있다고 주장했고, 당시 전문가들은 이를 매우 설득력 있는 특별한 증거로 받아들였다.

HDL 콜레스테롤보다 LDL 콜레스테롤을 우선시한 또 다른 이유는 제약업계가 LDL 콜레스테롤을 치료의 타깃으로 선호했기 때문이었을 수도 있다. 제약업체들은 HDL 콜레스테롤을 상승시키는 약물을 만들어내고자 여러 차례 시도했지만 번번이 실패하고 말았다. 반면 LDL 콜레스테롤을 낮추는 것은 매우 잘할 수 있었다. 첫 번째로 개발된 약인 로바스타틴은 1970년대에 출시되어 수십억 달러에 달하는 "스타틴" 시장을 열었다. 지금까지 플루바스타틴, 피타바스타틴, 프라바스타틴, 로수바스타틴, 심바스타틴, 아토르바스타틴 등의 스타틴계 약물이 개발되었으며, 스타틴은 2011년 한 해에만 전 세계적으로 9,560억 달러를 벌어들였다.

그러나 스타틴에 관한 공공연한 비밀은 스타틴이 심장 질환으로 인한 사망을 예방하는 효과는 있으나 그 효과가 전적으로 LDL 콜레스테롤을 낮추기 때문만은 아니라는 것이다. 스타틴은 다른 방식으로 효과를 내는데, 아마도 염증을 줄여주기 때문일 것이다. 연구자들도 이에 대해서는 정확하게 알지 못한다. 이러한 잠재적 기전을 스타틴의 "다면발현 효과"라 부르며, 학계에서 자주 논의되고 있다. 그럼에도 불구하고 최근까지도 스타틴은 LDL 콜레스테롤을 낮추는 효과로만 대중에게 각인되었고, 여전히 이런 이점을 내세워 광고하고 있다.

LDL 콜레스테롤 선호에 대한 매우 설득력 있는 근거가 또 하나 있다. 바로 식단과 질병의 연관성을 연구하는 전문가들이 식단-심장 가설을 구하기 위해 LDL 콜레스테롤을 필요로 했기 때문이다. 놉의 연구는 당시 식단의 황금 표준이던 지방과 포화지방이 낮은 식단이 LDL 콜레스테롤 수치는 개선시킬 수 있어도 HDL 콜레스테롤 수치는 일관되게 악화시킨다는 사실을 밝혀냈다. 저지방 식단이 실제로는 심장 질환의 위험을 악화시킬 수 있음을 의미했기 때문에 이것은 엄청나게 곤란한 결과였다. 이런 상황에서 벗어나고자 전문가들은 HDL 콜레스테롤을 무시해버렸다. 국립보건원은 식단과 HDL 콜레스테롤의 관계를 다루는 실험에 연구비를 지원하지 않았고, 연구자들은 논문에서 이에 관한 논의를 생략했다. 실제로 학술지 편집자들이 논문 저자들에게 논문의 토론 부분에서 HDL 콜레스테롤을 제외하도록 요구한 것으로 알려졌는데, HDL 콜레스테롤이 "공식" 지표가 아니라는 이유에서였다. "학술지에 실리지 않으면 무언가에 대해 말할 수가 없어요." 한 유화학자가 내게 일러주었다. "저지방 식단이 좋고 포화지방이 나쁘다고 말하고 싶다면, HDL 콜레스테롤은 지워버리세요. 그러면 깔끔해집니다."

또한 영양 전문가들은 HDL 콜레스테롤을 가장 효과적으로 높이는 것은 우리가 혼히 생각하듯 적포도주나 운동이 아니라 포화지방임을 밝힌 연구를 무시해버렸다. 동물성 지방의 섭취는 HDL 콜레스테롤을 높이며, 동물성 지방만이 유일하게 그러한 효과를 낼 수 있는 것으로 알려져 있다. 2004년 하버드 공중보건대학의 역학자 메이어 스탬퍼Meir Stampfer는 "이것은 매우 중요한 주제이다. 포화지방이 HDL 콜레스테롤을 상승시킨다는 사실을 무시하면 포화지방은 실제보다 더 해롭게 보인다"고 했다. 현재는 점점 더 많은 연구자들이 이런 관점에 동의하고 있지만, 놉 등이 매우 불편한 사실을 발견하기 시작한 1990년대에는 누군가가 HDL 콜레스테롤과 저지방 고탄수화물 식단의 관계를 주제로 삼으면 다들 점잖게 기침을 하고 시선을 돌리기 일쑤였다.

보잉사 여직원

당시 높은 HDL 콜레스테롤에 공개적인 관심을 표한 몇 안 되는 연구자 중 한 명이었다. 보잉사 여성 직원들을 남성 직원들과 함께 조사한 높은 HDL 콜레스테롤이 심장 질환에 있어서 성차의 상징이나 다름없다는 점을 발견했다. 높은 콜레스테롤이 높은 미국인들에게 도움을 주고자 NCEP가 개발한 식단을 보잉사 여직원들에게 제공했다. NCEP는 1단계와 2단계, 두 가지 식단을 개발했다. "위험군" 남녀에게는 포화지방이 총칼로리의 10퍼센트인 1단계 식단을 제공했다. 그래도 콜레스테롤 수치가 낮아지지 않을 경우에는 포화지방이 7퍼센트 이하인 2단계 식단을 먹도록 했다. 두 단계 모두 총지방을 칼로리의 30퍼센트로 제한하였다.

1년 동안 700명의 보잉사 직원들이 좀 더 극단적인 2단계 식단을 따랐다. 그 결과 LDL 콜레스테롤은 낮아졌으나(이론적으로는 좋은 징후), HDL 콜레스테롤은 7~17퍼센트 감소했다. 좋은 콜레스테롤이 감소했기 때문에 연구자들의 계산에 따르면 여직원들의 심장 질환 위험은 6~15퍼센트 증가했다. 남직원들의 변화는 이만큼 부정적이지 않았지만 여직원들은 가장 엄격한 NCEP 지침을 1년 동안 따른 끝에 심장 발작을 일으킬 위험이 명백하게 높아졌다.

높은 식단이 여성에게서 너무나도 해로운 결과를 나타내 깜짝 놀랐다. 하지만 어느 누구도 2000년에 발표한 그의 연구 결과에 대해 토론하려 하지 않았고, 심지어는 연구 결과를 인정하려고도 하지 않았다. 높은 자신의 연구가 과학계의 "침묵"과 맞닥뜨렸다고 말했다. "그 결과를 어떻게 생각해야 할지 아무도 몰랐습니다." 어느 누구도 그의 연구 결과에 대해 논하지 않았던 것은 아무도 그에 대한 답을 갖고 있지 않았기 때문이었다. 따라서 보잉사 직원을 대상으로 한 놉의 BeFIT Boeing Employees Fat Intervention Trial 연구는 거의 외면당했고, 최근까지도 학계의 표준 리뷰 논문에서 제외되었다.

연구 결과는 인기가 없었지만, 결과가 이례적인 것은 아니었다. 다른 실험에서도 저지방 식단을 따른 여성들은 HDL 콜레스테롤이 남성보다 세 배나 많이 감소하는 경향을 보였다.[84] 놉의 실험에서 여성들은 트리글리세라이드가 더 많이 상승했다. LDL 콜레스테롤을 줄이는 저지방 식단의 유용성도 여성의 경우에는 덜했다. 놉은 2005년의 리뷰 논문에서 모든 성별 격차에 대해 요약 정리했는데, 저지방 식단은 여성에게 권장할 수 없으며 그보다는 "대안적 식단"을 모색해야 한다고 결론지었다. 놉은 탄수화물이 적고 지방이 풍부한 식단이 여성에게 필요하다고 주장했다.

놉의 연구는 분수령이 될 수도 있었다. 그의 연구 결과가 발표된 이후에 전문가들은 저지방 식단이 여성들에게 의도치 않게 해를 끼칠 수 있다고 경고할 수 있었다. 무엇보다 여성들은 1970년대부터 칼로리를 줄이는 데 매우 열성적이었고, 정부 자료를 봐도 지방과 포화지방을 남성보다 더 엄격하게 줄여나갔다. 놉의 연구 결과는 여성들이 저지방 식단

---

[84] 일례로 22~67세의 건강한 성인 103명(남성 46명, 여성 57명)을 대상으로 NCEP 1단계 식단, 포화지방이 5퍼센트로 매우 낮은 식단, 미국의 일반적인 식단을 8주간 실험한 연구에서 총콜레스테롤과 LDL 콜레스테롤은 일반적인 식단보다 앞의 두 식단에서 감소했지만, HDL 콜레스테롤 역시 감소했으며 여성의 경우 특히 더 가파르게 급감했다(Stefanick et al. 2007).

을 먹음으로써 실제로는 자신의 건강을 해쳤음을 시사한다. 그러나 영양학계 엘리트들은 이러한 충격적인 결과를 거론하지 않았다. 대부분의 여성들은 저지방 식단이 자신들의 심장 질환 위험을 높일 수 있다는 사실을 몰랐고, 지금도 여전히 모르고 있다.

지방과 유방암은 연관성이 없다

과학적 증거가 없는 것으로 밝혀진, 여성 건강에 관한 또 다른 믿음은 식이 지방이 암을 유발한다는 것이다. 1980년대 이래 보건 당국은 유방암 예방을 위해 지방 섭취를 줄이도록 여성에게 권고해왔다. 물론 이 권고는 모든 사람 및 모든 암에 대한 광범위한 권장 사항의 일부였다.

지방이 암을 유발할 수도 있다는 이론이 맨 처음 방송을 탄 것은 1976년에 열린 맥거번 위원회 공청회로, 당시 국립암연구소의 책임자 지오 고리Gio Gori는 일본인은 대장암과 유방암 유병률이 매우 낮은데, 미국으로 이주하고 나면 곧바로 증가했다고 언급했다. 고리는 지방 섭취와 암 발생률이 나란히 증가하는 도표를 제시했다. "저는 이것이 매우 강력한 상관관계라는 것을 강조하고 싶습니다. 그러나 상관관계는 인과관계를 의미하지는 않습니다. 아직까지 음식이 암을 유발한다고 말할 수는 없습니다." 그는 심층적인 연구를 요청했다. 그러나 국가의 건강 문제를 최대한 해결하고 싶은 열정에 사로잡힌 상원 위원회는 그러한 유보 사항을 간과한 채 저지방 식단이 암 발병 위험을 줄이는 데 도움이 된다고 암시하는 보고서를 내놓았다. 그리하여 암은 상원이 지방에 책임을 전가한 두 번째 "살인 질환"이 되었다. 상원 위원회가 특정 가설에 지지를 표하자 심장 질환과 마찬가지로 반사 작용이 워싱턴 시 곳곳에서 나타났다.

지오 고리의 국가별 비교와 몇 가지 쥐 실험 등을 근거로 지방-암 가설은 곧 채택되었고, 국립암연구소(1979, 1984), NAS(1982), 미국암학회(1984)의 보고서와 영양과 건강에 대한 의무총감 보고서(1988)에 편입되었다. 이 보고서들은 하나같이 암 예방을 위해 저지방, 저포화지방 식단을 권장했다. 실제로, 지방이 암을 유발한다는 이론은 1970년대 후반부터 정부가 저지방 식단을 공식적으로 권장해온 주요한 이유였다.

여성들에게 이러한 조언이 특히 잘 먹혀든 이유는 심장 질환은 중년 남성의 문제로 쉽사리 치부할 수 있지만 암은 젊은 여성들도 염려하는 문제이기 때문이다. 유방암은 특히 더 그렇다.

그렇기에 1987년, 하버드 공중보건대학의 역학자 월터 월렛Walter C. Willett이 간호사 보건 연구에서 9,000명 가까운 간호사들을 5년 동안 관찰한 끝에 지방 섭취와 유방암 사이에는 양의 상관관계가 없다고 발표한 결과는 놀랍기만 하다. 월렛이 발견한 결과는 그야말로 정반대의 사실이었는데, 지방을 더 많이 먹은 간호사일수록, 특히 포화지방을 더 많이 섭취했을수록 유방암 발병 빈도가 낮아졌다. 중년 여성에서도 같은 결과가 나타났다. 14년간의 연구 끝에 월렛의 연구팀은 모든 지방을 줄이거나 특정 종류의 지방을 줄일 경우 유방암 위험이 감소한다는 주장에는 "근거가 없다"고 발표했다. 오히려 포화지방을 많이 섭취한 여성들이 유방암 발병 위험도가 더 낮은 것으로 나타났다. 이런 결론들은 모두 상관관계이다. 그러나 역학은 인과관계를 입증할 수는 없지만 연관성이 없음은 충분히 입증할 수 있다. 예컨대 이 연구에서처럼 많은 여성들이 비교적 지방이 풍부한 식생활을 해도 유방암에 걸리지 않았다면, 필시 지방은 유방암의 원인이 아니라고 말할 수 있다.

그러나 국립암연구소는 지방-암 가설에 많은 투자를 했기에 쉽사리 포기할 수 없었다. 여성과 유방암에 관한 당대 최대 규모의 실험이었던 월렛의 연구가 나온 뒤에도 국립암연구소의 암 예방 및 관리 분과 책임자 피터 그린월드Peter Greenwald는《미국의사협회지》에 다음과 같은 제목의 논문을 발표했다. "식이 지방-유방암 가설은 살아 있다." 그는 월렛의 연구를 가볍게 치부하고, 대신에 쥐 실험 데이터에 근거해 "고지방 고칼로리 식단"이 포유류에서 종양을 유발한다고 주장했다. 그의 말대로 수많은 쥐 실험에서 그 같은 효과가 확인되었다. 그러나 그가 언급하지 않았던 사실은 종양을 키우는 데 가장 기여한 지방은 다불포화지방(식물성 기름에 들어 있는, 미국인들에게 장려하던 지방)이었다는 점이다. 식물성 기름을 주지 않고 포화지방을 먹인 쥐의 경우에는 영향이 거의 없었다.

인간을 대상으로 한 실험 자료로는 2009년까지 스웨덴, 그리스, 프랑스, 스페인, 이탈리아에서 50만 명에 이르는 여성을 관찰한 연구들이 있고, 갱년기가 지난 여성 4만여 명을 대상으로 한 미국의 연구가 있다. 이 모든 연구에서 연구자들은 유방암과 동물성 지방 사이의 상관관계를 찾아낼 수 없었다. 국립암연구소 자체 실험에서도 결과는 마찬가지였다. 가장 최근의 실험은 2006년의 여성 영양 연구Women's Intervention Nutrition Study였는데, 이 실험은 피험자 여성들의 지방 섭취를 15퍼센트 이하로 제한하는 데 성공했다. 따라서 피험자 여성들의 지방 섭취를 충분히 낮추는 데 실패했기 때문에 어떠한 결과도 확보할 수 없다는 이전 실험들에 대한 비판으로부터 벗어날 수 있었다. 그러나 15퍼센트 수준에서도 국립암연구소는 지방의 종류와 양에 관계없이 지방 감식과 유방암 발생률 저하와 관련해 통계적으로 유의미한 상관관계를 발견할 수 없었다.

암에 대한 근거 자료를 가장 포괄적으로 검토한, 세계암연구기금과 미국암연구소가 2007년에 발간한 500쪽짜리 보고서에 따르면, 지방이 많은 식단이 특정 종류의 암 발병 위험을 높인다는 "확실한" 혹은 "가능성 있는" 근거는 없다. 보고서 저자들은 1990년 중반 이후의 연구 결과들은 "전반적으로 지방과 기름이 암의 직접적인 원인이라는 근거를 약화시키고 있는 추세"라고 밝혔다.

2009년에도 국립암연구소는 지방이 암을 유발한다는 가설을 지지하고 있었다. 국립암연구소의 영양역학부장 아서 샤츠킨Arthur Schatzkin은 부서의 다른 연구원들은 설탕과 정제 탄수화물이 암 발병의 원인이라는 이론으로 기울기 시작했지만 "지방-암 가설은 결코 죽지 않았다는 것이 개인적 견해"라고 2011년 암으로 사망하기 전 내게 말했다. 그는 지금까지 역학 연구에서 사용한 식단 설문지 내용이 충분히 정확하지 않았던 점이 문제라고 지적했다. 지금까지는 모든 증거들이 반대로 나타났지만, 결국 그가 지지하는 가설이 진실로 증명될 것이라고 주장했다. 그러나 2012년 나는 그의 후임자인 로버트 후버Robert N. Hoover와 대화를 나누었는데, 후버는 지방-암 가설을 증명하기 위한 모든 연구가 아무런 성과를 거두지 못했음을 기꺼이 인정했다. "우리가 해야 할 일은 이전의 강력한 가설에서 물러서서 새롭게 출발하는 것입니다." 지방-암 가설을 입증하려고 애쓰기보다 "우리는 점점 더 불가지론자가 되어가고 있습니다"라고 그는 말했다. 식단과 암의 관계는 다시 원점으로 돌아간 것이다.

저지방 식단에 관한 역대 최대 규모의 실험

국립심폐혈연구소의 연구비 지원을 받아 높이 보잉사 여직원을 상대로 실험을 진행 중이던 1990년대 중반에 국립심폐혈연구소는 7억 2,500만 달러의 거액을 저지방 식단에 관한 역대 최대 규모의 무작위 임상 실험에 투입했다. 이 WHI(Women's Health Initiative, 여성 건강 증진) 실험에서는 갱년기가 지난 4만 9,000명의 여성을 대상으로 저지방 식단뿐 아니라 호르몬 대체 요법, 칼슘, 비타민 D 보충의 효과에 대해 조사했다. 연구진은 저지방 식단에 대해서만이 아니라 여성 건강 전반에 걸쳐 역사상 가장 결정적인 실험이 될 것이라고 자신했다.

2만 명 이상의 저지방 식단 실험군 여성들에게는 육류, 달걀, 버터, 크림, 샐러드드레싱과 기타 지방성 식품을 줄이도록 교육했다. 《피플》지는 참가자 중 한 명인 워싱턴 대학 교직원 조앤 메나드Joanne Sether Menard의 말을 인용했는데, 그녀는 감자칩, 도넛, 프라이, 치즈, 사워크림, 샐러드드레싱을 끊었으며 "10년 동안 빵에 버터를 바르지 않았다"고 했다. 또한 여성들은 과일과 채소, 통곡물을 더 많이 먹도록 교육받았다. 이들 음식은 기본적으로 저지방이며, 오늘날 미국심장협회와 농무부가 권장하고 있는 식물성 식단이기도 하다.

WHI가 시작된 1993년 당시 저지방 식단은 이미 미국심장협회가 30년 넘게, 농무부가 15년 가까이 공식 권장해온 식단이었다. 그런데 WHI는 저지방 식단이 실제로 효과가 있는지 알아보기 위한 최초의 대규모 실험이었다. 수십 년간 지방을 적게 먹어야 건강에 좋다고 여겨왔으므로 처음부터 결론은 정해져 있었다. 실험 참가자들은 단지 자신들이 이미 유익하다고 알고 있던 것들이 옳다는 사실을 확인하기 위해 저지방 식단을 유지했다.

그러나 예상과 달리 《미국의사협회지》에 발표된 일련의 논문은 모두를 당혹스럽게 만들었다. 실험군 여성들은 총지방을 칼로리의 37퍼센트에서 29퍼센트로 줄이고 포화지방을 12.4퍼센트에서 9.5퍼센트로 줄이는 데 성공했다. 그들은 분명 목표치를 달성했지만, 저지방 식단을 10년간 지속했음에도 유방암, 대장항문암, 난소암, 자궁내막암, 뇌졸중과 심장 질환 등에 걸릴 확률이 대조군에 비해 전혀 낮아지지 않았다. 9년 뒤 체중 역시 대조군보다 겨우 0.45킬로그램 덜 나갈 뿐이었다. 미국암학회의 역학 연구 책임자 로버트 선Robert Thun은 《뉴욕 타임스》에 암과 심장 질환에 대한 결과는 "완전히 제로"라고 말했다.

드디어 저지방 식단이 과학의 심판대에 올라섰다. 선의 말에 의하면 WHI는 "연구 중의 롤스로이스"였고, 그러므로 "최종 판결"이어야만 했다. 다윈이 그의 저서 《종의 기원》을 가톨릭 단체 오푸스 데이Opus Dei 모임에 가져왔다 한들 《미국의사협회지》에 발표된 WHI 논문보다는 따뜻한 환영을 받았을 것이다. 놉은 내게 "귀가 먹은 듯 논평이 없었다"고 말했다. 불신이 유일한 선택이었다. "우리는 이런 결과 앞에서 머리만 긁적이고 있죠." WHI의 핵심 연구자였던 콜로라도 대학 보건과학센터의 팀 바이어스Tim Byers가 말했다. 과일과 채소를 많이 먹고 지방을 적게 먹어야 건강한 식단이라고 이미 모두가 알고 있었으므로 결국 추론은 거기서 시작될 수밖에 없었다.

연구가 분명 잘못되었을 것이라는 데 대부분이 동의했다. 피험자 여성들이 저지방 식단을 제대로 지키지 못했으며, 실험이 시작된 1990년대 초반에는 미국 여성들이 대개 지방을 적게 먹고 있었기 때문에 통계학적으로 유의미한 결과를 낼 만큼 실험군과 대조군 사이에 큰 차이가 없다는 것이었다. 피험자를 선정한 과정, 식단에서 "좋은" 불포화지방과 "나쁜" 포화지방을 구분하지 못한 한계, 운동을 충분히 하지 않았다는 점 등을 비판하기도 했다. 국립심폐혈연구소의 WHI 담당관이었던 자크로소우Jacques Rossouw는 "실험 기간이 충분하지 않았을 수 있고, 피험자들이 나이가 너무 많거나 혹은 지나치게 건강했을 수 있다"고 주장했다.

또한 언제나 그렇듯이 언론이 연구 내용을 과도하게 단순화한다는 비난도 있었다. WHI의 예상과 다른 결과에 언론은 신이 났다. 헤드라인에서는 "이제 그만!"이라고 외쳤다. "당신이 식단에 관해 알고 있는 것은 모두 잊어버려라!"

WHI 운영위원회를 이끌었던 스탠퍼드 의과대학 교수 마샤 스테파닉Marcia Stefanick은 "불행하게도 과학은 한두 마디만으로 설명할 수 없다"고 이야기했다. 연구진은 지방 섭취를 가장 엄격하게 줄이고 실험 규약을 가장 충실하게 수행한 비교적 소수의 여성들에게서는 유방암 발병률이 가장 낮게 나타났는데, 기자들이 이와 같은 세부적인 하위 집단 분석 자료는 간과했다고 지적했다. 일견 제대로 된 결과처럼 보이지만, 그들은 이른바 "지침을 철저하게 따르는 자"들이었다는 점에 주목해야 한다. 실험 규칙을 철저히 고수하며 의사나 연구자 들의 지침을 모조리 지키려는 사람들 말이다. 그들은 지난 장에서 다룬 채식주의자들, 즉 위약을 먹어도 항상 결과가 좋게 나오는 사람들과 같다. 그같이 지침을 철저하게 따르는 사람들은 실험 변인에 관계없이 건강한 편이라 그들을 관찰한 결과로는 그 어떤 것도 단정할 수 없다.

대체로 과학자들은 이들 '지침을 철저하게 따르는 자'들 같은 하위 집단을 선정하는 것에 눈살을 찌푸린다. 그들은 통계적으로 신뢰성이 낮은 결과를 낳기 때문이다. 논문 저자들이 연구 종료 시점에 자신의 가설을 특히 잘 입증해줄 듯 보이는 하위 집단을 골라내는 관행에 대해 비평가들은 "총알 자국 주위에 타깃을 그리는 것"과 같은 행위라고 비판한다.[85]

기자들이 지나치게 단순하게 WHI 실험을 다뤘는지도 모른다. 그들이 환원주의적이거나 아니면 그저 게을러서 그들에게 배포된 WHI의 보도 자료를 무시했는지도 모르겠지만, 결국 그 환원주의적인 기자들이 옳았다. WHI 실험은 저지방 식단에 관한 역대 최대 규모, 최장 기간의 임상 실험이었고, 저지방 식단은 단순히 효과가 없었을 뿐이었다. 10장에서 다루겠지만, 앞서 높이 진행한 실험과 뒤이은 수많은 대규모 실험들이 WHI 실험의 결과를 재확인해주고 있다. 저지방 식단이 질병 예방 효과가 없다는 결론은 그나마 최선이고, 다양한 연구에서 심장 질환, 당뇨, 비만 위험을 악화시키는 최악의 결과를 보이기도 했다. 미국심장협회가 처방한 표준 저지방 식단이 지방이 많은 식단보다 건강에 유익하다는 결과를 얻어내고자 한 시도는 실패의 연속이었다.

2008년 유엔식량농업기구는 모든 저지방 식단 연구를 검토하고는 고지방 식단이 심장 질환이나 암을 유발한다는 "확실한 혹은 가능성 있는 근거가 없다"고 결론 내렸다. 2013년 스웨덴의 보건 자문 단체는 2년 동안 1만 6,000건의 연구를 검토한 끝에 저지방 식단은 비만이나 당뇨와 맞서 싸우는 데 비효율적인 전략이라고 단정 지었다. 그러므로 10억 달러가 넘는 비용이 든 수많은 연구의 필연적인 결론은, 제대로 검증도 안 하고 국민 식단으로 만든 저지방 식단이 미국 공중 보건의 끔찍한 실수였다는 것뿐이었다.

---

85 하위 집단 분석은 어느 쪽으로든 작용할 수 있다. 이미 심장 질환을 진단받은 여성들의 하위 집단은 심혈관 질환 발생 위험도가 대조군보다 26퍼센트 높았는데, 이는 통계적으로 유의미한 결과임에도 보고서의 결과표에는 실리지 않았다. 이뿐만 아니라 당뇨 고위험군 여성 하위 집단의 경우 저지방 식단이 당뇨 발병 위험도를 증가시켰다. 이런 결과들 모두 논문의 토론부에서 다루어지지 않았고, 과학적 담론에서 배제되었다(Noakes 2013).

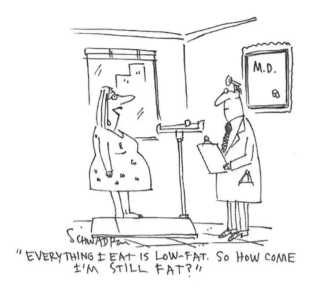

"EVERYTHING I EAT IS LOW-FAT. SO HOW COME
I'M STILL FAT?"

"저는 저지방만 먹는데, 왜 여전히 뚱뚱하죠?"

하버드 공중보건대학의 영양학 교수 프랭크 휴Frank B. Hu는 2001년 "저지방 캠페인은 과학적 근거가 없으며 의도치 않은 건강 문제를 야기했을지 모른다는 인식이 널리 퍼지고 있다"고 했다. 산적해가는 증거를 보며 보건 당국은 분명 권고안을 개정할 필요성을 느꼈을 것이다. 하지만 보건 당국은 지난 50년간 고수해온 영양 권고안을 티 나게 바꾸기를 꺼리고 있으며, 그러한 망설임 탓에 이 주제에 대해 석연치 않은 입장을 취하고 있다. 농무부와 미국심장협회는 가장 최근에 작성한 권장 식단에서 지방 목표치를 소리 소문 없이 지워버렸다. 우리가 수십 년간 지켜왔던 30~35퍼센트의 지방 목표치는 이제 사라지고 없다. 우리는 지방을 얼마나 먹어야 하는가? 이제 그들은 이에 대해 이야기하지 않는다. 이렇게 침묵하는 모습은 우리 시대의 주요 질병에 맞서려면 어떻게 먹어야 하는가 하는 문제에 관해 우리가 당국에 기대하는 분명하고 확신에 찬 리더십과는 거리가 멀어 보인다.

물론 과학에 관심을 기울여왔던 많은 이들은 진작부터 지방의 귀환을 환영해왔다. 무지방 식용유 사용과 중탕 조리법을 그만두었고, 다시 샐러드에 드레싱을 뿌리기 시작했다. 그간의 저지방 시대에 긍정적인 면이 하나 있다면 바로 이것, 우리는 지방이 맛의 정수임을 배웠다는 점이다. 지방이 없으면 음식은 맛이 없고, 지방 없이 요리하기란 거의 불가능하다. 바삭한 맛을 내고 진한 소스를 만들려면 지방은 필수다. 지방은 풍미를 내는 데 매우 중요하다. 지방은 패스트리를 촉촉하고 바삭하게 만들어준다. 이밖에도 지방이 요리와 제빵에 반드시 필요한 이유는 많다. 영양 전문가들은 이 같은 무시할 수 없는 요구를 충족시키기 위한 대책을 찾다 완벽한 후보자를 찾아냈다. 바로 올리브유다. 이런 이유로 1990년대 초반 "지중해 식단"이 전면에 등장하게 되었다.

7장

지중해 식단 팔아먹기: 과학이란 무엇인가?

전문가들을 구슬린 것은 확실히 그만한 가치가 있는 일
이었다. 과학자, 음식 전문 작가, 기자 들이 모두 극찬한
지중해 식단은 잡지, 요리책, 전 세계의 부엌에 스며들
어 즉시 영양 분야의 차세대 거물이 되었다. 지중해 식
단은 음식의 맛을 포기하지 않기에 절제와 금욕에 기초
했던 이전의 식이 요법보다 훨씬 매력적이었다.

지중해 식단은 이미 너무 유명해서 굳이 따로 소개할 필요가 없어 보인다. 지중해 식단은 채소, 과일, 콩류, 통곡물에서 대부분의 칼로리를 섭취하도록 권장한다. 해산물이나 가금류는 일주일에 몇 차례 정도만 먹고, 요구르트, 견과류, 달걀, 치즈 등은 적당량을 먹으며, 적색 육류는 아주 가끔씩만 먹고, 우유는 절대 마시지 않는다. 지중해 식단이 미국에서 인기를 끈 주된 이유는 올리브유를 충분히 섭취하도록 권장했기 때문이다. 미국인들이 맛있어 하고 사랑하는 지중해 식단은 관련 요리책만 수백 권이 나왔고, 스타 영화배우보다 언론에 더 자주 등장했다. 최신 연구들은 지중해 식단이 다방면에서 저지방 식단보다 건강에 유익하다고 주장한다. 그런데 지중해 식단이 정말로 이상적인 영양식이자 옹호론자들의 주장처럼 구세주일까?

물론 그리스, 이탈리아, 스페인 등지의 지중해 지역민들이 오랜 세월 먹어온 식단이 존재하긴 했지만, 오늘날 우리가 이야기하는 "지중해 식단Mediterranean Diet"은 전 세계 과학자 및 정부기관이 인정하고 홍보하는 영양학적 개념이자 프로그램으로, 영양 전문가들이 만들어내기 전에는 존재하지 않았다.

이른바 "지중해 식단"은 1980년대 중반, 똑똑하고 야심 찬 두 과학자들로부터 시작되었다. 각각 그리스인과 이탈리아인이었던 그들은 그들 고향의 전통 식단이 비만과 심장 질환 예방에 효과가 있다는 가설을 내세웠다. 아테네 의과대학 교수 안토니아 트리초폴로Antonia Trichopoulou는 그중 한 사람이었다. 지중해 식단의 "대모"로 널리 알려진 그녀는 지중해 식단이 세계적으로 유명해지는 데 누구보다도 크게 공헌했다. 그녀는 시작은 아주 단순했다고 설명했다. 아테네 의과대학 병원에서 일하는 젊은 의사였던 트리초폴로는 콜레스테롤이 높은 환자들에게 다양한 식물성 기름을 먹도록 권장했다. 세계보건기구가 미국심장협회와 보조를 맞추어 심장 질환 예방을 위해 포화지방을 멀리하도록 권고했기 때문이었다.

트리초폴로가 이러한 규율에 의문을 가지게 된 것은 "어느 날 매우 가난한 사람이 병원에 와서 말하기를 '선생님, 사람들은 식물성 기름을 먹으라고 말하지만 저는 올리브유가 익숙하다고요! 식물성 기름은 못 먹겠어요!'"라고 했을 때였다. 트리초폴로는 여전히 많은 그리스인들이 모

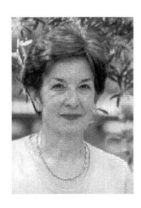

"지중해 식단"을 정립한 그리스인인 트리초폴로는 올리브나무가 베어지고 전통적 삶의 방식이 사라지는 세태를 보며 행동해야만 한다는 의무감을 느꼈다.

안토니아 트리초폴로

든 음식에 올리브유를 곁들이고 있다는 데 주목했고, 수천 년 역사를 지닌 그리스 전통 요리를 존중했다. 그리스에서는 뒷마당에 올리브나무를 키우며 직접 올리브유를 만드는 가정이 여전히 많았다. 옥수수유, 홍화씨유, 대두유 같은 다불포화 기름을 선호하는 미국 주도의 영양 정책이 전 세계적으로 영향을 미치다 보니 그리스의 올리브유 소비량은 감소하고 있었다. 트리초폴로는 "우리는 올리브나무를 베어내기 시작했습니다"라고 통탄했다. 트리초폴로는 그리스 문화에서 올리브유가 차지하는 비중을 고려해볼 때 과연 이것이 자신이 권장하는 다불포화 기름보다 건강에 덜 좋을까 하는 의문을 품게 되었다. 그녀는 그리스 역사와 매우 밀접하게 얽혀 있는 올리브유가 나쁠 리 없다고 직감했다.

그리고 그녀는 좀 더 포괄적인 질문을 던졌다. 올리브유뿐만 아니라 그리스 전통 식단이 한 데 어우러져 질병을 예방하는 것은 아닐까? 어쩌면 그 식단이 1950년대 당시 그리스의 기대 수명이 덴마크에 이어 두 번째로 길었던 이유를 설명해줄 수 있을 것만 같았다. 트리초폴로는 당시 그리스인들이 먹던 음식을 정량화할 수 있을지 의문이었다. 이 주제를 연구하던 중에 그녀는 그 유명한 키스의 7개국 연구를 접했다. 키스의 논문은 20세기 중반 그리스와 이탈리아의 식단 자료를 풍부하게 싣고 있었다.

물론 키스는 지중해 지역을 방문했다. 포화지방이 심장 질환을 야기한다는 자신의 가설에 적합했기 때문이었다. 1953년 첫 번째 지중해 여행 중에 조사했던 사람들은 심장 질환이 매우 드물었고 육류를 많이 먹지 않는 듯 보였다. 키스가 크레타 섬에 들렀던 이유는 그곳의 그리스인들이 장수한다는 소문 때문이었다. 크레타 섬에 처음 방문한 키스는 "여든 살, 백 살 먹은 사람들이 괭이를 들고 들판에 일하러 가는 광경을 보며" 적잖이 놀랐다. 중년 농부들이 심장 발작으로 무더기로 쓰러지고 있는 나라에서 온 키스에게 크레타 사람들은 경이롭도록 우월한 인종으로 보였다.

고대 예술, 철학, 민주주의의 요람이었던 그리스가 인류에게 건강한 식단에 관한 플라톤적 이데아까지 전해준다면 이 또한 얼마나 시적인가! 키스와 연구진에게는 아름다운 신화의 섬 크레타가 발산하는 경이로움과 더불어 모든 것이 딱 맞아떨어지는 듯 보였다. 옥스퍼드 대학에서 객원교수로 있는 동안 전후 영국의 "긴축 시대"를 견뎌야 했던 키스는 크레타의 날씨만으로도 충분한 휴식을 만끽할 수 있었다. 그는 "우리는 난방이 안 되는 집에서 얼어 지냈고, 식량 배급에 지쳤습니다"라고 썼다. 키스와 그의 부인 마거릿은 매섭게 추운 유럽 북부를 떠나 남부 이탈리아의 따스한 광장을 향해 떠나며 온전한 휴식을 맛봤다. "스위스까지는 계속 눈보라 속에서 차를 몰았습니다. 이탈리아에 오자 공기는 온화하고, 꽃들은 화사하며, 새들은 노래했습니다. 우리는 도모도쏠라의 야외 테이블에서 에스프레소를 마시며 일광욕을 즐겼죠. 곳곳에서 따스함을 느꼈습니다."

이탈리아를 여행하게 되면 누구라도 따뜻한 기후, 아름다움, 사람들에 넋을 잃고 만다. 그리고 음식! 키스는 즐거웠던 식사를 회상했다. "가정식 미네스트론"[86]과 "토마토소스와 치즈가 뿌려진" 끝도 없이 다양한 종류의 파스타, 오븐에서 갓 나온 빵과 신선한 채소, 와인, 그리고 언제나 신선한 과일 디저트. 급기야 키스는 나폴리 남쪽, 바다가 내려다보이는 절벽 위에 자신의 두 번째 저택을 지었다. 키스는 "뒷산과 바다 모두 어른

---

86 이탈리아식 수프—옮긴이.

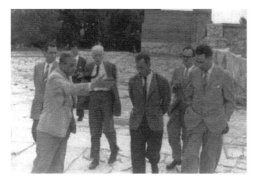
키스와 그의 크레타 섬 연구 동료들. 이 섬에서 그들이 조사한 영양 데이터는 지중해 식단의 토대가 되었다. 가운데가 키스이며, 맨 오른쪽이 7개국 연구에서 그리스 부분을 담당한 크리스토스 아라바니스Christos Aravanis. 왼쪽의 백발 남성은 폴 더들리 화이트.

크노소스 유적지를 관광 중인 키스와 그의 동료들

거리는 햇빛에 휩싸인다. 우리에게 지중해는 그런 모습이다"라고 썼다.

목가적인 섬 크레타, 코르푸와 남부 이탈리아의 크레발코레라는 마을에서 키스는 7개국 연구의 식단 자료를 수집했다. 포화지방을 적게 섭취하고 심장 질환 발병률이 낮았던 크레타 주민들은 키스의 가설에 가장 완벽하게 들어맞았다. 1장에서 논의했듯이 포화지방 섭취량이 적었던 것은 보고서에는 실리지 않은 "사순절 금식" 때문이었을 가능성이 높다. 그렇지만 키스와 그를 따르던 지중해 식단 연구진은 이런 자료를 바탕으로 크레타 섬의 식단이 심장 질환을 막아준다고 추정했다. (코르푸 남성들은 크레타 사람들과 같은 양의 포화지방을 먹는데도 불구하고 심장 질환 사망률이 높은 것으로 밝혀졌다. 그러나 연구진은 이런 명백한 역설에 대해 설명하려 하지 않았고, 대체로 코르푸 남성들의 자료를 무시했다.) 지중해 영양을 연구하는 학자들에게 크레타인은 소중한 데이터였다. 그들은 식단의 시금석이자 장수의 비밀을 풀어줄 열쇠로서 연구자들에게 거듭 인용되었다.

1970년 7개국 연구를 발표할 당시만 해도 키스 자신은 "지중해" 식단을 공식적으로 밝히지는 않았다. 그가 그리스와 이탈리아 사람들의 식습관이 특별히 건강하다는 견해를 갖게 된 것은 그 이후였다. 1975년 키스는 자신이 1959년에 썼던 요리책《잘 먹고 건강하기Eat Well and Stay Well》를 일부 수정해《지중해식으로 잘 먹고 건강하기Eat Well and Stay Well the Mediterranean Way》라는 개정판을 출간했다. 그러나 그때는 이미 은퇴한 후였기에 딱히 진일보한 부분은 없었다.

지중해 식단의 장려는 주로 다른 이들, 특히 트리초폴로의 노력에 힘입었다. 그녀는 크레타 섬에서 키스의 행적을 캐내다 그곳의 식단이 전 세계에 깨달음을 줄 수 있을 것이라고 생각하게 되었다. 트리초폴로는 1980년대 중반부터 그리스에서 지중해 식단에 대한 과학 콘퍼런스를 조직하기 시작했다. "우리는 단지 (지중해 식단이) 거론되기를 바랐어요." 그녀는 "어떻게 되든지 간에" 지중해 식단에 대해 과학적 관점에서 논의가 이루어지기를 바랐다. 델피와 아테네에서 열린 이러한 콘퍼런스의 결과 처음으로 역사학자, 영양 분야 공직자, 과학자들이 지중해 식단에 관한 학술 논문을 생산해내기 시작했다.

그리스에서 이탈리아까지

1980년대 후반 트리초폴로가 그리스에서 이러한 작업을 하고 있었을 때 그녀의 짝, 안나 페로루치Anna Ferro-Luzzi는 이탈리아에서 같은 작업을 시도하고 있었다. 로마의 국립영양연구소 연구 책임자였던 페로루치는 이탈리아에서 영양학 분야를 확립하는 과정에서 수십 년간 중요한 역할을 했다. "모든 것을 스스로 만들어야 했죠." 그녀는 영양 연구가 거의 희박했던 1960년대 이탈리아의 상황을 회상하면서, 이탈리아인들은 "부엌과 음식은 여자들의 일"이라며 영양학 분야를 경시했기 때문에 힘든 싸움이었다고 말했다.

"지중해 식단"을 창조하는 과정에서 페로루치가 과학적으로 공헌한 부분은 다음의 두 가지다. 그녀는 "심장 건강에 좋은" 올리브유의 효과에 관한 가장 중요하고 선구적인 연구를 수행했으며, 지중해 국가들의 식단 구성을 철저하고 정확하게 파악하고자 노력했다. 페로루치와 트리초폴로는 특정 국가에 한정된 식단 대신 지중해 지역의 식단을 다루기로 했는데, 초창기부터 콘퍼런스를 지원한 세계보건기구가 지역 단위의 작업에 더 큰 관심을 보였기 때문이었다. 또한 이 두 여성은 자신들이 사라질 위험에 처한 생활양식을 지켜내기 위한 전투의 최전선에 서 있다는 데 공감했다. 지중해 지역에서도 패스트푸드가 놀라운 속도로 확산되고 있었고, 현대화로 인해 지역의 전통 음식은 제대로 인정받기도 전에 사라질 위험에 처했다. 그래서 둘은 문제가 시급하다고 판단했다. 그러나 지중해 식단을 정의하려는 페로루치의 작업은 예상했던 것보다 훨씬 까다로웠다.

연구 초기에 그녀는 스스로에게 질문했다. 단일한 지중해 식단이 실제로 존재한 적이 있던가? 식습관은 나라마다 다르고 심지어 한 나라 안에서도 굉장히 다양하기 때문에, 광범위한 식습관을 구체적으로 정의하기란 거의 불가능해 보였다. 이렇게 모호한 것을 어떻게 평가할 수 있으며, 하물며 이상적이라고 장려할 수 있겠는가? 지중해 식단이 심장 질환을 예방할 수 있음을 입증하고 싶어도, 식단 자체를 정의할 수 없다면 적절한 과학적 검증은 불가능할 것이다.

키스도 자신의 요리책에서 식습관이 지역마다 "상당한 차이"를 보인다고 인정했다. 예를 들어 "프랑스인과 스페인인은 그리스인보다 감자를 두 배나 더 먹으며" "프랑스인들은 버터를 더 많이 먹는다"고 했다.[87]

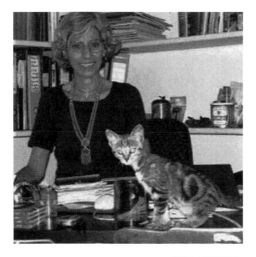

"지중해 식단"의 창시자 페로루치
는 과연 지중해 식단을 제대로 정
의할 수 있는지 여전히 의문스러
워 한다.

안나 페로루치

유럽 북부에 비해 남부 국가들은 육류와 유제품을 훨씬 덜 먹었다. 실제
로 그가 관찰한 지역마다 유제품, 육류, 채소, 견과류 등 거의 모든 음식
의 섭취량과 종류에 차이가 있었다.

　1989년의 기념비적 논문에서 페로루치는 지중해 연안의 유럽 국가를
대표하는 식단을 이용 가능한 형태로 정의해내고자 시도했다. 그녀의 논
문은 역대 가장 철저한 시도였지만, 결국 지중해 식단을 규정하는 일은
"데이터가 부족하고 불완전하거나 너무 두리뭉실해서 불가능한 과업" 이
라고 결론지었다. 페로루치는 굉장히 포괄적인 용어인 "지중해 식단" 은
"매우 매력적이기는 하나 구성 식품과 영양소, 비영양소가 더욱 확실하

---

87 키스는 지중해에 대해 유럽 중심의 관점을 견지했다. 그는 이탈리아, 그리스, 프랑스, 스
페인, 유고슬라비아에 초점을 맞췄으며 지중해 연안 아프리카와 중동 국가들은 언급하지
않았다. 지중해 식단을 다룬 문헌에서 이들 국가들은 대체로 배제되어왔다.

게 정의되기 전까지는 과학 문헌에서 사용해서는 안 된다"고 했다.

하지만 이런 한계에도 불구하고 페로루치는 여전히 현대의 가공식품이 명백하게 건강에 해롭다고 생각했으므로, 자국의 전통 식단을 보존하고자 부단히 노력했다. 당시에는 지중해 식단을 권장하기가 쉽지 않았는데, 이탈리아인들에게는 그 같은 개념이 말이 되지 않았기 때문이었다. 이탈리아인들은 자신들에게 특정한 종류의 식단이 있다고 생각하지 않았고 원하지도 않았다. 그들은 그저 먹을 뿐이었다. "그리고 관료들은 자연스러운 생활 방식의 하나인 식습관을 '치료법'으로 만드는 것을 내키지 않아" 했다.

올리브유가 저지방 식단에 맞서다

두 연구자의 노력이 결국에는 지중해 식단의 전 세계적인 유행과 2010년 유네스코의 "인류 무형 문화유산"[88] 선정으로 결실을 맺게 될 것이라는 사실을 지리멸렬했던 시작 단계에서는 상상할 수조차 없었다. 다양한 정치적, 과학적 문제들 때문에 초창기 지지자들의 바람대로 되지는 못할 것만 같았다. 과학적 측면에서 페로루치의 발목을 잡았던, 다양한 국가 간에 본질적으로 다른 식습관을 어떻게 하나의 통일된 개념 아래 묶을 수 있는가 하는 문제는 여전히 해결되지 않은 채였다. 이데올로기적 장벽은 더욱 높았다. 올리브유가 흥건한 식단이 저지방 지침이 지배하는 현실에서 어떻게 성공할 수 있겠는가 하는 의문은 처음부터 계속

---

[88] 인류 무형 문화유산은 멕시코의 마리아치 음악과 중국의 목활자 등 다양한 문화적 표현을 아우르는데, 지중해 식단은 인류 무형 문화유산에 등재된 유일한 식단이다.

있어왔다. 키스가 조사한 "건강한" 크레타 식단은 지방이 하루 총칼로리의 36~40퍼센트나 차지했다. 물론 문제의 지방은 올리브유다. 키스는 채소가 문자 그대로 "기름에서 헤엄치는" 상태로 식탁에 차려졌다고 표현했다.

1980년대 페로루치와 트리초폴로가 지중해 식단과 관련해 유럽의 학자들을 소집하기 시작하자 보건 당국은 이 식단에 포함된 지방의 양이 터무니없음을 알게 되었다. 올리브유가 가득한 식단은 지방을 총칼로리의 20~30퍼센트로 제한하는 서구의 권장 식단과 상충했다. 주류 영양 전문가들은 지방을 마구 마시는 그리스인들이 어떻게 그리 건강할 수 있는지 가늠할 수 없었다. 맥거번 위원회를 이끌고 이후 농무부의 최초 권장 식단 제정을 지휘했던 하버드 대학 교수 마크 헥스테드는 이러한 역설에 대해 "고지방 식단을 권장해서는 안 됩니다"라고 발표했다. 그 선언은 제도권 영양학의 단호한 반대 목소리였다. 지방을 마음껏 섭취한다는 것은 그들로서는 생각조차 할 수 없는 일이었다.

트리초폴로는 저지방 독재에 맞서며 칼로리의 40퍼센트가 지방으로 구성된 지중해 식단 운동의 선봉에 섰다. 40퍼센트가 상대적으로 많아 보이지만, 저지방 식단을 받아들이기 전 대부분 서구인들이 먹었던 양에 비하면 많은 것이 아니다. 트리초폴로는 다른 연구자들과의 엄청난 노력 끝에 40퍼센트라는 숫자가 전통 그리스 식단을 정확하게 반영한 것임을 확인했다. 그녀는 저지방 이데올로기의 공격을 막아내는 데 더욱 많은 시간을 할애했다. 그녀는 내게 말했다. "나는 저지방 식단이 지역의 식생활을 파괴할 것이라고 주장했어요. 그리스에서는 이것이 우리가 항상 먹어온 식단이에요. 우리 보고 지방을 덜 먹으라고 권할 수는 없어요!"

여기에 가장 소리 높여 반대한 사람은 페로루치였다. 페로루치는 논쟁에서 저지방 편에 섰다. 그녀는 이탈리아인의 지방 섭취가 그리스인보다 22~27퍼센트 낮다고 밝힌 키스의 연구에 주목했다. 그 수치는 국제적 권장안에 좀 더 가까웠던 데다 페로루치 자신의 모국과 관련되어 있었으므로 자연스레 그녀는 그 수치를 더 선호했다. 페로루치는 40퍼센트에 달하는 그리스의 지방 수치에 빈틈은 없는지 키스의 데이터를 샅샅이 조사했다. 그녀는 그리스 식단에 관한 당시의 다른 모든 자료와 마찬가지로 키스의 데이터가 매우 빈약하고 신뢰성이 낮아[89] 그리스 전통 식단의 지방 함량이 높다는 주장은 "과학적 근거가 없다"고 결론 내렸다.

지방 전체가 질병의 원인이라는 주장은 결국 근시안적이고 그릇된 판단으로 판명되었지만, 앞서 살펴보았듯이 오랫동안 알려지지 않고 있었다. 그동안 대부분 연구자들은 지방이 사람을 살찌게 하고 암과 심장 질환을 유발한다고 믿었으므로, 지중해 식단의 한 축이던 그리스의 식습관에 우려를 표했다. 회의마다 이 안건이 상정되지 않고 지나가는 법이 없었는데, 모두가 불편해 했지만 페로루치와 트리초폴로는 그렇지 않았다. "나는 그들 가운데 앉아서 싸움을 말려야 했습니다." 영국의 국제 비만 대책 위원회International Obesity Task Force 의장을 맡고 있는 필립 제임스W. Philip T. James는 당시를 회상하며 이렇게 말했다.[90]

---

89 페로루치는 키스의 데이터에서 여러 가지 방법적, 기술적 문제를 발견했지만 키스와 친구 사이였기에 마음이 편치는 않았다고 했다.

90 2000년 유럽에서는 지방 함량에 관한 논쟁이 점점 과열되었는데 유럽연합 공동의 영양 권장안을 제정하기 위한 프로젝트의 최종 기획회의에서 그 절정에 달했다. 유로다이어트(Eurodiet)는 150명의 유럽 영양 전문가들이 2년에 걸쳐 논의했던 프로젝트로, 필립 제임스에 따르면 페로루치와 트리초폴로가 식단에서 허용할 지방 함량에 대해 논쟁을 시작하기 전까지만 해도 거의 합의가 도출될 뻔했다고 한다. 결국 합의는 도출되지 못했고, 유로다이어트 프로젝트는 실패했다.

마침내 트리초폴로는 미국인 유명 인사 두 명을 자기편으로 끌어들이며 승리하게 되었다. 키스가 저지방 식단을 미국 주류 사회에 올려놓은 것과 같은 방식으로 지중해 식단 역시 막강한 유력 인사에 기대어 성공할 수 있었다. 그중 한 명인 그렉 드레셔Greg Drescher는 매사추세츠 주 케임브리지의 올드웨이스Oldways Preservation and Exchange Trust라는 단체의 창립 멤버로, 후에 이 단체는 지중해 식단 장려 활동을 전 세계적으로 강력하게 전개하게 된다. 다른 한 명은 하버드 공중보건대학 역학 교수인 월터 윌렛으로, 그는 세계에서 가장 유명한 영양 전문가가 된다. 저지방 식단으로 유명해진 키스처럼 윌렛 역시 지중해 식단으로 두각을 나타냈다.

드레셔와 윌렛 모두 1980년대 후반 아테네를 방문해 트리초폴로와 시간을 보냈다. 트리초폴로와 그녀의 남편 디미트리오스Dimitrios(그는 윌렛과 마찬가지로 하버드 대학의 역학자이다)는 윌렛을 아테네로 초청해 지역 선술집에 데려갔다. 메뉴는 속을 채운 포도 잎과 시금치 파이 등이었다. 미시간 주에서 "단조로운 미국 음식"을 먹으며 자란 낙농가의 자식에게 다채롭고 맛있는 요리는 새로운 경험이었다. 트리초폴로는 "나는 그에게 단순한 음식이 그리스인의 장수에 기여하고 있음을 보여주었어요"라고 회상했다. 그리고 그녀는 윌렛에게 미국인의 건강을 위해 이 매혹적인 식단을 장려하도록 설득했다.

트리초폴로는 드레셔가 지중해 식단을 퍼뜨리는 데 일익을 담당하게끔 했다. 드레셔는 지중해 식단에 관한 초기의 콘퍼런스에서 그녀의 강연을 들었다. 그는 당시 "청중 모두가 입이 쩍 벌어졌다"고 했다. 키스의 애매모호한 크레타 섬 인구 표본을 살펴본 적 없었던 그들에게 트리초폴로는 "1960년대의 그리스인들은 지방을 매우 많이 먹었지만 심장 질환이 없었습니다. 어째서 그럴 수 있었을까요?"라고 말하고 있었다. 크게 놀란 드레셔는 궁금해졌다.

드레셔는 "1980년대 후반은 딘 오니시가 건강과 웰빙에 관해 지배적인 목소리를 내던 때였다는 점을 기억해야 합니다"라고 말하며 미국인들에게 지방을 가능한 한 적게 먹도록 교육한 영양 전문가를 언급했다. 드레셔는 예전에 줄리아 차일드Julia Child, 로버트 몬다비Robert Mondavi와 함께 일한 경험이 있어서 요리에 관한 배경지식이 있었다. "요식업계에 몸담은 우리에게 오니시의 규칙은 충격적이고 소름 끼치는 것이었죠. 지방은 풍미와 식감에 필수적이거든요. 그래서 우리는 침울했어요. 누구도 건강에 해로운 음식을 제공하는 나쁜 사람이 되기를 원하지는 않죠. 다만 우리는 어떻게 해야 할지 몰랐어요." 드레셔는 트리초폴로의 강연 이후 함께 커피를 마시며 그녀에게 더 많은 것을 배우려 했고, 그녀는 월렛과 대화해볼 것을 권했다.

마침내 드레셔와 월렛은 힘을 합쳤고 배움이 깊어갈수록 그들은 넋이 나갈 정도로 아름다운 이탈리아와 그리스의 풍광으로 포장된, 심장 건강을 보증하는 매력적인 고지방 식단이 미국에서도 인기를 끌 수 있을 것이라고 확신하게 되었다. 그들은 힘을 합쳐 지중해 식단을 변방의 학술 콘퍼런스에서 황금 시간대로 옮겨놓았다.[91]

미국의 지중해 식단: 피라미드 만들기

드레셔와 월렛의 첫 임무는 시작부터 줄곧 지중해 식단을 괴롭혀온 난

---

91 세 번째 멤버는 던 기포드(K. Dun Gifford)였다. 올드웨이스의 초대 회장 자리에 오르기 전에 기포드는 에드워드 케네디 상원 의원과 로버트 F. 케네디를 보좌했으며 이후 부동산 중개업을 하며 여러 식당에 투자하였다. 기포드는 2010년 사망했다.

제를 해결하는 것이었다. 지중해 식단을 어떻게 일관성 있게 정의할 것인가? 그들은 뉴욕 대학 식품정책학 교수인 매리언 네슬Marion Nestle, 세계보건기구의 엘리사벳 헬싱Elisabet Helsing, 그리고 트리초폴로의 남편 디미트리오스 등과 함께 팀을 꾸려 각지에 다양하게 퍼져 있는 식단을 명확하게 정의하고자 시도했다.

드레서는 "월렛은 중추적 인물이었어요. 그는 지중해 식단에 과학적 엄격함을 제공해주었죠"라고 이야기했다.

월렛과 그의 팀이 처음 착수한 작업은 지중해 식단의 지도를 다루기 만만한 사이즈로 줄이는 일이었다. 그들은 대부분 지역을 빼기로 결정했는데, 데이터가 부족했거나 프랑스, 포르투갈, 스페인, 이탈리아 북부 등은 크레타 섬 및 이탈리아 남부에서 추려낸 모델과 들어맞지 않았기 때문이었다. 두 지역만이 다소 유사한 식단을 공유했으며 1960년대에 대체적으로 심장 질환이 없었기 때문이라는 이유를 들며 월렛의 팀은 지중해 식단이 이들 지역에만 바탕을 두어야 한다고 결정 내렸다.

또 월렛은 총지방 권장량을 설정했는데, 그는 트리초폴로의 40퍼센트 안을 받아들였다. 키스의 자료에 따르면, 지방에서 하루 40퍼센트의 칼로리를 얻을 때 비교적 건강 상태가 좋았기 때문이었다. 월렛은 올리브유에 집착하지 않았다. 그는 식물성 기름도 추천했는데, 다른 영양 전문가들과 마찬가지로 고체가 아닌 기름 형태의 지방이라면 어느 것이든 괜찮다고 믿었기 때문이었다.

1993년 유럽과 미국의 저명한 영양 전문가 150명이 지중해 식단에 관한 첫 메이저 콘퍼런스에 참석하기 위해 매사추세츠 주 케임브리지에 도착했다.[92] 퇴임한 키스도 이 콘퍼런스에 참석했으며, 페로루치와 트리초폴로, 오니시까지 참석했다. 이들 전문가들은 식단이 실제 음식이 아닌 원자화된 영양소로 정의되는 세계에서 오랫동안 살아왔기에 분명히 다양한 종류의 식이 지방과 HDL, LDL 콜레스테롤에 대한 도표로 가득한 건조한 과학 슬라이드를 기대하고 있었을 것이다. 그런데 그 대신 이탈리아 올리브유와 그리스 섬의 전원생활에 대한 이야기들이 콘퍼런스 기간 동안 그들을 즐겁게 했다.

셋째 날, 윌렛이 연단에 서서 "지중해 식단 피라미드"를 공개하자 박수가 쏟아졌다. 지중해 식단 피라미드는 농무부가 전년도에 소개했던 것과 같은 구조로 두 피라미드는 공통점이 많았다. 넓은 중간부에는 과일과 채소가 자리했고, 가장 큰 하단부는 곡물과 감자로 채워졌다. 그러나 지중해 식단 피라미드에서는 자리가 바뀐 부분이 몇 군데 있었다. 농무부의 식품 피라미드는 지방과 기름을 꼭대기 칸인 "가능한 한 적게 먹어야 할 식품"에 둔 반면, 윌렛의 피라미드는 올리브유를 넉넉한 중간부에 배치했다. 이것은 '고지방 식단도 괜찮다!'라는 큰 뉴스거리였다. (윌렛은 자신의 피라미드가 농무부 식품 피라미드보다 개선된 것이며, 그 이유는 "올리브유를 여기저기에 부었기" 때문이라고 했다.) 그의 피라미드는 꼭대기 칸에 적색 육류를 그려 넣고 한 달에 몇 차례 이하로, 심지어 단것 종류보다 더 적게 먹도록 했다. 다른 단백질(생선, 가금류, 달걀)도 농무부 식품 피라미드에서는 하루에 몇 차례 먹어도 상관없었지만, 윌렛의 피라미드에서는 일주일에 몇 회만 먹을 수 있었다.

이 피라미드가 이상적인 지중해 식단을 정말로 잘 나타냈을까? 알 수 없다. 콘퍼런스에 참가한 연구자들 모두가 이들 논리에 매료된 것은 아니었다. 예컨대 매리언 네슬은 콘퍼런스 준비 과정 중 윌렛과 밀접하

---

92 매사추세츠 주 케임브리지는 하버드 대학이 위치한 곳이다—옮긴이.

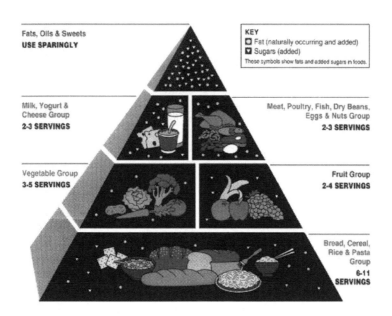

KEY
☐ Fat (naturally occurring and added)
☑ Sugars (added)
These symbols show fats and added sugars in foods.

Fats, Oils & Sweets
USE SPARINGLY

Milk, Yogurt &
Cheese Group
2-3 SERVINGS

Meat, Poultry, Fish, Dry Beans,
Eggs & Nuts Group
2-3 SERVINGS

Vegetable Group
3-5 SERVINGS

Fruit Group
2-4 SERVINGS

Bread, Cereal,
Rice & Pasta
Group
6-11
SERVINGS

1980년 이래 농무부는 주로 탄수화물로 구성된 식단을 권장해왔다.

농무부 식품 피라미드

게 접촉했지만, 최종적으로 피라미드에 자신의 이름을 올리지는 않았다. 네슬은 "제게는 과학 논리가 너무 감상적으로만 보였습니다"라고 말했다.

그 말은 피라미드를 구성하는 다양한 부분의 비율을 입증하는 과학적 평가가 이루어진 적이 없었다는 뜻이었다. 식단을 정량화하려고 노력했던 페로루치가 그것이 불가능함을 깨닫고는 더 이상 어떤 시도도 하지 않았음을 기억해보라. 지중해 식단에 관한 임상 실험도 아직 실시된 적이 없었다. 따라서 키스와 그의 식단-심장 가설처럼 하버드 팀은 역학 데이터에 근거한 영양 이론을 세상에 가지고 나온 것이었다. 과학적으로 봤을 때 그 근거가 상당히 미약했으므로 네슬은 회의적이었다.

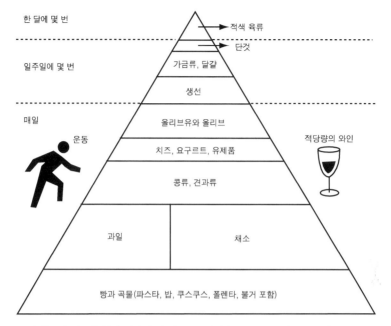

적색 육류

단것

가금류, 달걀

생선

올리브유와 올리브

치즈, 요구르트, 유제품

콩류, 견과류

과일

채소

빵과 곡물(파스타, 밥, 쿠스쿠스, 폴렌타, 불거 포함)

운동

적당량의 와인

1993년 최초의 지중해 식단 피라미드는 농무부 피라미드와 유사하지만 적색 육류를 더욱 제한한 반면 올리브유의 허용치를 관대하게 늘려 잡았다.

지중해 식단 피라미드, 1993

월렛의 대학원 지도 학생이자 지중해 식단의 건강상 이점을 두둔한 두 편의 논문을 함께 작성한 로렌스 쿠시Lawrence Kushi조차도 "근거가 감상적이라고 한 네슬의 말이 옳아요"라고 내게 털어놨다.

　월렛의 팀이 지중해 식단 피라미드를 정립하기 위해 쓴 논문은 학술 논문이라면 정상적으로 거쳐야 하는 논문 심사 과정을 거치지 않았다. 보통 두세 명의 심사자가 참여하는데 단 한 명만 논문을 심사했다. 논문이 올리브유 업계의 후원으로 출판된《미국임상영양학회지》의 특별 부록에 1993년 케임브리지 콘퍼런스 전체 회의록과 함께 발표되었기 때문이었다. 업계의 후원으로 이런 종류의 학회지 특별 부록을 출간하는 사레는 식단과 질병 연구 분야에서 흔한 일이지만, 논문에 후원 단체를 밝히지 않기 때문에 일반 독자들은 알아채기 어렵다.[93]

그러나 지중해 식단이 공공 기관과 학술 기관의 연구자들을 모두 사로잡았으므로 윌렛과 그의 동료들이 합심해 만들어낸 흥미진진하고 매력적인 이론에 저항하기란 어려웠다.[94] 지중해 식단에 대한 새로운 과학 콘퍼런스들이 연구자들을 불러 모았다. 페로루치는 지중해 식단을 정의하는 근본적인 문제에 관해 준엄한 회의론을 피력한 바 있었지만, 이제는 전 세계에서 날아온 정상급 전문가들과 함께 국제 위원회 여러 곳에서 활동하게 되었다. 과학적 문제 제기를 할 수 있었던 시간은 지나간 듯 보였다. "우리가 과학에서 정치로 옮겨갔을 때 변화가 일어났습니다"라며 페로루치는 1993년 케임브리지 콘퍼런스 이후의 변화를 묘사했다. "우리는 지중해 식단 피라미드를 발표했는데, 그것은 거칠고 부정확했지만 무엇이 건강에 좋은지를 함축하고 있었죠. 정치의 영역에 들어서면 세부적인 것들은 잊혀버려요. 근거가 견실하지 못하고 불안정하다는 사실은 기억되지 않죠." 실제로 모든 불확실성은 곧 잊혔다. 윌렛이 케임브리지에서 피라미드를 선보였을 때 대부분의 사람들은 과학 영역에 속하는 까다로운 세부 사항은 이미 활발하게 검증되었으리라 믿었다. 따라서 이제는 넓은 시야로 지중해 식단을 바라봐야 할 때라고 생각했다.

---

93 "12S"처럼 부록(supplement)에는 페이지 숫자 뒤에 "S"가 붙어 있다.
94 나중에 윌렛은 지중해 식단 피라미드를 하버드 의과대학 식품 피라미드로 상표 등록했으며, 그것을 자신의 베스트셀러《먹고 마시고 건강하라: 하버드 의과대학이 안내하는 건강한 식습관(Eat, Drink, and Be Healthy: The Harvard Medical School Guide to Healthy Eating)》(2001)의 기초로 삼았다.

지중해 식단 콘퍼런스 열풍

지중해 식단은 빠른 속도로 영양학계의 최정점에 올라섰다. 어떻게 그런 일이 일어났을까? 당시에 인기를 끌던 존Zone, 오니시, 앳킨스, 사우스 비치South Beach 등 각기 건강에 좋다고 주장하는 다른 식단들보다 지중해 식단이 더 지속적인 성공을 거둔 이유는 무엇일까? 한 가지 분명한 이유는 질병에 맞서는 지중해 식단의 특성을 증명하는 듯 보이는 하버드 대학 교수들의 논문이 지중해 식단을 뒷받침했다는 점이다. 하지만 그다음 단계 역시 지중해 식단을 장려하는 데 중요한 역할을 했다. 처음부터 트리초폴로의 동맹 세력이었던 윌렛과 드레서는 지중해 식단을 위해 계속해서 노력한 끝에 영양 전문가, 언론, 그리고 최종적으로 대중에게까지 막대한 영향을 미친 완전히 새로운 전략을 개발했다.

이 전략에는 지중해의 강렬한 태양이 내리쬐는 근사한 나라에서 과학 콘퍼런스를 개최해 학술 연구자, 음식 관련 작가, 보건 당국자들을

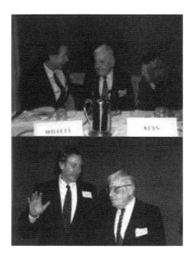

키스는 지중해 식단 개념을 만들었고 하버드 대학 교수 윌렛은 이를 유명하게 만들었다.

월터 윌렛과 앤설 키스, 매사추세츠 케임브리지, 1993

공짜로 여행시켜주는 방법도 있었다. 이탈리아, 그리스와 튀니지에서 과학자들은 요리책 저자, 요리사, 기자, 공무원 등과 어울렸다. 하버드는 과학적 명성을 제공했고, 올드웨이스는 자금을 지원했다. 이런 콘퍼런스는 1990년대 내내 꾸준히 열려 지중해 식단을 장려하는 효과적인 장치로 작용했다.

올드웨이스는 자칭 "식품 분야의 싱크탱크"로, 1990년 설립 당시에는 의심할 여지 없는 숭고한 목표가 있었다. 드레셔와 그의 동료들은 미국인이 식품을 문화라는 측면에서 이해하기를 원했고, 특히 영양소와 공중 보건이라는 차갑고 이질적인 언어에서 "음식"으로 담론을 전환시키고자 했다. 저녁 식사로 "30퍼센트의 지방과 25퍼센트의 단백질을 주세요"라고 요청하는 사람은 없다. 일반인들은 스파게티와 미트볼 같은 음식을 주문할 뿐이다. 전체식품whole food 운동이 오늘날 우리에게 친숙해진 데에는 무엇보다 마이클 폴란Michael Pollan이라는 작가의 역할이 컸지만, 시초는 지중해 식단을 통해 그러한 개념을 개척해낸 올드웨이스였다. 그 개념은 고대로부터 유래한 전체식품이 의미 있기도 하고 맛있을 수도 있을 뿐 아니라 건강에도 좋다는 것이었다.

이 심오한 주제 주위로 사람들을 불러 모으기 위해 올드웨이스는 1993년부터 2004년까지 50회의 콘퍼런스를 조직했다. 그리고 이러한 휴가 전략은 잘 팔렸다. 키스와 그의 동료들은 처음부터 지중해 식단의 엄청난 매력에 사로잡혀 있었으므로 지중해 지역을 향한 그들의 동경은 그들의 연구에도 고스란히 스며들었다. 예를 들어 키스의 측근이었던 헨리 블랙번은 1986년 《미국심장학회지American Journal of Cardiology》에 발표한 논문에서 "심혈관 질환의 위험이 없는" 크레타 남성들을 묘사하면서 과학 학술지에서는 보기 드문 화려한 문체를 구사했다.

그는 매일 일터에 걸어가며, 또 노동하며 그리스 작은 섬의 부드러운 빛을 받는다. 귀뚜라미 울음소리와 멀리서 들리는 당나귀 소리, 대지의 평화로움… 노년의 그는 그리스 태양의 비스듬한 노을빛을 받으며 앉아 에게 해와 하늘 그리고 충만한 라벤더 향기에 휩싸인다. 그는 잘생겼고 다부지고 다정하며 남성미가 넘친다.

풍경과 라이프스타일, 사람, 음식의 아름다움이 압도적인 황홀경 속에서 하나가 되었다. 블랙번은 이제 이 글을 거북해한다. 그러나 당시에는 "나는 크레타에서 낭만을 느꼈어요. 사랑에 빠졌죠"라고 회상했다. 키스도 은퇴 후 나폴리 남부의 별장에서 과수를 키우며 지냈다.[95]

확실히 20세기 가장 유력한 영양 전문가들의 끝없는 지중해 사랑은 영양학의 향방을 결정하는 데 일조했다. (과연 연구자들이 사막이나 길고 혹독한 겨울이 있는 내륙 국가로 갔더라면 몽골인이나 시베리아인같이 장수하는 사람들의 식단에 대해서도 많은 것을 알아낼 수 있었을까? 만약 그들이 심장 질환 유병률이 낮았던 전후 독일에 갔다면 어땠을까? 햇볕이 내려쬐는 콘퍼런스 장소는 없었을 것이고, 오찬 메뉴로는 사워브라튼과 블레시쿠첸Blechkuchen 등이 나왔을 것이다. 알 수 없는 일이다.) 지중해는 누구라도 선호하는 여행지였다. 키스와 동료 연구자들에게 그러했듯이 지중해 그 자체에 대한 사랑은 오늘날의 전문가들에게도 영향을 끼치고 있다.

크레타 섬에 야생 라벤더와 시스투스가 만발하던 1997년 4월, 항구

---

95 키스의 동료들도 나폴리에 별장을 짓고 키스의 이웃이 되었다. 1960년대 초반 키스는 7개국 연구 책임자였던 플라미니오 피덴차(Flaminio Fidenza), 마르티 카르보넨(Martii Karvonen), 스탬러 등과 함께 일종의 협동조합을 만들어 연중 일정 기간 동안 그곳에서 생활하며 과학 모임과 파티의 중심 역할을 했다(Keys, 1983, 23-24).

마을 헤라클리온의 아폴로니아 비치 호텔에 모인 115명 중에는 식품과 영양 분야의 유력 인사들이 많았다. 월터 윌렛, 매리언 네슬, "프렌치 패러독스"의 아버지 세르주 르노Serge Renaud, 7개국 연구에서 그리스를 담당했던 크리스토스 아라바니스Christos Aravanis, 아나스타시오스 돈타스Anastasios Dontas뿐 아니라 국립암연구소 책임자 피터 그린월드와 유명 요리사들, 코비 쿰머Corby Kummer와 미미 셰러턴Mimi Sheraton 같은 음식 전문 작가들도 참석했다.

일주일 동안 그들은 즐거운 시간을 보냈다. "지중해 식단 연구 50년" "식이 지방: 최신 연구 및 조사 결과"와 같은 과학적 주제에 관한 진지한 강의와 토론이 "페르세포네와 그녀의 어머니이자 대지의 여신인 데메테르와 친숙해지기" 등의 문화 행사 틈틈이 배치되었다. 박물관과 유적지 관광뿐 아니라 와인 시음회와 요리 워크숍도 열렸다. 인근 지역에서 온 여성이 크레타 전통 요리 재료로 요리법을 시연했으며, 세르주 르노는 달팽이 조리법을 선보였다. 버스를 타고 섬에서 가장 높은 산인 이다 산 정상에 올라 저녁 식사를 하며 헤일·밥 혜성이 연출하는 장관을 감상하기도 했다.

"정말 멋졌어요. 죽어서 천국에 온 듯한 기분을 느꼈어요"라고 네슬은 말했다. "그들은 5년 동안 모든 행사에 저를 초대했어요. 우리는 가장 멋지고 호화스러운 곳에서 모임을 가졌어요. 정말 굉장했죠."

"어디에 앉든지 자리마다 와인이 여덟 잔씩 준비돼 있었어요."《뉴스위크》기고자로서 올드웨이스의 콘퍼런스에 수차례 참석했던 로라 샤피로Laura Shapiro가 당시를 회상하며 말했다. "그런 세심한 배려와 대접은 생전 처음이었죠. 베개 위의 난초, 발코니에서 밀려오는 부드러운 공기, 그리고 그밖의 모든 것들이요."

올드웨이스의 드레셔는 영양학에 음식을 향한 애정을 결합시킨 창조적인 천재였다. 그는 이렇게 이야기했다. "어떤 방식이든 사람들을 변화시킬 수 있는 프로그램을 시도해야 한다고 굳게 믿고 있어요. 엄청난 양의 슬라이드와 강의실에서의 발표, 수준 떨어지는 음식 말고요." 드레셔가 조직한 교육적 휴양에 참석했던 과학자, 음식 전문 작가, 요리사, 기타 전문가들은 그 콘퍼런스를 역대 가장 훌륭한 식품 콘퍼런스로 기억했다. "이전에는 이렇게 다양한 분야의 전문가들이 단일 콘퍼런스에 모인 적이 없었습니다. 사실 호텔보다 더욱 감동적이었던 것은 그 점이었죠"라고 샤피로는 말했다. "모든 지성인들과 한 공간에 함께 있다는 그 자체가 좋았어요!" 콘퍼런스는 와인, 경치, 끈끈한 대화가 주는 환희로 가득했다. 이 행사 저 행사를 놓치지 않으려고 분주히 뛰어다니던 연구자들과 음식 전문 작가들은 지중해 식단의 미덕을 상찬하며 자국의 대중에게 그 내용을 전달했다.

올리브유 홍보대사

이 같은 행사에는 분명 비용이 많이 들었기 때문에 기업체의 후원이 필요했고, 그런 이유로 올드웨이스는 초창기부터 국제 올리브유 협의회 International Olive Oil Council, IOOC와 긴밀한 관계를 맺었다. 마드리드에 본부를 둔 이 단체는 국제연합이 지중해 연안 모든 국가의 올리브유 품질을 관리하고 "세계 올리브와 올리브유 경제"를 발전시키고자 설립했다.[96]

---

96 그리스에서는 경작 가능한 토지의 60퍼센트가 올리브 재배지다. 올리브유는 스페인 최대의 농업 수출 품목이며, 이탈리아에서는 와인에 이어 두 번째다.

올드웨이스와 협력하기 전 IOOC는 미국 과학자들을 지원하여 올리브유에 우호적인 논문을 이끌어내려고 노력했다.[97] 학계는 다양한 종류의 지방이 혈중 콜레스테롤에 미치는 영향에 천착하고 있었는데, 예비 조사에서 올리브유가 콜레스테롤에 미치는 영향이 전반적으로 괜찮게 나왔기 때문에 IOOC 지도부는 이러한 종류의 연구를 통해 올리브유의 적합성을 검증할 수 있을 것으로 여겼다. 그러나 임상 실험은 진행 속도가 느리며, 긍정적인 결과를 확신할 수도 없기 때문에 IOOC는 방법을 바꿔 올드웨이스를 지원하며 지중해 식단 콘퍼런스라는 훨씬 효율적이고 매력적인 방법을 통해 올리브유 판촉 활동을 했다.[98]

올리브유는 콘퍼런스의 모든 행사에 자연스럽게 스며들 수 있었다. 콘퍼런스 참석자들은 꽃 장식을 한 쇼핑백에 담긴 올리브유 샘플을 건네받았다. 예상대로 올리브유는 여러 과학 패널 토의의 주제가 되었다.

콘퍼런스의 자금 출처를 설명하며 드레셔는 이렇게 말했다. "우리는 IOOC의 돈으로 시작했어요. 그러다가 우리는 각국 정부와 함께 일했고, 정부는 호텔 비용을 부담했죠. 국적기 항공편도 제공되었고요. 정부를 끌어들이기만 한다면 비용은 충당되기 마련이죠." 이탈리아, 그리스와 스페인 모두 여기에 기여했다. "이들 각국의 이해관계와 과학 연구의 새롭고 흥미로운 방향이 잘 맞아떨어졌죠"라고 드레셔는 설명했다. 달리

---

97 IOOC가 자금을 지원한 가장 중요한 연구자는 텍사스 대학 사우스웨스턴 의료원 임상영양학부의 장으로 식단과 질병 분야에서 지난 50년간 가장 유명한 전문가 중 한 명인 스콧 그런디(Scott M. Grundy)였다. 그는 화학자 프레드 맷슨(Fred H. Mattson)과 함께 올리브유 실험을 수행했다. 맷슨은 프록터 앤드 갬블에서 30년간 일한 뒤 캘리포니아 대학 샌디에이고 캠퍼스의 의학 교수가 되었다(Mattson and Grundy 1985).

98 IOOC가 자금을 댄 첫 번째 지중해 식단 콘퍼런스는 1993년 매사추세츠 주 케임브리지에서 열린 콘퍼런스였다. 이 콘퍼런스에서 윌렛은 지중해 식단 피라미드를 소개했다.

말하자면, 국가와 기업이 대중에게 영양에 관해 조언하는 전문가들에게 호화스러운 특전을 제공하여 우호적 견해를 조성하는 방식으로 판촉 활동을 한 것이다. 이러한 전략은 제대로 먹혀들었다.

올리브 오일 머니 파워는 영양학 연구 분야에서 새로운 것이 아니었다. 7개국 연구의 그리스 분야 연구는 그리스의 엘라이스 오일 컴퍼니 Elais Oil Company와 국제 올리브 협의회, 캘리포니아 주 올리브 자문위원회, 그리스 올리브유 산업 및 가공업 협회 등으로부터 자금을 지원받았다. 헨리 블랙번은 연구 초기에는 국립보건원의 지원을 받았지만 자금이 바닥나자 그리스 지역 핵심 연구자였던 크리스토스 아라바니스가 올리브유 업체에 전화를 해 어렵지 않게 후원금을 지원받았다고 전했다. 그리고 키스도 그러한 후원금을 마련하는 데 큰 도움을 주었다고 한다. 키스는 자신의 연구를 처음 발표할 때 이들 후원 단체 중 단 두 곳만 보고했고, 이후에 발표할 때에는 단 하나만 보고했다.

이탈리아, 그리스, 스페인에서 1, 2위를 점하는 농업 생산품인 올리브유뿐 아니라 이탈리아의 토마토, 그리스의 감자 등 각국의 과일과 채소도 올드웨이스의 지중해 식단 메뉴에 포함시키기만 한다면 커다란 수익을 창출할 수 있었다.[99] 올드웨이스의 콘퍼런스를 후원하는 것은 이들 산업이 자국에서 벌이는 판촉 활동과 사실상 다를 바가 없었다. 예컨대 이탈리아에서는 진작부터 정부의 지중해 식단 공중 보건 캠페인을 후원해 텔레비전 광고와 포스터 등을 통해 국민들에게 지중해 식단을

---

[99] 후원 단체 중에는 지중해의 범위를 넘어서는 식품 업체도 있었다. 예컨대 하와이에서 올드웨이스는 지중해 식단 콘퍼런스 참가자들을 보통은 가기 힘든 와이피오 밸리(드레서에 의하면 "믿기지 않는 지상낙원")에 데려갔는데, 당시 후원 단체 중에는 마카다미아 업체도 있었다. 하지만 지중해에는 마카다미아 나무가 없다.

홍보해왔다. 스페인과 그리스 역시 유사한 노력을 기울였으며, 유럽연합 전체적으로 대략 10년간 올리브유 관련 홍보에 2억 1,500만 달러를 쏟아 부었다. 올리브유에 관한 "과학적" 공보를 통해서 유럽 의사들을 상대로 캠페인을 벌이기도 했는데, 일부 학자들은 정부가 마케팅 캠페인을 과학적 조언으로 둔갑시키는 부적절한 정책을 펴고 있다고 항의하기도 했다.

하지만 어떤 것도 올드웨이스 콘퍼런스만큼 유럽과 미국의 과학 엘리트들에게 효과적으로 영향을 끼치지는 못했다. 과학 세미나, 음식 축제, 문화 행사 등의 자극적이고 호화로운 경험은 영양학계의 가장 유력한 인물들을 타깃으로 한 신의 한 수였다.

매리언 네슬은 이 같은 콘퍼런스들의 뻔하지만 암묵적인 대가에 대해 내게 설명해주었다. "콘퍼런스에 참가한 언론인들은 모두 그에 대한 기사를 작성할 것이라고 보았고, 그렇게 하지 않은 언론인은 더 이상 초청되지 않았죠. 모두들 자신들이 해야 할 일을 알고 있었어요. 그리고 기꺼이 그렇게 했죠! 만약 당신이 모로코에서 성대한 저녁 식사를 대접받는다면, 당신은 그것을 기사로 쓸 거예요. 기삿거리는 널렸죠!"

식품 산업이 영양 정책에 어떻게 영향을 미치고 있는지를 이야기한 《식품 정치Food Politics》의 저자인 네슬은 콘퍼런스가 대부분 참가자들이 생각했던 것보다 훨씬 교활한 수법이었음을 깨달았다. "당시에는 괜찮아 보였어요. 하지만 꽤나 유혹적이었죠. 올드웨이스는 기본적으로 고용된 홍보 회사예요. 그들의 목적은 나와 같은 학자들에게 지중해 식단을 홍보하는 것이었죠."

윌렛의 제자로 현재 카이저 퍼머넌트Kaiser Permanente[100]에서 과학 정책을 이끄는 쿠시는 그와 동료들 모두 올리브유 업계의 돈이 콘퍼런스에 침투해 있음을 알고 있었다고 했다. "하지만 올드웨이스를 통해 세탁된 돈이었기에 좀 더 구미가 당겼죠." 올드웨이스의 콘퍼런스에 초청된 전문가들은 그 모든 경험에 그만 넋을 잃어 저변에 깔린 업계의 이해관계에 대해서는 깊이 생각하지 못했던 듯하다.

결국 《뉴스위크》의 로라 샤피로는 올드웨이스 콘퍼런스에 더 이상 초대받지 못했다. 그녀가 "보조를 맞추지 못했"기 때문이었다. 샤피로는 콘퍼런스에 대해 명시적으로 글을 쓰지 않은 채 올드웨이스의 공짜 여행에 참석하고 있었는데, 그러던 중 "올드웨이스로부터 후원사들에게 나의 참석 이유를 납득시킬 수 없었다는 통보를 받았다"고 했다.

그러나 그때까지 샤피로는 올리브유가 건강에 좋은 점에 대해 글을 쓰고, 지중해 식단 의제에 제법 기여해왔다고 말했다. "우리, 언론은 어디서나 올리브유 홍보대사였어요. 올드웨이스가 그렇게 만들었죠!"

이 "홍보대사"들 중 일부가 샤피로처럼 올드웨이스 눈 밖에 나더라도 그들을 대체할 사람들은 충분했다.[101] 올드웨이스가 10년간 조직한 콘퍼런스는 지중해 식단을 성공 궤도에 올려놓고 수십 년간 지속적으로 언론과 연구자들의 주목을 받게 했다. 월렛의 피라미드가 소개된 이래 제목에 "지중해 식단"이 들어간 기사가 《뉴욕 타임스》에만 650건 넘게 실렸다. 그리고 영양학자들은 지중해 식단에 진지하고 지속적인 관심을 기울이며 1990년대 초반 이후 지중해 식단 관련 논문을 1,000편 이상 집필했

---

100 미국의 통합 의료 서비스 기업—옮긴이.
101 페로루치는 자신이 그들의 과학에 비판적으로 접근했기 때문에 올드웨이스가 자신을 배제했다고 생각한다. 매리언 네슬 또한 IOOC가 후원한 《미국임상영양학회지》 1993년도 부록의 자금을 둘러싼 논쟁에서 올드웨이스의 눈 밖에 났다. 네슬은 《식품 정치》에서 자신이 하와이의 고급 호텔에서 IOOC와 교섭했다고 밝히며 그에 대해 후회한다고 언급했다.

다. 월렛과 함께 1990년대 올드웨이스 콘퍼런스에 참석했던 하버드 공중
보건대학의 역학자들은 인당 50건에 이르는 지중해 식단 관련 논문을 발
표했다. 반면 사우스비치 다이어트나 존 다이어트 같은 식단에 대해서는
엘리트 과학자들이 소개하지도 않았고 해외 콘퍼런스도 열리지 않았으
며 단지 다섯 편 정도의 논문에서만 다루어졌을 뿐이었다. 앳킨스 다이
어트와 오니시 다이어트는 다른 대중적 식이 요법에 비해 전문가들의 관
심을 조금 더 받았는데, 이에 대해서는 10장에서 논의할 것이다.

올드웨이스의 설립자 중 한 명이자 《지중해 식단 요리책Mediterranean Diet
Cookbook》의 저자인 낸시 하몬 젠킨스Nancy Harmon Jenkins는 다음과 같이 시
인했다. "식품 분야가 특히나 부패에 시달리는 까닭은 식품 생산에 매우
많은 자금이 들고, 전문가 의견에 지나치게 의존하기 때문입니다." [102]

올리브유가 미국에서 환영받다

전문가들을 구슬린 것은 확실히 그만한 가치가 있는 일이었다. 과학자,
음식 전문 작가, 기자 들이 모두 극찬한 지중해 식단은 잡지, 요리책, 전
세계의 부엌에 스며들어 즉시 영양 분야의 차세대 거물이 되었다. 건강
전문가들은 '과일과 채소를 먹자'는 메시지를 새로운 방식으로 전달할
수 있었으므로 지중해 식단을 애지중지했다. 또 지중해 식단은 음식의

---

102 2003년 IOOC의 자금 지원이 끊긴 이후로 올드웨이스는 행사를 자주 개최하지 못했다.
2004년 필사적인 몸부림의 일환으로 코카콜라 컴퍼니를 새로운 고객으로 선택한 올드웨이
스는 4년 동안 "달콤한 맛을 다루기" 혹은 "달콤한 맛을 이해하기"라고 불린 콘퍼런스를 조
직했다. 놀랄 것도 없이 이러한 불행한 선택의 결과로 올드웨이스는 영양학계에서 그 지위
를 잃었으며, 근래의 콘퍼런스는 대체적으로 과학과 동떨어졌다.

맛을 포기하지 않기에 절제와 금욕에 기초했던 이전의 식이 요법보다 훨씬 더 매력적이었다.

건강에 관심이 많은 미국인들은 농무부와 미국심장협회가 권장한 저지방 식단에 따라 30년간 튀김과 소스를 자제하고 있었으므로, 이 새로운 식단을 환영할 수밖에 없었다. 이 식단에는 지방도 들어 있어 오랫동안 의무감으로 먹어야만 했던 맛없는 무지방 식단보다 나았다. 금기시해왔던 지방질 요리를 죄책감 없이 마음 놓고 먹을 수 있게 되었기 때문에 지중해 식단의 인기는 치솟았다. 무지방 음식에 비해서 기름을 사용한 요리는 확실히 더 맛있다.

이 햇살 가득하고 매혹적인, 거기다 하버드가 보증하는 지중해 식단은 헤드라인을 장식했다. 한 열정적인 음식 전문 작가는 콘퍼런스에서 돌아와 "지중해의 사이프러스 가로수 길이 저콜레스테롤의 장수하는 삶으로 이끌어 … 마침내 우리는 파스타를 먹을 수 있게 되었다"고 극찬했다. 《뉴욕 타임스》의 몰리 오닐Molly O'Neill은 케임브리지에서의 첫 콘퍼런스에 참석한 뒤 쓴 장문의 기사에서 지중해 식단이 차세대 "영양의 에덴"이 될 것이라는 기대감을 드러냈다.

여전히 저지방 전통주의자들은 지방이 많은 식단이 건강에 좋다는 이론을 받아들이기 어려워했다. 오닐도 처음에는 지중해 식단이 "저지방 식단의 냉혹한 현실을 감추는 부드러운 벨벳 장갑"에 불과하다고 보도했다. 매우 오랫동안 저지방 만트라를 따라 하던 기자들로서는 흔한 실수였다. 미국심장협회나 미국의사협회 같은 주요 전문가 단체들도 처음에는 마크 헥스테드가 지중해 식단을 거부했던 이유로 지중해 식단을 지지하지 않았다. 유구한 저지방 정책에 위배되었기 때문이다.

상충하는 조언을 받아들여야 했던 미국인들은 계속해서 동물성 식품을 과일, 채소, 곡물 등 농무부 식품 피라미드와 지중해 식단 피라미드가 권장하는 식품으로 대체해나갔다. 어류, 견과류는 더 많이 섭취했다. 그리고 올리브유를 요리에 사용하기 시작했다. 실제로 지중해 식단 피라미드가 공표되고 나서 미국 내 올리브유 소비량이 폭증했는데, 오늘날 미국인의 일인당 올리브유 소비량은 1990년 당시에 비해 세 배나 된다.

미국인이 그간 사용하던 식물성 기름을 올리브유로 교체한 것은 분명 건강상 일보 전진이었다. 땅콩유, 홍화씨유, 대두유, 해바라기유 등의 기름이 위험한 이유는 고온에서 쉽게 산화되기 때문인데, 이러한 이유로 이들 기름의 용기에는 과도한 열을 가하지 말라는 경고 문구가 부착되어 있다(이에 대해서는 9장에서 다룰 것이다). 반면에 올리브유는 훨씬 안정적이어서 조리용으로 더 적합하다.[103] 심미적 효과도 있는데, 길쭉하고 매혹적인 유리병에 담겨 다양한 요리에 이탈리아의 향과 맛을 더해주는 올리브유는 투박한 플라스틱 용기에 담겨 있는 무미한 식물성 기름과 대비되었다. 이러한 이유들로 미국인들은 프라이팬과 채소, 그리고 샐러드드레싱에 올리브유를 뿌리며 저지방 식단에서 좀 더 "지중해" 스타일의 식습관으로 옮겨갔다.

올리브유와 지중해 식단은 더 많은 지방을 원하는 미국인들의 다음과 같은 물음에 대한 완벽한 해답처럼 보였다. 즐거운 방법으로 건강해지는 길은 없을까? 지중해 식단은 이런 요구에 꼭 들어맞았다.

그래도 의문이 남는다. 과연 지중해 식단이 건강을 위한 묘약일까?

---

103 올리브유는 단불포화지방임을 기억하라. 단불포화지방은 탄소 원자 사슬에 단 하나의 이중 결합만이 있다. 반면 다불포화지방은 이중 결합이 여러 개이며 산소와 더 잘 반응하는 경향이 있다.

올리브유를 지지하는 주장부터 시작해서 지금부터는 과학적으로 한번 살펴보자.

장수는 올리브유 덕분일까?

올리브나무의 열매는 오랜 세월 동안 의료적, 종교적, 심지어 주술적 속성을 지니고 있었다. 고대 그리스인들은 종교 의식에서 올리브유를 몸에 발랐고, 히포크라테스는 올리브나무 잎을 피부병에서 소화기 질환에 이르는 다양한 질환의 치료제로 사용했다. 올리브유가 20세기 중반 그리스와 이탈리아 식단에서 중요했기 때문에, 그리고 안토니아 트리초폴로가 조국의 전통 특산물에 강한 애정을 보였기 때문에 (또한 의심할 여지 없이 올리브유 업계가 학계의 막강한 후원자였기 때문에) 연구자들은 처음부터 지중해 식단의 올리브유가 장수에 기여한다고 상정했다.

안나 페로루치는 올리브유의 효능에 관심을 가졌는데, 올리브유가 이탈리아 식단의 주요 품목이었을 뿐만 아니라 미국 연구자들이 오랫동안 지방에만 매달려 있는 형국이었으므로 올리브유 연구는 경력 측면에서도 의미 있는 주제였기 때문이었다. 실제로 페로루치는 올리브유에 관한 연구를 통해 키스를 만났다. "우리는 좋은 친구가 되었어요. 여러 해 동안 함께 일한 거친 (남성) 과학자들 중에서도 앤설(키스)은 단언컨대 가장 거칠었죠. 자신의 주장을 필사적으로 방어했어요." 페로루치가 1980년대 초반 나폴리 남부의 해변 마을 실렌토에서 올리브유 연구를 시작했을 때 키스는 연구 자문을 맡았다.

페로루치는 100일 동안 남녀 50명이 먹은 모든 음식을 기록했다. 그녀가 이 마을 사람들을 선택한 이유는 그들이 전통적 생활 방식을 고수하고 있었기 때문이었는데, 눈으로 확인할 수 있는 지방 성분은 올리브유가 거의 전부였다. 페로루치의 연구팀은 각 가정을 매일 적어도 4회 이상 방문하여 끼니마다 영양사가 그들이 먹는 모든 음식을 확인했다. 부엌에는 크고 작은 식품의 무게를 잴 저울을 두 개씩 설치했다. 가족 구성원이 친구의 집이나 식당에서 식사를 하면, 연구자가 그 장소로 따라가 음식이 어떻게 조리되었는지를 조사했다. 게다가 실험은 피험자들의 식단을 식물성 지방에서 동물성 지방으로 변경했을 때(가장 큰 변화는 올리브유를 버터로 대체한 것이었다) 초래되는 혈중 콜레스테롤의 변화를 보는 것이 목적이었기 때문에 페로루치는 매주 초 각 가정에 유제품과 육류를 제공했다. 이처럼 철두철미했던 연구는 영양학계에서 진정으로 의미 있는 연구를 수행하기 위해 필요한 헌신의 수준을 잘 보여준다.

6주 뒤 페로루치는 마을 사람들이 올리브유를 버터로 바꿨을 때 "나쁜" LDL 콜레스테롤이 평균 19퍼센트 상승했음을 발견했다. 이 결과는 올리브유를 지지하는 놀라운 결과로서 발표되었다. 올리브유가 콜레스테롤에 미치는 영향을 처음으로 보여준 이 실험 덕분에 페로루치는 자신의 분야에서 명성을 얻었고, 올리브유는 "심장 건강에 좋은" 기름으로 알려졌다.[104]

LDL 콜레스테롤에 미치는 효과에 집중했던 영양학자들은 올리브유를 질병에 맞서는 건강한 지방이라고 찬양하며 이후 수년간 올리브유의

---

104 페로루치의 연구는 올리브유를 버터로 바꿨을 때 "좋은" HDL 콜레스테롤 역시 상승했음을 보여주었다(이러한 효과는 특히 여성에게서 두드러졌다). 이는 버터가 실제로는 더 건강한 선택일 수 있다는 것을 의미했지만, 우리가 보아왔듯이 전문가들은 HDL 콜레스테롤보다는 LDL 콜레스테롤에 초점을 맞췄기 때문에 HDL 콜레스테롤에 관한 페로루치의 연구 결과는 간과되었다.

치료 효과에 관해 수십 건의 논문을 발표했다. 하지만 불행하게도 건강상의 이점 대부분이 예상만큼 진전을 보이지 못했다. 예컨대 전문가들은 올리브유에 유방암 예방 효과가 있을 것이라고 주장했지만, 지금까지도 그 근거는 매우 희박하다. 올리브유가 혈압을 낮춰준다는 주장은 다양한 연구에서 명백히 상반되는 결과를 나타냈다.

"엑스트라 버진" 올리브유에서 연구자들은 안토시아닌, 플라보노이드, 폴리페놀 등 다수의 "비(非)영양소"를 확인했는데, 이 성분들이 작은 기적을 만들어낸다고 여겼다. 그러한 성분들이 올리브에 존재하는 까닭은 뜨거운 햇볕에 맞서 수천 년에 걸쳐 형성된 방어기전으로 열매가 진한 색이기 때문이다. 이 비영양소들의 효과에 대해 충분히 조사되지는 않았지만, 그중 하나인 플라보노이드는 상당한 규모의 임상 실험에서 건강상 이점을 밝혀낼 수 없었다.

올리브유의 건강상 이점을 지지하기 위해 더 빈번하게 인용되는 데이터는 2만 8,000명의 자원자를 대상으로 한 대규모 역학 조사로서 안토니아 트리초폴로가 지휘한 암과 영양에 대한 유럽 전향 조사European Prospective Investigation into Cancer and Nutrition, EPIC의 그리스 코호트(역학 연구의 대상이 되는 연구 집단)에서 나왔다. 이 데이터에 근거하여 트리초폴로는 2003년 《뉴잉글랜드 의학 저널》에 획기적인 논문을 발표했는데, 그녀는 "올리브유를 다량 섭취하는" "전통적 지중해 식단"을 충실히 지키는 것은 "전반적인 사망률의 유의미한 감소"와 관련이 있다고 결론지었다. 그렇기에 이 연구에서 트리초폴로가 피험자들의 올리브유 섭취량을 실제로 측정한 적이 전혀 없다는 사실은 충격적이다. 트리초폴로가 사용한 식품 섭취 빈도 설문지에는 식품 자체로 먹었는지 혹은 요리에 썼는지 묻는 항목이 없다. 대신에 그녀는 그리스인들의 요리 방식을 추측함으로써 설문지의 요리 목록에서 올리브유의 사용을 "추정"했다. 이러한 한계점은 《뉴잉글랜드 의학 저널》에 게재한 논문에 언급되지 않았다. "올리브유"는 논문 속의 목록에 올라 있지만 그에 대한 어떠한 정확한 설명도 없다.[105]

2003년 미국 내 올리브유 생산자를 대표하는 북미 올리브유 협회North American Olive Oil Association는 올리브유가 심장 질환을 예방할 수 있다고 주장하는 쓸 만한 증거들을 모두 모아 식품의약국에 제출했다. 생산자들은 식품 포장에 "올리브유를 많이 먹으면 심장 질환을 예방할 수 있습니다"와 같은 "건강 문구"를 써넣을 권리를 획득하고 싶어 했다.

그러나 식품의약국을 설득하지는 못했다. 제출된 73건의 연구 중에서 단 4건만이 심사해볼 만한 수준으로 평가되었다(월렛과 트리초폴로가 발표한 것과 같은 역학적 증거들은 인과관계를 규명할 수 없으므로 심사에 포함되지 못했다). 4건의 연구는 전부 남성을 대상으로 한 달 동안 올리브유를 섭취하도록 한 임상 실험이었다. 이 실험들은 올리브유가 다른 지방질 음식에 비해 HDL 콜레스테롤은 그대로 둔 채 LDL 콜레스테롤만을 낮출 수 있음을 보여주었다. 그러나 식품의약국은 단 117명의 젊은 남성을 대상으로 한 연구를 근거로 건강 문구를 허가할 수는 없다고 밝혔다. 이는 올리브유가 심장 질환을 예방한다는 가설에 대한 "과학자들의 불편한 심기"가 식품의약국 내에 지배적이었음을 반영한다. (그 후로 올리브유에 대한 임상 실험이 몇 건 수행되었으나 소규모였으며 모순되는 결과를 나타냈기에 근거를 쌓는 데 별 도움이 되지 못했다. 그뿐만 아니라 최근의 몇몇 동물 실험에서

---

[105] 이 실험에 근거한 트리초폴로의 또 다른 글에는 "올리브유"라는 단어가 아예 제목에 들어가 있다(Psaltopoulou et al. 2004).

는 올리브유가 콜레스테롤 에스테르라는 물질의 생산을 촉진하여 심장 질환을 유발할 수도 있는 것으로 드러났다.)

그래서 올리브유 생산업체들은 다음과 같이 광고하도록 허가받았을 뿐이었다. "제한적이고 확실하지 않은 과학적 증거에 따르면 올리브유에는 단불포화지방이 들어 있어 매일 올리브유를 두 큰술 섭취하면 심혈관 질환의 위험을 줄여줄 수도 있습니다." 올리브유가 질병에 대항하는 특별한 효능이 있는 지방이라고 추천하는 문구라고 보기는 힘든 문구였다.

하지만 식품의약국의 미온적인 지지에도 불구하고 연구자들은 올리브유가 마법의 묘약임을 밝혀내기 위한 연구를 멈추지 않았다. 일례로 2005년 《네이처Nature》지에 올리브유에서 항염증 물질을 새롭게 발견했다는 논문이 발표되자 분위기는 한껏 달아올랐다. 생물심리학자 게리 뷰챔프Gary Beauchamp는 영국에서 독감 약으로 판매하는 렘십Lemsip이 엑스트라 버진 올리브유와 같은 방식으로 자신의 목구멍 뒷부분을 자극한다는 데 주목했다. 그는 올리브유와 이부프로펜에 공통적인 성분이 있다고 확신했으며 그 물질은 올레오칸탈oleocanthal로 밝혀졌다. 뷰챔프는 올리브유도 이부프로펜과 같은 소염 작용을 한다고 주장했으나 비판자들은 성인 복용량만큼의 이부프로펜과 동일한 효과를 내기 위해서는 올리브유를 하루에 두 컵 이상 마셔야 한다고 지적했다. 또한 뷰챔프의 연구는 사람을 대상으로 하지 않고 실험실에서 수행한 연구였으므로 그 결과는 예비적인 성격에 불과하다는 것이었다.

올리브유가 대대적으로 홍보되어온 탓에 과학적 연구 결과에 관한 실망스러운 뉴스는 놀랍기만 했다. 실제로 2011년 두 명의 스페인 연구자는 올리브유가 심장 건강에 효능이 있다는 주장의 근거로 제시된 데이터를 보며 "놀랍게도" 근거가 변변치 않다고 결론지었다.

호메로스의 "수금"?

4,000년간 인류와 함께해왔다고 추정되는 올리브유가 건강에 유익하지는 않다 하더라도 적어도 안전하기는 할 것이며, 다만 우리가 과학적 연구를 통해 이를 밝혀내지 못했을 뿐이라고 생각하면 안심이 된다. 호메로스는 올리브유를 가리켜 "수금(水金)"이라고 했다.

그런데 정말 그가 그렇게 말했을까? "수금"이라는 표현은 올리브유 판매 웹사이트마다 등장하지만, 나는 호메로스가 쓴《오디세이아》의 어떤 번역판에서도 그 같은 문구를 찾아낼 수 없었다. 실제로《오디세이아》에는 상당히 다르게 쓰여 있다. 오디세우스는 성유로 바를 "황금 병에 든 올리브유"를 받았다. 사실 고대 그리스 문서 어디에도 올리브유를 식용으로 사용했다는 구절은 없다. 올리브유는 고대에도 존재했지만 식용은 아니었다고 한다. 주로 화장 용도로 사용했는데, 종교 의식이나 운동 경기를 할 때 몸에 발라 신과 인간의 육체미를 돋보이게끔 하는 데 쓰였다.

아니, 20세기 이전에 올리브유를 식용으로 사용했던 적이 있긴 한 걸까? 키스의 주장처럼 올리브유가 "적어도 4,000년 전부터 주요한 식품"이었을까? 놀랍게도 그렇지 않아 보인다. 1993년 프랑스 역사학자는 "100년도 채 안 되는 멀지 않은 과거에 그리스 대부분 지역에서 일반인들은 기름을 오늘날보다 훨씬 적게 먹었다"라고 기록했다. 그리스 고고학자 얀니스 하밀라키스Yannis Hamilakis는 이 주제에 대해 폭넓게 조사했는데, 특히 크레타 섬에서 올리브유가 근대 이전에는 자급용 작물로 중요하지 않았음을 밝혀냈다. 중세의 크레타 농민이 이용할 수 있었던 올리브유의 양은 실제로 "매우 적었으며", 주로 비누 제조용이었던 산업 수요의 증가에 대응하기 위해 베네치아의 통치자가 생산을 장려한 17세기 중반 이후에야 올리브유의 생산이 확대되었다. 하밀라키스에 따르면 "일반적인 통념과 달리 19세기 이전 그리스에서 올리브유를 식용으로 생산했음을 입증하는 확실한 역사적 증거는 거의 없다." 스페인에서도 1880년 이전에는 올리브유를 다량으로 섭취하지 않았던 것으로 드러났다. 남부 이탈리아에서도 마찬가지여서 한 학자는 올리브유가 "4,000년이 넘도록 지중해 식단에 이바지했다"는 이야기는 "의심스럽다"고 밝혔다. 남부 이탈리아의 수목 식재를 분석해보면 올리브유가 "적어도 16세기 이전에는 흔치 않은 상품이었음이 분명하며 중세 시대에 올리브유는 주로 종교 의식에 사용되었다"는 것이다. 실제로 고대까지 거슬러 올라가 봐도 소작농이든 지배층이든 지중해 지역에서 요리에 흔하게 사용한 지방은 라드였다.

이해 관계자들은 호메로스까지 올리브유 마케팅에 끌어들였지만, 사실 올리브유는 고대로부터 내려온 식품이 아니라 비교적 최근에서야 지중해인들의 식단에 유입된 것으로 보인다.

"많은" 채소란 무엇인가? 과학으로 본 지중해 식단

그런데 만약 키스의 주장대로 지중해 식단이 심장 질환을 예방한다면, 그리고 올리브유가 그 식단에서 가장 중요한 요소가 아니라면, 무엇이 가장 중요한 요소일까? 과일일까, 채소일까, 아니면 지중해 식단 그 자체일까? 연구자들은 예방적 요소가 크레타인들이 규칙적으로 먹는 야생의 녹색 채소에 함유된 엽산인지, 아니면 야생의 녹색 채소를 먹은 동물의 고기에 다량 함유된 오메가3 지방산인지 궁금해했다. 모든 가능성에 대한 연구가 이뤄졌지만 확정적인 답은 나오지 않았다.[106]

심지어 트리초폴로는 지중해식 식습관 그 자체에 측량할 수 없는 시너지가 있다고 주장했는데 "심리사회적 환경, 온화한 기후 조건, 대가족, 그리고 지중해 지역의 시에스타 관습" 등을 그 요인으로 꼽았다.[107]

지중해 식단의 어떤 점이 건강에 이로운지를 정확히 파악하는 것은 과학적 이유에서뿐만 아니라 여러 가지 현실적인 이유에서도 중요하다. 일례로 안나 페로루치가 2008년 일본의 국제 회의에 참석했을 때 지중해 식단을 채택하고자 전 세계에서 모여든 전문가들이 그녀에게 물었다. "어떤 과일과 채소를 재배해야 합니까? 적어도 우리가 과일과 채소를 재배해야 하는지 아닌지는 말씀해주실 수 있습니까?" 페로루치는 대답했다. "무엇이 가장 중요한지 정확하게 말할 수는 없습니다. 연구 결과가 너무 모호하기 때문입니다. 과일과 채소를 더 많이 먹도록 권장한다 해도 큰 의미는 없습니다. 알아내는 것이 불가능합니다."[108]

---

106 오메가3 지방산을 뒷받침하는 과학적 증거가 가장 강력하다. 최근의 대규모 임상 실험에서 EPA, DHA 보조 식품을 매일 섭취해도 심장 발작 위험을 줄이지 못하긴 했지만, 긴 사슬 지방산(long-chain fatty acid)의 항염증 효과는 입증되었다. EPA와 DHA는 육류, 어류, 달걀, 기타 동물성 식품에 함유되어 있다. 아마씨나 해조류에는 짧은 사슬 오메가3가 들어 있는데, 이것은 인체 내에서 긴 사슬로 전환되지 않는다. 긴 사슬 오메가3인 EPA와 DHA만이 건강에 이로운 것으로 알려져 있다(Galan et al. 2010; Rauch 2010; Kromhout, Giltay, and Geleijnse 2010; Plourde and Cunnane 2007).

107 디미트리우스 트리초폴로는 거의 2만 4,000명에 달하는 그리스 남성에 대한 EPIC 연구 자료를 해석해 매일 낮잠을 자는 습관이 심장 질환을 37퍼센트 낮추었음을 발견했다. 그러나 결과는 연관성이 있음을 의미할 뿐이며, 논문 저자들이 관찰한 바에 따르면 밤에 잠을 더 많이 자도 같은 효과가 나타날 수 있었다(Naska et al. 2007, 2143).

108 과일에도 바나나부터 블루베리, 아보카도에 이르기까지 다량영양소, 섬유질, 항산화 성분, 당분의 구성에 있어 차이가 존재한다.

물론 페로루치는 애시 당초 지중해 식단의 개념을 명확하게 정의하는 것 자체가 곤란함을 잘 알고 있었다. 어쩌면 너무 복잡하고 많은 요소가 공존하는 탓에 의미 있는 과학 연구를 하기에 충분할 정도로 정확한 정의를 내리기가 어려웠던 것은 아닐까? 지중해 식단 자체에 대한 정의의 어려움은 지중해 국가와 관련 기업들이 계속해서 자금을 쏟아 부어도 사라지지 않았다. 실망스러운 연구 결과만이 속출했다.

월터 윌렛이 지중해 피라미드를 공개하던 당시에는 통제된 임상 실험이 수행되지 않았다. 따라서 근거 자료라고는 역학 연구들뿐이었는데, 최근까지도 이 역학 연구들은 지중해 식단을 뒷받침하는 핵심 증거로 떠받들어지고 있다. 이러한 연구 중 첫 번째는 7개국 비교 연구였다. 그리고 가장 규모가 큰 연구는 EPIC 연구였다. 기대를 모았던 소규모 연구들이 있었지만 (역학은 상관관계만을 보여줄 수 있을 뿐이기에) 결정적인 결과를 제공할 수 없었으며, 이 중 다수는 상반된 결과를 보였다. 예컨대 다양한 연구에서 지중해식 식습관이 당뇨, 대사증후군, 천식, 파킨슨병, 비만 등의 발병률 감소와 관련이 있음을 보였는데, 이는 고무적인 결과였다. 하지만 트리초폴로가 그리스 피험자 자료에 EPIC 연구에 참여한 다른 유럽 국가 데이터를 취합했더니(총 9개국 남녀 노령 인구 7만 4,600명) 지중해 식단과 심혈관 질환 위험도 감소에 신뢰할 만한 상관관계가 나타나지 않았다.[109]

---

[109] 트리초폴로는 지중해 식단과 관련해서 심장 발작 위험도가 아주 소량 감소했다고 했는데, 독일에서는 상관관계가 반대로 나타났다. 게다가 그 식단은 "수정된" 지중해 식단으로 정의되었는데, 올리브유만이 아니라 식물성 기름까지 포함되어 있었기 때문이다. 트리초폴로는 분석의 초점이 불포화지방에 있었기에 두 가지 기름 모두 포함시켰다고 설명했다(Vos 2005, 1329).

역학 연구는 지중해 식단의 애매한 정의 때문에 계속 고전했다. 문제의 해결을 포기한 페로루치와 달리 트리초폴로는 계속해서 이 문제에 매달렸다. 1995년 트리초폴로는 지중해 식단 점수 체계를 개발하여 여덟 개 요소당 1점씩 할당했다.[110] 각각의 "예방적인" 식품군(① 채소/감자 ② 콩류/견과류/씨앗류 ③ 과일 ④ 시리얼)을 "다량" 섭취하면 1점씩 주었기에 여기까지 총 4점을 받을 수 있었다. 그다음 세 개 항목에서는 "해로운" 식품군을 "소량" 섭취할 때 1점씩 주었다(⑤ 동물성 지방 대비 올리브유의 비율이 높을 경우 ⑥ 유제품 ⑦ 육류와 가금류). ⑧번 요소는 알코올이었는데, 보통 수준의 음주에 1점을 부여했다.

트리초폴로의 점수 체계 덕분에 지중해 식단 연구가 매우 단순해졌으므로 연구자들은 이를 반겼다. 비슷한 척도가 스무 가지 넘게 소개되었는데, 대체로 7~16개의 식품군으로 구성되어 있었다. 그러나 모두가 이러한 척도들의 유용성을 확신한 것은 아니었다. 이러한 척도들을 검토한 바르셀로나 대학 교수들은 회의적인 시각을 표했다. 예컨대 "다량"의 채소란 무엇이며 "소량"의 육류는 또 무엇인가?[111] 또한 이런 종류의 척도들은 어떤 과학적 근거도 없이 각 요소가 심장 질환에 미치는 영향이 동등하다고 가정하고 있다. 그러나 채소를 먹지 않는 사람(−1점)과 견과류를 먹지 않는 사람(이것도 −1점)이 정확히 같은 정도로 심장 질환 위험도가 높아진다고 할 수 있을까? 이에 대한 증거는 존재하지 않는다.

---

110 트리초폴로는 각 요소들의 목표량을 설정하기 위해 그리스 외딴 시골 마을 남녀 노령 인구 182명의 식습관을 기준으로 삼았다. 1995년 그녀는 전통적 식단을 유지하는 것으로 추정되는 이 집단을 연구했다(Trichopoulos et al. 1995).

111 연구진은 그리스 산골 마을에 사는 노령 인구에 대한 연구에서 도출한 척도를 젊은 스페인인과 같은 전혀 다른 인구 집단에도 적용할 수 있는지 의문스러워했다.

더욱 혹독한 비판을 가한 이는 브리스톨 대학 역학부를 맡고 있던 앤디 네스Andy R. Ness였다. 네스는 이렇게 말했다. "(그 척도들은) 총열량(칼로리)을 무시했지만, 이 분야의 모든 자료는 총열량을 고려하고 있으므로 우리는 사람들이 먹는 음식의 양을 계산에 대입했습니다." 그는 척도들에 비판적 잣대를 들이대보니 "상당히 끔찍했다"고 했다.

트리초폴로는 자신의 노력이 적어도 영양 분야를 진보시켰다고 변론했는데, 그것은 사실이다. 식단을 명확하게 정의하기 어려웠기 때문에 불가피하게 이런 종류의 허술한 과학이 필요했다. 그리고 이는 감성과 편향이 끼어들도록 문을 열어주었다.

"우리 아테네 의과대학 팀은 우리 선조들이 몇 대에 걸쳐 발전시켜온 것을 지키고 싶었어요. 이것은 우리의 절규예요!" 트리초폴로는 내게 이렇게 이야기한 적이 있는데, 이 말은 그녀가 과학만큼이나 "모국 그리스"에 대한 열정이 충만했다는 동료들의 증언을 확증해주는 듯했다. "가슴에 손을 얹고 생각해보면 필시 안토니아는 유죄이며, 우리 모두 그렇습니다"라고 트리초폴로의 옛 동료인 엘리사벳 헬싱은 말했다. 헬싱은 세계보건기구 유럽 지부의 영양 부문 고문으로서 지중해 식단을 연구한 초기의 모든 실험에 참여했다. "이 분야의 많은 이들이 이성이 아닌 감성에 이끌려 움직였습니다." 또한 2003년 하버드 대학의 역학자 프랭크 휴가 동료들과 결별을 선언하며 밝혔듯이 지중해 식단은 "과학적 근거만큼이나 많은 미신으로 둘러싸여 있었다."

인도의 지중해 해안: 임상 실험의 문제점

인과관계를 검증할 수 있는 훌륭한 임상 실험이 지중해 식단의 우수성을 증명해낼 가능성은 여전히 존재했다. 그런 실험들은 다 어디로 갔을까? 몇 가지 사례가 있긴 한데, 문제는 유사 지중해 식단에 대한 실험들이었다는 점이다. 그럼에도 이 실험들은 지중해 식단에 대한 근거 자료로서 널리 반복적으로 인용되었다. 그렇기 때문에 간략하게나마 이 실험들을 살펴볼 필요가 있다. 영양 전문가들이 특정 가설을 지지하고자 증거 자료를 어떻게 부풀렸는지 알아보기 위해서라도 말이다.

첫 번째는 1994년에 연구 결과를 내놓은 리옹 식단 심장 연구Lyon Diet Heart Study이다. 프랑스 리옹의 심혈관 병원 연구진은 최근 6개월 내에 심장 발작을 경험한 600명의 중년 인구 집단(대부분 남성)을 두 그룹으로 나누었다. 대조군은 주치의의 권고를 따르도록 했고, 실험군은 지중해식 식단을 먹도록 했다. 연구진은 1960년대 크레타인의 식단을 재현하고 싶었지만 올리브유의 풍미에 익숙하지 않은 프랑스인들을 어떻게 설득해야 할지 알 수 없었다. 대신 그들은 카놀라유를 써서 특수 마가린을 제조한 후 통에 담아 2개월마다 피험자에게 제공했다. 또한 어류를 많이 섭취하고, 적색 육류보다는 백색 육류를 섭취하며(총육류 섭취는 적게), 채소와 과일을 많이 먹는 "지중해식" 식이 요법을 하도록 피험자들을 교육했다.

약 2년 동안 특수 마가린을 먹은 실험군에서는 3건의 치명적 심장 발작과 5건의 치명적이지 않은 심장 발작이 있었으며, 대조군에서는 치명적 심장 발작이 16건, 비치명적 심장 발작이 17건 발생했다. 기타 원인으로 인한 사망자 수도 특수 마가린을 섭취한 실험군이 더 낮았다(실험군 8건, 대조군 20건). 두 그룹 간의 차이가 극명하자 연구진은 실험을 조기에 종료하고 모든 피험자에게 지중해 식단을 처방하기 시작했다. 그리고 거의 20년 동안 리옹 연구는 지중해 식단의 효능을 입증하는 핵심 근거 자료로서 곳곳에서 인용되었다.

하지만 리옹 연구는 방법론적 문제를 내포하고 있었으므로 합리적인 사람이라면 멈칫할 수밖에 없다. 우선 이 연구는 굉장히 규모가 작았다. (한 연구자는 "형편없이 부족하다"고 할 만큼 피험자 수가 충분하지 않았다고 지적했다). 게다가 마가린은 논외로 치더라도 피험자들이 원래 먹던 방식에 변화를 준 식단의 양이 매우 적었다. 실험군은 대조군에 비해 어류를 아주 조금 더 먹었을 뿐이고(하루에 앤초비 한 줄 정도) 과일과 채소를 추가로 섭취하기 위해 작은 당근 하나와 사과 반개 정도를 더 먹었을 뿐이었다. 그리고 대조군에서는 단 몇 명만을 대상으로 식단을 측정했으므로 별 차이가 나타나지 않았을 수도 있는데, 이는 식단을 변수로 측정하는 연구에서는 중대한 결함이다.[112]

두 그룹 간의 큰 차이점은 특수 마가린이었다. 이 마가린에는 무엇이 들어 있었을까? 지중해 식단 연구로서는 치명적인 사실이지만, 마가린의 지방 구성은 올리브유와 전혀 다르다. 마가린은 알파리놀렌 지방산

---

112 이 문제는 미국심장협회에 제출된 논문에 서술되어 있다. 미국심장협회는 이전부터 권장해오던 저지방 식단과 리옹 연구에 사용된 비교적 고지방 식단의 성공 사이의 모순을 해결해야 하는 곤란한 처지에 놓여 있었다. 논문의 저자들은 두 집단에서 조사한 식단 정보가 매우 적다고 결론지으면서 "보고된 결과"를 설명하는 "식단의 역할에 의문을 갖게 한다"고 기술했다. 리옹 연구 책임자들은 실험군에서 나타난 건강에 더 좋은 결과는 전적으로 "중재 효과"였음을 인정했다. 이는 피험자가 연구자의 중재에 반응하는 긍정적인 효과를 의미한다. 식단 상담 교실이나 연구진이 주는 아주 작은 주의 사항 같은 것도 그렇게 하지 않은 피험자에 비해 반드시 더 좋은 결과를 가져오기 마련이다. 그러므로 실험을 할 때에는 이 효과를 피하기 위해 보통 실험군과 대조군 모두에게 같은 경험을 제공하려고 애쓴다. 하지만 리옹 연구의 경우 실험군은 처음부터 개인별로 세부적인 식단 교육을 받았고 이후에도 매주 마가린을 배송받음으로써 교육 내용을 되새길 수 있었는데, 대조군에는 이에 상응하는 조치를 취하지 않았다. 최종 결과에는 인용되지 않은 연구 초기의 논문에서 연구진은 두 그룹 간의 이런 유의미한 차이에 대해 인정했다(Kris-Etherton et al. 2001; de Logheril et al. 1994; de Logheril et al. 1997).

을 많이 함유하는데, 이는 견과류, 씨앗, 식물성 기름에서 발견되는 오메가3 불포화지방산이다. 이에 반해 올리브유에는 올레인산이라고 불리는 단불포화지방산이 들어 있다. 이 둘은 화학적 구조 및 인체에 미치는 생물학적 영향이 완전히 다르다. 그러므로 리옹 연구의 교훈이 무엇이든 간에 지중해 식단과는 무관한 것이다.

리옹 연구 외에도 지중해 식단을 뒷받침하는 중요한 증거라고 전문가들이 오랫동안 선전한 임상 실험이 하나 더 있다. 이 연구는 포화지방이 적은 식물성 식품의 다양한 이점을 증명해주는 것처럼 보였다. 리옹 연구와 마찬가지로 연구진은 최근 심장 발작을 경험한 중년 피험자들의 식단에 개입했다. 한 그룹은 "스타구스베리, 포도, 사과, 스위트라임, 바나나, 레몬, 건포도, 머스크멜론, 양파, 마늘, 뱀오이, 호로파 씨앗과 잎, 버섯, 여주, 호리병박, 연근, 뱅골 녹두, 검은 녹두 … 그리고 대두유와 해바라기유"가 포함된 식단을 먹었다.

1960년대 크레타인의 식단처럼 들리는가? 전혀 그렇지 않다. 개업의였던 램 싱Ram B. Singh은 1980년대 후반 인도 모라다바드에 있는 자신의 집 인근의 시설에서 실험을 진행했다. 이 실험에 사용된 식단은 달걀과 육류를 제한하고 과일과 채소를 많이 포함했다고 해서 어느 정도는 "지중해 스타일"의 식단이라고 주장되었는데, 과학자들도 여기에 맞장구를 쳤다. 하지만 사용된 식물성 기름은 올리브유와 전혀 비슷하지 않았고, 음식 역시 달랐다. 그러나 이런 문제점은 논의되지도 않은 채 인도-지중해 심장 연구로 불리는 이 연구는 지중해 식단을 뒷받침하기 위해 광범위하게 인용되었다.

결국 싱의 연구는 참가자들이 작성한 식사 기록이 조작되고 혈중 콜레스테롤 수치를 매우 낡은 방법으로 계산한 것으로 밝혀졌다. 그의 연구 결과를 처음으로 게재했던《브리티시 의학 저널》은 장기간에 걸쳐 그의 연구를 검토한 결과 싱의 통계 결과가 "조작되었거나 꾸며진 것"이라고 결론을 내렸다.《브리티시 의학 저널》편집진은 싱의 연구에 심각한 의구심을 표하며 논문 철회 직전까지 갔다.[113]

그러나 여전히 지중해 식단에 관한 과학 논문을 살펴볼 때마다 싱의 연구는 거론되고 있으며 루이스 세라-마헴Lluís Serra-Majem이 2006년에 발표한 유명한 글에도 실려 있다. 마드리드에 본거지를 둔 지중해 식단 재단의 책임자로서(지중해 식단 재단은 오늘날 지중해 식단을 장려하는 가장 중요한 국제 재단이다)[114] 세라-마헴은 지중해 식단에 유리한 증거를 부각시키기 위해 온갖 이유를 다 들었다. 그러면서도 그는 내게 이렇게 강조했다. "우리는 우리가 하는 일에 신중해야 해요. 그렇지 않으면 신뢰를 얻을 수 없거든요." 실제로 그는 자신의 리뷰에서 대부분의 연구가 너무 소규모이거나 방법론적인 문제가 있다고 지적했다. 예컨대 일부 학자들은 올리브유와 호두 몇 온스, 와인 두 잔 등이 포함되었다고 자신의 식단을 "지중해" 식단이라고 불렀다. 그러나 내가 싱의 실험은 왜 남겨두었는지 묻자 그는 다음과 같이 털어놓았다. "그 연구에 여지를 남겨두고 싶었어요. 하지만 마음이 좀 불편했어요. 마치 법정에 서 있는데, 그다지 유리

---

113 싱은 데이터가 하나밖에 없었으면서 마치 임상 실험을 여러 번 한 것처럼 꾸며서《랜싯》《미국임상영양학회지》《미국심장학회지》등 다수의 유명 학술지에 발표한 것으로 보인다. 싱은 1990년부터 1994년까지 25건의 임상 실험 논문들에 제1저자로 이름을 올렸는데, 이는 불가능할 정도로 많은 수였기에 의심을 샀다(White 2005, 281).

114 지중해 식단 재단은 스페인 농업협회와 다농(Dannon), 켈로그 등 관련 기업으로부터 지원을 받고 있다. "그들의 관심사는 지중해 상품을 장려하는 데 있죠"라며 세라-마헴은 그들의 동기에 대해 솔직하게 말했다. 하지만 정부 지원이 부족해 기업의 후원 없이는 연구를 진행할 수 없다고 덧붙였다.

하지 않은 증인 한 명의 존재를 깨달았을 때처럼 말이죠."

이전의 많은 리뷰어들과 마찬가지로 세라-마헴도 이탈리아의 GISSI-Prevenzione 실험을 인용했다. 이 실험은 지중해 식단을 옹호하는 데 폭넓게 인용되고 있지만, 사실은 생선 기름과 비타민 E 보조제의 효과에 관한 실험이었다. 피험자들은 지중해 식단과 비슷한 음식을 먹었을 뿐이었다. 지중해 식단을 검증하는 것은 연구가 의도한 바가 아니었으므로 결론에 포함시키기 위해서는 (연구가 종료된 마당에) 소급적으로 연구 가설을 수정해야만 했다. 그러나 이미 결과가 나온 뒤에 가설을 변경한다면, 그것은 제대로 된 과학이라고 볼 수 없다. 학자의 편향이 개입할 가능성이 있기 때문에 결론의 설득력이 약해진다.

세라-마헴은 지중해 식단을 뒷받침해주는 근거 자료를 찾아내려고 노력했다. 그는 스페인, 그리스, 모로코와 이탈리아를 대표해 유네스코에 지중해 식단의 인류 무형 문화유산 등재 신청서를 제출한 사람이다. 그러나 자료를 과대 해석한 사람은 그뿐만이 아니었다. 그처럼 임상 실험을 석연치 않게 인용하는 관습이 학계 연구자들 사이에 만연해졌다. 실험의 결함은 눈에서 멀어졌고 유리한 결론만 강조되었으며, 권장 식단을 정당화하는 일련의 증거가 역사에 아로새겨졌다. 저지방 식단을 옹호하기 위해 대다수 학자들이 식단-심장 가설 연구를 과대 해석했을 때와 같은 집단적 사고가 요동쳤다. 증거의 결함에 눈을 감아버리는 것에 대한 암묵적 동의는 그들 두 식단의 필수 생존 전략이었다.

진짜 지중해 식단 실험

실질적인, 즉 특수 마가린이나 인도 요리가 아닌 실제 지중해 식단의 정수에 가까운 것들에 대한 식단 실험 결과가 등장하자 영양 전문가들은 환호했다.

첫 대규모 실험은 2008년 이스라엘에서 실시되었다.[115] 훌륭하게 설계된 이 실험은 다국적 교수 집단이 실무를 맡아 엄격하게 진행했으며, 하버드 공중보건대학의 역학 교수 메이어 스탬퍼도 참여했다. 연구진은 322명의 중도 비만 중년 인구 집단(대부분 남성)을 대상으로 저탄수화물, 저지방, 지중해 식단[116] 세 가지 식단 중 하나를 제공했다. 특별하게 만든 식사를 직장 내 구내식당에서 제공했으므로, 어떤 음식을 어떻게 먹는지 높은 수준으로 통제할 수 있었다. 실험은 2년간 진행되었는데, 음식을 준비하고 제공하는 것을 감독해야 하는 실험으로서는 긴 기간이었다.

연구 내내 지중해 식단을 먹은 사람들은 저지방 식단을 먹은 사람들보다 심장 질환 위험이 낮았다. 저지방 식단군에 비해 지중해 식단군은 트리글리세라이드가 낮고, "좋은" HDL 콜레스테롤은 높았으며, "나쁜" LDL 콜레스테롤, C-반응성 단백(만성 염증의 지표), 인슐린(당뇨의 지표)은 낮았다. 또 체중도 더 많이 감소해 2년 동안 4.5킬로그램이 줄었는데, 저지방 식단군은 3킬로그램이 감소했다. 따라서 지중해 식단은 모든 방면에서 저지방 식단보다 우수해 보였다. 스탬퍼는 "그래서 저의 보수적 결론은 저지방 식단을 시작하지 말라는 것입니다"라고 말했다. 10년 전인

---

115 지중해 식단에 관한 장기간(2년)의 실험이 또 하나 있었는데 2004년에 그 결과가 나왔다. 그러나 이 연구는 대사증후군을 가진 남녀를 대상으로 하였기에 영양 전문가들이 그다지 중요하게 생각하지 않았다(Esposito et al. 2004).

116 "지중해" 식단은 윌렛의 피라미드에 기초하였다. "풍부한 채소, 소량의 적색 육류, 소고기와 양고기 대신 가금류와 어류를 먹는다." 칼로리가 낮은 식단으로(여자는 하루 1,500칼로리, 남자는 1,800칼로리) 지방은 총칼로리의 35퍼센트를 넘지 않도록 했으며, 주된 지방 성분은 올리브유 30~45그램과 견과류 한 움큼(5~7알, 20그램 이하)이었다.

2000년대 초반, 연구를 구상하던 당시만 해도 상상조차 할 수 없는 발언이었다.

이 결과는 더 많은 사랑을 받고 있는 지중해 식단에게 확실히 긍정적인 결과였다. 그런데 연구자들은 지중해 식단이 최선책이라고 주장했을까? 스탬퍼는 지중해 식단을 먹은 사람들이 식단에 대한 거부감이 가장 적었다는 점을 강조했는데 이는 중요한 사실이다. 그러나 이는 실험 대상이 이스라엘인이었고, 그들의 지역 요리였기 때문이었을 수도 있다. 실제로 스탬퍼가 알려지길 원치 않았고 연구 보고서에서도 강조하지 않은 사실은 실험의 세 번째 집단이 거둔 주목할 만한 결과였다. 저탄수화물, 고지방 식단을 먹은 이 세 번째 집단의 피험자들은 가장 건강한 것으로 나타났다. 체중이 가장 많이 줄었으며(5.5킬로그램), 심장 질환에 관한 지표도 더 훌륭했다. 다른 두 집단보다 트리글리세라이드는 더 낮고 HDL 콜레스테롤은 훨씬 높았다. LDL 콜레스테롤은 지중해 식단군이 더 낮았는데, 후에 이 지표가 생각보다 신뢰도가 낮은 것으로 판명되었다. 따라서 비록 결과가 이목을 끌지는 못했지만 저탄수화물 식단이 저지방 식단이나 지중해 식단보다 뛰어나다는 사실은 분명하다.

2013년 스페인에서 나온 대규모 연구 결과는 전 세계에서 헤드라인을 장식하며 지중해 식단에 관한 논쟁에 종지부를 찍는 듯했다. 프레디메드PREDIMED라고 불린 이 연구는 세라-마헴이 속한 연구진이 55세에서 80세까지의 남녀 7,447명을 세 집단으로 나누어 진행한 엄청난 작업이었다. 두 집단에게는 지중해 식단을 먹도록 하고 요리 및 식사 준비는 스스로 하도록 했다. 이 중 한 그룹에게는 최고급 품질의 올리브유를, 다른 집단에게는 견과류를 무료로 제공했다. 세 번째 집단은 무료 음식을 제공하지 않은 대조군이었다.[117]

5년의 연구 기간 중 절반이 지났을 때 대조군 중 109명이 "심혈관 사건"(뇌졸중, 심장 발작, 심혈관 질환 사망)을 겪었으나 최고급 품질의 올리브유를 섭취한 실험군은 96명, 견과류를 섭취한 실험군은 83명이었다.《뉴욕 타임스》는 "지중해 식단이 심장 발작과 뇌졸중을 막아주는 것으로 보인다"고 1면에 대서특필했다.

그러나 프레디메드 연구의 대조군 피험자들은 일반적인 스페인식 식사를 하지 않았다. 그 대신 저지방 식단을 먹었는데, 그것이 수십 년간 국제 표준이었기 때문이다. 이들 저지방 식단군은 달걀, 견과류, 기름진 생선, 기름, 모든 종류의 고지방 식품을 피하라는 조언을 들었다. 그러나 알다시피 저지방 식단은 지금도 광범위하게 연구 중인 식단으로, 지금껏 시도된 최대 규모의 식단 실험인 WHI도 그러한 연구 중 하나였다. 그리고 저지방 식단은 심장 질환, 암, 비만에 대항하는 능력이 부족한 것으로 밝혀지고 있다. 그러므로 이스라엘 연구처럼 프레디메드 연구 역시 지중해 식단이 저지방 식단보다 낫다는 사실을 증명했을 따름이다.[118]

이스라엘 연구가 없었다면, 프레디메드 연구의 지중해 식단이 건강에 가장 좋은 식단이라고 여겼을지도 모른다. 하지만 이스라엘 연구에서 세 번째 집단이 먹은 저탄수화물 식단이 최선의 선택임이 밝혀졌다.

---

[117] 연구는 지중해 식단에 관한 순응도를 평가하고자 트리초폴로가 고안한 "지중해 식단 점수"를 사용했다(278쪽 참조). 지중해 식단군은 14개 항목으로, 대조군은 9개 항목으로 점수표를 구성했다. 달걀과 같은 특정 식품의 섭취는 무시했는데, 제한된 항목만 점수화했기 때문이었다(Estruch et al. 2013, 24 & 26).

[118] 일부 비평가들은 다양한 질환을 "심혈관 사건"이라는 종결점으로 묶어 지중해 식단군이 대조군에 비해 심장 발작이 더 적지 않았다는 사실을 회석했음을 발견했다. 유의미한 차이는 뇌졸중의 감소밖에 없었는데 이 또한 실험 첫해에만 나타난 "미미한" 차이에 불과했다(Opie 2013).

(그 전에 시행된 단기 실험에서도 같은 결과가 나왔는데, 이에 대해서는 10장에서 다룰 것이다.) 지중해 식단이 저지방 식단보다 나은 결과를 보인 이유는 단순히 지방이 더 많았기 때문일 수도 있는데, 저지방 식단군과 지중해 식단군 사이의 뚜렷한 차이점은 견과류와 올리브유의 양에 있었기 때문이다. 이미 실패한 미국심장협회·농무부 저지방 식단보다 낫다고 해서 진정 큰 성과라 할 수 있을까?

그 어떤 국가의 식단도 저지방 식단보다는 훌륭할 것이다. 예를 들어 칠레나 네덜란드의 전통 식단, 혹은 정제되지 않은 전통 식품을 먹는 나라의 식단을 저지방 식단과 비교해보면, 전통 식단을 먹는 사람들의 심혈관 질환 발생률이 더 낮을 것이다. 실험이 실시되지 않았기 때문에 모를 뿐이다. 이토록 철저하게 연구된 것은 지중해 식단뿐이다. 지중해 식단은 지중해의 태양을 앞세워 과학계의 무대를 오랫동안 독점했다.

크레타인이 장수한 이유는 무엇이었을까?

이것을 알아내려면 프레디메드 연구의 부록 부분을 파헤쳐야 하는데, 이 연구의 각 집단은 모두 같은 양의 포화지방을 먹었다. 즉, 그들은 같은 양의 육류, 달걀, 치즈 등을 먹은 것이다. 세라-마헴은 연구 결과가 나오기도 전에 "제 생각에 포화지방은 중요한 문제가 아니에요"라고 내게 말했다.

이것이 사실이라면, 키스와 그의 팀이 그리스와 이탈리아 등지에서 관찰한 낮은 유병률이 동물성 지방의 결핍 때문이라는 결론은 잘못된 것이 된다. 연구진은 포화지방이 문제임을 찾아내고자 했다. 어쩌면 그들은 장수하는 인구 집단에서 심장 질환이 부재하는 이유를 보다 더 훌륭하게 설명할 수 있는 식단의 다른 측면을 간과한 것은 아닐까? 7개국 연구로 돌아가 다시 한 번 살펴보자.

사순절 문제(59쪽 참조), 그리고 키스가 관찰한 인구 집단이 평소와 달리 전후 고난의 시기를 보냈다는 현실 말고도 크레타 연구에는 논란거리가 또 있다. 무엇보다 표본 크기가 매우 작았다. 키스는 원래 두 가지 경로로 식단 정보를 얻을 계획이었다. 비교적 큰 규모의 인구 집단(그리스의 경우 655명)에게 서면 설문 조사를 실시하고, 훨씬 규모가 작은 표본 집단을 대상으로 일주일 동안 먹은 음식을 조사해 그것과 동일한 실제 음식을 모았다. 이렇게 수집한 음식으로 설문 조사 응답 내용을 검증하고자 한 것이었다. 하지만 실망스럽게도 예상은 빗나갔다. 두 가지 유형의 식단 자료가 일치하지 않았던 것이다. 그래서 키스는 크레타 남성이 설문에 부정확하게 응답했다고 가정하고 놀라운 일을 벌였다. 이는 키스가 쓴 논문의 행간을 주의 깊게 읽어봐야만 알 수 있는데, 그는 코르푸와 크레타에서 수집한 남성 655명의 조사 자료를 가볍게 삭제해버렸다.[119] 그래서 '소규모 남성 집단에서 수집한 음식'이라는 단일한 식단 자료만 남았다. 음식은 크레타에서 세 번에 걸쳐 수집했고, 코르푸에서

---

[119] 영양 연구의 도구로서 식단 설문 조사에 대한 키스의 불신은 그의 말기 논문에 잘 드러나 있다. "사람들에게 식단에 관해 물으면 고정관념이 반영된 대답을 하곤 한다. 실제와는 달리 같은 대답을 반복하는 경향이 있다." 그러나 설문 조사 자료 말고는 개인이 섭취한 음식에 관해 키스가 가지고 있는 다른 기록은 없다. 키스의 동료들이 트리초폴로의 첫 번째 지중해 식단 콘퍼런스를 위해서 실제 크레타인의 식단을 재현하려고 했으나 설문 자료가 "사라져" 그들은 그리스 식단에 대한 키스의 논문을 바탕으로 크레타인의 식단을 재구성하는 수밖에 없었다. 하지만 키스가 크레타인의 과일이나 채소 섭취에 관해서는 전혀 다루지 않았기에 작업이 어려웠다(Keys, Aravanis, and Sdrin 1966, 585; Kromhout et al. 1989; Kromhout and Bloemberg in Kromhout, Menotti, and Blackburn 2002, 63).

는 한 번에 모았다. 사실 키스는 코르푸를 두 번 방문했지만, 한 세트의 데이터는 버려야만 했다. 지방 중 일부가 "처리 과정에서 파괴되었기" 때문이었다. 다른 지방 성분은 음식 표본을 운반하는 데 사용된 점토 용기에 흡수되었다. 결국 크레타에서는 30~33명, 코르푸에서는 34명만이 표본으로 남았다.

이들 지중해 식단의 선구자들이 50년 전 몇 주간 먹은 식사는 서구 영양학사 전체에 영향을 미치게 되었다. 이렇게 작은 표본 크기로는 1961년 그리스 인구 837만 5,000명, 크레타 인구 43만 8,000명의 통계학적 대표성을 논할 수 없다. 통계학 공식에 따르면 키스는 각각의 섬에서 384명의 표본을 수집했어야 했다. 키스가 설문 조사 자료를 폐기하지 전까지는 그 기준을 충족했지만 말이다.

그럼에도 불구하고 키스는 자신의 초기 논문에서 크레타에서 조사한 남성 655명의 식단 자료에 기초했다고 밝혀 압도적인 인상을 남겼는데, 이 잘못된 정보는 여러 과학 문헌을 통해 계속해서 전해 내려오고 있다.

영양역학을 선도하는 샌더 그린랜드Sander Greenland UCLA 교수에게 크레타의 표본 크기 33명에 대해 전화로 물어봤을 때 그가 눈썹을 치켜뜨는 소리가 전화기를 통해 들리는 듯했다. 그는 "가설에 33명이 완벽하게 일치한다면 사기일 가능성이 있다"며 소규모 데이터가 "'너무 좋게' 나온 경우 속임수의 가능성을 고려해야 한다"고 했다. "다시 말해 키스의 데이터는 젤로Jell-O 형태의 지반에서 발생한 크레타 지진처럼 불안정해 보입니다."[120]

키스가 데이터를 발표하고 한참이 지난 1980년대에 7개국 연구 담당자들은 이런 작은 표본에서도 한 차례 방문에서 다음 방문 시까지 변수가 너무 많이 존재하므로 이러한 데이터에서 식단과 관련해 도출할 수 있는 결론이 많지 않음을 인정했다. 그러나 이 문구는 역사 속으로 사라졌다.

그리고 그 불안정한 데이터 위에 월터 윌렛은 피라미드를 쌓아올렸다. 그 피라미드는 1960년대 크레타인의 실제 식단과의 연관성이 더욱 불안정했다. 예컨대 윌렛의 연구팀은 피라미드에서 우유를 제외시켰는데, 이는 잘못되었다. 나는 2008년 올드웨이스 모임에서 하버드 팀원들에게 이러한 실수에 대해 질문했다. 그들은 연단 위에 있었고, 나는 청중들 틈에서 손을 들었다. 키스는 윌렛의 피라미드가 나오기 불과 몇 년 앞서 발표한 논문에서 크레타인들이 하루 평균 8온스(한 컵)의 우유를 마셨으며, 대부분이 산양유였지만 젖소에서 나온 우유도 마셨다고 썼다. 그리고 그 양은 미국인 코호트보다 많았다. 나는 왜 이러한 정보가 피라미드에 반영되지 않았는지 물었다. 윌렛 역시 키스의 논문[121]을 인용했으나 "심혈관 질환을 유발한다고 알려진 포화지방을 다량 함유하고 있어" 우유를 제외했다고 설명했다. 포화지방에 대한 공포가 다른 고려 사항을, 심지어 우유 섭취에 관한 실제 데이터마저 압도한 것이다. 그리고 내 질문에 답변한, 연단에 선 하버드 팀은 15년 전 윌렛의 주장만 기억하고 있었다. 우유는 "잘 섭취하지 않았다"는 것이었다.

지중해 식단 피라미드의 또 다른 역사적 부정확성은 적색 육류를 대

---

120 젤로는 먹는 젤리의 일종으로, 무른 지반 위에서 지진이 일어나면 지층이 더 많이 파괴되는 상황을 설명하기 위한 실험 재료로 쓰인다. 여기서는 불안정성을 표현하기 위해 사용되었다―옮긴이.

121 실제로 키스의 논문은 윌렛의 연구팀이 그 당시 크레타인의 우유 섭취를 입증하기 위해 인용한 유일한 자료였다. 그들이 이용한 다른 주요 자료는 "우유와 치즈"를 한 데 뭉쳐서 조사한 연구였다(Kushi, Lenart, and Willett 1995, 1410S).

부분 제외시킨 데에서도 드러난다. 아이러니하게도 크레타인은 적색 육류를 좋아했다. 키스는 "크레타에서 육류는 주로 염소, 소, 양 그리고 닭이나 토끼였다. 코르푸에서는 주로 소와 송아지였다"라고 기록했다. 크레타 식단에 대한 앞선 조사에도 같은 내용이 발견된다. 그리고 이탈리아, 스페인, 그리스의 요리책이나 역사 문헌마다 그들이 가금류보다 양, 염소, 소를 더 선호했다고 기록돼 있다. 고대 그리스인들은 축제를 벌일 때 닭을 요리하지 않았다. 《일리아드》는 아킬레스가 오디세우스에게 저녁을 대접하는 광경을 묘사하고 있다. "파트로클레스는 난로불 앞에 큰 탁상을 놓고 그 위에 양 한 마리와 살찐 염소 한 마리의 등 부위 고기와 라드가 풍부한 멧돼지의 등심 부위를 올려놓았다."

지중해 식단 피라미드의 권고 사항은 실제와 정반대인 것이다. 가금류는 일주일에 수차례, 그리고 적색 육류는 한 달에 단지 몇 차례? 결국, 윌렛이 밝혔듯이, 적색 육류를 크게 제한하는 것이 그가 만든 피라미드의 "주요 특징"인 것이다.

키스가 크레타인이 먹은 모든 음식을 분쇄한 뒤 미네소타의 실험실로 가져와 분석한 대목을 보면 그 이유를 어느 정도 알 수 있다. 그의 프린터에서 출력된 결과 데이터는 달팽이, 양, 간 같은 실제 음식 목록이 아니었다. 그보다는 다량영양소 목록이었다. 포화지방, 단불포화지방, 단백질, 탄수화물, 기타 등등. 포화지방 성분이 낮게 나온 이유는 키스가 크레타에서 수집한 데이터의 3분의 1이 동물성 식품을 제한하는 사순절 금식의 영향을 받았기 때문이었다. 그러나 윌렛과 그의 동료들은 육류에 관한 논문을 쓰면서 실제 음식 섭취에 관한 키스의 원 논문을 한 구절도 인용하지 않았다. 그 대신 자신들의 역학 자료에 기초했다. 그리고 참고로 삼은 키스의 연구처럼 다량영양소 구성에 주목한 결과 가금류에 포화지방

이 가장 적어 권장 육류로 선정했다고 윌렛은 내게 설명했다.[122]

이것은 상당한 비약이다. 닭을 권장 육류로 선정한 것은 지중해 식단에 대한 역사적 근거가 부족할 뿐만 아니라 크레타인이 즐겨 먹은 염소나 새끼 염소, 양과 비슷한 효능이 닭에도 있는지 의문이기 때문이다. 예를 들어 적색 육류는 닭고기보다 비타민 B1, B2, B6, B12와 철분이 훨씬 더 풍부하다.

윌렛과 그의 연구팀은 이미 적색 육류가 건강에 해롭다고 확신하고 있었기에 이상적인 식단에 포함시킬 수 없다고 생각하여 닭고기를 선택한 듯하다. 양고기, 소고기, 염소고기를 권장하는 것은 상상할 수 없었지만 닭고기를 장려하는 것까지는 허용할 수 있었다.

그러므로 지중해 식단을 따른다고 할 때 우리는 키스가 전후 그리스에서 고작 몇 명의 남성들로부터 수집한 자료(게다가 그중 일부는 사순절에 수집한 자료였다), 그리고 대다수 전문가들이 그렇듯 포화지방에 편견을 가지고 있던 윌렛의 연구팀이 또 한 번 왜곡한 자료에 의존한 지중해 식단을 먹는 셈이다. 분명히 1960년대의 크레타인들은 우리가 생각하는 것보다 더 많은 양의 우유와 적색 육류를 섭취했다.

키스보다 앞서 크레타를 방문한 릴런드 알보Leland G. Allbaugh는 뉴욕의 록펠러 재단이 "저개발"을 연구하고자 고용한 역학자였다. 당시 크레타는 산업화되지 않은 경제에다 전쟁으로 심한 고초를 겪고 있었다. 알보

---

[122] 윌렛의 연구팀은 닭고기를 권장하는 이유를 들며 한 건의 연구를 인용했다. 윌렛이 진행한 간호사 보건 연구에서 "닭과 생선"을 많이 섭취한 사람들은 심장 질환 유병률이 낮았다. 하지만 "닭과 생선"이라는 하나의 범주로 묶여 있었을 뿐 닭보다는 생선 때문에 그러한 연관성이 나타난 것이었다. 윌렛과 그의 연구팀이 닭을 선정한 근거로 삼은 나머지 증거들은 닭고기에 유리하다기보다는 적색 육류에 불리한 것들로, 거의 대부분이 역학 연구에 해당한다.

는 최근의 고난으로 인한 피해 정도를 알아내기 위해 크레타의 식단을 철저히 조사했으며, 키스와 마찬가지로 그들의 식단은 "식물성 식품, 곡물, 채소, 과일 그리고 올리브유가 대부분을 차지"하고 육류, 어류, 달걀은 "소량"임을 발견했다. 그러나 그는 이런 완벽한 지중해 식단의 표본을 찬양하는 대신 놀라운 현실을 폭로했다. 일용할 음식을 향한 크레타인들의 고충을 숨김없이 드러낸 것이다. "우리는 거의 항상 배가 고픕니다"라고 한 크레타인은 말했다. 어떻게 하면 그들의 식단을 개선할 수 있는지 묻자 "육류만, 혹은 곡물을 곁들인 육류를 '좋아하는 음식'으로 꼽은 가정이 72퍼센트였다." 분명히 크레타인들은 전쟁 이전에는 더 많은 육류를 먹었으며, 조사 당시에는 육류가 부족해 힘겨워하고 있었다.

페로루치는 자신이 1970년대에 찾아간 이탈리아 남부 지방 칼라브리아의 농민들 역시 "이상적인" 지중해 식단을 즐긴다고 묘사했는데, 그들은 녹색 채소와 올리브유를 다량으로 먹고 육류는 거의 먹지 않았다. 그러나 비토 테티Vito Teti라는 역사학자가 이 시기에 대해 기록한 바에 따르면, 칼라브리아 농민들과 노동자들은 이런 식단을 가난의 징벌로 여겼고 "영양가가 없다"며 채소를 매우 깔보았다. 이것은 그냥 싫어하는 수준 이상이었다. 그들은 주로 식물로 차려진 식단은 영양가가 없고 건강에 나쁘다고 여겼고, 이 때문에 사순절을 매우 탐탁지 않게 여겼다. 테티는 칼라브리아 사람들은 "식량이 부족하다고 생각했고 … 거의 대부분이 채식주의를 영양과 관련된 사망 일반, 작은 키, 허약한 체력, 노동력 저하와 정신쇠약의 원인으로 여겼다"고 설명했다. 실제로 1960년대 남부 이탈리아 남성 중 18퍼센트가 단신이었으나(157.5센티미터 이하) 동물성 식품을 더 많이 섭취한 북부 이탈리아에서는 이 비율이 5퍼센트밖에 되지 않았다. 1920년에서 1960년 사이 군에 징집된 사람들 중 칼라브리아 남성이 전국에서 키가 가장 작았다. 테티에 따르면 칼라브리아 사람들에게는 크레타인과 마찬가지로 하나의 희망 사항이 있었다. "농민들은 다른 무엇보다도 육류를 원했다. 원기 왕성하고 키 크고 '성적으로 매력 있는' 남성들은 육류를 먹은 이들이었다."

물론 육류에 대한 농민들의 갈망은 잘못된 생각이었을 수도 있다. 그러나 테티의 기록에서처럼 그들이 단신에다 허기지고 허약했다면, 이런 문제들을 해결해줄 마법의 성분이 육류가 아니었을까? 아니면 더 나은 의료 수준, 위생, 혹은 다른 종류의 음식이었을까?[123]

현대의 영양 전문가들은 가난한 농민들의 갈망이 충족된다면 건강이 더 나빠질 것이라고 주장할 것이다. 하지만 역사적 추이를 보면 농민들의 말이 옳았던 듯하다. 이탈리아와 그리스는 전쟁 이후 천천히 복구되면서 준채식주의 식단에서 벗어나기 시작했다. 1960년과 1990년 사이에 이탈리아 남성들의 평균 육류 섭취량은 10배 정도 증가했는데, 이는 단언컨대 이탈리아의 식단에서 일어난 가장 큰 변화로, 이 때문에 심장 질환이 크게 증가했을 것이라고 예상할 수 있겠지만 그런 일은 발생하지 않았다. 실제로는 오히려 감소했다. 이탈리아 남성의 평균 신장은 이 시기에 7센티미터 가량 커졌다.

스페인에서도 마찬가지였다. 1960년 이후 육류와 지방 섭취는 폭증했지만, 같은 기간 심장 질환으로 인한 사망은 급감했다. 실제로 지난 30년 동안 심장 질환으로 인한 사망은 절반으로 감소했고, 포화지방 섭취는

---

[123] 육류를 사랑한 지중해 지역 전통에 대한 역사적 단초는 고대 그리스와 로마 시대로까지 거슬러 올라간다. 호메로스의 작품을 분석한 학자들에 따르면, 그리스 영웅들은 대체로 육류로만 식사를 했으며, 빵과 와인도 많이 먹었다. 호메로스가 잘 언급하지 않았던 음식은 과일과 채소로 이것들은 "신과 영웅의 위엄을 떨어뜨린다고 여겨졌다"(Yonge 1854, 41).

50퍼센트 이상 증가했다.

이 같은 경향은 프랑스와 스위스에서도 마찬가지여서 오래전부터 다량의 포화지방을 먹어온 이들 나라의 국민은 여전히 심장 질환으로 고통받지 않고 있다. 1976년의 스위스인들은 1951년보다 동물성 지방을 20퍼센트 더 섭취했지만, 심장 질환 및 고혈압이 남성은 13퍼센트, 여성은 40퍼센트 감소했다. 이는 육류 섭취가 증가한 덕분일 수도 있는데, 그렇다면 육류와 포화지방이 만성 질환의 원인이라는 이론과 상충하게 된다.

이러한 모순은 크레타 섬에서조차 뚜렷했다. 7개국 연구에서 그리스 지역을 담당한 연구자 크리스토스 아라바니스가 크레타를 처음 조사한 후 20년이 지난 1980년에 섬을 재방문했을 때 농민들은 포화지방을 54퍼센트 더 먹고 있었으나 심장 발작 발생률은 매우 낮은 상태를 유지하고 있었다.

지중해 식단 재단의 루이스 세라-마헴은 이런 사실을 반박해내려 애썼는데, 자신이 장려하는 식단에 불리한 증거이기 때문이었다. 그는 육류 섭취량의 "어마어마한" 증가에도 불구하고(게다가 와인과 올리브유 섭취량은 감소했다) 오늘날의 스페인인들이 30년 전보다 분명 더 건강해졌다는 사실을 인정했다.[124] 2004년 논문 〈지중해 식단의 정의는 재정립되

---

[124] 세라-마헴은 염분 섭취나 남성 흡연율의 감소 등이 원인일 수 있으며, 혹은 더 좋은 의료 서비스 덕에 사람들이 심장 발작에서 살아나는 데 도움을 받았을 것이라고 주장했다. 그러나 후자의 주장에 대해 리버풀 대학 임상역학 교수 사이먼 케이프웰(Simon Capewell)은 정밀한 분석을 바탕으로 이탈리아를 포함한 대부분의 국가에서 최근 수십 년간 감소한 심장 질환 사망률의 4분의 1에서 2분의 1 정도만이 향상된 의료 기술 덕택이라는 사실을 밝혀냈다(Palmieri et al. 2010; Capewell and O' Flaherty 2008).

어야 하는가?〉에서 세라-마헴은 다음과 같이 조심스러운 결론을 내렸다. "특정 종류의 육류에 대한 증거는 지금까지 우호적이지 않은 관점에서 제시되었지만, 이제는 이와 같은 식품군을 권장하는 것에 대한 재평가가 필요하다."

결국 키스는 크레타인이 건강한 이유를 동물성 지방을 적게 먹는 것에서 찾으며 자신이 원하던 결과를 얻어내긴 했지만, 그가 옳았을 가능성은 낮다. 키스가 관찰한 포화지방이 적은 식단과 낮은 심장 질환 비율의 일치는 1960년대에는 꽤 들어맞았으나 1990년대에는 더 이상 사실이 아니었다. 키스의 편향을 계승한 과학자들이 이러한 원죄를 그 후 수십 년간 더욱 악화시켰다. 뉴욕의 명사들과 할리우드 영화배우들 그리고 사실상 지구의 거의 모든 부유층이 전쟁 후 운명을 개척하고자 필사적이었던 가난한 자들의 식단을 따라 하려 애쓰고 있다는 사실을 크레타인과 칼라브리아의 농민들이 알게 된다면 분명 아이러니하다고 느낄 것이다.

크레타에서 심장 질환이 상대적으로 드물었던 이유에 대한 대안적인 설명은 언제나 그랬듯이 가까이에 있었다. 바로 크레타인의 식단에는 설탕이 거의 없었다는 사실이다. 알보의 묘사에 따르면, 크레타인들은 "신선한 계절 과일 외에는 디저트를 제공하지 않는다. 케이크는 거의 먹지 않았고, 파이는 아예 없었다." 7개국 연구에서도 "단것"의 섭취는 다른 어떤 종류의 식품보다 심장 질환 비율과 밀접한 상관관계가 있었다. 연구진은 단것이 많은 핀란드와 네덜란드는 심장 질환 유병률이 가장 높았지만, 유병률이 낮은 유고슬라비아, 그리스와 일본에서는 패스트리를 거의 먹지 않는다는 사실을 발견했다. 그리고 이런 관찰은 세월이 지났어도 진실로 남아 있다. 1960년부터 1990년 사이 스페인에서는 설탕과 기타 탄수화물 섭취가 뚜렷하게 감소하며 심장 질환 유병률도 낮아졌지만 육류 섭취는 증가했다. 이탈리아의 설탕 섭취량은 언제나 매우 낮긴 했으나 이 시기에 특히 감소했다.

이러한 사실들을 보면 지중해 식단에 설탕이 적기 때문에 건강과 연관성이 있는 것은 아닐까 하는 궁금증이 일어난다. 이 지역에서 최근 수십 년간 증가한 육류 섭취는 질병을 야기하는 요소가 아니었던 반면, 설탕은 타당하고 가능성 있는 설명으로 관찰 결과에 딱 들어맞는다.

우리 모두 지중해인이 되어야 하는가?

지중해 밖의 연구자들이 지중해 식단을 연구한 이유는 지중해 지역 사람들이 건강한 이유를 알고 싶었기 때문이기도 했지만, 그 지역의 아름다움과 낭만에 이끌렸기 때문이기도 했다. 올리브 오일 머니가 그들의 바퀴에 기름칠을 했다. 그리고 지중해 지역의 연구자들이 지중해 식단을 연구한 이유는 건강뿐 아니라 사라져가는 소중한 전통을 지키길 원했기 때문이었다. 세라-마헴은 내게 말했다. "우리에게는 매우 중요한 일이에요. 왜냐하면 지중해 식단은 단순히 영양가 있는 요리법이 아니라 삶의 방식이기 때문이죠. 지중해 식단은 영양소가 아니라 문화 전체예요." 이는 아름다운 감상으로, 획일화와 전통의 파괴에 대한 두려움은 공감 가는 바이다.

그런데 우리 역시 다음과 같이 질문해볼 수 있을 것이다. 다른 사회는 그들의 요리를 통해 문화를 전파할 수 없는가? 스웨덴은 할머니 세대의 버터로 만든 요리를 포기해야 하는가? 독일은 소시지를 포기해야 하는가? 칠레인이나 네덜란드인 혹은 미국 내 그 후손들은 국제 전문가 집단이 그리스인이나 이탈리아인처럼 먹도록 권고하기 때문에 자신들의 식단을 저버려야 하는가? 몇몇 연구에서 밝힌 바에 따르면 다른 국가의 식단도 지중해 식단과 마찬가지로 저지방 식단보다 훌륭했다. 이 역시 조사해볼 가치가 있다. 한 사람의 음식 전통에도 여러 세대에 걸친 요리법과 독창적인 문화유산이 어우러져 있다는 설명은 설득력이 있기 때문이다.

미국은 이민자들의 나라이고 많은 사람이 모국의 전통 요리와 단절되어 있다 보니 영양 전문가들의 가르침을 더 쉽게 받아들이는 경향이 있는지도 모른다. 전문가들은 지중해 식단이라는 맛있는 식사 방식을 제안했지만, 우리 또한 스스로에게 질문해볼 수 있다. 우리 모두 지중해인이 되어야만 하는가?

지중해 식단은 어떤 측면에서는 요긴했다. 지중해 식단은 미국 요리에서 가장 금욕적이고 제약이 많았던 시대에 위안을 주었다. 또한 저지방 정책의 과오를 바로잡을 기회를 제공했고, 식이 지방에 대해 좀 더 관대한 입장을 취하도록 했다. 그리고 올리브유가 고대로부터 식용되었다는 주장은 면밀한 조사 결과 허위로 밝혀졌지만, 비교적 안정적인 기름으로 쉽게 산화되지 않는 올리브유는 콩, 옥수수 등으로 만들어진 더욱 불안정한 기름보다는 건강한 대안임이 틀림없다. 인류는 오늘날 슈퍼마켓에 진열된 식물성 기름보다는 올리브유를 더 오랜 기간 사용했다.

사실 지중해 식단 피라미드의 보다 불편한 측면은 이 식단이 동물성 지방에 관한 미국인들의 공포를 강화하여 식물성 기름으로 대체하는 방향으로 나아간 우리의 질주를 가속화시켰다는 점에 있다. 그리고 이러한 결과는 심각한 방식으로 건강을 손상시켰을 수 있지만 지금껏 연구되지 않고 있다. 전문가들이 아주 오랫동안 육류와 유제품 섭취의 위험성에만 매달려왔기 때문이다.

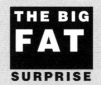

8장

포화지방에서 벗어나

트랜스지방으로

과학 문헌을 조금만 살펴보면 누구라도 알 수 있듯이, 트랜스지방은 건강에 부정적 영향을 주는 것이 확실하기 때문에 식품업계에게 이 문제는 판도라의 상자와 같아서 가능하기만 하다면 절대 열려서는 안 되었다.

올리브유는 지방을 제한하는 식단에서 벗어날 길을 찾던 주부들에게 훌륭한 해결책이 되었다. 그러나 포장 식품을 만드는 제조사들의 경우 포화지방을 규제하는 정부 정책이 시행되자 생산비를 올리는 올리브유 대신 식물성 기름을 사용하기 시작했는데, 상온에서 고체 형태인 라드, 수이트, 수지 등의 포화지방을 대체하기 위해서는 식물성 기름을 경화(硬化)시켜야 했다. 그렇게 하려면 수소를 첨가해야만 하는데, 수소화 공정[125]은 액체를 고체로 전환시키는 연금술로, 기름의 가능성을 극대화시켜 고형의 동물성 지방을 사용하던 모든 곳에 기름을 사용할 수 있도록 해주었다. 우리는 어떻게 마가린이 버터의 대체재가 되었는지 보았고, 동물성 지방의 완전히 새로운 대체재인 크리스코가 1911년 미국 시장에 출현하게 된 과정도 살펴보았다. 마가린과 크리스코는 20세기 전반을 주름잡은 히트 상품이었다.

---

[125] 식물성 기름의 경우 수소화 공정이 경화를 유발하므로 경화 공정이라고도 일컫는다. 한국에서는 식품 포장에 '경화유' 또는 '부분경화유'라고 표시하고 있기에 이 책의 번역문에서는 대개 '경화'라는 표현을 사용하였으나 문맥상 수소 첨가의 의미가 중요할 때는 '수소화'라는 표현을 사용하였다─옮긴이.

경화 공정이 트랜스지방을 만들어낸다는 사실을 기억할 것이다. 경화유가 도입된 지 90년이 지나서야 식품의약국은 트랜스지방이 건강에 문제가 될 수 있음을 인식하게 되었다. 아무리 정부 기관이 식품 공급업체를 보호하기 위해 업무를 더디게 처리하곤 한다지만, 경화유는 1980년대 후반 미국인이 섭취하는 총칼로리의 8퍼센트나 차지하고 있었으므로 좀 더 빨리 철저히 조사했어야 했다. 왜 우리는 기나긴 세월 동안 경화유에 대한 이해가 그토록 부족했을까? 식품 기업 및 식물성 기름 생산업체들이 트랜스지방과 관련된 과학 연구에 압력을 행사한 방식을 살펴보면, 식품 산업계가 식이 지방과 관련된 전문가들의 사고를 조종하여 궁극적으로 여론을 움직이고자 어떤 일을 꾸몄는지 알 수 있다. IOOC가 올리브유의 이미지를 포장하기 위해 동원한 전략은 거대 식용유 업체들이 빈번하게 사용하는 고도의 전술에 비하면 단순하게만 느껴질 뿐이다.

1970년대 후반 키스의 식단-심장 가설이 성공을 거둔 덕분에 포화지방을 축출하려는 움직임이 거세게 일어났다. 그 결과 크리스코나 마가린뿐 아니라 사실상 모든 가공식품에 경화유가 첨가되었다. 1980년대 후반 경화유는 식품 산업 전체의 근간을 이루며 쿠키, 크래커, 감자칩, 마가린, 쇼트닝뿐만 아니라 튀김, 냉동식품, 빵에까지 쓰였다. 경화유는 슈퍼마켓, 레스토랑, 베이커리, 학교 구내식당, 운동경기장, 놀이공원 등등 어디에나 있었다.[126]

대형 식품 회사에서부터 동네 빵집까지 식품 제조자들이 경화유에

---

[126] 기름의 일부만 수소화되었다는 점을 기억하라. 그래서 '부분경화유'라고 부른다. 수소화를 더 많이 할수록 더욱 단단한 형태의 기름으로 변하며 트랜스지방을 더 많이 함유한다. '트랜스지방' '트랜스지방산' '부분경화유' '경화유'가 동의어는 아니지만, 이 책에서는 편의상 이 용어들을 혼용할 것이다.

의존하게 된 이유는 경화유가 버터나 라드보다 저렴하면서도 다용도로 쓸 수 있기 때문이다. 경화유는 경화 정도에 따라 매우 다양한 식품에 사용할 수 있다.

예컨대 경화유는 바삭바삭한 쿠키, 아삭아삭한 크래커, 촉촉한 컵케이크, 얇게 벗겨지는 패스트리 등을 만드는 데 매우 뛰어난 재료다. 지방 결정이 비교적 작다 보니 경화유로 만든 쇼트닝은 더 작은 기포가 반죽 안에 오래 머물도록 잡아둘 수 있어 확실히 폭신한 케이크를 만들 수 있다. 초콜릿 캔디를 손에서 녹지 않고 입 안에서 녹도록 만들 수도 있다. 즉, 수소화를 적게 하면 도넛에 입힌 초콜릿처럼 부드러운 형태의 초콜릿을 만들 수 있고, 반대로 수소화를 많이 하면 낱개로 포장된 더 딱딱한 초콜릿의 "코팅 지방"으로 쓸 수 있다. 식물성 기름으로 만들면 패스트리 층이 붕괴되어 식감이 기름지지만, 수소화된 제품을 사용하면 패스트리 내부가 여러 겹으로 유지되어 얇고 가벼우며 바삭해진다. 마가린에 쓰인 부분경화유는 서늘한 온도에서나 따뜻한 온도에서나 기름지거나 질퍽하지 않은 느낌으로 바를 수 있게 해준다. 머핀이나 다른 빵류에 들어 있는 경화유는 오랫동안 빵을 촉촉하게 유지해준다.

경화유는 도넛이나 감자칩, 치킨 너겟, 프렌치프라이 등 튀김 식품을 만들 때에도 뛰어나다. 경화유는 쉽게 산화하지 않기 때문에 정상적인 튀김 온도에서는 타지 않으며, 여러 번 재사용할 수 있다.

요컨대 부분경화유는 식품 산업계의 끝없이 변신하는 젤리그Zelig이다.[127] 경화유는 대형 식품 회사의 중추를 이루고 있다.

———
127 젤리그는 우디 앨런의 1983년 영화 《젤리그》의 주인공으로 어떤 상황에서도 자유자재로 변신하는 인물이다—옮긴이.

쏟아지는 트랜스지방

지금껏 살펴보았던 영양학 비화들에서와 마찬가지로, 미국에서 트랜스지방 섭취가 증가한 배후에는 선의를 가진 다수의 사람이나 조직이 있었다. 국립보건원이 포화지방을 범인으로 선포했으니, 미국인의 식탁에서 포화지방을 뿌리 뽑도록 가능한 모든 조치를 취하는 것보다 더 큰 선의가 있었을까? 식품 생산자들에게 동물성 지방 사용을 중단하고 경화유로 대체하도록 장려하는 것은 가장 합리적인 행위로 보였다. 당시에는 트랜스지방이 건강에 미치는 영향에 대해 알려진 바가 거의 없었으니 말이다.

사람들에게 포화지방을 멀리하게끔 유도하며 트랜스지방을 섭취하도록 한 선의의 세력 중 하나는 워싱턴에 본부를 둔, 미국 내에서 가장 영향력이 큰 식품 소비자 단체인 공익과학센터Center for Science in the Public Interest, CSPI였다. 미생물학자 마이클 제이컵슨Michael Jacobson이 이끈 공익과학센터는 식품의약국이 식품 감독 업무를 더 철저히 하도록 오랫동안 압박해왔다. 식품 기업들이 신상품을 출시하기 전 제이컵슨의 사무실에 들러 "오케이" 승낙을 받아내려 할 정도로 제이컵슨의 영향력은 엄청났다. 1980년대 후반에 일어난 사건 때문이었는데, 당시 공익과학센터는 프록터 앤드 갬블이 10년에 걸쳐 공들여 개발한 올레스트라Olestra라는 지방 대체품의 장래를 혼자 힘으로 망쳐놓았다. 공익과학센터는 식품의약국에 로비를 전개해 올레스트라가 들어간 제품에 "변이 샐 수 있습니다"라는 경고 문구를 부착하도록 요청했는데, 이는 어떤 식품이든지 간에 사형 선고나 다름없다.

공익과학센터는 미국의 다른 건강 관련 단체와 마찬가지로 포화지방이 심장 질환을 야기한다는 이론을 지지했다. 실제로 제이컵슨은 포화지방 제거를 최고의 우선순위로 설정하고 워싱턴의 정부 기관을 압박했으며, 1984년 "포화지방을 공격하자"는 대규모 언론 캠페인 및 편지 쓰기 캠페인을 전개했다. 공익과학센터는 버거킹이나 맥도날드 같은 패스트푸드 업체를 향해 프렌치프라이에 우지 대신 부분경화 대두유를 사용하도록 촉구했다. 공익과학센터는 포화지방을 "건강한" 경화유로 대체하도록 주장하며 포화지방에 비해 경화유가 콜레스테롤에 비교적 양호한 영향을 미친다는 근거를 인용했다. 그러면서 경화유는 심장 질환에 "밑지는 장사가 아니"라고 단정 지었다. 1980년대 내내 이어진 공익과학센터의 끈질긴 독촉으로 패스트푸드 체인들은 프렌치프라이를 만들 때 수지, 라드, 팜유 대신 부분경화 대두유를 사용하기 시작했다.

공익과학센터는 또 다른 캠페인을 벌여 미국 전역의 영화관에서 팝콘을 튀길 때 사용하던 버터와 코코넛 오일을 부분경화유로 대체하도록 만들었다. 공익과학센터는 이러한 조치가 "미국인의 동맥에 큰 도움"이 될 것으로 판단했다. 그러나 공익과학센터가 경화유를 추천하던 1980년대에는 경화유에 대해 별로 많은 것이 알려지지 않았고, 식단-심장 가설과 수십 년 동안 함께해온 대부분의 영양 전문가들은 어떤 종류의 지방이든 포화지방보다는 좋다고 굳게 믿고 있었다.

식품 기업에게 포화지방을 처분하고 경화유를 쓰도록 압박했던 또 다른 세력은 네브래스카 주 오마하에 살던 백만장자 필립 소콜로프Philip Sokolof였다. 그는 혼자 힘으로 미국 식품 산업에 커다란 충격을 가했다. 소콜로프는 과학자도 전문가도 아니었지만 40대에 심장 발작으로 사망할 뻔했던 경험 때문에 미국인들에게 포화지방의 위험성을 알리는 일을 은퇴 이후의 과업으로 삼았다. 그의 타깃은 동물성 지방이 아니라 식품 기업들이 광범위하게 사용하고 있던 코코넛 오일과 팜유였다. 이 열대

지방의 기름들에는 포화지방이 굉장히 많은 것으로 밝혀졌다. 팜유는 절반 정도가 포화지방으로 종려 열매의 알맹이 부위는 86퍼센트가 포화지방이다(팜유는 종려 열매의 과육에서 추출하며, 종려 열매의 알맹이로부터 추출해낸 팜핵유와는 별개이다). 코코넛 오일은 92퍼센트가 포화지방이다. 이 숫자들은 오랫동안 포화지방의 위험성을 굳게 믿어온 일반인들에게 공포심을 유발했다. 그리고 만약 사람들이 충분히 알지 못해 그러한 공포를 느끼지 못한다면, 소콜로프는 그들을 교육하는 것이 자신의 사명이라 생각했다. (열대 기름에 관한 과학 연구의 진전으로 지금은 심장 질환 위험과의 연관성이 미미한 것으로 드러났다.)

소콜로프는 사재를 출연하여 전국심장수호자협회National Heart Saver Association라는 단체를 설립해 자력으로 운영했다. 그는 1988년부터 주요 일간지에 전면 광고를 게재했는데 정신이 번쩍 뜨일 만큼 굵은 글자의 헤드라인을 사용했다. "미국의 독살THE POISONING OF AMERICA!" 누가 미국을 독살한다는 것이었을까? 광고는 "식품 가공업체가 포화지방을 사용해서!"라고 말했다. 그리고 이렇게 주장했다. "우리는 모든 주요 식품 가공업체와 접촉해 위험한 성분의 사용을 중단하도록 요구했습니다. 심장 발작의 가능성을 높이기 때문입니다. … (그들은) 우리의 요구에 답이 없습니다. … 뭔가 조치를 취해야만 합니다."

소콜로프의 광고에는 크리스코 쇼트닝, 켈로그의 바삭한 오트 브랜Cracklin' Oat Bran, 나비스코의 트리스킷Triscuit, 선샤인의 하이드록스Hydrox 쿠키, 키블러Keebler의 클럽Club 크래커, 크레모라Cremora 비-유지방 크림, 카네이션 커피메이트Carnation Coffee-mate, 페퍼리지팜Pepperidge Farm의 유명한 골드피시Goldfish 등 코코넛 오일이나 팜유를 함유한 당시 제품들의 사진이 등장했다.

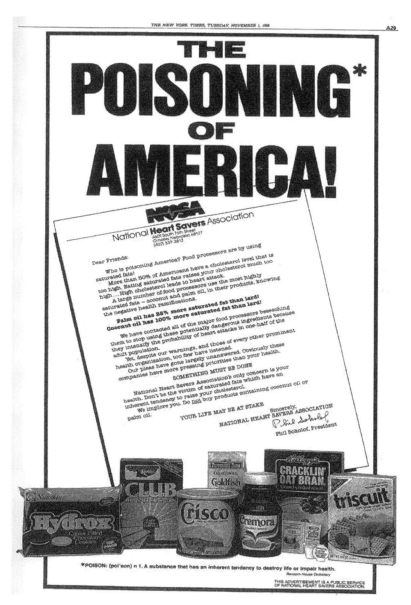

1980년대 전국적 일간지들에 실린 일련의 광고들은 열대 기름이 건강에 위협이 된다는 부정확한 정보를 전달했다.

1988년 11월 1일 자 《뉴욕 타임스》에 실린 소콜로프의 광고

소콜로프는 광고를 실은 이유에 대해 식품 제조사에 "수천 통의 편지"를 발송해 열대 기름의 사용을 중단하도록 촉구했지만 "단 몇 통의 답장"만 받았기 때문이라고 말했다. 놀랄 일은 아니지만, 회사 중역들은 그의 전화에 응답하지 않았고, 이에 화가 난 소콜로프는 제조업체들을 공개적으로 망신 주는 캠페인이 가장 좋겠다고 판단한 것이다. 광고가 나간 이후 소콜로프는 자신의 전화가 "부회장까지 직통으로 연결되었다"고 했다. 더욱 중요한 사실은, 식품 회사들이 자사 제품에 쓰인 팜유를 트랜스지방으로 대체하려는 움직임을 보이기 시작했다는 것이다. 나비스코를 비롯한 몇몇 회사들이 꾸물거리는 모습을 보이자 소콜로프는 또 다른 광고를 게재했다. 소콜로프는 세 번에 걸쳐 광고를 내보냈고 결국 그의 메시지는 확실히 전달되었다. 열대 기름의 위험성이 전국에 알려졌다. 소콜로프는 그 광고들이 자신이 거둔 "가장 위대한 승리"라고 자평했다.

미국 콩으로 열대 기름에 맞서다

요란한 전술을 펴긴 했지만, 사실 소콜로프는 포화지방에 반대하는 전문가들의 일반적인 의견을 전달한 것이었다. 사람들 말에 따르면 소콜로프는 외로운 개혁가였으며, 공익과학센터와 마찬가지로 순수한 동기를 가지고 있었다. 그러나 스콜로프는 눈치 채지 못했지만, 그의 노력이 거둔 성과 이면에는 공공선이 아닌 이윤을 동기로 열대 기름을 공격했던, 더욱 덩치 크고 더욱 악질적인 세력이 도사리고 있었다. 경화유를 장려해 큰 이득을 보는 산업체를 대변하는 미국대두협회American Soybean Association, ASA는 암암리에 보다 체계적인 캠페인을 추진했다.

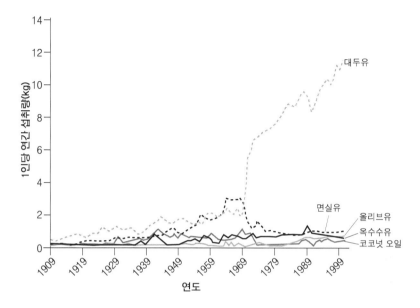

미국인의 식물성 기름 섭취량, 1909~1999

미국인은 1909년에 비해 1,000배나 많은 대두유를 먹고 있는데, 이는 미국의 식단에 일어난 가장 커다란 변화에 해당한다.

출처: Tanya L. Blasbalg et al., "Changes in Consumption of Omega-3 and Omega-6 Fatty Acids in the United States During the 20th Century," *American Journal of Clinical Nutrition* 93, no. 5 (May 2011): Figure 1C, 954.

　　미국인들이 섭취하는 대부분의 경화유는 콩으로 만들어지는데, 1960년대부터 그러했다(콩을 기름으로 압출해내는 방법은 1911년에 발명되었다). 콩을 재배하는 농민과 콩을 기름으로 가공하는 업체는, 다른 모든 산업과 마찬가지로, 경쟁자의 위협을 항상 경계하고 있었다. 열대 기름이라는 경쟁 상대(필리핀에서 온 코코넛 오일과 말레이시아에서 온 팜유)는 오래전부터 업계의 레이더망에 포착되어왔다. 1930년대 이들 외국산 기름이 쳐들어오자 미국대두협회는 그들을 축출해내기 위해 의회를 설득하여 감당할 수 없는 세금을 부과하도록 만들었다. 이것이 첫 번째 "열대 기름 전쟁"으로, 1948년 전쟁이 끝났을 때 미국대두협회 회장이었던 데이비드 윙David G. Wing은 "우리는 이 시장을 지켜야 한다"고 선포했다. 미국대두협회는 40년 동안 호황을 누리다 1980년대에 열대 기름 수입이 서서히 증가하기 시작하자 다시 전쟁에 돌입하게 되었다.

이번에도 동기는 역시 돈이었다. "수입품이 우리의 이윤을 갉아먹고 있는 게 우려스러웠죠." 1980년대 중반 미국대두협회의 고위 관계자였던 스티븐 드레이크Steven Drake는 이렇게 말했다. 수입량은 많지 않았다. 여러 방식으로 계산해볼 때, 팜유와 코코넛 오일은 1980년대 중반 미국에서 소비된 지방과 기름의 4~10퍼센트를 차지할 뿐이었다. 그러나 미국대두협회는 여전히 포장 식품이나 식품 서비스 분야(식당, 카페테리아 등)에서 매우 광범위하게 사용되고 있던 자신들의 대두유를 보호할 필요성을 느꼈다.

말레이시아에서 수입한 팜유가 미국의 콩 산업에 위협이 된 이유는 팜유가 대두유보다 15퍼센트 정도 저렴하기 때문이었다. 팜유는 미국의 콩 산업에 있어서 사실상 유일한 실질적 위협이었다.

또다시 열대 기름을 시장에서 몰아내기 위해 드레이크는 1986년부터 1989년까지 세인트루이스에 위치한 미국대두협회 본부 주도의 비방 작전을 전개했다. 그의 지휘 아래 협회는 강연회를 열고, 전단을 배포하고, 신문에 광고와 만평을 실었으며, 식품 회사와 정부 관계자들에게 편지 쓰기 운동을 펼치며 소콜로프와 같은 주장을 설파했다. 열대 기름은 포화지방 함량이 높으므로 식품 제조업계가 사용해서는 안 된다고 말이다.[128]

미국대두협회가 내세운 또 다른 쟁점은 열대 '기름'이 실온에서는 고체 상태이기 때문에 이를 '기름'이라고 부른다면 허위 광고로 봐야 한다는 것이었다. "우리는 그에 걸맞은 이름이 '나무 라드'라고 생각했죠"라고 드레이크는 말했다.

미국대두협회가 미국 전역에 배포한 "지방 파이터" 키트에는 "당신이 열대 기름에 대해 알지 못하는 사실이 당신을 죽일 수 있습니다!"라는 깜짝 놀랄 만한 제목의 전단지가 붙어 있었는데, 그 옆에는 코코넛 꼭대기에 연결된 도화선에 불이 붙어 있는 그림이 있었다. "당신의 사업을 망치려는 사람을 만나보라"라고 쓰여 있는 또 다른 광고에는 "성질 고약해 보이는 열대 지방의 뚱뚱한 고양이"가 시거와 코코넛 음료를 손에 들고 "팜유" 딱지가 붙은 검은 통 옆에 앉아 있는 그림이 그려져 있었다. 《월스트리트 저널Wall Street Journal》이 묘사한 바에 따르면, 흰 양복을 입고 창이 넓은 모자를 쓴 그 고양이의 "비대한 몸뚱이는 공작새 모양의 등나무 의자에 꽉 끼어 있었다." 이 광고는 열대 기름을 넘치게 가진 교활한 아시아 캐릭터가 미국의 콩 재배 농민을 위협하는 모양새를 그려낸 것이었다. 이 그림은 매우 모욕적이어서 1987년에 말레이시아의 미국 대사관 앞에서 시위가 벌어지기도 했다. "그 그림은 인종차별적으로 보였어요"라고 드레이크도 인정했다. "솔직히 말씀드리면, 우리는 그 점을 미처 생각하지 못했어요."

미국대두협회는 계속해서 미국 대중에게 집중했다. 1980년대 후반 내내 드레이크와 그의 동료들은 많은 시간을 할애해 워싱턴의 여러 정부 기관, 특히 팜유를 규제하거나 팜유에 세금을 부과할 수 있는 권한을

---

128 드레이크는 미국대두협회가 소콜로프나 공익과학센터와는 별개로 행동했다고 진술했다.

가진 부처들을 상대로 로비를 벌였다. 하원이나 식품의약국이 열대 기름에 "포화지방"이라는 딱지를 붙이도록 하는 것이 목표였다. 영양에 관심이 많고 동물성 지방 공포증이 있는 사회에서 그것은 곧 죽음의 키스가 될 것이기 때문이었다.

열대 기름을 지켜라

말레이시아에서는 팜유 생산업체들이 공황에 빠졌는데, 팜유가 "포화지방"으로 인식된다면 자사 제품에 최악의 오점이 될 것임을 알았기 때문이었다. 말레이시아에서 팜유는 그리스의 올리브유와 마찬가지였다. 나라에 부를 안겨다주는 대표 상품으로 귀한 대접을 받았으며, 정부가 생산에 깊이 관여했다. 1980년대 후반 미국으로 수출하는 양은 5~10퍼센트에 불과했지만, 미국의 영양 정책은 전 세계적으로 영향을 미쳤으므로 말레이시아는 미국이 팜유에 포화지방 딱지를 붙이면 전 세계적으로 팜유 판매에 악영향을 끼칠 것을 우려했다.

"우리는 과학에 근거하여 팜유를 위해 싸우기로 했습니다." 탄 스리 어거스틴 옹Tan Sri Augustine Ong은 준정부 기관인 말레이시아 팜유 연구소 Palm Oil Research Institute of Malaysia, PORIM의 수장으로, 해외 시장에서 자국의 상품을 방어하는 임무를 맡고 있었다. 옹은 런던 킹스 칼리지에서 유기 화학으로 학위를 받고, 말레이시아 팜유 연구소에 들어오기 전까지 말레이시아 대학의 화학과 교수로 재직했다. 과학자인 옹은 팜유에 대한 과학적 사실만 발표하면 싸움에서 승리할 것이라는 다소 순진한 생각을 가지고 있었다.

옹이 알고 있던 사실은 다음과 같다. 팜유는 자연 형태에서 건강에 유익하다고 알려진 비타민 E, 토코페롤, 베타-카로틴의 풍부한 공급원이다. 예비 조사에서 팜유는 혈전을 예방하는 것으로 나타났다. 그리고 지방이 콜레스테롤에 미치는 영향에 몰두해온 학계로서는 중요한 사실인데, 팜유는 임상 실험에서 다른 식물성 기름처럼 혈중 콜레스테롤 수치를 낮추는 결과를 보였다. 이런 이유로 1987년 《뉴트리션 리뷰Nutrition Review》의 편집진은 팜유가 콜레스테롤을 상승시키는 일반적인 포화지방과 "다른 양상을 보인다"고 논평했다. 옹은 이러한 사실이 미국 학자들에게 중요하다는 것을 알았기에 콜레스테롤에 미치는 팜유의 긍정적인 효과를 강조했다.

또한 옹은 동남아시아에서는 수천 년 동안 포화지방이 식단의 근간을 이루어왔음에도 심장 질환이 거의 없다는 사실을 봤을 때 팜유와 코코넛 오일이 심장 질환을 야기할 가능성은 낮아 보인다고 지적했다. 예컨대 1981년 연구진은 폴리네시아 산호섬 거주자들이 칼로리의 대부분을 코코넛에서 얻고 일일 섭취 칼로리의 3분의 2를 코코넛 오일로 섭취했음에도 심장 질환과 관련한 유의미한 징후가 없음을 발견했다. 말레이시아와 필리핀 사람들도 다량의 팜유와 코코넛 오일을 섭취했지만 심장 질환 비율은 서구 국가보다 낮았다.

1987년 데이터로 무장한 옹은 말레이시아 팜유 연구소 연구원 여섯명을 이끌고 말레이시아를 대표해 미국으로 건너가 대여섯 도시를 방문하여 기자, 정부 공무원, 과학자, 식품 회사 중역들을 대상으로 세미나를 개최했다. 옹은 자신의 과학적 논지를 펼치면서 이 모든 논쟁이 "건강 문제의 탈을 쓴 무역 문제"라는 메시지를 전했다.

옹을 맞이하는 미국의 분위기는 우호적이지 않았지만, 그는 핵심 인물 한 명을 설득하는 데 성공했다. 식품의약국의 식품 안전 및 응용 영양

센터의 책임자 리처드 롱크Richard J. Ronk였다. 1987년 롱크의 국회 연설에 설득당한 상원과 백악관은 열대 기름에 포화지방이라고 표시하려던 법안을 철회하였다. 이처럼 옹은 전투에서 가볍게 승리했지만, 전쟁의 종식은 요원했다. 미국대두협회도 공익과학센터도 소콜로프도 포기하지 않았다. 말레이시아인뿐만 아니라 미국 식품업계도 그들의 영향력에 떨고 있었다.

대형 식품 회사 입장에서 볼 때 제품의 주요 성분인 열대 기름에 대한 부정적 여론은 전례가 없던 일이었다. 소콜로프의 광고, 하원 공청회, 편지 쓰기 캠페인, 그리고 기타 다양한 열대 기름 반대 작전 등 나쁜 소식이 쓰나미처럼 몰려왔다. 키블러 컴퍼니의 대변인은 《뉴욕 타임스》에 "우리는 매일같이 도처에서 밀려드는 편지 더미를 받았습니다"라고 밝혔다. "미국 소비자와 그들의 건강은 우리의 최대 관심사인데 소비자들은 우리에게 열대 기름을 원치 않는다고 말하고 있습니다." 결국 식품업계는 항복하고 말았다. 1989년까지 제너럴 밀스, 퀘이커 오츠, 보든 Borden, 페퍼리지 팜, 키블러, 퓨리너Purina, 필스버리 등이 생산 라인에서 열대 기름을 없애겠다고 약속했다.

실제로 식품 회사들은 자사 제품에 쓰인 인기 없는 기름 때문에 어려움을 겪게 되지 않을까 우려하며 미국 소비자들에게 기다려 달라고 간청했다. 1989년 나비스코의 대변인은 "우리는 모든 쿠키와 크래커에서 열대 기름을 없애기 위해 애쓰고 있습니다"라고 밝혔지만, 팜유가 들어 있던 트리스킷 같은 일부 제품의 경우 팜유를 제거하고도 품질과 맛을 그대로 유지하기는 어려웠다. 제너럴 밀스의 스낵 버글스Bugles 역시 코코넛 오일을 빼고 새롭게 만들어내기가 쉽지 않았다. 제너럴 밀스의 연구개발 부문 부사장은 이렇게 설명했다. "코코넛 오일과 같은 한 가지 성분을 빼기 위해 200~300종류의 감미료 성분과 씨름해야 하죠. 화학 물질을 정확히 동일하게 만들 수 있는 확률은 기본적으로 0이에요. 미각, 감각 신경계가 같다고 인식할 만큼 비슷하게 만들 수 있기를 바랄 뿐이죠." 마침내 나비스코는 자사 제품에 쓰인 열대 기름을 제거하는 데 성공했다.

미국 대중을 위해 모든 기업이 거의 모든 식품에서 열대 기름을 부분 경화된 대두유로 대체했다. 당시 식품 회사 중역들의 설명에 따르면, 1980년대 후반 미국 식품업계가 연간 90만 톤씩 사용하던 열대 기름을 트랜스지방이 들어간 경화유로 고스란히 대체했다고 한다.

미국 식품 회사들이 미국대두협회, 소콜로프, 공익과학센터에 굴복하자 열대 기름을 위해 싸울 사람이라고는 말레이시아인밖에 없었다. 하지만 그들은 뚜렷한 상업적 목적을 가진 외국인으로, 실패는 기정사실이나 다름없었다. 1989년 하원이 열대 기름에 포화지방이라고 표시하려는 안건을 다시 상정했을 때 옹과 그의 팀의 패색은 더욱 짙어졌다. 필사적이었던 옹은 내키지 않았던 무기를 꺼내들기로 마음먹었다. 그는 그것이 자신의 "핵무기"이자 "수소 폭탄"이라고 했다.

물론 여기서 "수소"는 수소화된 기름 혹은 트랜스지방을 뜻한다. 옹은 소콜로프의 전술을 모방해 1989년 주요 일간지에 전면 광고를 게재하며 팜유는 "지방의 포화를 촉진하고 트랜스지방산을 생성하는 인공적인 경화나 수소화가 필요 없다"고 알렸다. 또한 "미국인이 소비하는 대두유의 약 70퍼센트는 수소화를 거친다"라는 사실도 밝혔다. 당시 미국대두협회를 제외한 미국인들은 수소화에 대해 아는 바가 전혀 없었지만 그리 좋게 들리지는 않았다. 말레이시아 관계자들은 수소화에 대해 넌지시 흘리는 것보다 더한 것도 할 수 있었다. 연구자들은 수소화된 기름에 함유된 트랜스지방에 관해 충격적인 문제를 제기한 연구들을 알고 있었다. 이러한 연구 결과들은 크게 공론화되지 않았지만, 알려질 수도 있었다. 광고는 일종의 경고 사격이었다.

드레이크는 말레이시아인들의 광고가 "꽤 섬뜩했다"고 묘사했다. 그가 "정말 충격을 받은" 또 다른 사건은 그와 미국대두협회 동료 사무관들이 프록터 앤드 갬블 임원들과 만난 자리에서 일어났다고 덧붙였다. "그들은 하나의 기름을 공격하는 것에 대해 부정적이었어요"라고 드레이크는 말했다. "요컨대 제품에 들어간 성분에 대해서는 융통성을 원한다고 강조했죠. 한 가지 기름을 공격하려는 우리의 생각을 좋아하지 않았어요"라고 했다.

결국 미국대두협회는 물러섰다. 당시 아시아에서 미국대두협회를 위해 일한 유화학자 라스 위더맨Lars Wiedermann은 협회의 캠페인에 대해 "기술적으로 부적절했으며, 처음부터 잘못된 방식이었다"고 평가했다. 마침내 1989년 여름, 양측은 하와이의 어느 호텔에서 휴전을 체결했다. 말레이시아인들이 수소화에 대해 침묵하는 대가로 미국대두협회는 워싱턴에서 벌이던 열대 기름 반대 로비를 중단할 뿐만 아니라 팜유를 포화지방으로 묘사하는 언론전도 중단하기로 약속했다. 협정을 마치고 미국대두협회의 대변인은 이제 협회가 대중에게 열대 기름에 대해 "알리려는 노력"은 끝이 났으며 "이제는 대두유의 장점에 대한 좀 더 긍정적인 주제로 넘어갈 때"라고 발표했다. 또한 그는 동남아시아 국가의 "감정을 격앙되게" 한 부분에 대해 유감을 표했다. 《월스트리트 저널》의 표현대로 그것은 "2년간 이어진 쓰디쓴 전투"의 최후였다.

그러나 이미 때는 늦었다. 사실상 팜유는 미국 식품에서 퇴출되는 방향으로 흘러가고 있었다. 이제 누구도 팜유나 코코넛 오일을 신뢰하지 않았다. 그리고 공익과학센터, 미국대두협회와 소콜로프의 노력으로 슈퍼마켓에 진열된 모든 가공식품, 패스트푸드점의 프렌치프라이, 영화관 팝콘에 트랜스지방이 들어 있는 부분경화유를 사용하게 되었다. 수지, 라드, 버터, 그리고 이제는 팜유까지 포화지방에 대한 탄압이 완수되었다.

이후 쓰임새가 다양하고 저렴한 경화유의 사용은 계속해서 증가했다. 앤더슨, 클레이튼 앤드 컴퍼니, 크래프트, 나비스코 등에서 일한 유화학자 론 해리스Ron Harris는 "믿거나 말거나 우리는 실제로 더 많은 트랜스지방을 제조하기 원했고 그래서 정확한 융해점을 찾아낼 수 있었는데, 반죽을 얇게 겹쳐 구운 패스트리와 같은 몇 가지 제품에 적합했죠"라고 설명했다. 농무부의 한 트랜스지방 전문가는 "30~40년 동안 업계가 트랜스지방을 최대로 가용했다"고 확인해주었다. 그리고 크래프트와 웨슨 등 여러 식품 회사의 중역이었던 월터 파Walter Farr는 "우리는 의도적으로 트랜스지방 함량을 올렸는데, 쇼트닝과 마가린을 만들기에 그리고 초콜릿 표면의 버터-크림 당의와 같은 코팅용 지방 용도로도 최적이었기 때문"이라고 내게 말했다. 1960년대 중반부터 업계에 종사했던 파는 말했다. "재직하는 동안 나는 식품 산업의 막대한 성장을 목격했죠. 그러한 성장을 이끈 원동력은 수소화였습니다! 맞아요, 가정용이었지만 산업용으로 훨씬 더 많이 사용되었죠. 그야말로 급속 성장이었습니다!"

2001년 미국인들은 800만 톤이 넘는 대두유를 소비했는데(이는 미국 내 식용 기름 소비량의 80퍼센트가 넘는 양이다) 대두유의 대부분은 부분경화된 것으로 많은 양의 트랜스지방을 함유하고 있다.

"과학적" 연막: 트랜스지방 물 타기

그렇게 많은 양에도 불구하고 경화유는 오랫동안 건강에 악영향이 없다고 여겨졌다. 그에 대한 충격적인 연구 결과들이 모조리 묻혀버렸기 때문이었다. 영양 과학이 여전히 유아기에 머물러 있던 1920~1930년대에 식품 과학자들은 부분경화유에 대해 별다른 견해를 밝히지 않았다. 실제로 그들은 크리스코가 트랜스지방산이라는 물질을 함유하고 있다는 사실을 상품이 출시된 지 10년 후인 1929년에서야 알아차렸다.

게다가 발표된 연구 결과들은 모순적이었다. 예컨대 1933년의 한 연구에서는 쥐가 경화유를 어떻게 대사하는지 관찰한 끝에 트랜스지방을 "식품 구성 성분으로 반대할 이유가 없다"고 단정했다. 다시 말해, 좋지도 나쁘지도 않다는 것이었다. 그러나 같은 해 다른 연구자는 트랜스지방이 함유된 마가린을 먹은 쥐가 경화되지 않은 대두유나 버터를 먹은 쥐보다 성장이 느리다는 사실을 발견했다. 이후 다른 두 편의 연구에서도 동일한 모순적 결과가 나타났다. 양측 모두 근거가 있었다.

트랜스지방이 안전하다는 인식이 정착되고, 이후 40년 동안 경화유가 식품 생산에 자유롭게 스며들 수 있게 된 것은 1944년의 연구 덕분이었다. 실험에서 3개월 동안 마가린을 먹은 쥐는 성장과 생식 능력, 수유 능력이 손상되지 않았다. 마가린 제조 회사인 베스트푸드Best Foods가 연구를 후원했음에도 불구하고, 이러한 긍정적인 결과는 트랜스지방에 건강 증명서를 발급해준 꼴이었다. 베스트푸드로부터 자금을 지원받아온 연구 책임자 해리 듀얼Harry J. Deuel은 기고문에서 마가린은 건강할 뿐만 아니라 영양학적으로 버터와 동등하다고 주장했다. 하지만 당시에도 이미 두 식품의 지방산 구성이 완전히 다른 것으로 알려져 있었으므로 이는 비정상적인 확대 해석이었다.

1952년 가스 크로마토그래피가 발명되어 경화유의 지방산 구성을 더욱 정밀하게 분석할 수 있게 되었지만, 그 당시에도 식품 회사들은 자사 제품과 관련한 더 깊이 있는 정보를 확보하는 데는 관심이 없는 듯했다. 새로운 방법을 적용해 트랜스지방을 분석한 유일한 연구는 오하이오 주립대학에서 박사 과정을 밟고 있던 이집트인 아흐메드 마브룩Ahmed Fahmy Mabrouk에 의해 1956년 수행되었다. 그는 경화유가 알려진 지방산과 알려지지 않은 지방산이 뒤섞인 "어찌할 수 없을 정도로 복잡한" 형태로 구성되었다고 설명했다. 마브룩은 결론에서 "우리는 10억 파운드(약 45만 톤)의 트랜스지방산을 섭취하고 있다"고 밝혔다. "이와 같이 독특한 지방산이 현재로서는 신경계에 해롭다는 증거가 없으니 참으로 다행이다." 정말 다행이었다.

1961년 키스는 트랜스지방으로 관심사를 전환했다. 그가 남성을 대상으로 실시했던 정신병원에서의 실험에서 경화유는 심장 질환의 위험 인자로 간주되는 총콜레스테롤을 상승시킬 뿐만 아니라 트리글리세라이드까지 현저히 증가시키는 것으로 나타났는데, 3장에서 언급했듯이 트리글리세라이드는 심장 질환 및 당뇨와 연관성이 있는 것으로 알려져 있다. 이는 사람들을 불안하게 할 만한 결론으로, 1911년 미국 최초의 경화유 제품인 크리스코를 출시한 프록터 앤드 갬블은 자사의 소중한 성분을 방어하고자 말 그대로 길길이 날뛰었다. 프록터 앤드 갬블은 10년도 더 전에 베스트푸드가 사용했던, 영양학 분야에서 대형 식품 기업들의 표준이 된 조치들을 시행했다. 바로 중요한 성분에 관해 부정적 연구 결과가 나올 경우 그에 맞서는 연구에 자금을 지원하는 것이다. 농무부의 생화학자이자 트랜스지방 연구의 중심인물이었던 조지프 주드Joseph T. Judd는 "상충되는 과학 연구들로 넘쳐나 어느 누구도 확실한 결론을 밝힐 수 없었습니다"라고 말했다. 트랜스지방의 유해성을 입증하는 연구가 나타나면 "유해성을 입증하는 모든 연구에 대응해 반대 결과를 제시하는, 업계가 지원한 연구가 등장했습니다"라고 주드는 설명했다. 상충하는 연구 결과들을 많이 만들어내는 것은 커다란 효과를 거두기 위해 업계가 사용하는 전략이다. 그러한 불확실성은 의문의 대상이 되는 성분이 번창할 수 있는 조건이기 때문이다.

프록터 앤드 갬블 역시 이러한 전략 차원에서 1962년 오하이오 주 신시내티의 사내 실험실에서 연구를 실시해 키스의 부정적 결과에 맞불을 놓았다. 프록터 앤드 갬블의 실험 결과는 키스의 실험 결과와 상충했으며, 이후 15년 동안 경화유에 대한 최후의 논문으로 남았다. 키스를 포함한 연구자들이 트랜스지방이라는 주제를 멀리하고 다른 방향으로 나아가도록 유도한 것이었다. 어쨌든 그 일이 있었던 1962년은 미국심장협회가 최초의 저지방 권장 식단을 발표한 직후였고, 그 후로 식단과 질병 연구는 (지금까지도 권장되고 있는) 식물성 기름의 유해성에 대한 관심은 접어둔 채 오로지 포화지방에만 집중되어갔다.

외로운 트랜스지방 연구

그 후 20년 동안 트랜스지방 연구 분야에는 단 한 명의 연구자만 남았다. 일리노이 대학 어바나-샴페인 캠퍼스의 생화학 교수인 프레드 쿰머로우 Fred A. Kummerow는 트랜스지방에 관해 70편 이상의 논문을 발표했는데, 이는 전 세계 어떤 과학자보다 많은 양이다. 그중에는 트랜스지방과 건강에 관한 중대하고도 매우 심란한 결과들이 포함되어 있어 한동안 식품업계를 몸 사리게 만들었다. 식품업계는 자신들이 가장 선호해온 성분을 계속해서 사용하기 위해 쿰머로우와 그가 쓴 논문의 신빙성을 떨어뜨려야 했다. 그리고 실제로 그런 일을 저질렀다.

쿰머로우는 1957년 《사이언스》지에 첫 번째 연구 결과를 발표했다. 그는 24구의 사체를 부검한 결과 간, 동맥, 지방 조직, 심장 등 몸 구석구석에 축적된 트랜스지방을 발견했다고 보고했다. 인체 조직에 쌓여 있는 지방산은 이것이 완전히 대사되지 못한다는 징조다. 쿰머로우는 트랜스지방이 정상적인 대사 과정에 미치는 영향에 대해 조사할 "필요성이 있어 보인다"고 결론 맺었다.[129]

쿰머로우는 과거 식단-심장 연구계의 "거물"이었다. 일리노이 심장협회의 회장으로 미국심장협회에서 전국 단위로 활동했으며, 유화학 분야에서 가장 영예로운 단체인 미국유화학자협회American Oil Chemists' Society, AOCS의 간사를 역임했다. 국립보건원은 그의 연구를 정기적으로 후원했다. 쿰머로우는 승승장구했지만, 트랜스지방을 파고들며 겪게 될 업계의 위력에 대해서는 미처 알지 못했다. 쿰머로우는 자신만만했으나 정치적으로는 순진했다. 그는 미국심장협회가 식품업계로부터 수백만

---

[129] 트랜스지방에 대한 쿰머로우의 의혹은 트랜스지방이 자연적이지 않다는, 문자 그대로 자연에 존재하지 않는다는 생각에서부터 출발했다. 트랜스지방은 사슴, 소와 같은 반추동물의 고기나 우유에서 자연적으로 만들어지기도 하는데, 이를 "반추성 트랜스지방"이라 한다. 이것은 경화유에 함유된 트랜스지방과 정확히 같은 수의 원자로 구성되어 있지만, 분자 내 이중 결합의 위치가 다르다. 그런데 이 기하학적 구조는 화학식에 반영되지 않는다. 어쩌면 이런 작은 차이가 반추성 트랜스지방이 인체 내에서 다르게 작용하는 이유일 수도 있다. 쿰머로우는 1979년의 실험으로 이러한 차이점을 입증했고, 이어지는 연구에서 반추성 트랜스지방에는 공업적으로 생산된 트랜스지방이 일으키는 건강상 유해성이 거의 없음을 밝혀냈다. 그러나 식품의약국은 트랜스지방을 규제할 때 반추성 트랜스지방을 제외해달라는 낙농, 축산업계의 주장을 거절했다. 식품의약국은 엄격하게 화학식을 기준으로 삼기 때문이라는 이유에서였다(Lawson and Kummerow 1979; Bendsen et al. 2011).

달러를 지원받고 씨앗류 기름을 홍보했음을 눈치 챘다. 미국심장협회의 의학 책임자였던 캠벨 모지스가 1969년 미국심장협회 교육 영상에서 크리스코를 들고 포즈를 취한 것을 비판하기도 했다. 그러나 쿰머로우는 그 둘의 뿌리 깊은 동맹 관계도, 거기에 도전했다가는 그 즉시 내쳐진다는 것도 잘 알지 못했다.

1961년 미국심장협회가 포화지방은 적고 식물성 기름이 풍부한 "현명한 식단"을 권장하기 시작했다는 사실을 떠올려보라. 식품 회사들에게는 기름이 일반적인 액체 상태의 기름인지 혹은 수소화를 거친 경화유인지는 중요하지 않았다. 모든 제품의 포장에는 똑같이 "액체 기름"으로 표기되었다. 이 덕분에 식품업계는 큰 이득을 볼 수 있었는데, 수소화된 기름을 아주 바람직한, 미국심장협회가 심장 질환 예방 목적으로 섭취를 권장하는 다불포화 기름으로 둔갑시킬 수 있었기 때문이다. 제품 라벨에 "경화"란 문구를 생략하는 전략으로 식품업계는 트랜스지방의 존재를 여러 해에 걸쳐 효과적으로 숨겨왔다.

쿰머로우는 1968년에 발표 예정이던 익년도 미국심장협회 권장 식단에 트랜스지방에 대한 경고를 포함시켜 트랜스지방을 공론의 장으로 이끌어내자고 제안했다. 그는 대중에게 두 가지를 알리고 싶어 했다. 첫째는 마가린에 부분경화유가 들어 있다는 점이었고, 둘째는 경화유가 총콜레스테롤을 낮추지 못한다는 점이었다(액체 상태의 기름이 총콜레스테롤을 저하시키기는 했지만, 알다시피 총콜레스테롤은 대부분의 사람들에게 있어서 심장 질환의 좋은 지표가 아닌 것으로 밝혀졌다). 쿰머로우가 활동한 미국심장협회 위원회의 감사였던 모지스는 트랜스지방에 관한 그의 의견에 동의하며 권장 식단 팸플릿 15만 장을 제작했다.

그런 다음 갑자기 태도를 바꿔 모지스는 권장안의 초안을 쇼트닝식용유협회(Institute for Shortening and Edible Oils, ISEO 식용유 업계의 로비 단체)로 보냈다. 그러자 협회는 단호히 반대했다. 협회는 건강에 해로울 가능성이 있는 성분과 관련된 그 어떤 것도 드러나지 않기를 원했다. 모지스는 업계와 밀접한 관계에 있었음이 분명하다(직접 크리스코 광고에도 등장했으니 말이다). 모지스는 15만 장의 팸플릿을 모두 폐기하고 새로운 권장안을 인쇄하기로 마음먹은 듯했다. 어쨌거나 1968년 권장 식단은 경화유에 대한 경고가 있는 버전과 없는 버전, 두 가지가 존재한다. 이는 과학적 견해가 생성되는 단계에서부터 영향을 미치는 식품업계의 위력을 드러내주는 또 하나의 사례다.

다른 모든 주요 건강 단체들이 트랜스지방에 대해 경고하기 시작한 이후로도 오랫동안, 거의 40년 가깝도록 부분경화유가 건강에 미치는 영향에 대해 한마디도 언급하지 않았던 미국심장협회로서는 이러한 철회 조치가 비겁하게 보일 수 있었다. 데이터가 충분하지 않았기에 트랜스지방이 콜레스테롤에 미치는 영향에 관한 경고는 시기상조였을지도 모른다. 그러나 심혈관 건강의 수호자라면, 적어도 관련 성분을 전부 공개하라는 요구는 당연히 지지했어야 하지 않았을까?

쿰머로우는 미국심장협회에서 환영받지 못하는 인물이 되었다. 그는 "그 이후로 심장 관련 위원회로 돌아갈 수 없었다"고 했다. 1959년만 해도 쿰머로우에게 연구실을 마련하기 위한 자금을 지원해줄 정도로 미국심장협회는 그의 경력에 없어서는 안 될 조력자였다. 하지만 쿰머로우는 "나는 그들과 생각이 달랐습니다"라며 통탄했다. 그는 돈키호테적인 개혁 운동을 계속해야 한다는 생각에 사로잡혀 자신의 연구 경력에 도움이 되지 않을 것임에도 불구하고 트랜스지방에 관한 중요한 연구들을 진행하게 되었다. 그렇게 수십 년 동안 식용유 전문가들 사이에서 거의 외톨이로 지냈다. 그러는 동안 그와 몇 명의 동료들은 염려스러운 결과들을 다수 밝혀냈다.

첫째, 그들은 트랜스지방이 지방 조직에 "축적된다"는 쿰머로우의 1957년 논문을 검증했는데, 이는 곧 인공 지방산이 인체 세포의 정상 지방산을 대체했음을 의미한다. 지방산이 지방으로 저장되기만 하는 것이 아니라는 점을 이해할 필요가 있는데, 지방산은 모든 세포막에서 차단막으로도 쓰인다. 세포막은 지퍼락 같은 단순한 포장용기가 아니다. 그보다는 밀거래가 빈번한 국경의 순찰대처럼 세포 안팎을 드나드는 모든 물질을 꼼꼼하게 통제한다. 또 세포막의 내부, 경계선에 물려 있는 것들을 통제한다. 쿰머로우는 트랜스지방산이 세포막에 위치하고 있을 때 그것은 정상적인 계획에 따라 행동하지 않는 침입자와 같다는 점을 발견했다.

또 세포막에 위치한 비자연적 지방산은 석회화에 부정적인 영향을 준다는 사실을 밝혀냈다. 쿰머로우는 탯줄에서 얻은 세포를 각기 다른 종류의 지방에 담가 관찰했는데, 경화유에 담긴 세포는 칼슘 흡수가 증가했다. 칼슘은 우유에 들어 있는 좋은 성분이지만 세포 내에서는 석회화를 유발할 수 있으며, 특히 동맥에 바람직하지 않다. 혈관 내부에 쌓인 칼슘은 심장 질환과 밀접한 연관성을 보인다.

마침내 1977년 쿰머로우의 동료인 생화학자 랜들 우드Randall Wood가 기름을 수소화하면 트랜스지방만 생성되는 것이 아니라는 중대한 사실을 발견해냈다. 수소화 공정은 네 가지 종류의 자연 지방산을 50가지에 이르는 인공 지방산으로 대체했다. "우리는 부분수소화를 통해 생겨난 시스-이성질체의 일부가 트랜스지방보다 더 나쁠 수도 있다는 사실을 모르고 있어요! 그들이 범인일 가능성이 매우 높습니다!" 우드는 내게

말했다.[130]

"아무도 이 물질들에 대해 실험해보지 않았습니다." 유기화학자 데이비드 크리체프스키David Kritchevsky도 같은 말을 했다. 나는 20세기 식단과 건강 분야에서 가장 저명한 연구자 중 한 사람이었던 그가 2006년 세상을 떠나기 전 인터뷰를 할 수 있었다. "우리는 이런 지방산들이 나쁜지, 혹은 어떻게 나쁜지에 대해 알지 못합니다." 랜들 우드는 이를 밝혀내기 위해 연구 지원금을 받고자 여러 해 동안 노력했지만 실패하고 말았다. "이성질체 중 한 종류가 우리를 사망에 이르게 할 수도 있지만 우리는 그게 무언인지 모르고 있어요."

이 모든 결과들은 중요했고 걱정스러웠다. 어떤 질병과의 연관성도 입증하지 못했지만, 트랜스지방이 기본적인 세포 기능의 변화와 그에 따른 정상 생리 기능의 변화를 유발함을 입증했다. 포화지방은 훨씬 부족한 생물학적 증거만으로도 과학의 법정에서 유죄 판결을 받아야 했다. 하지만 쿰머로우의 연구가 경종을 울려 더 많은 연구를 촉발하는 결과로 이어져야 마땅했음에도 쿰머로우와 우드를 맞이한 것은 침묵의 벽이었다. 1950년대 후반부터 1990년대 초반까지 40년 동안 대다수 동료 연구자들은 그들과 서신왕래조차 하지 않으려 했다. 두 사람은 논문을 발표하는 데 어려움을 겪었다. 쿰머로우는 트랜스지방을 논의하기 위한 과학 회의를 개최하고자 후원자를 찾아다녔지만, 회의에 자금을 대줄 관계자들이 주로 식품업계의 일원이었기 때문에 불가능했다. 그들은 이

---

130 이성질체는 구성 원자의 종류 및 수량이 같은 분자들(화학식이 같다)이지만 원자의 배열이 다르다. "시스"와 "트랜스" 이성질체 간의 차이는 분자 내 이중 결합의 유형에서 발생한다. "시스" 결합은 U자형 분자를 만들고, 앞서 설명했다시피 "트랜스" 결합은 지그재그 형태를 만들어낸다.

주제에 관여하지 않으려 했다. 미국낙농협회조차 트랜스지방 연구를 지원하지 않았는데, 협회 회원 중 일부가 마가린을 제조했기 때문이었다. 실제로 경화유인 크리스코가 처음 소개된 1911년부터 거의 한 세기가 지난 2005년까지 트랜스지방을 논의하기 위해 개최된 주요 과학 콘퍼런스는 단 한 건도 없었다.[131]

식품업계의 반격

경화유를 만들어 쓴 대형 업체들이 트랜스지방과 관련한 과학 연구를 잘 통제하고 있었으므로 쿰머로우는 단 한 차례의 기회조차 얻을 수 없었다. 마가린이나 식용유를 제조하는 이들 대기업은 프록터 앤드 갬블, 앤더슨, 클레이튼 앤드 컴퍼니, 콘 프로덕트 컴퍼니 등으로 모두 실험실과 유화학자들을 거느리고 있었다. 그중 가장 영향력 있는 유화학자들은 미국심장협회의 모지스와 접촉했던 로비 단체인 쇼트닝식용유협회의 기술 위원회로 초빙되었다. 이 위원회는 작지만 중요한 위원회로 지방-기름 산업계의 과학적 수호자 역할을 담당했다. 그리고 업계의 대표 상품 중 하나인 경화유의 평판을 관리하는 일을 수십 년에 걸쳐 최우선 순위로 삼고 있었다.

"부정적인 연구 결과로부터 트랜스지방을 방어하는 일이 우리의 임무였습니다"라고 라스 위더맨은 설명했다. 그는 거대 식품 회사 스위프

---

131 크래프트 제너럴 푸드는 1991년 캐나다 토론토에서 하루 종일 비공개 회의를 했으며, 다른 회사들도 분명 그랬을 것이다. 대중에게 공개된 최초의 주요 과학 콘퍼런스는 2005년 코펜하겐에서 덴마크영양협의회 주최로 열린 콘퍼런스였다. 2006년 미국심장협회는 트랜스지방을 주제로 한 미국 최초의 콘퍼런스를 개최했다.

트 앤드 컴퍼니의 수석 유화학자로, 1970년대에 쇼트닝식용유협회 기술위원회의 위원으로 있었다. 또 다른 위원으로는 토머스 애플화이트Thomas H. Applewhite가 있었다. 유기화학자이자 식물생리학자로 크래프트사에서 오랫동안 연구 책임자로 근무한 그는 은퇴 후 내게 퉁명스럽게 말했다. "아무것도 묻지 말아요. 나는 트랜스지방의 주모자였다고요."

애플화이트의 지휘하에 위원회는 쿰머로우의 논문처럼 트랜스지방의 평판을 훼손할 수 있는 학술 자료들을 감시해나갔다. 애플화이트와 그의 팀은 학술적 반박으로 되받아치곤 했다. 그들은 콘퍼런스에서 트랜스지방에 대해 조금이라도 비판적인 연구가 발표되면, 연구의 모든 측면에 대해 의구심을 불러일으킬 목적으로 질의응답 시간을 이용해 날선 질문을 퍼부었다. 위더맨은 쿰머로우를 뒤쫓던 일을 기억해냈다. "우리는 서너 개의 콘퍼런스에서 그의 뒤를 밟았죠. 우리의 목적은 방청석에 앉아, 그가 발표를 마치면 질문을 수없이 던지는 것이었어요."

쿰머로우는 그들의 위협을 알아차렸다. 특히 애플화이트는 키가 크고 목소리도 우렁찼다. "그는 펄쩍펄쩍 뛰며 질문했습니다. 매우 공격적이었어요"라고 쿰머로우는 기억했다. 그는 그들의 질문 공세를 "과학자들이 서로를 존중하며 나누는 일반적인 의견 교환"으로 볼 수 없었다고 했다. 랜들 우드도 비슷한 경험을 했다. "애플화이트와 헌터J. Edward Hunter… 학회 발표 훨씬 전에 초록을 제출하니까 그들은 발표자가 무슨 말을 할지 알고 있었어요. 그래서 그들은 질의응답 시간에 발표자를 공격하곤 했는데, 심지어 발표한 내용과 관계없는 것을 들이댈 때도 많았습니다." 콘퍼런스와 학술지에서 혹독하게 부정적인 비판을 겪으며, 우드는 결국 트랜스지방에 관한 연구를 포기하고 말았다. "아주 보람 없는 연구 영역이었어요. 아무런 지원 없이 진행하기 정말 힘들었죠."

쿰머로우가 쇼트닝식용유협회와 마찰을 빚고 있음을 직접적으로 깨닫게 된 계기는 1974년 미니 돼지 실험 결과를 발표했을 때였다. 미니 돼지를 선택한 이유는 인간처럼 잡식성이어서 동맥 경화증 발병을 연구하기에 적합한 모델이기 때문이었다. 쿰머로우는 트랜스지방을 먹인 돼지는 버터 지방, 우지 혹은 트랜스지방이 없는 식물성 기름을 먹인 돼지에 비해 동맥 병변이 빠르게 진행됨을 발견했다. 또 트랜스지방을 먹은 돼지의 경우 동맥 표면에 콜레스테롤과 지방이 더 많이 침착되어 있었다. 1974년 한 콘퍼런스에서 쿰머로우가 이러한 데이터를 발표하자, 당시 회의에 참석했던 농무부 화학자의 묘사에 따르면 "업계는 경기를 일으켰다." 업계는 트랜스지방이 심장 질환과 관련될 경우 끝장난다는 사실을 알아차렸다.

쿰머로우의 연구에는 몇 가지 한계가 있었는데, 쇼트닝식용유협회 기술 위원회는 기회가 있을 때마다 이 부분을 부각시켰다.[132] 위더맨은 "우리는 많은 시간과 돈, 에너지를 들여 논문을 반박했습니다"라고 말하며 "조잡한 연구라도 일단 발표가 되면 기록으로 남습니다. 그리고 되돌릴 수 없는 악영향을 주게 됩니다"라고 설명했다. "그렇다고 우리가 부

---

[132] 쿰머로우의 돼지 실험을 비판하는 세력은 그가 사용한 고트랜스지방 식단에 정상 성장에 필요한 필수 지방산 중 하나인 리놀레산이 결핍되어 있다는 점을 들었다. 스위프트 앤드 컴퍼니가 위스콘신 대학에서 쿰머로우의 실험을 재현하면서 리놀레산을 보충했더니 트랜스지방으로 인한 동맥 경화는 사라졌다. 그러나 재검증한 실험이 현실적인 미국인의 식단을 더 잘 반영한다고 볼 수 있을는지는 의문스럽다. 왜냐하면 쿰머로우가 돼지들에게 먹였던 식단은 미국에서 흔하지는 않더라도 실재할 가능성이 있다. 특히, 수소화 공정이 기름에 들어 있는 리놀레산 성분을 파괴하기 때문이다(따라서 트랜스지방을 많이 함유한 마가린은 "당연히" 리놀레산을 적게 함유한다). 그렇기에 쿰머로우의 실험은 미국인의 실제 위험을 규명해낸 것일 수도 있다. 그러나 지금까지도 그의 실험 결과에 반대하는 것이 일반적 견해다.

족한 연구비로 고생하는 무방비한 연구자들 주위를 맴돌며 괴롭히는 귀신같은 존재는 아닙니다." 위더맨은 과학의 이름으로 행해지는 수많은 엉터리 연구들을 목격해왔다. 그렇기 때문에 "그것을 '견제'하는 행위가 잘못됐다거나 부도덕하다고 생각하지 않았다"고 했다.

쿰머로우는 절대 포기하지 않았다. 2013년 98세의 나이에도 여전히 논문을 발표하며 트랜스지방의 유통 및 사용을 금지하도록 식품의약국을 압박했으며, 2014년 현재 그의 탄원에 대한 응답의 일부로서 식품의약국은 조만간 조치를 취할 것으로 보인다.

쿰머로우 외에도 과학의 황무지에서 오랜 세월 트랜스지방을 연구해온 또 다른 연구자가 있다. 메릴랜드 대학의 영양생화학자 메리 에닉Mary G. Enig은 1970년대 후반부터 쿰머로우와 별개로 트랜스지방을 연구했다. 1978년 에닉은 트랜스지방 섭취와 암 발병률의 상관관계를 연구한 논문을 발표하며 쇼트닝식용유협회에 "비상벨"을 울렸다. 그 논문은 상관관계를 연구한 것으로 인과관계를 입증한 것도 아니었고, 에닉은 이류 대학의 시간강사였으나 쇼트닝식용유협회는 그녀를 업계의 잠재적 위협으로 간주했다. (트랜스지방과 암에 대한 연관성은 이후 더 깊이 연구되었지만 인과관계는 밝혀지지 않았다.)

암에 관한 에닉의 논문에 반박하기 위하여 애플화이트는 세 편의 굉장히 비판적인 글을 독자투고란에 게재했다. 몇몇 동료들과 함께 그녀를 방문하기도 했다. 에닉은 그때를 회상하며 이렇게 말했다. "쇼트닝식용유협회 사람들이 저를 찾아왔죠. 세상에나, 그들은 화가 나 있었어요." 애플화이트가 대동한 사람들은 전미마가린제조사협회National Association of Margarine Manufacturers 회장 시어트 프레더릭 립마Siert Frederick Riepma와 대두유 제조업체인 레버 브라더스Lever Brothers와 센트럴 소야

Central Soya의 직원들이었다. "그들은 제가 작성한 것과 같은 논문들이 학술지에 발표되는 사태를 막고자 계속해서 주의 깊게 감시해왔는데, 제가 어떻게 경계망을 뚫을 수 있었는지 모르겠다고 했어요."

에닉은 학계에서 영향력이 있는 편은 아니었지만 위축되지 않았다. 오히려 그녀는 자신의 이단자적 위치를 즐기며 집요하게 반박했다. 그녀는 치밀하지 않았고 동료들과 어울리는 데 관심이 없는 편이었는데, 이는 어찌 되든 자신이 남성 일색인 유화학자 패거리에 초대받지 못할 것임을 알았기 때문이었을지도 모른다. 그럼에도 그들 대부분은 그녀의 주장을 인정했다. 많은 이들이 트랜스지방 데이터의 정확성에 대한 그녀의 문제 제기가 타당하다고 인정했지만, 업계의 유화학자들은 그녀가 과격하다고 보았다. 그들이 에닉을 묘사하며 사용한 단어에는 "미치광이" "편집증자" "별종" "광신자" 등이 있었다. 반면 애플화이트는 1960년대 이후로 식물성 기름 업체에서 일했고, 동료들 사이에서 지도자적 위치에 있었다.[133]

1980년대와 1990년대 내내 트랜스지방이 더욱 공론화되고 연구되면서 과학적 논쟁은 에닉과 애플화이트 사이의 싸움으로 귀결되는 듯 보였다. 이 주제를 논의한 모든 콘퍼런스에서 두 사람은 상대방의 발언마다 반박하곤 했다. 에닉은 막아냈고, 애플화이트는 다시 고함을 쳤다. 1995년 텍사스 주 샌안토니오에서 열린 학회에서는 뜨거운 언쟁이 5~10분간 지속되었다. "지켜보기 거북했어요. 우리 모두 불편했습니다"라

---

[133] 토머스 애플화이트는 1977년 미국유화학자협회 회장을 역임했고, 1985년 존 와일리 앤드 손스(John Wiley & Sons)는 그에게 유화학 분야의 가장 중요한 참고 서적인 《베일리 산업 기름 및 지방 제품(Bailey's Industrial Oil and Fat Products)》의 편집을 맡겼다.

고 한 참석자는 말했다. 다른 참석자는 "그들의 언쟁은 정상적인 과학 토론을 벗어났습니다"라고 지적했다.

중요한 교착 상태는 1985년 정부가 경화유의 존재와 그것이 건강에 미치는 영향을 심각하게 우려하며 처음으로 개최한 회의에서 발생했다. 거의 20세기 내내 정부는 트랜스지방에 대해 불간섭주의의 입장이었다. 그 대신 국립보건원은 포화지방과 콜레스테롤에 집중했다. 식품의약국은 아예 별 관심을 갖지 않았는데, 아마도 쇼트닝식용유협회가 식품의약국과 긴밀한 관계를 유지하는 데 주안점을 두었기 때문이었을 것이다. 쇼트닝식용유협회는 수십 년 동안 식품의약국 법률 부서 출신을 영입해 회장 자리에 앉히기도 했다.[134]

1969년 리처드 닉슨 대통령의 노력으로 경화유는 "대체로 안전하다고 인정되는" 식품 성분 항목으로 편입되었다. 이에 따라 식품의약국은 1976년 수소화된 대두유에 관한 첫 검토 작업에 착수해 그 업무를 생물 의학 연구에 관한 21개 비영리 단체의 연합인 미국실험생물학협회연합 Federation of American Societies for Experimental Biology, FASEB에 넘겨주었다. 전문가 위원회가 지방질 과학에 거의 경험이 없는 사람들로 구성된 탓에 예상대로 경화유가 "인체에 유해"하다는 "증거는 없다"고 보고되었다. 보고서 저자들은 "트랜스지방이 세포막 기능에 변화를 초래한다"는 쿰머로우의 충격적인 연구 결과에 주목했으며, 여덟 건 중 다섯 건의 실험에서 수소화된 기름이 일반 기름보다 총콜레스테롤을 더 상승시켰다고 밝

---

134 식품의약국 부국장 출신인 맬컴 스티븐스(Malcolm R. Stephens)는 1966년부터 1971년까지 쇼트닝식용유협회 회장을 역임했다. 이어서 식품의약국 수석 자문이었던 윌리엄 굿리치(William W. Goodrich)가 1971년부터 1984년까지 자리를 맡았다. 두 사람 모두 쇼트닝식용유협회로 옮기기 전까지 식품의약국에서 30년 넘게 근무했다.

혔다. 그러나 아무런 설명도 없이 이 모든 우려를 외면해버렸다.

1985년 식품의약국이 미국실험생물학협회연합에 같은 주제를 재의뢰했을 때 에닉은 이번에도 이전과 마찬가지로 수박 겉 핥기 식의 결과가 나올 것으로 예상했다. 애당초 그녀와 쿰머로우는 검토 위원회에 초청받지 못했는데, 그 당시 쿰머로우는 트랜스지방에 관해 가장 박식한 사람이었다.

그렇지만 이번 위원회는 트랜스지방에 관해 다양한 견해를 가진 과학자들을 포함해 좀 더 적절한 전문가들로 구성되었다. 프록터 앤드 갬블의 중역이었던 프레드 맷슨Fred Mattson과 트랜스지방 반대파인 랜들 우드 모두 위원회에 참여했다. 전문가들은 이전 위원회에서 살펴보았던 상당한 양의 비판적 연구 결과물과 수소화로 트랜스지방뿐만 아니라 그 밖의 인공 지방산이 생성된다는 우드의 연구 결과 등 대두하고 있는 우려에 대해서 논의했다. 하지만 결국 미국실험생물학협회연합의 보고서는 또다시 이러한 우려들을 묻어둔 채 식이 트랜스지방이 건강에 나쁜 영향을 주지 않는다고 결론지었다.

에닉은 위원회에 참여하지 못했으므로 위원회가 마련한 공청회에서 자신의 의견을 피력할 수밖에 없었다. 에닉은 미국실험생물학협회연합 위원회가 미국인들이 트랜스지방을 실제로 얼마나 많이 섭취하고 있는지 정확하게 알지 못할 것이라고 걱정했다. 위원회는 섭취량을 파악하기 위해 고심했는데, 트랜스지방이 건강에 끼치는 부정적인 영향이 섭취량과 관련되어 있기 때문이었다. 에닉은 모여 있는 전문가들을 향해 그들이 섭취량 분석 자료로서 의지하던 전국 식품 섭취 데이터베이스에 "심각한 오류"가 있다고 주장했다. 그녀가 직접 분석한 자료에 의하면 미국인의 트랜스지방 섭취량은 공식 발표보다 두 배에서 네 배가량 더 많았다. 이것은 전문가들이 알고 있는 것보다 미국인들이 트랜스지방을 훨씬 더 많이 먹고 있음을 의미했다.[135]

애플화이트는 동료들 앞에서 에닉의 연구를 계속해서 비난했다. 그는 에닉의 연구가 "허위 기술과 눈에 띄는 오류들뿐만 아니라 '사실'에 대한 선택 편향으로 가득한 궤변"이라고 주장했다. 그의 경멸적인 어조는 앤설 키스와 판박이였다. 10년 전 키스는 식단-심장 가설에 대한 모든 의문을 성공적으로 분쇄했는데, 그러한 공격은 이번에도 유효했다. 애플화이트와 쇼트닝식용유협회의 관계자들은 에닉, 쿰머로우와 다른 몇몇 연구자들을 여지없이 두들겨댔다. 수많은 비난 편지, 멈추지 않는 질의, 끝없는 이의 제기 등은 대체적으로 성공적인 전술이었다. 1960년대부터 1990년대까지 트랜스지방 연구가 불충분했던 것은 많은 부분 쇼트닝식용유협회의 노력 덕택이었다.

하지만 트랜스지방에 관해 쿰머로우 등이 주장했던 과거의 이론들을 모두 수장시킬 것이 아니라 적극적인 의견 교환을 통해 토론하고 분석했어야 했다. "이론은 살아 있는 생명체라고 볼 수 있습니다. 성장하고 번식할 수 있도록 영양분을 계속 공급해줘야 합니다." 보스턴 대학의 환경과학자인 데이비드 오조노프David Ozonoff가 말했다. "생리적 필요를 거부당하는 적대적 환경에서는 과학 이론이 시들어버리고 사멸합니다." 트랜스지방 연구에서 일어났던 일이 바로 이러한 과학 연구의 질식사였다.

---

135 농무부는 에닉에게 식품에 함유된 트랜스지방의 측정을 의뢰했다. 농무부는 국민건강영양조사라는 정부 식품 섭취 데이터베이스에 포함된 트랜스지방 수치에 의문의 여지가 있다는 에닉의 의견에 동의했다. 1990년대 초까지만 해도 식품에 함유된 트랜스지방의 양을 정확히 측정하려고 노력했던 연구자는 에닉과 메릴랜드 대학 연구진뿐이었다.

우리는 트랜스지방을 얼마나 많이 먹고 있었을까?

에닉이 미국실험생물학협회연합 위원회와 논쟁했던 주제는 1980년대에 연구자들 사이에서 가장 커다란 논쟁거리가 되었다. 미국인들이 실제로 섭취하는 트랜스지방의 양은 정확히 얼마인가? 애플화이트의 측근이자 프록터 앤드 갬블에서 오랫동안 일했던 화학자 에드워드 헌터J. Edward Hunter는 미국실험생물학협회연합 회의에서 식품 산업을 대변하는 논지를 내세웠다. 그가 직접 분석해 제출한 문서는 미국인의 트랜스지방 일일 섭취량을 일인당 3~7그램으로 추정했다. 에닉은 헌터의 계산에 오류가 있다고 주장했는데, 헌터가 계산에 이용한 정부 측 국민건강영양조사 자료는 손쓸 수 없을 정도로 결함이 많기 때문이었다. 예컨대 국민건강영양조사는 크리스코와 마가린을 트랜스지방이 없는 식품으로 분류했으나 실제로는 트랜스지방이 칼로리의 22퍼센트 혹은 그 이상이었다. 에닉의 계산에 따르면 치즈볼 한 봉지에는 3~6그램의 트랜스지방이, 밀기울 머핀에는 거의 4그램의 트랜스지방이, 그리고 초콜릿 칩 쿠키 한 봉지에는 11.5그램의 트랜스지방이 들어 있었다.

"연구에서 저는 모유에 대한 실험도 했어요." 에닉의 동료인 베벌리 테터Beverly B. Teter가 말했다. "한 수유부에게 던킨 도넛 두 개, 치즈볼 한 봉지, 그리고 페퍼리지 팜 쿠키 작은 봉지 하나를 주었어요. 전부 먹으면 총 22그램이 넘는 트랜스지방을 섭취하게 되죠. 그런데 실제로 이 정도로 먹는 사람들이 많아요! 그렇다면 식품업계 사람들이 제시하는 수치인 3~7그램보다 트랜스지방을 훨씬 더 많이 섭취하는 사람들이 많다는 얘기죠." 테터는 수유 중인 엄마가 섭취한 트랜스지방의 양과 모유에 함유된 트랜스지방의 양이 비례한다는 사실을 밝혀냈다.

트랜스지방 섭취에 관한 에닉의 추정치에 따르면 미국인의 평균 섭취량은 하루 12그램으로, 헌터의 추정치보다 2~4배 이상 많았다. 이렇듯 의견이 갈리는 가운데 미국실험생물학협회연합 위원회는 에닉이 제출한 자료를 그냥 무시하기로 결정했다. 아무런 설명도 없이 위원회는 1985년의 공식 보고서에 헌터의 분석을 첨부했고 에닉의 자료는 첨부하지 않았다.

뜨거운 논쟁의 대상이었던 섭취량 수치는 또 다른 전문 위원회에서도 쟁점이 되었다. 이번 위원회는 1986년 미국실험생물학협회연합이 하원에 보고할 트랜스지방 검토서를 작성하기 위해 결성한 위원회로, 하원은 포장 식품에 함유된 모든 지방 성분에 대한 표기 의무화를 고려하고 있었다. 따라서 판돈이 높았다. 에닉은 미국실험생물학협회연합에 편지를 보내 정책을 시행하기 이전에 국민건강영양조사 자료를 수정해야 한다고 지적했다. 쇼트닝식용유협회를 대표하던 애플화이트와 헌터는 그녀를 막무가내 무법자로 치부하려 했다. 그들은 "에닉 이외에는 아무도 그 자료의 타당성에 의문을 제기하지 않았다"라고 썼다. 에닉이 트랜스지방이 인체에 미치는 "상상 속의" 영향에 관한 "부당하고 근거 없는 우려"를 제기한다고 묘사하며 "트랜스지방은 균형 잡힌 식단을 섭취하는 사람이나 동물에게 어떠한 해도 주지 않는다"고 강조했다.

한편, 에닉은 작은 업계 간행물 한 곳에 편지를 보내어, 쇼트닝식용유협회의 과학자들이 정말로 트랜스지방이 해롭지 않다고 믿는다면 트랜스지방 섭취량에 왜 그리 신경을 쓰는지 의심스럽다고 지적했다. 과학 문헌을 조금만 살펴보면 누구라도 알 수 있듯이, 트랜스지방은 건강에 부정적 영향을 주는 것이 확실하기 때문에 식품업계에게 이 문제는 판도라의 상자와 같아서 가능하기만 하다면 절대 열려서는 안 되었다.

판도라의 상자가 열리다

트랜스지방의 파국은 미국인 과학자로부터 시작된 것이 아니었는데, 미국 학계에서 트랜스지방 비판자들은 철저하게 변방으로 밀려났기 때문이었다. 시작은 네덜란드에서였다. 바흐닝엔 대학의 영양학, 분자생물학 교수인 마르테인 카탄Martijn B. Katan과 그의 대학원 학생 로널드 멘싱크Ronald Mensink로부터였다. "멘싱크와 카탄이 모든 대소동의 시작이었습니다"라고 프록터 앤드 갬블의 헌터는 투덜거렸다.

카탄은 영양학계에서 매우 영향력 있고 존경받는 유럽의 과학자 중 한 명으로, 미국 학자들과도 끈끈한 관계를 맺고 있었다. 1980년대 중반 네덜란드 심장 재단의 임원들은 에닉과 쿰머로우의 논문을 읽고 혼란에 빠져 카탄에게 조사를 요청했다.

카탄은 자신의 친구 오노 코르버르Onno Korver를 만나 트랜스지방이 혈중 콜레스테롤에 미치는 영향을 밝히기 위한 실험의 연구비를 요청했다. 코르버르는 대기업 유니레버Unilever의 로테르담 본사에서 영양 분야 수장을 맡고 있었다. 초기의 연구들은 트랜스지방이 총콜레스테롤에 미치는 영향에 대해서만 조사했으나 이제는 LDL 콜레스테롤과 HDL 콜레스테롤 측정이 가능해졌다. 코르버르는 흥미를 느꼈다. "우리는 트랜스지방과 관련한 과학 데이터가 부족하고 일관성이 없다는 점을 깨닫기 시작했습니다. 그래서 '네 제품을 알라'는 슬로건하에 우리는 더 많은 데이터를 확보할 방법을 고민하기 시작했어요." 그렇다 하더라도 "연구비를 후원하도록 유니레버에 확신을 심어주고 설득하는 과정이 필요했습니다. 왜 위험을 무릅쓰고 트랜스지방을 건드려야 하는지에 대해서 말이죠." 코르버르가 설명했다.

카탄은 여성 34명과 남성 25명을 대상으로 지방 성분에 변화를 주는 식단 실험을 진행했다. 한 식단은 칼로리의 10퍼센트가 트랜스지방이었고, 다른 식단은 10퍼센트가 올리브유였으며,[136] 또 다른 식단은 포화지방이 풍부한 특수 마가린이었다. 피험자들은 세 가지 식단을 3주 간격으로 돌아가며 섭취했다.

멘싱크와 카탄은 트랜스지방이 많은 식단이 올리브유에 비해 LDL 콜레스테롤을 상승시켰을 뿐만 아니라 HDL 콜레스테롤을 저하시켰음을 발견했다. "저는 HDL 콜레스테롤 결과가 잘못되었다고 확신했어요. HDL 콜레스테롤을 낮추는 지방은 없기 때문이죠"라고 카탄은 설명했다. (주로 동물성 식품에서 발견되는 포화지방은 HDL 콜레스테롤을 상승시킨다. 하지만 영양 전문가들은 이런 효과를 오랜 세월 무시해왔다. 포화지방이 건강에 해롭다고 여겼기 때문이다.) 트랜스지방이 HDL 콜레스테롤을 떨어뜨릴 수 있다는 가능성이 최종적으로 확인되지는 않았지만, 당시 그들에게는 그 자체만으로도 상당한 충격이었다.

식품 제조업체와 식용유 업계가 당혹스러워할 만큼 미국 주요 신문사들은 멘싱크와 카탄의 연구 결과를 보도하며 경화유의 중대한 폐단이 드러났다고 해석했다. 1990년 AP통신은 "마가린의 지방산이 우려를 키운다"라는 헤드라인의 기사를 내보냈다. 이러한 결과는 모두에게 충격으로 다가왔다. 특히 주요 건강 단체들은 큰 충격을 받았는데, 마가린이 버터보다 더 건강하다며 수십 년간 마가린을 권장해왔기 때문이었다.

당연히 쇼트닝식용유협회는 멘싱크와 카탄의 논문을 공격했다. 협회장은《뉴잉글랜드 의학 저널》에 보낸 서신에서 논문의 실험 방법을 다각

---

136 올리브유는 HDL과 LDL 콜레스테롤에 비교적 중립적인 영향을 주기 때문에 선택되었다.

도에서 비판하며 트랜스지방 섭취량이 너무 많아 대표성을 가지기에 부적절하다고 주장했다. 그러나 업계에 몸담고 있던 과학자들은 과도하게 불안해하지는 않았다. 적어도 그때까지는. 헌터는 "그 효과와 관련한 지식을 총정리했어야 했어요. 한 건의 연구로는 온전히 확신할 수 없죠"라고 했다.

카탄은 트랜스지방이 LDL과 HDL 콜레스테롤에 미치는 효과에 대해 "저는 미국인 동료들, 특히 산업체 관계자들은 이 결과를 전혀 믿지 않을 것이라고 생각했어요"라고 말했다. "그러나 우리는 편향이 없는 합리적인 과학자들이고, 그들은 여기서 무언가가 진행되고 있다는 것을 깨달아야만 했어요."

그 "무언가"는 다음 5년간 이어진, 카탄과 여러 연구자들이 수행한 다수의 실험을 통해 더욱 확실해졌다. 하지만 실험 방법론에 대한 의혹은 계속해서 제기되었다. 예컨대 쇼트닝식용유협회 전문가들이 지적했듯이 몇몇 연구에서는 피험자들에게 순수 트랜스지방이 아닌 부분경화유를 먹도록 했으며, LDL 콜레스테롤에 대한 관찰 결과 중 일부는 수소화 과정에서 생성된 인공 지방산 이성질체 때문이라는 것이었다. 이는 매우 중요한 지적인데, 왜냐하면 앞서 살펴보았듯이 수소화 공정은 트랜스지방과 함께 다량의 지방산 이성질체도 생성하기 때문이다. 이와 같은 지방산에 대해서는 알려진 바가 거의 없으며, 지금까지도 대부분의 과학 연구는 기타 이성질체와 트랜스지방의 영향을 분리해내고자 시도하지 않아왔다.

트랜스지방을 둘러싼 증거에 대한 이런저런 심각한 의구심들로 인해 트랜스지방이 건강에 해로운 결과를 주는 이유가 콜레스테롤에 대한 영향 때문인지 아니면 다른 이유 때문인지에 관한 진지한 의문이 제기되었다. 그리하여 업계 측 유화학자들은 과학적 합리성을 가장한 논리를 바탕으로 계속해서 경화유를 옹호했다.

1992년경 트랜스지방과 콜레스테롤에 관한 연구는 많지 않았지만 축적된 증거 자료만으로도 유니레버가 3년 이내에 자사 제품에서 부분경화유를 없애겠다고 선언하기에 충분했다. "우리는 유럽 도처의 마가린 생산 단지에 대규모 수소화 공장을 일곱 개나 가지고 있었습니다. 그 전부를 폐쇄해야 했죠"라고 코르버르는 말했다. 유니레버는 유럽의 식품업계에서 영향력이 상당했기에 여러 다른 업체들도 곧 팜유로 전환했다. 카탄은 "유럽의 업계는 변화에 열려 있었다"고 평했다. "반면 미국 업계는 아주 요지부동이었죠."

대신 미국의 식품업계는 카탄 등이 발표한 불리한 결과에 반박하기 위한 연구를 지원하기로 결정했다. 대부분의 업계 과학자들은 그때까지만 해도 실제로 트랜스지방이 건강에 해롭지 않다고 믿고 있었으며(어쨌든 LDL과 HDL 콜레스테롤에 대한 영향이 아주 크지는 않았다) 이 주제와 관련된 과학 문헌에 대한 통제력을 회복하고자 했다. 모금함을 돌린 결과 쇼트닝식용유협회는 물론이고 여러 식품 생산업체, 미국대두협회 등으로부터 100만 달러가 넘게 모금되었다.[137]

식품업체가 제품과 관련된 과학 이론을 조종하고자 사용해온 또 하나의 전술은 다음과 같다. 그들은 영예로운 학술 단체에 속한 명망 있는 과학자들에게 돈을 지불하고 자사 제품에 긍정적인 결과가 나오도록 의

---

137 후원에 참여한 기업 및 단체는 다음과 같다. 나비스코 식품 그룹, 전미마가린제조사협회, 스낵푸드협회, 말린크로트 특수 화학(Mallinckrodt Specialty Chemicals), 연합 대두 위원회, 메릴랜드·오하이오·노스캐롤라이나·일리노이·미시건·미네소타·인디애나 주 대두 위원회, 전국목화씨제품협회.

도된 실험을 맡게 한다. 이런 전술을 제일 먼저 펼친 베스트푸드는 경화유의 안전성을 입증해줄 연구들을 후원했으며, 유니레버와 기타 거대 식용유 업체들은 식물성 기름에 관한 과학 연구에 이런 방식으로 영향력을 행사해왔다. 물론 연구자 입장에서는 이런 식의 자금 지원이 불편하지만, 영양 연구를 위한 연구비는 매우 부족했고 실험에는 비용이 매우 많이 들었기 때문에 이런 방식을 필요악으로 여겼다. "우리들 모두 기업으로부터 자금을 지원받습니다." 매사추세츠 대학 로웰 캠퍼스의 생화학자이자 트랜스지방 연구자인 로버트 니콜로시Robert J. Nicolosi는 말했다. "그렇지만 우리는 연구 결과를 발표할 때 업계가 영향력을 행사할수 없다는 합의문에 서명합니다. 문제는 대중의 인식이죠. 하지만 우리는 숨기지 않아요. 이것이 우리의 최선책인 걸요."

하지만 대학 소속의 과학자를 후원하는 식품 기업은 분명 자사 제품에 유리한 결과를 기대할 것이다. 식용유 대기업 로더스 크로클란Loders Croklaan에서 연구를 총괄하는 제럴드 맥닐Gerald McNeill은 내게 설명했다. "제가 마가린 대기업이라 치고, 제품에 들어갈 건강 문구를 만들고 싶다고 합시다." 기업은 영양학 엘리트 중 한 명을 찾으려 할 것이다. 미국심장협회나 국립보건원과 좋은 관계를 유지하고 있는 대학 교수를 찾아그에게 자금을 지원하여 실험을 진행하도록 할 것이다. 때에 따라서는 연구자들이 연구 방법을 설계하는 데 기업 측 과학자들이 개입해 긍정적인 결과가 나오도록, 적어도 부정적인 결과가 나오지 않도록 유도할 것이다. "25만 달러를 쓰면 단언컨대 확실하게 원하는 결과를 얻을 수있죠!" 맥닐은 소리쳤다. 실제로 수많은 검토 보고서를 보면, 업계가 후원한 실험이 자금을 받지 않은 실험에 비해 후원자 측에 유리한 결과를낼 확률이 훨씬 높다. 또 대형 식품 업체는 학술 연구자들과 좋은 관계를 유지하기 위해 강연료를 챙겨주기도 하고, 콘퍼런스에 참여할 수 있게 여행 경비를 지원해주기도 한다. 맥닐은 이렇게 말했다. "모든 기업이 그렇게 합니다. 게임에 참가하지 않으면 도태되기 때문이죠."

멘싱크와 카탄의 연구를 반박하기 위해 식용유 업계는 농무부의 지방질 실험실에서 진행된 실험에 자금을 지원했다. 책임자는 생화학자 조지프 주드였다. 모두가 완고한 과학자인 주드의 연구 결과라면 의심할 여지가 없다고 입을 모았다.

주드는 트랜스지방과 관련해 몇 건의 임상 실험을 진행했는데, 1994년의 첫 실험이 가장 중요했다. 농무부 구내식당에서 주드는 남성 29명과 여성 29명에게 특수 제작한 식단을 제공했는데, 네 가지 식단을 6주마다 돌아가며 먹도록 했다. 첫 번째 식단은 올리브유가 많았고, 두 번째 식단은 "중간 정도의" 트랜스지방(칼로리의 3.8퍼센트)을 함유했으며, 세 번째 식단은 "다량의" 트랜스지방(칼로리의 6.6퍼센트)을 함유했고, 마지막 식단은 포화지방을 다량 함유했다. 결과 지표로 총콜레스테롤, HDL 콜레스테롤과 LDL 콜레스테롤을 측정했다. 애플화이트의 협조로 크래프트사가 지방 제품을 제공했다.

모든 이들이 주드의 연구 결과가 카탄의 연구를 반박하여 "카탄의 연구 결과를 무력화"시키길 기대하고 있다는 사실을 주드도 잘 알고 있었다. 식품 산업이 항상 해오던 방식이었으니 말이다. 모두가 받아들일 수밖에 없는 결과를 얻기 위해 주드는 업계가 자금 지원을 결정하기 전에 업계 측 과학자들을 연구 설계에 참여시키는 이례적인 방법을 택했다.

하지만 놀랍게도 결과는 카탄의 연구와 반대되지 않았다. 오히려 주드는 그것을 검증해냈을 따름이었다. 트랜스지방이 많은 식단은 카탄의 연구보다는 적은 양이었지만 HDL 콜레스테롤을 "약간 감소"시켰으며,

LDL 콜레스테롤을 유의미하게 증가시켰다. 연구를 지원했던 수많은 기업에게는 불행한 일이지만 "주드 연구"는 식품 산업이 스스로의 발등을 찍은 가장 유명한 사례가 되고 말았다. 주드는 "내가 보고서를 제출할 때 쥐 죽은 듯한 정적이 흘렀죠!"라고 회상했다. "그들은 이것이 좋은 연구임을 알고 있었어요. 그들은 진실을 알고 싶어 했고, 나는 그들이 진실을 얻었다고 생각해요. 물론 그들이 원하던 결과는 아니었지만요."

주드의 연구는 많은 과학자들에게 특별하고 귀한 기억으로 남아 있다. 다윗과 골리앗의 일화처럼 과학이 자본을 상대로 거둔 흔치 않은 승리의 상징이었다. 브랜다이스 대학에서 35년간 지방과 기름을 연구해온 영양생물학자 헤이스K. C. Hayes는 "업계가 그 연구를 설계했죠. 그리고 짝! 그들은 면전에서 따귀를 맞았죠!"라며 흥분했다. 반면 업계 내부 인사들은 당연히 침울해했다. "업계는 우려했습니다"라고 헌터는 인정했다. 주드 연구를 강력히 추진했던 헌터는 연구 결과가 프록터 앤드 갬블에 유리한 쪽으로 나오지 않자 다른 부서로 전출되었다.

"우려라는 말은 그나마 부드러운 표현이죠." 당시 크래프트사의 부회장이었던 마이클 머드Michael Mudd는 말했다. 그 무렵 크래프트는 리츠 크래커나 트리스킷처럼 트랜스지방 함량이 높은 제품들을 수없이 생산하고 있었다. "업계는 공황 상태였고, 구워내는 제품을 많이 보유한 업체들은 특히 더했습니다." 1990년대 중반 주드 연구가 발표된 이후 트랜스지방은 "한동안 가장 주목받는 주제"였다. 업계는 트랜스지방에 대한 역풍을 숨죽이며 기다렸다. 하원이나 식품의약국이 트랜스지방을 공격할 것인가? "표기 의무화 정책이 언제 시작될 것인지, 사태가 격화될 것인지 예측해보았습니다." 머드가 말했다. "그런데 그런 일은 일어나지 않았습니다. 대중의 분노는 나타나지 않았죠."

LDL과 HDL 콜레스테롤에 대한 영향이 그리 크지 않았기 때문에[138] 식품 회사들은 업계가 과학 여론의 장에서 여전히 우세할 것으로 내다봤다. 승리를 위하여 업계는 트랜스지방에 대한 또 다른 검토 보고서에 자금을 지원했다. 보고서는 업계의 자금을 받는 국제생명과학연구소International Life Sciences Institute, ILSI라는 단체가 작성했다. 그리고 이번에는 업계의 바람과 일치하는 결과가 나왔는데, 트랜스지방이 해롭다는 주장의 근거가 부족하며 일관되지 않기 때문에 트랜스지방은 안전하다고 결론을 내렸다. 펜실베이니아 주립대학의 영양학 교수이자 보고서의 공동 책임자였던 페니 크리스-이더튼Penny Kris-Etherton은 이 보고서가 "업계의 관점에서" 작성되었다고 말했다. 식품 회사들은 트랜스지방에 대한 연구 결과가 자사 제품을 바꿔야 할 만큼 가치 있는 것인지 알고 싶어 했다. 그럼에도 그녀를 비롯한 엘리트 전문가들은 그러한 업계의 노력에 이름을 빌려주었다. 그리하여 사람들은 이 보고서를 트랜스지방이 해롭지 않다는 확실하고 신뢰할 만한 자료로 받아들이게 되었다. 하지만 카탄은 이 보고서가 "업계의 피해 수습 대책의 일환"에 지나지 않으며 데이터를 "공정하게 다루지 않았다"고 지적했다.

결국 트랜스지방이 악명이 높아지고, 미국 전역의 여러 주와 시에서 금지되고, 식품의약국의 가장 중요한 규제 대상이 된 이유는 역설적이게도 새로운 데이터가 출현했기 때문이 아니었다. 그보다는 트랜스지방에 반대하는 움직임이 나타났기 때문이었다. 많은 세력이 트랜스지방에

---

138 HDL 콜레스테롤에 대한 영향은 신뢰할 수 있을 만큼 입증된 적이 없으며, LDL 콜레스테롤에 대한 영향은 작았다. 총칼로리에서 트랜스지방 비율이 5퍼센트 증가했을 때 LDL 콜레스테롤은 7.5mg/dL 상승했는데, 이를 백분율로 환산하면 일반적인 미국인의 경우 7퍼센트에 불과하다(FDA 2003, 41448).

반대하는 전선을 결성하고 트랜스지방을 지방 성분 중 최고의 악당의 자리로 밀어 넣었다. 그 세력 중에는 독자적으로 행동한 인물이 또 한 명 있었는데, 이번에는 샌프란시스코에서였다. 공익과학센터도 있었다. 그리고 친숙한 영양학 엘리트 한 명이, 마치 앤설 키스처럼, 산더미 같은 역학 데이터의 꼭대기에 앉아 데이터를 내세우며 영양학 역사의 진로를 변화시켰다. 키스가 포화지방을 이용해 그랬던 것처럼 말이다. 그는 바로 하버드 대학의 영양학 교수 월터 월렛이다. 지중해 식단을 도입해 영양학계에서 유명세를 떨친 그는 이제 트랜스지방으로 자신의 명성을 더욱 드높이게 되었다. 월렛은 트랜스지방을 공식적으로 비난함으로써 식품 시장에서 퇴출되도록 만들었다. 트랜스지방의 대체품이 건강에 훨씬 더 해로울 가능성만 없었더라면, 그것은 좋은 결과였을 수도 있었다.

9장

트랜스지방에서 벗어나

더 나쁜 것으로?

다불포화지방이 다량 함유된 식단이 암 사망률을 높인다는 임상 실험 결과에서부터 다불포화 기름에 맹독성 산화 부산물이 들어 있다는 최근의 발견에 이르기까지 다불포화 기름은 건강에 문제가 되고 있다. 그럼에도 불구하고 다불포화 기름은 20세기를 통틀어 단일 식재료로는 섭취량이 가장 많이 증가했는데, 여기에는 전문가들의 권고가 큰 역할을 했다.

여러 면에서 하버드의 역학자 월터 월렛은 앤설 키스와 정반대 성격이었다. 월렛은 부드러운 목소리에 온화하고 신사다웠으며 팔자 콧수염을 기른 호리호리한 남자로, 그의 한결같은 다정함만 봐서는 그가 영양학계의 정상에 올랐으리라고는 상상하기 힘들다. 하지만 월렛은 20년 동안 학계에서 가장 영향력 있는 목소리의 주인공이었다. 앞서 보았듯이 그는 지중해 식단을 추진한 주역으로, 1993년 케임브리지에서 지중해 식단 피라미드를 소개했다. 그리고 같은 해 트랜스지방과 관련해 중대 발표를 했다.

발표는 간호사 보건 연구 데이터를 근거로 삼았다. 1976년 시작된 간호사 보건 연구는 간호사 10만 명을 대상으로 식단 자료를 수집한 영양학 역사상 최대 규모의 역학 연구였다. 키스와 마찬가지로 월렛의 권력은 이 분야에서 가장 방대한 데이터를 생산한 연구의 책임자였다는 데서 나왔다. 관찰 연구였기에 인과관계가 아닌 상관관계만을 보여줄 수 있었음에도 말이다. 월렛은 키스처럼 논문의 주의 사항에 대해 말할 때는 언제나 목소리를 낮춘 반면, 긍정적인 결과를 발표할 때는 훨씬 자신에 찬 목소리를 냈다. 또한 하버드 대학 출판부의 권위 덕택에 월렛의 주장에는 더욱 힘이 실렸다.

월렛이 간호사 보건 연구 결과를 바탕으로 진척시킨 많은 이론들은 공중 보건 권장안에 수용되었다. 대표적인 예로, 간호사 보건 연구 결과에 따라 갱년기 여성에게 호르몬 대체 요법의 시행이 권고되었고, 모든 사람에게 비타민 E 보충제의 복용이 권장되었다. 이 두 가지 권고 사항은 이후 철회되었는데, 간호사 보건 연구에서 나타난 상관관계를 임상 실험에서 검증할 수 없었기 때문이었다. 실제로 임상 실험 결과 호르몬 대체 요법과 비타민 E 보충제는 오히려 건강에 위험한 것으로 밝혀졌다. 간호사 보건 연구의 데이터를 바탕으로 한 공중 보건 권장안의 발표는 시기상조였던 것이다. 월렛이 트랜스지방에 관해 발표하기 전에도 한 건의 임상 실험(멘싱크와 카탄의 실험)이 실시되었지만 당시에는 아직 재검증되지 않은 상태였다. 그래서 월렛은 주로 간호사 보건 연구에 근거하여 트랜스지방을 비난했다.

메리 에닉의 연구에서 영감을 얻은 월렛은 1980년부터 실험 대상자 9,000명을 대상으로 트랜스지방 섭취 데이터를 수집하기 시작했다. 10년 후 월렛은 연구 데이터를 바탕으로 트랜스지방 섭취량과 심장 질환 위험도 사이에 연관성이 있다고 간주했다. 1993년 월렛은 《랜싯》지에 결과를 발표했지만, 그 논문은 관심을 받지 못했다. 이듬해 월렛은 동료 학자와 함께 트랜스지방이 미국에서 매년 3만 건의 심장 질환 사망을 유발한다는 내용의 기고문을 덧붙였다. 하버드 대학 출판부가 이 기고문을 출간하자 커다란 파장이 일었다. 기고문은 하루에 4티스푼 이상 마가린을 섭취하는 여성은 심장 질환 위험이 50퍼센트 높아진다고 주장했다. 이는 세간의 주목을 받았다. 일간지들은 재빠르게 1면에서 이 수치를 다뤘고, 뉴스는 전 세계로 퍼져나갔다. 월렛의 글은 학술 논문이 아니라 기고문이었으므로 논문 심사를 거치지 않았고, 3만 건이라는 숫자를 산출해낸 계산법에 대해 합당한 의혹이 제기되었다. 그러나 이러한 지적은 충격적인 헤드라인에 비하면 각주 정도에 불과할 뿐이었다.

크래프트사의 부회장을 지낸 마이클 머드는 "죽을 때까지 잊지 못할 거예요"라고 말했다. "어느 일요일 밤, 나는 ABC 뉴스를 시청하고 있었어요. 월터 윌렛이 출연해 마가린이 연간 3만 명을 죽이고 있다고 말했죠. 업계에 지진이 일어났습니다!"

전미마가린제조사협회 회장이었던 릭 크리스톨Rick Cristol도 "지옥 같은 한 달이었어요. 거기서부터 모든 것이 악화일로였죠"라고 회상했다. 카탄은 "업계는 노발대발했다"라고 말했다.

3만 명이라는 숫자가 발표된 다음 날 덴마크에서는 준정부 조직인 덴마크영양협의회가 긴급회의를 열고 윌렛의 충격적인 연구 결과를 전했는데, 이는 전례가 없었던 일로 언론의 크나큰 관심을 모았다. 그날 이후 이 단체는 트랜스지방을 건강에 대한 위협으로 규정한 세계적인 선두주자로 거듭나게 되었으며, 덴마크 의회를 설득해 세계 최초로 트랜스지방 금지 법안을 통과시켰다. 그 결과 덴마크에서는 2003년부터 총지방 함량 중 트랜스지방 비율이 2퍼센트가 넘는 식품은 모두 금지되었다.[139] 이는 전 세계 모든 국가의 정부 정책 중 가장 포괄적인 대책이다.

윌렛의 3만이라는 숫자가 덴마크의 행동을 유발했다. 공익과학센터도 이 숫자에 자극받아 식품 포장 겉면에 트랜스지방 함량을 표기하도

---

[139] 트랜스지방에 대한 덴마크 여론의 관심은 눈부실 정도였다. 2004년 세븐일레븐 점포에서 판매하는 도넛의 트랜스지방 함량이 6퍼센트로 드러나자 세븐일레븐 프랜차이즈의 관리자가 국영 방송에 출연해 24시간 안에 모든 점포에서 도넛을 회수하겠다고 약속하기도 했다(L'Abbé, Stender, and Skeaff 2009, S53).

록 식품의약국에 탄원했고, 2003년 식품의약국은 이를 의무화했다. 3만이라는 숫자는 트랜스지방을 유명하게 만들었다. 그 숫자는 트랜스지방에 대한 대중의 인식을 바꿔놓았고, 트랜스지방의 종말을 이끌었다.

"그는 열성적으로 데이터를 과대포장했다"

하지만 월렛은 대중이 알고 있는 것보다 훨씬 더 많이 데이터를 과장했다. 그의 숫자는 LDL 콜레스테롤을 상승시키고 HDL 콜레스테롤을 조금 감소시키는 트랜스지방의 속성에 근거한 것이었지만 자세한 계산법에 대해서는 전혀 언급하지 않았다. 또한 월렛의 논문에 대한 동료 과학자들의 지지도 미미했다.

3만이라는 숫자를 발표하고 몇 달 뒤 월렛은 잠재적 독소에 관한 학술 토론을 목적으로 하는 비영리단체인 독성학 포럼Toxicology Forum의 회의에 초대되었다. 보통 비공개, 소규모로 진행되는 이 단체의 회의에는 산업체 대표와 정부 및 학계의 과학자들이 참여했다. 1994년 7월 트랜스지방이 심장 질환을 유발한다는 월렛의 주장을 뒷받침하는 증거를 검토하고자 콜로라도 주 아스펜에서 회의가 열렸다.

월렛이 자신의 역학 연구 결과를 발표하자 보스턴 대학 슬론 역학 센터Slone Epidemiology Center의 책임자 새뮤얼 샤피로Samuel Shapiro가 일어나 반대 주장을 펼쳤다. 샤피로의 핵심은 스스로 심장 질환이 있을 수 있다고 여긴 피험자 중 일부가 버터에서 마가린으로 전환했을 가능성이 크다는 것이었는데, 1960년대부터 의사들이 위험군 환자들에게 그렇게 조언해왔기 때문이었다. 그러므로 트랜스지방을 많이 먹은 피험자가 사망했을 때 트랜스지방이 심장 질환을 유발했는지, 아니면 피험자가 이미 심장 질환이 있어서 마가린을 더 많이 먹었는지 연구자가 어떻게 알 수 있겠는가? 다시 말해, 마가린 섭취는 심장 질환의 원인이 아니라 결과일 가능성이 있다는 것이다. 이러한 문제를 "징후에 의한 혼동confounding by indication"이라 하는데, 샤피로는 이것이 역학 연구로 인과관계를 정립하려고 할 때 불거지는 "핵심 딜레마"라고 지적했다.

더욱이 윌렛의 간호사 보건 연구에는 역학자라면 누구나 알아차릴 수 있는 근본적인 문제점이 있었는데, 샤피로는 이에 대해서도 언급했다. 샤피로는 다양한 "혼란 변수"들을 완벽하게 보정하기 어렵다는 점을 설명했다. 식단과 생활 습관 이외에도 멀티비타민 복용, 운동, 당 섭취 등 다른 요인들이 결과에 혼동을 주었을 수 있다는 것이다. 이러한 요인들이 심장 질환에 미치는 영향에 대해서는 누구도 정확하게 알지 못하므로, 아무리 연구자가 "보정"했다고 주장한들 완벽하게 정확할 수는 없다는 것이 비판의 요지였다.

이뿐만 아니라 생활 습관 요인 중 어느 한 가지를 정확하게 측정하는 일은 굉장히 어렵다. 이러한 이유로 간호사들의 식단을 파악하기 위해 사용된 설문인 식품 빈도 설문 조사Food Frequency Questionnaire, FFQ는 학계에서 오랫동안 논란의 대상이었다. 모든 간호사가 각자 지난 1년간 먹은 음식을 정확하게 회상하거나 기록할 수 있다는 발상은 비전문가가 보더라도 의문스럽기만 하다. 예를 들면 이런 식의 질문이다. 당신은 지난 1년간 "복숭아, 살구 또는 자두"를 얼마나 자주 먹었다고 생각합니까? 20번? 50번? 당신의 추정치를 적어보십시오. 그리고 이어지는 비슷한 질문 200개에 답하세요.

실제로 연구자들이 식품 빈도 설문 조사를 검증해봤더니 결과가 인상적이지 못했다. 심지어 윌렛의 연구팀도 조사 대상자가 자신이 먹은 지방의 종류를 기록할 수 있는 능력이 "약함"이거나 "매우 약함"임을 파악했다. 2003년 국립암연구소가 주축이 된 다국적 조사팀은 칼로리 및 단백질 섭취량과 질병의 관계를 평가하는 데 있어서 윌렛의 식품 빈도 설문 조사는 "권장할 수 없다"고 결론 내렸다.

이 외에도 식품 빈도 설문 조사에는 결함이 많다. 식품량과 섭취 빈도의 추정, 자신의 식단이 양호하게 보이게끔 하려는 조사 대상자의 과소평가나 과대평가, 그리고 식품을 영양소로 변환하는 대조표의 오류. 이것이 다가 아니다.

설문지를 채운 모든 항목은 통계학자들이 "예측 변수"라고 부르는 것으로, 통계학자라면 누구나 건강 결과와 충분한 연관성을 보이는 변수를 오류 없이 측정해야 한다고 말할 것이다. 한 개 이상의 결과 변수 (다양한 건강 문제들로, 윌렛은 이것을 50개가량 제시했다)를 가진 수많은 부정확한 예측 변수들은 통계적 신뢰성에 재앙을 초래한다.

샤피로는 만약 트랜스지방의 영향이 어마어마해서 심장 질환의 위험을 30배 정도 높인다면, 예를 들어 골초 흡연자와 비흡연자 사이의 폐암 위험도 차이 정도였다면, 위의 결함들은 가볍게 지나칠 수도 있었을 것이라고 말했다. 압도적인 상관관계 앞에서는 편향과 혼란 변수의 오류는 수그러든다는 것이다. 그러나 간호사 보건 연구에서 나타난 트랜스지방의 영향은 미미했고, 위험도의 증가도 채 두 배가 되지 않았다.[140]

샤피로는 윌렛의 연구가 편향과 혼란 변수를 통제하는 데 "실패"했

---

[140] 실제로 윌렛이 트랜스지방 연구 결과를 발표하고 1년 뒤 유럽에서 진행된 두 건의 대규모 관찰 연구에서 트랜스지방과 심장 발작 혹은 심장 질환으로 인한 돌연사 간에 아무런 관계가 없음이 증명되었다(Aro et al. 1995; Roberts et al. 1995).

으며, 역학적 근거를 바탕으로 트랜스지방이 동맥 질환을 유발한다고 주장하는 것은 "조금도 합당하지 않다"고 비판했다.

윌렛은 자신을 변호하기 위해 일어섰다. 그는 "심장 질환 위험 요인으로 알려진 것들뿐 아니라 생활 습관 요인을 비롯한 수많은 혼란 변수"를 보정한 후에도 트랜스지방의 영향이 유효했다고 설명했다. 그는 이러한 결과가 나머지 혼란 변수의 영향이 별로 크지 않았을 것이라는 확신을 주었다고 했다. 또 그가 측정한 트랜스지방의 대부분이 쿠키에 들어 있었는데, 그것은 "여러분이 심장 질환에 걸렸다고 생각했을 때 많이 먹기 시작하는 음식이 아니다"라고 지적했다.[141]

회의실에 있던 사람들은 확신이 서지 않았다. 향신료와 허브 제조업체인 맥코믹 앤드 컴퍼니에서 오랫동안 일한 유기화학자 리처드 홀 Richard Hall은 다음과 같이 회상했다. "우리 모두는 역학 자료보다 더 확실한 데이터에 익숙합니다. 윌렛은 자신의 생각을 설득력 있게 잘 전달하는 친구입니다. 당신이 잠시 멈춰 그의 데이터가 결론을 제대로 뒷받침하고 있는지에 의구심을 표하기 전까지는 말입니다. 제가 받은 느낌은 그가 열성적으로 데이터를 과대포장하고 있다는 것이었어요." 회의의 의장을 맡은, 위스콘신 대학 메디슨 캠퍼스의 식품연구소 소장 마이클 파리자 Michael Pariza는 "나는 많은 사람들이 윌렛이 연구를 과장했다고 생각하면서 회의장을 나섰을 것이라 생각해요"라고 말했다.

그러나 윌렛은 성공했다. 앤설 키스가 포화지방을 악마화하여 유명

---

141 흥미롭게도 윌렛은 쿠키 등의 정크 푸드와 빵에 들어 있는 트랜스지방이 그가 관찰한 심장 질환 위험도 증가의 가장 큰 원인이라는 사실을 발견했다. 또한 탄수화물 섭취를 통제할 수 없었기 때문에 그가 관찰한 전체적 영향은 어쩌면, 적어도 일부는, 탄수화물 때문이었는지도 모른다.

해졌듯이 윌렛은 트랜스지방으로 유명세를 얻었다. 그리고 또 다른 유사점이 있다. 키스와 마찬가지로 윌렛도 언론에 자주 등장했다. 그는 《뉴스위크》지의 커버스토리를 작성하고 텔레비전 방송에도 자주 출연했다. 또 정상급 과학 학술지와 긴밀한 관계를 맺고 있었다. 윌렛의 고향 보스턴에 본부를 두고 있는 《뉴잉글랜드 의학 저널》은 트랜스지방에 대한 여러 편의 글을 수년에 걸쳐 게재함으로써 지속적으로 트랜스지방을 압박했는데, 대부분의 글은 윌렛과 그의 동료들이 집필했다. 또한 키스처럼 윌렛은 논문도 많이 발표했다. 예컨대 윌렛이 트랜스지방에 관한 논문을 발표했던 1993년에만 간호사 보건 연구에 기초한 논문을 32편이나 추가로 발표했다. 이는 실로 놀라운 숫자다. (반면 임상 실험은 여러 달 혹은 여러 해에 걸친 연구 끝에 한두 편의 논문만 나온다.)

윌렛이 그렇게 논문을 많이 쓸 수 있었던 이유는 다름이 아니라 데이터베이스에 변수가 너무나 많았기 때문이었다. 윌렛은 모든 식품과 생활 습관 변수를 다양한 질환에 의한 사망과 교차 계산했다. 이런 방법을 쓰면 어떤 인자가 질병을 유발하는지 아닌지에 관한 수많은 연구를 비교적 손쉽게 할 수 있다. 그것은 확률의 문제로서 반드시 결과가 튀어나오기 마련이다. 100개의 질문을 던지면 그중 다섯 개는 통계적으로 유의미하다고 나오게 되어 있다. 통계학자들은 이러한 문제를 "다중 비교" 혹은 "다중 검정"이라고 부른다. "질문의 수 자체가 유의미한 결과를 보장합니다." 이 문제를 연구해온 국립통계과학연구소의 통계학자 스탠리 영S. Stanley Young이 말했다. "하지만 대다수가 의문스러운 것들이죠."

일부 과학자들은 이런 가짜 상관관계를 만들어내기가 얼마나 쉬운지를 증명하고자 장난삼아 통계를 내기도 한다. 일례로 캐나다 온타리오주에 거주하는 1,060만 명의 별자리를 조사했더니 사자자리인 사람들은 위장 출혈 가능성이 높고, 궁수자리는 팔 골절에 취약한 것으로 나타났다고 한다. 이러한 상관관계는 "통계적 유의성"이라는 전통적인 수학적 기준을 충족하지만, 이는 순전히 무작위에 의한 것으로 "다중 비교"의 문제를 통계적으로 보정하고 나면 상관관계는 사라진다.

이런 이유로 많은 영양 전문가들이 월렛의 연구에 비판적이었다. "그는 3만이라는 숫자를 정당화하기 위해 불순한 일을 저질렀습니다"라며 국제생명과학연구소의 리뷰를 총괄했던 로버트 니콜로시는 월렛을 비판했다. "하지만 그는 성공을 간절히 원했기 때문에 성공했습니다." 역학자는 중요한 단서를 제공할 수는 있다. 그렇지만 다수의 연구자들은 월렛이 역학 연구를 이용해 사실상 인과관계까지 입증하려 하는 과오를 범했다고 생각했다.

그럼에도 월렛은 미국에서 트랜스지방의 판도를 바꿔놓았다. 그는 아스펜에 모인 전문가들을 향해 식품에 함유된 트랜스지방에 대해 이렇게 말했다. "우리는 매우 큰 규모로, 인간을 대상으로 한 통제되지도, 감독되지도 않은 국가적 실험을 수행하고 있습니다." 20세기 동안 막대하게 증가한 식물성 기름의 섭취에 대해서도 똑같이 말할 수 있을 것이다. 저지방 식단에 대해서도 마찬가지다. 둘 다 적절한 검증을 거치지도 않은 채 심장 질환 예방의 최선책이라며 권장되었다. 하지만 그 둘은 공식 권장안에 수십 년 동안 실려 있었으므로 역주행이 불가능했다. 오로지 트랜스지방이 들어 있는 경화유만이 문제시되었다.

트랜스지방이 새로운 악마가 되다

트랜스지방에 반대하는 캠페인을 펼치며 월렛은 그야말로 활동가가 되었다. 2006년 나는 뉴욕 시 중심가에서 열린 한 집회에서 그를 보았다. 인근에서는 시의원들이 시내 모든 레스토랑에서 트랜스지방의 사용을 금지하는 조례를 논의 중이었다. 춥고 바람 부는 10월 말의 어느 날이었는데, 나는 그가 단상에 오르는 것을 보고 놀랐다. 윌렛은 목례했고 군중들이 가까이 모여들었다. 그는 선언했다. "트랜스지방은 일종의 독입니다!" 환호가 울려 퍼졌다. 윌렛이 트랜스지방 섭취의 결과로 지목한 것은 심장 질환만이 아니었다. 그는 "당뇨와도 관련이 있을 수 있고, 과체중 및 비만과 연관되어 있다는 강력한 증거도 있습니다"라고 발언했지만 그의 주장을 뒷받침하는 과학적 근거는 그때나 지금이나 없다. "따라서 이것은 아주 중요한 발걸음입니다. 축하합니다, 뉴욕 시 보건국." 그는 이렇게 연설을 끝맺었다.

트랜스지방 반대 집회를 조직한 인물은 공익과학센터의 마이클 제이컵슨이었다. 공익과학센터는 1980년대에 열대 기름에 대한 공포를 부채질하며 식품 제조사가 트랜스지방을 사용하도록 밀어붙였던 주요 세력이었으나 10년 뒤 완전히 반대 입장을 취했다. 공익과학센터는 트랜스지방이 "밑지는 장사가 아니"라고 하던 입장을 바꿔 "트랜스지방: 유령 지방"이라는 표제의 뉴스레터를 널리 배포했다.

제이컵슨은 어느 방향으로 나아가든지 그곳의 실세였고, 나쁜 지방의 새로운 화신인 트랜스지방은 조직의 완벽한 먹잇감이었다. 하버드대학 교수와 팀을 이룬 공익과학센터는 이 문제에 있어 거의 무적에 가까웠다. 식품 포장에 트랜스지방을 표기하는 일에 "윌렛은 아주 중요한 역할을 했습니다"라고 제이컵슨은 말했다. "윌렛은 계속해서 주장했어요. 그는 분명하고 박식해요. 그래서 핵심 인물이었죠."

1994년 공익과학센터가 식품의약국에 제출한 트랜스지방 반대 탄원은 결실을 맺었다. 1999년 식품의약국은 트랜스지방을 식품 포장 겉면의 영양 성분 표에 명시하도록 하는 "규정안"을 발표했다. 쇼트닝식용유협회에서부터 전국제과업협회와 전미마가린제조사협회까지, 맥도날드에서 콘아그라 푸드ConAgra Foods까지 모든 식품 회사와 식품 협회가 이에 대한 서신을 보내왔는데, 대부분 규정안에 반대했다. 프레드 쿰머로우, 메리 에닉을 비롯한 과학자들과 보건 관련 단체들도 서신을 보내왔다. 모두 합쳐 2,020통의 서신이 식품의약국에 도착했다.

전문가 의견을 구하고자 식품의약국은 NAS의 하부 조직인 의학연구소Institute of Medicine, IOM에 트랜스지방 섭취 제한 권장 기준을 의뢰했다.[142] 여러 연구에서 트랜스지방이 LDL 콜레스테롤을 증가시키는(HDL 콜레스테롤에 대한 영향은 확실하지 않았다) 결과를 일관되게 보였으므로, 의학연구소 전문가 위원회는 섭취 상한선을 0으로 설정하도록 권고했다.[143] 월렛은 식품의약국이 0이라는 기준을 받아들이도록 열심히 로비했지만, 식품의약국은 그럴 경우 식품 포장에 적힌 트랜스지방에 대한 과도한 비난을 초래할 수 있다고 설명하며 요청을 기각했다. 또 월렛과 공익과학센터는 트랜스지방을 포화지방의 한 종류로 기재하려고 노력

─────

142 "일일 섭취량"은 영양학계의 엘리트인 로널드 크라우스(Ronald Krauss), 페니 크리스-이더튼, 앨리스 리히텐슈타인, 스콧 그런디, 에릭 림(Eric Rimm) 등으로 구성된 의학연구소 상임위원회의 업무였다.

143 업계의 과학자들은 0이라는 섭취 기준을 공격했는데, 트랜스지방을 총칼로리의 4퍼센트 이하 수준으로 실험한 임상 연구가 없었기 때문이었다. 의학연구소 위원회는 월렛 연구진의 일원인 영양역학자 알베르토 아셰리오(Alberto Ascherio)가 작성한 차트에 의존했는데, 그 차트는 트랜스지방 섭취량이 비교적 많았던 연구 결과들에 따라 점을 찍은 다음 단순히 0점과 이어지는 선을 그은 것이었다. 아셰리오는 트랜스지방 섭취량과 콜레스테롤 사이에 정비례 관계를 가정했는데, 이러한 가정에 대해 식품업계가 제기한 이의는 매우 타당하다(Ascherio et al. 1999; Hunter 2006).

했는데 이 역시 실패했다. 식품의약국은 "트랜스지방과 포화지방은 화학적, 기능적, 생리적으로 다르기 때문에" 둘을 하나로 묶는 것은 "과학적으로 부정확하고 잘못된 것"이라는 대다수 전문가의 입장에 따라 기각 결정을 내렸다.

2003년 마침내 규정이 나왔다. 2006년 1월 1일부터 모든 가공식품 뒷면에 붙은 영양 성분 표에 트랜스지방을 독립적인 항목으로 표시할 것을 의무화했다. 식품의약국은 트랜스지방이 심장 질환의 원인이 된다고 결론지을 과학적 근거가 "충분하다"고 판단했다. 트랜스지방이 LDL 콜레스테롤을 상승시킨다는 사실이 트랜스지방을 반대하는 주요 근거였다. LDL 콜레스테롤은 식단과 질병 분야의 주류 전문가들이 가장 중요시하는 심장 질환 위험 인자였기 때문이다. 다른 증거들, 윌렛의 역학 연구 결과와 세포막 기능 저하에 관한 쿰머로우의 연구 등은 그보다 후순위였다.[144, 145]

식품 표기 규정은 식품의약국 자체적으로도 분명 중대 사건이었다. 식품의약국은 위험하고 불순한 식품에 맞서는 미국의 주요 방어선임에도 적절한 업무를 수행하는 데 필요한 예산과 숙련된 과학자의 부족으로 오랜 기간 골머리를 앓아왔기 때문이었다. 드디어 식품의약국은 업계를

---

144 규정안은 트랜스지방이 HDL 콜레스테롤을 감소시키는 결과를 보인 연구를 증거 자료 목록에서 배제했는데, 이는 국립보건원이 심장 질환 위험 인자로서 HDL 콜레스테롤보다 LDL 콜레스테롤을 선호했기 때문이었다.

145 규정안의 오랜 문제 중 하나는 1회 제공량당 트랜스지방이 0.5그램 이하인 경우 식품 포장에 "0그램"으로 표기하도록 허가하고 있다는 점이다. 그 결과 많은 식품 기업들이 0.5 그램 이하로 맞추기 위해서 자사 제품의 1회 제공량을 줄였다. 거대 식용유 기업 카길 (Cargill)의 부회장 밥 웨인라이트(Bob Wainright)는 "1회 제공량이 핵심"이라고 내게 말했다. 식품의약국은 0.5그램이라는 기준은 다른 지방 성분에도 일관되게 적용한다고 항변했는데, 이는 맞는 말처럼 들리기도 한다(FDA 2003, 41463).

바꿀 수 있는 기념비적 규정을 발표했다. 식품 포장의 영양 성분 표시는 업계의 변화를 강제할 수 있는 가장 강력한 수단이라 할 수 있다. 나는 아처대니얼스미들랜드Archer Daniels Midland, ADM의 부회장 마크 맷록Mark Matlock의 사무실에서 이에 대해 분명하게 이해할 수 있게 되었다. 맷록은 식품 회사가 신제품을 어떻게 기획하는지 내게 설명해주었다. "기업이 영양 성분 표시란에 어떤 성분을 적어 넣고 싶어 하는가에서부터 시작됩니다. 예를 들어 '포화지방이 적다'라는 문구를 넣기 원한다면?"[146] 그러한 문구를 넣으려면 영양 성분 표시란에 적힌 포화지방이 1그램 이하여야만 한다. 거기서부터 거꾸로 식품을 설계한다. 일례로 내가 맷록을 만났을 때 그는 특정 비율의 지방 성분을 함유한 "저콜레스테롤" 디저트 신상품을 만들려는 식품 제조사와 일하고 있었으며, 그의 팀은 기준에 딱 들어맞는 비(非)유제품 초콜릿 푸딩을 개발해냈다.

트랜스지방에 대한 식품의약국 규정이 없었다면 대다수 기업들은 아무 일도 하지 않았을 것이다. 윌렛이 3만이라 숫자를 들고 나온 이후였어도 아무런 강제도 없었더라면 식품 기업들은 비용을 감수하면서까지 트랜스지방을 다른 성분으로 대체하지 않았을 것이다. "트랜스지방을 제거하려는 노력은 전혀 진지하지 않았어요." 크래프트와 웨슨 오일에서 일했던 산업 컨설턴트 월터 파는 말했다. "그들은 일이 어떻게 될지 몰랐죠. 그래서 필요할 때까지 그저 기다리기로 했어요." 거의 예외 없이, 이것이 내가 식품업계로부터 들어온 이야기다. 트랜스지방을 집중

---

[146] 1990년 이후로 식품의약국은 식품 포장에 이런 종류의 건강 문구를 삽입하는 것을 규제해왔다. 그러나 2003년 식품의약국은 건강 문구 삽입에 대한 기준을 완화하여 이제는 "확정적이지 않은 근거"로도 건강 문구를 넣을 수 있다. 이전에는 "상당한 과학적 의견 합치"가 있어야만 건강 문구를 넣을 수 있었다.

적으로 연구한 캐나다 겔프 대학의 영양학자 브루스 홀룹Bruce Holub은 이렇게 표현했다. "몇몇 기업들은 여러 해 전에 이와 같은 과학적 사실을 알고 난 뒤 트랜스지방을 멀리하기 시작했죠. 다른 기업들은 자백을 해야만 할 때까지 기다렸고요." 과정이 어떻든지 간에 식품의약국의 명령으로 식품업체들은 거대한 숙제를 떠안게 된 것이었다.

식품의약국 규정이 발표된 날, 시중에 나와 있는 가공식품 중 부분경화유가 들어 있는 제품은 모두 42,720종이었다. 크래커 제품은 100퍼센트, 쿠키는 95퍼센트, 빵과 크루톤은 85퍼센트, 베이킹 믹스는 75퍼센트, 칩 모양 스낵은 70퍼센트, 마가린은 65퍼센트, 그리고 파이, 당의, 초콜릿 칩은 65퍼센트의 제품이 부분경화유를 사용하고 있었다. 이를 바꾸는 일은 미국 식품 산업이 지금껏 당면한 과제 중 가장 규모가 크고 힘든 작업이었다.

지방 재조성

트랜스지방을 식품에 사용할 수 없게 되자 업계는 제품에 사용할 고형 지방 대체재가 없다는 근본적인 문제에 직면하게 되었다. 식품 회사들이 포화지방을 다시금 사용할 수 없었던 이유는, 수십 년간의 훈련 끝에 많이 사람들이 슈퍼마켓 진열대 앞에 서서 습관적으로 식품 포장 뒷면의 포화지방 함량을 보게 되었는데, 포화지방이 0.5그램만 증가해도 소비자로부터 외면받을 수 있기 때문이었다. "모두가 포화지방 함량에 민감합니다. 이것이 우리의 현실이죠." ADM의 마크 맷록은 업계의 관점을 대변하며 이같이 말했다.

그러나 앞서 보았듯이 고형 지방이 없으면 대부분의 가공식품은 거의 생산이 불가능하다. 한 예로, 매리 캘린더Marie Callender[147]가 액상 대두유를 냉동식품에 사용하자 기름이 구운 감자를 눅눅하게 하고 고기 위에 소스가 흘러내려 퍽퍽해졌다. "정말 형편없었죠"라고 콘아그라 푸드의 품질 개발 상무인 팻 버두인Pat Verduin은 말했다. 고형 지방은 조직과 질감 그리고 보존을 위해 필요하다. 요리와 제빵에 고형 지방은 필수다.

역사적으로 라드, 버터, 수지, 수이트 등은 가정에서 요리와 제빵에 폭넓게 사용되었다. 원래 식품 제조업체들은 이것들을 팜유나 코코넛 오일과 더불어 사용했다. 그러다가 식품업계는 부분경화유로 바꿨다. 그런데 부분경화유에 든 트랜스지방이 건강에 문제를 일으키는 것으로 밝혀지자 식품업계로서는 차선책이 없었다. 제품 생산에 허용된 고형 지방이 사라져버린 것이다.

유럽의 식품업계도 같은 딜레마에 처했지만 최소한 열대 기름으로 바꿀 수 있었는데, 유럽에는 미국에서처럼 열대 기름에 대한 부정적 여론이 없었기 때문이었다. 네덜란드 생화학자 마르테인 카탄은 말했다. "미국 기업들은 자신의 발등을 찍었습니다. 고형 지방을 만들기 위해 팜유를 사용할 수도 있는데 말이죠. 하지만 미국에서 팜유는 비소와 같았습니다."

미국의 식품 기업들은 팜유는 두렵고, 동물성 지방으로 돌아갈 수도 없는 난감한 현실에 처했다. 고형 지방 없이 튀기고 요리하는 법을 찾아야만 했는데, 이런 난제 때문에 그들은 트랜스지방을 발명했던 실험실로 돌아가 새로운 종류의 지방을 찾아내기 시작했다.

재조성된 식품의 위험성은 식품업체의 신경을 곤두서게 만들었다.

---

147 미국의 식품 기업―옮긴이.

"기름을 바꾸면 차이가 느껴져요!" 나비스코의 연구 기술 부문 부회장인 길 레베일Gill Leveille이 외쳤다. 1980년대에 팜유에서 경화유로 바꾸는 과정을 총괄했던 그는 15년 뒤 또다시 재조성 문제에 직면하게 되었던 때를 회상했다. "트랜스지방을 제거하기 위해서 전부 다시 만들어야 했는데 다른 선택지가 없었으므로 우리를 비롯해 모든 기업에게는 악몽이었죠."

"트랜스지방을 제거하는 것이 전부가 아닙니다. 어떤 성분을 새롭게 첨가해야 하는지를 알아야 합니다"라고 오봉팽Au Bon Pain의 제빵장 해롤드 미드턴Harold Midttun은 지적했다. "그리고 고객이 알아채지 못해야 하죠." 예컨대 미드턴은 플레인 머핀 반죽에서 경화유 쇼트닝을 액상 카놀라유로 대체했는데, 그 결과 질감이 변했고 냉동 보관 기간이 9주나 줄었다. 미드턴은 모노글리세라이드를 사용해 냉동 보관 기간을 다시 늘렸으며, 질감을 위해 콩 단백질, 귀리 겨, 아마를 첨가하고 발효법을 변경했다. 모든 단계가 실험과 오류의 연속이었다. "우리는 쇼트닝 하나를 제거하기 위해 여섯 개의 성분을 첨가해야 했죠." 식품 재조성에는 여러 가지 성분을 인공적으로 혼합하는 것을 비롯해 복잡한 방법들이 필요했는데, 식품업체가 그냥 버터, 라드, 수지 등을 계속해서 사용했더라면 그럴 필요는 없었을 것이다.

오레오 쿠키는 크래프트 나비스코의 골칫거리였다.[148] 두 개의 바삭한 초콜릿 전병 사이에 하얀 크림이 들어 있는 오레오 쿠키는 업계에서 "가장 유명한" 그리고 "전통의" 브랜드다. 이런 제품을 바꾸는 일은 위

---

[148] 크래프트 푸드와 나비스코는 2000년에서 2011년까지 필립 모리스 컴퍼니 산하에서 하나의 회사로 합병되었다.

험 부담이 컸다(뉴코크New Coke를 떠올려보라!149). "오레오는 오레오 같은 맛이 나야 합니다"라고 회사의 중역인 크리스 찰스Kris Charles는 말했다. 하얀 크림은 원래 라드로 만들었는데 1990년대 중반 동물성 지방을 배척하는 캠페인이 부분경화유를 사용하도록 압박했다. 이제 크래프트는 라드로 돌아갈 수도 없는 상황에서 부부경화유를 제거해야만 하는 어려움에 처했다. 새로운 방식으로 만들어본 오레오 쿠키는 배송 중에 크림이 녹아내렸고 초콜릿 전병은 쉽게 부서졌다.

오레오 쿠키 재생산은 또 다른 이유에서 커다란 스트레스였다. 2003년 5월 1일 샌프란시스코의 변호사 스티븐 조지프Stephen Joseph는 크래프트를 상대로 소송을 제기했다. 소콜로프와 마찬가지로 그는 돈에 구애받지 않았다. 그가 원한 것은 캘리포니아 주에서 어린이들을 상대로 한 오레오 쿠키의 마케팅과 판매를 금지시키는 것이었다. 쿠키에 트랜스지방이 들어 있다는 이유에서였는데, 아직 대중은 이에 대해 잘 알지 못했다. (식품의약국의 표기 의무 규정은 그로부터 3년 후인 2006년에 발효될 예정이었다). 조지프의 소송은 전국적인 그리고 국제적인 관심을 받았다. 수십만 명이 조지프가 개설한 웹사이트bantransfats.com를 방문했으며, 그에게 수천 통의 이메일을 보냈다. 이메일을 보낸 사람들은 대부분 여성들로 그들은 "트랜스지방과 영양 성분 표시가 미흡하다는 데 대해 깊이 우려하고 분노했다." 이러한 여론의 관심을 받으며 2주가 지난 뒤 조지프는 판사에게 이제 트랜스지방의 존재와 위험성이 일반적인 상식이 되었다고 밝히며 소송을 취하했다.

---

149 코카콜라는 1980년대에 코카콜라를 뉴코크라는 새로운 맛의 제품으로 대체했다가 소비자들의 항의가 빗발치고 판매량이 저조하자 다시 원래의 코카콜라로 돌아갔다—옮긴이.

그 2주 동안 조지프는 혼자 힘으로 트랜스지방이 사람들 입에 오르내리게 만들었다. 크래프트는 소송 이전에 이미 오레오 쿠키를 새로 만들기 시작했지만, 이제는 한층 더 신경 써야 했다. 결국 크래프트는 팜유가 든 지방 혼합물을 사용해 크림을 만들었다. 알려진 바에 따르면 크래프트는 오레오 쿠키를 제대로 재조성하는 데 3만 시간 이상을 들여 125번의 공정을 시도했다고 한다.

트랜스지방을 대체한 기름

놀랍게도 업계의 이 거대한 변화 과정에서 일어난 모든 일들을 살펴보면, 미국인들이 현재 건강에 더 좋은 기름을 먹고 있는지는 확신할 수 없다. 트랜스지방 대체재의 상당수는 식물성 기름으로, 이 중에는 낯설고 검증되지 않은 것들도 포함돼 있어 우리가 지금껏 몰아낸 부분경화유보다 더 건강에 좋지 않을 가능성이 있다.

트랜스지방이 들어 있지 않은 대체재를 찾아낼 책임은 식품 제조 기업이나 패스트푸드점에 있지 않다. 성분을 자체 생산하는 것이 아니기 때문이다. 책임은 다름 아닌 식용유를 생산하는 카길, ADM, 다우 화학 Dow Chemical Company, 로더스 크로클란, 유니레버, 번지Bungee 등의 대기업에 있다. 트랜스지방 규제를 관망했던 식품 제조사와 달리 식용유 생산업체는 식품의약국이 트랜스지방을 규제하기 전에 한 발 앞서 트랜스지방에서 벗어나려고 애썼다.

업계는 100년 전에도 겪었던 문제에 다시 직면했다. 요리와 제빵에 실용적이면서 산화되지 않는 기름을 어떻게 고형화할 것인가? 20세기에는 수소화가 이 문제를 해결했다. 이제 부분수소화를 제외한 새로운 해결책이 필요했다.

업계 실험실에서 새로운 지방이 '에스테르 교환 반응'이라는 공정을 통해 만들어졌는데, 단어 자체만으로도 식욕이 떨어져 동맥을 원활하게 해줄 것만 같다(interesterification의 발음이 어려움을 비꼰 표현). 유화학자들은 이 새로운 지방을 수십 년 동안 연구해왔으나 쿰머로우가 트랜스지방이 가진 잠재적 건강 위험을 처음으로 폭로한 1970년대 후반부터는 연구에 한층 더 노력을 기울였다.[150]

에스테르 교환 반응을 이해하기 위해서는 다음의 화학 지식을 이해해야 한다. 모든 지방산 사슬은 세 개씩 한 묶음이 되는데, "글리세롤"이라는 분자가 이 셋을 하나로 결합시켜 삼지창 같은 모양을 만든다. 이 삼지창 모양이 우리가 아는 트리글리세라이드이다. 트리글리세라이드는 혈관 내에 떠다니는 지방으로, 수치가 높아지면 심장 질환의 위험 요인이 된다. 에스테르 교환 반응은 삼지창 분자(지방산 사슬)의 순서를 바꾼다. 그러나 길 레베일은 이것이 정확하지 못하다고 지적했다. "에스테르 교환 반응은 무언가를 큰 망치로 때리는 것과 비슷합니다. 왜냐하면 글리세롤에 붙은 모든 지방산을 무작위로 분산시키기 때문이죠. 수많은 새로운 트리글리세라이드 종류를 만들어냅니다." 대부분은 우리가 알지 못하는 종류이다. 2013년까지 에스테르 교환 반응 공정은 비용이 많이 들어 식품 공장에서 선별적으로 쓰였지만, 현재는 광범위하게 사용되고 있다. 그래서 레베일을 비롯한 학자들은 이 공정이 건강에 미치는 영향에 신경을 곤두세우고 있다. 레베일은 "우리는 단지 모르고 있을 뿐이에

---

150 농무부는 대체재가 필요한 날이 올 수 있음을 내다보고, 에스테르 교환 반응(인터에스테르화)을 거친 지방에 대한 몇 건의 연구를 시행했다(Gary List, February 15, 2008).

요"라고 단정했다. "또 다른 잠재적인 트랜스지방일 수 있죠. 조사해서 꼭 알아내야 합니다." 그리고 소비자들은 자신이 트랜스지방을 먹고 있는지 몰랐던 것처럼 지금은 에스테르 교환 반응을 통해 생성된 지방을 먹고 있는지 모르고 있다. 왜냐하면 식품 라벨에는 단순히 "기름"(보통은 "대두유")이라고만 표기되어 있기 때문이다.

리놀레산이라 불리는 지방산은 식물성 기름의 산패를 유발하는데, 이는 수소화 공정으로 제거할 수 있다. 리놀레산을 최소화하기 위한 흥미로운 아이디어 중에는 이러한 유형의 지방산이 태생적으로 적은 콩을 재배하여 원료에서부터 기름의 성질을 바꾸는 방안도 있었다. 아이오와 주립대학의 육종학자 월터 페어Walter Fehr는 1960년대부터 이 방법을 연구해왔다. 하지만 식품의약국의 규정이 발효되고 기업들이 필사적으로 새로운 기름을 찾게 된 뒤에도 미국 전역의 콩 재배 면적 중 단 1퍼센트에서만 "저리놀레산" 콩을 재배하고 있다. 이 콩은 농부들에게 별달리 이익이 되지 않을 뿐더러 일반 콩과 섞이지 않도록 분리하기 위해 추가적인 노동이 필요하다. 그래서 대체적으로 저리놀레산 콩은 아직까지 빛을 보지 못하고 있다.

최근에 들어서는 몇몇 기업이 리놀레산이 적을 뿐만 아니라 올레인산(올리브유에 함유된 지방산)이 풍부하도록 콩을 유전자 조작했는데, 이 콩을 압출해 생산한 기름은 상당히 안정적이지만, 이 콩 역시 2013년 현재 공급이 부족하다.

그리고 지방이 아니면서 지방처럼 작용하는("지방 대체재") 화학적 복합체도 있다. 예를 들어 레시틴과 소르비탄트리스테아레이트 혼합물은 젤을 형성하여 유화제처럼 작용할 뿐만 아니라 결정상 유도체로도 작용한다. 그리고 덴마크 기업 데니스코Danisco는 유화제와 기름을 섞어 쿠키,

크래커, 토르티야에 쓰이는 쇼트닝을 모방한 "젤 시스템"을 개발해 트랜스지방 없는 쇼트닝을 만들어냈다. 이러한 화학적 복합체들은 분명히 자연스럽지 않으며, 대체재로 작용하는 것처럼 보일 뿐이다.

마지막으로 해바라기유가 있다. 해바라기 씨앗은 미국에서 작물의 양이 적고, 주로 새 모이나 스낵용으로 재배되었다. 1990년대 초반 식용유 업체는 올레인산을 많이 함유하도록 개량한 새로운 해바라기 씨앗을 재배하는 농부들과 협력하기 시작했는데, 해바라기 씨로 생산한 기름은 튀김 용도로 충분히 안정적이었다. 2007년까지 미국 해바라기 수확량의 거의 90퍼센트가 새로운 종자로 전환되었으며, 이 종자로 뉴선NuSun이라 불리는 기름을 생산했다. 해바라기 품종은 엄청나게 빠른 속도로 전환되었지만, 생산된 기름의 양은 업계 기준에서 볼 때 여전히 미미했으며, 스낵 산업계의 거구인 프리토레이Frito-Lay가 대부분을 매입했다. (레이스, 러플, 프리토스, 롤드 골드, 치토스, 도리토스, 토스티토스 등의 상품을 생산하는 프리토레이가 식품의약국 규정이 발효되기도 전에 자사 제품에서 트랜스지방을 선도적으로 제거한 사실은 칭찬할 만하다).

식품 회사의 실험실에서 개발된 새로운 지방과 지방 대체재들의 문제는 건강에 미치는 영향에 대해 연구된 바가 거의 없다는 점이다. 새로운 기름이 LDL이나 HDL 콜레스테롤 지표에 미치는 부작용이 없다는 점을 확인하는 실험이 실시되기도 했지만, 혈중 콜레스테롤은 식품이 인체에 미치는 매우 복잡 미묘한 생리적 영향의 극히 일부일 뿐이다.

더욱이 새로운 기름은 너무 비싸거나 희소하거나 사용하기 어렵다는 단점들이 있는데, 식품 회사들은 다양한 방식으로 이를 보완하고 있다. 일반적인 부분수소화 방식과 달리 기름을 완전히 수소화하기도 하는데, 아이러니하게도 이렇게 만든 고형 지방에는 트랜스지방이 전혀 없다.

이것을 좀 더 유연하게 만들려면 기름과 배합하면 되는데, 그러면 밀랍 맛이 나고 아주 맛이 없다. 또 다른 방법은 소리 소문 없이 팜유를 제품에 사용하는 것이다. "열대 기름 전쟁" 시기에 고조되었던, 팜유가 건강에 미치는 영향에 대한 우려는 지난 20년 동안의 연구를 통해 누그러졌지만 대중의 인식은 여전히 부정적이었다. 그러나 식품 제조사들로서는 다른 선택지가 별로 없기 때문에 다시 팜유를 사용하고 있으며, 팜유 수입량은 가파르게 증가했다. 미국 기업들은 2012년 110만 톤의 팜유를 수입했는데, 이는 미국 콩 재배업자들이 열대 기름 반대 캠페인을 벌였던 1980년대보다 다섯 배가량 많은 양이다.

세 번째 차선책은 일반적인 액상 기름이다. 알다시피 이 기름은 끈적거리고 쉽게 변질되기 때문에 대부분의 가공식품에는 사용할 수 없다. 그러나 식당, 카페테리아나 기타 음식 서비스 사업 분야에서는 튀김 및 요리 용도로 사용할 수 있다. 그리하여 트랜스지방의 건강 위험성이 전국적으로 알려진 2000년대 중반 이후부터는 곳곳에서 액상 기름이 사용되고 있다.

불행하게도 이들 일반적인 액상 기름의 고난의 역사는 결코 끝나지 않았다. 대두유를 많이 쓴 식단의 임상 실험에서 피험자의 암 사망률이 경악할 만큼 높게 나타나자 국립보건원이 1980년대에 일련의 워크숍을 개최했던 사실을 떠올려보라. 담석증 역시 식물성 기름이 풍부한 식단과 상관관계가 있다. 그리고 수많은 후속 연구에서 드러난 바에 따르면, 오메가6라고 불리는 지방산의 함유량이 높은 기름은 생선 기름에 함유된 건강에 유익한 오메가3와 뇌를 비롯해 인체의 모든 세포막의 아주 중요한 부위에서 경쟁하는 것으로 나타났다. 식물성 기름 섭취가 불러온 오메가6의 쓰나미가 오메가3를 말 그대로 꿀꺽 삼켜버린 것처럼 보인다

(오메가3 섭취량은 지난 세기 동안 상대적으로 일정한 편이었다).

오늘날 대다수의 문헌이 다음과 같은 결과를 확실하게 입증하고 있다. 오메가3는 심장 질환과 연루된 염증에 맞서 싸우는 반면, 오메가6는 대체로 염증을 유발한다. 또한 지난 수십 년간의 연구를 통해 오메가6는 우울증 및 정서 장애와 연관이 있는 것으로 밝혀졌다. 초기의 임상 실험들에서 대두유를 다량 섭취한 피험자들은 자살이나 폭력으로 인한 사망 비율이 높았는데, 이를 제대로 설명해내지 못했던 사실을 기억해보라. 그 실험들은 잘 통제되지 않았기 때문에 긍정적이든지 부정적이든지 간에 모든 결과를 비판적인 시각으로 봐야 한다. 그렇지만 식물성 기름은 미국인이 섭취하는 총칼로리의 8퍼센트에 해당하는데도 혈중 콜레스테롤 이외의 건강 영향에 대해서는 통제된 대규모 임상 실험이 수행된 적조차 없으니 경악할 노릇이다.[151] 미국심장협회는 2009년 식물성 기름에 관한 최신 보고서에서 식물성 기름이 총콜레스테롤과 LDL 콜레스테롤을 낮춰준다며 더 많이(총칼로리 중 "적어도" 5~10퍼센트로) 먹도록 장려했다.[152]

콜레스테롤 지표가 심장 발작의 강력한 예측 인자라는 가설이 검증되지 않았다는 사실은 이미 3장에서 다루었으며, 다음 장에서 또다시 언급할 것이다. 게다가 혈중 콜레스테롤은 오메가6나 다른 모든 종류의 지방이 건강에 미치는 영향 중 단 하나의 측면일 뿐이다. 염증과 세포막 기

---

151 현재 크리스토퍼 램스던(Christopher E. Ramsden)이 국립보건원에서 최초의 실험을 진행 중이다.
152 이 보고서를 작성한 미국심장협회 위원회 전 의장 윌리엄 해리스(William S. Harris)는 당시 세계 최대 대두유 생산업체인 몬산토(Monsanto)로부터 "상당한" 연구 지원금을 받았다(Harris et al. 2009, 4).

능에 미치는 영향 역시 더 중요하지는 않더라도 비슷하게 중요할 수 있는데, 지금까지의 연구 결과들에 따르면 식물성 기름이 여기에 부정적인 영향을 미친다. 자살과 폭력에 대한, 설명되지 않은 임상 실험 결과는 또 하나의 걱정스러운 데이터이다. 식물성 기름이 건강에 미치는 영향의 전말이 무척이나 중요한 이유는 미국인들이 식물성 기름을 많이 먹고 있으며, 에스테르 교환 반응으로 생성된 것이든 수소화된 것이든 아니면 그냥 일반 기름이든 간에 식물성 기름의 잠재적인 영향은 아주 엄청나기 때문이다.

가열된 기름의 독성

2012년 말 트랜스지방 대체에 관한 최신 뉴스를 살펴보던 중 미국의 거대 식용유 업체인 로더스 크로클란의 부회장 제럴드 맥닐이 내게 등골이 오싹해지는 사실을 알려왔다. 그는 맥도날드, 버거킹, 웬디스 등의 패스트푸드 체인이 경화유 대신 일반적인 식물성 기름을 사용하기 시작했다고 말했다. "기름을 가열하면 유독성 산화 분해 산물이 생성됩니다. 그중 하나는 알데히드라는 화합물로 DNA를 손상시킵니다. 다른 하나는 포름알데히드로 매우 위험한 독성 물질이죠."

알데히드? 포름알데히드? 사체를 보존하는 데 사용하는 물질 아니던가?

맥닐은 가열되고 산화된 기름은 중합체를 형성해 "두꺼운 기름때"가 튀김기 바닥에 눌어붙고 하수구를 막히게 한다고 설명했다. "끈적이고 끔찍하죠! 마녀의 물약과 같아요!" 반면 부분경화유는 보존 기간이 길고 튀김기에서도 안정성이 있다. 그리고 맥도날드가 원래 튀김용 기름으로 썼던 우지는 더더욱 안정적이다.

맥닐의 회사는 팜유를 판매하는 말레이시아 대기업의 자회사였기에 처음에 나는 그가 경쟁사를 비방하는 것은 아닌지 의심이 들었다. 그래서 나는 에코랩Ecolab의 수석 과학자인 로버트 라이더Robert Ryther에게 전화를 걸었는데, 에코랩은 미국 전역의 주요 패스트푸드점에 서비스를 제공하는 산업 세정 기업이다. 라이더는 "기름때" 문제를 확인해주었다. "어디에나 생깁니다. 마치 페인트 셸락처럼 … 매우 딱딱하고 선명한 코팅에서부터 두껍고 끈적거리는 물질까지, 자동차 엔진에 사용하는 하얀 실리콘 윤활제와 비슷하고, 크리스코 같은 느낌이 들죠." 그의 설명에 따르면, 이 기름때는 튀김기에서 나온 뜨거운 유증기가 믹서기, 오븐, 환기구, 마룻바닥과 벽 등 식당 곳곳의 차가운 표면에 달라붙어 생기는 것으로, 하루 만에 생기기도 한다. "우리는 식당에 가서 기름때를 제거하기 위해 샌드블라스트나 손으로 긁는 등의 방법으로 3주 동안 진땀을 빼죠."

라이더는 기름에서 나온 이 불안정한 산물은 패스트푸드점 직원 유니폼에 묻어 있다가 세탁물 건조기 안에서 열을 받으면 즉각 연소된다고 했다. 또 세탁할 유니폼을 운반하는 트럭 뒤에서 불이 나기도 하고, 세탁 후에도 가끔씩 불이 나곤 한다고 했다. "산화 부산물이 미세한 양에도 계속해서 반응하고 있기 때문이에요. 결코 전부 제거할 수는 없는데, 그것은 열을 발생시킬 거예요." 라이더는 2007년부터 이러한 문제를 겪게 되었는데, 식당들이 제로 트랜스지방을 선언하며 튀김 작업을 일반적인 식물성 기름으로 전환한 직후였다.

라이더는 엑셀러레이트 ZTF라는 상품을 개발하여 셸락 같은 물질을 기름으로 재전환해 세정할 수 있도록 했다. 그러나 이러한 과정은 이전의 방법보다 비용이 더 많이 들었으며, 더 강한 화학 약품을 사용하다 보니 비숙련 노동자는 다룰 수조차 없었다고 한다. 라이더는 규모가 크든 작든 거의 모든 식당이 이런 문제를 겪고 있다고 말했다. "맥도날드도 이 문제를 겪었죠. 튀김기가 있는 모든 식당이 똑같은 문제를 겪고 있어요."[153]

이런 물질이 고객과 식당 직원들의 폐를 손상시키는지 여부는 분명히 보건 문제다.[154] 실제로 호흡기암 발병률에 관한 연구를 보면 조사가 진행된 영국과 스위스의 요리사 및 식당 노동자 들의 경우 발병률이 높게 나타났다.[155] 그러나 연구는 조리용 지방의 종류를 조사하지 않았으며, 가스레인지 자체도 유해한 미세먼지를 뿜어낸다는 문제도 있었다. 그럼에도 세계보건기구 산하 국제암연구소International Agency for Research on Cancer, IARC는 2010년 암과 가열된 기름에 관한 보고서에서 식당에서 쓰는 일반적인 온도의 튀김 기름 배출물이 발암 물질일 "가능성이 있다"고 발표했다.

문제는 일반적인 식물성 기름이 쉽게 산화하고, 열이 그러한 반응을

---

153 맥도날드와 버거킹은 자사 웹사이트의 성분표에 식물성 기름을 기재했으나 세척 문제에 대해서는 확인해주지 않았다.

154 한 분석에 의하면, 사람들이 식당에서 보내는 시간은 평균적으로 하루 중 1.8퍼센트에 불과하지만, 이 시간 동안 잠재적으로 유해한 부유 미립자에 노출되는 비율은 11퍼센트에 달한다고 한다(Wallace and Ott 2011).

155 상하이, 싱가포르, 홍콩, 대만에 거주하는 여성들의 높은 폐암 발병률을 우려한 생물학자, 독성학자, 화학자 등이 대만에서 연구팀을 결성했는데, 이 연구팀은 조리용 기름을 가열한 것이 하나의 원인일 수 있다고 보고 그 가능성을 조사하기 시작했다. 대만에서는 환기가 잘 되지 않는 공간에서 식물성 기름을 사용해 중국식 냄비로 조리하는 일이 흔했기 때문이었다(미국에서도 흡연을 전혀 한 적 없는 여성들의 폐암 발병률이 남성 흡연자보다 높다는 분석이 있다)(Zhong et al. September 1999; Zhong et al. August 1999; Young et al. 2010).

촉진한다는 것인데, 특히 수시간에 걸쳐 가열하는 식당의 튀김기에서 이런 일이 발생한다.

이러한 식물성 기름에 들어 있는 리놀레산은 눈덩이처럼 불어나는 연쇄반응을 일으킨다. 리놀레산은 땅콩유의 30퍼센트, 대두유의 52퍼센트, 옥수수유의 60퍼센트를 차지하는데, 분해되면서 활성산소, 분해된 트리글리세라이드, 기타 등등의 산화 부산물을 배출한다. 한 분석에서는 프라이드치킨 한 조각에서 총 103종의 휘발성 화합물이 검출되었다.[156] 국제암연구소 보고서는 부유 미립자의 영향에만 초점을 맞추고 기름으로 튀긴 음식에 스며든 물질에 대해서는 언급하지 않았다. 하지만 산화 부산물의 영향은 먹어서 소화했을 때에 훨씬 더 커 보인다.

유화학자들은 식물성 기름이 처음으로 사용되기 시작한 1940년대 중반부터 이러한 화합 부산물을 발견하기 시작했다. 가열한 아마씨유, 옥수수유, 특히 대두유에는 독성이 있어 실험용 쥐의 성장을 저해하고 설사를 유발하며 간종대, 위궤양, 심장 손상, 조기 사망에 이르게 한다는 수많은 연구 결과가 발표되었다. 한 실험에서는 "니스와 같은" 물질이 쥐의 분변에서 검출되었는데, 이 물질은 쥐들이 우리 안쪽의 "철망 바닥에 달라붙게" 만들었다. 몇몇 실험에서는 식당 튀김기의 온도보다 더 뜨겁게 기름을 가열하긴 했지만, 이 "니스"는 최근 패스트푸드점에 등장한 셸락과 같은 부류의 산화 부산물일 가능성이 높다.

이러한 혼란스러운 초기 연구 결과는 더욱더 많은 연구와 논의를 불

---

156 가열된 기름에서 생성된 비정상적인 산화 부산물은 지금도 발견되고 있다. 활성산소와 알데히드 외에도 스테롤 유도체, 분해된 트리글리세라이드에서 나온 잉여 산물, 기타 산화된 분해 화합물 등이 있다. 산화 이외에 가수분해, 이성질화, 중합반응 등의 다른 공정에서 만들어지는 비정상적인 화합물도 존재한다(Zhang et al. 2012).

러일으켰을 법도 했다. 특히나 미국심장협회가 1961년부터 이러한 다불포화 기름을 추천해왔으니 말이다. 하지만 미국의 연구자들 중 단 한 사람만이 식물성 기름을 성급하게 권장하지 말라고 당국에 호소했을 뿐이었다. 그 주인공인 화학자 덴엄 하먼Denham Harman은 활성산소가 노화를 유발한다는 가설의 창시자이다. 1957년 《랜싯》지에 보낸 편지에서 하먼은 산화 부산물의 부정적 영향에 대한 과학 문헌은 충분히 설득력 있으며, 식단 변화의 부정적 영향에 대한 추가 연구가 나올 때까지 불포화 기름에 대한 "과열된 분위기"를 "누그러뜨려야" 한다고 주장했다.

그러나 그 후 우려스러운 연구 결과가 계속해서 출현해도 이 주제에 관한 연구 발표나 국제회의는 드물었다. 예컨대 1972년 업계 과학자들이 참석한 어느 심포지엄에서 일본에서 온 식품화학 연구진은 가열된 대두유가 실험용 쥐에게 "유독성이 높았다"고 발표했다. 또 컬럼비아 대학의 한 병리학자는 "조금 산화된" 기름을 먹은 쥐가 간 손상과 심장 병변에 시달렸다고 보고했다. 반면 수지, 라드, 유지방과 닭기름을 먹인 쥐들의 경우 아무런 손상도 없었다. 하지만 이런 연구들 대부분은 영양 전문가들이 거의 읽지 않는, 잘 알려지지 않은 전문 학술지에 실렸다. 게다가 미국의 식단과 질병 분야 연구자들은 대부분 콜레스테롤에만 몰두했다.

산화 부산물은 1990년대가 되어서야 주목을 받았는데, 이탈리아 시에나 대학 연구진이 유독성 물질인 4-히드록시노네날HNE을 규명해내면서부터였다. 이것은 맥닐이 내게 말해준 알데히드 중 하나다. 오스트리아의 생화학자 헤르만 에스터바우어Hermann Esterbauer는 1964년 알데히드의 전반적 범주를 밝혀 명성을 얻었는데, 1991년에 정밀 조사를 시작했다. 그의 리뷰는 획기적 사건으로 여겨지는데, 솔직히 말해서 읽기가 무서울 정도이다. 에스터바우어는 알데히드가 높은 화학적 반응성으로 인해 "조기 세포 사망"을 야기하며, DNA와 RNA를 손상시키고, 기본적인 세포 기능을 교란한다는 사실을 밝혀냈다. 그는 알데히드가 인체 조직에 매우 심한 산화 스트레스를 주고, 건강에 "굉장히 다양한 악영향"을 미치며, 일상적인 섭취 수준에서도 이 모든 악영향을 끼칠 "가능성이 높다"는 결과를 나타낸 역대 모든 연구를 꼼꼼하게 열거했다.

헝가리 태생의 생화학자 사리 샬라니A. Saari Csallany는 알데히드를 "매우 반응성이 강한 화합물"이라고 정의한다. 에스터바우어와 함께 연구한 샬라니는 미국에서 알데히드를 연구한 핵심 연구자이다. "알데히드는 끊임없이 반응하고 있습니다. 매순간 분열하며 다른 형태로 변화하죠." 알데히드가 비교적 최근까지도 많이 연구되지 않았던 이유 중 하나는 정확하게 측정해내기가 어려웠기 때문이었다. 그래서 학자들은 그렇게 많은 양이 발생하는지 알 수 없었다. HNE 검출법을 개선한 샬라니는 다양한 식물성 기름이 튀김에 사용하는 온도보다 훨씬 낮은 온도에서, 기름이 해롭게 변하고 있다는 경고 신호에 해당하는 연기나 냄새가 나기 전부터 HNE를 방출한다는 사실을 밝혀냈다.[157] HNE를 비롯한 대부분의 산화 부산물은 식당에서 기름의 상태를 점검하기 위해서 사용하는 표준 검사법으로는 감지할 수 없다.

샬라니는 미네소타 대학의 자신의 연구실 근처에 있는 패스트푸드점 여섯 곳에서 프렌치프라이를 구입해 조사했는데, 사람들이 "상당히 많은 양"의 유독성 화합물을 쉽사리 섭취할 수 있다는 결론을 얻었다(프렌

---

157 튀김의 적정 온도는 섭씨 180도이지만, 한 생화학자가 진행한 연구에서 실제 식당에서는 항상 더 높은 온도에서 튀김을 조리하고 있는 것으로 드러났다(Firestone 1993).

치프라이 100그램당 HNE 13.52마이크로그램). 그녀는 연구를 더 진척시키고 싶었지만 국립보건원과 농무부는 이 주제에 관한 연구를 지원하는 데 그다지 관심이 없었다고 한다.

이와 같은 연구는 지난 10년간 대체로 유럽에서 진행되었다. 투린 대학의 생화학자 쥬세피 폴리Giuseppi Poli는 HNE가 동맥 경화증에 일조한다는 확실한 증거가 있다고 주장했다. 폴리는 2002년 발족한 국제 4-HNE 클럽의 창립 멤버로, 이 단체는 현재 2년마다 회의를 개최하고 있다. HNE는 LDL 콜레스테롤의 산화를 유발하는데, 이것이 LDL 콜레스테롤을 해롭게 변화시킨다고 알려져 있다. HNE가 알츠하이머와 같은 신경 퇴행성 질환을 진행시킨다는 증거도 매우 탄탄하다. 덧붙여 HNE는 체내에서 산화 스트레스를 유발하기 때문에 산화의 공식 지표로 사용되고 있다.

산화 스트레스는 과열된 기름에서 발생하는 매캐한acrid 냄새에서 이름을 따서 붙인 아크롤레인이라는 알데히드를 먹인 쥐 실험에서 관찰되었다. 이 물질은 담배 연기 속에도 존재한다. 아크롤레인을 먹은 쥐들에게서 나타난 결과는 끔찍했다. 쥐들은 소화기관 손상과, 패혈증 쇼크를 피하기 위한 신체의 필사적인 노력에 해당하는 전신적 "급성기 반응"을 보였다.[158] 염증 지표 및 급성 감염의 징후도 때로는 100배까지 급증했다. 실험을 진행한 심혈관 생리학자 대니얼 콘클린Daniel J. Conklin은 일상적인 수준의 아크롤레인 섭취량에서도, 특히 튀긴 음식을 먹은 사람들

---

[158] 쇼크는 표면적 증상은 거의 없지만 체내에서는 중요한 변화가 일어난다. 염증성 지표가 심각하게 증가하며, 몇몇 종류의 콜레스테롤은 증가하고, 혈중 단백질과 알부민은 감소한다.

에게서 반응이 쉽게 일어날 수 있음을 발견하고는 "망연자실" 했다고 내게 말했다.

알데히드는 여전히 공식적으로 독소로 분류되지 않았으며, 지금껏 인간을 대상으로 한 연구 자체가 전무하다.[159] 예외적으로 뉴질랜드에서 당뇨 환자를 대상으로 실시한 실험이 있었는데, "열 스트레스를 가한" 홍화씨유를 먹은 환자는 올리브유를 먹은 환자보다 산화 스트레스 지표가 유의미하게 증가했다. 실제로 올리브유는 대두유나 옥수수유 같은 다불포화 기름보다 산화 부산물이 적게 발생한다는 증거가 일관되게 나타나고 있다. 올리브유는 단불포화지방으로 산소와 반응할 수 있는 이중 결합이 한 개만 있는 반면, 식물성 기름은 이중 결합이 여러 개인 다불포화지방이다. 그렇지만 산화 부산물을 가장 적게 생성하는 지방은 라드, 수이트, 수지, 코코넛 오일과 버터처럼 이중 결합이 아예 없는 지방이다.

샬라니는 2008년 솔트레이크시티에서 열린 미국유화학자협회의 콘퍼런스에서 연구 결과를 발표했다(참석자들 대부분은 업계 종사자들이었다). "처음에 그들은 깜짝 놀랐고 그런 다음 아무 일도 없었습니다"라고 그녀는 말했다. 런던의 한 연구팀은 언론 및 전문가 콘퍼런스에서 문제의 심각성을 알리고자 여러 차례 시도했다. 연구팀은 1999년 《식품 화학Food Chemistry》이라는 학술지에 "경고: 열 스트레스를 가한 다불포화지방은 건강을 해칩니다"라는 제목의 편지를 보냈고, 이어서 건강 문제에 대해

---

[159] 독소 결정은 보통 동물 실험을 근거로 한다. 인간에 대한 데이터는 역학 연구에서 도출할 수 있지만 역학자들은 식당 튀김기의 가열된 다불포화 기름 문제에 대해 조사하지 않았는데, 식품의약국이 트랜스지방 표기 의무 규정을 제정한 2006년 이후에야 다불포화 기름이 널리 사용되었기 때문이다.

"식품업계의 주의를 환기시킬" 목적으로 논문을 발표했다. 그러나 이들 역시 거의 주목받지 못했다. 이 분야의 다른 연구자들은 분자생물학자나 생화학자로 식품이나 영양 정책을 제정하는 일과는 거리가 멀다. HNE 클럽의 설립자 중 한 사람인 루돌프 외르크 샤우어Rudolf Jörg Schaur에게 식당에서 무(無)트랜스지방 액상 기름 사용이 늘어나는 현실에 대해 과학자들이 우려하고 있는지 묻자 그는 내게 "나는 식품화학자가 아니기 때문에 잘 모르겠습니다"라고 했다.

2006년 유럽연합은 지질 산화 부산물이 건강에 미치는 영향을 심층 분석하도록 국제적인 연구자 단체를 결성했다. 그러나 ADM의 마크 맷록은 알데히드가 발생하는 기름에 대해 업계가 할 수 있는 일은 없다고 설명했다. 일부 식당은 리놀레산이 적고 올레인산이 풍부한 특수 기름을 사용했지만, 일반 기름(보통 대두유나 카놀라유)은 여전히 가장 저렴한 선택지였다. 30년 넘게 농무부에서 근무한 유화학자로 미국유화학자협회에서 가열된 기름에 관한 위원회를 여러 해 동안 이끈 캐슬린 워너Kathleen Warner는 가장 좋은 해결책은 식당에서 튀김용 기름을 여과하고 자주 교체하며 환기 시설을 잘 갖추기를 "기대하는" 방법뿐이라고 내게 전했다. 대형 패스트푸드 체인은 "질소 담요"를 이용해 튀김기 상단의 공기를 환기하고 미세전기장으로 산화 부산물을 최소화하는 등 정교한 기술을 응용하기도 한다. 하지만 워너는 알데히드가 "유독성"이며, 따라서 문제가 된다고 확인해주었다. HNE 클럽의 공동 창립자인 쥬세피 폴리는 왜 영양 전문가들이 인체의 기본적 생체 기능에 필수적인 분자인 콜레스테롤에는 그토록 집착하면서 잠재적인 "살인" 분자인 HNE는 무시하는지 이해할 수 없다고 했다. 1950년대 초부터 크래프트와 스위프트 앤드 컴퍼니를 비롯한 여러 식품 회사에서 근무했던 오랜 경력의 유화학자 라스 위더맨은 알데히드와 기타 독성 부산물에 대해 보다 많은 관심이 필요하다고 했다. "분명 누군가 튀김용 기름이 얼마나 치명적인지를 밝혀낼 것입니다."

ADM의 마크 맷록에 따르면, 업계는 식품의약국이 이 문제에 관심을 갖는지 지켜보고 있는데, 식품의약국이 특정 물질을 "독소"로 공식 지정할 수 있는 유일한 기관이기 때문이다. 그래서 나는 식품의약국의 과학자들에게 질의했다. 수개월을 기다린 끝에 식품의약국 홍보실에서 답변이 왔는데, 식품의약국은 가열된 다불포화 기름에서 배출되는 "알파-베타 불포화 알데히드"와 같은 산화 부산물에 대해 인지하고 있지만 건강에 미치는 영향에 대해 충분한 정보를 확보하지는 못했다는 내용이었다. 그렇다면 식품의약국은 더 많은 정보를 알아내기 위해서 노력하고 있을까? 아직까지는 아니다. 현재로서는 식품의약국은 미국인들이 매년 수백만 톤씩 섭취하고 있는, 굽거나 튀긴 식품에 들어가던 트랜스지방의 주요 대체재인 식물성 기름에 대해 더 깊이 알려고 하지는 않는 듯하다.[160]

그렇지만 식품의약국은 식물성 기름의 가공 과정에서 발생하는 낯선 화합물들을 조사해오고 있다. 모노클로르프로판 다이올과 글리시돌 에스테르MCPDs는 역시 열에 의해 생성되는 물질로, 특히 암과 신장 질환을 유발할 가능성이 있어 유럽식품안전청EFSA이 규제 대상에 올려놓은

---

160 프레드 쿰머로우의 탄원에 대한 대응의 일환으로 식품의약국이 2013년 말 트랜스지방을 전면 금지하기로 한 그 날, 쿰머로우는 다불포화 기름을 가열했을 때 생성되는 산화 부산물의 문제를 알고 있었다고 말했다. 실제로 그는 1950년대에 이와 관련한 독자적인 연구를 여러 건 실시했다. 그는 기업이 일반적인 식물성 기름을 튀김에 사용하는 지금의 행태가 "불행하다"고 말했으며, 맥도날드와 버거킹이 프렌치프라이를 튀기는 대신 구워내는 편이 좋을 것이라고 제안했다.

것들이다. 맷록은 ADM 같은 기업들은 이들 물질이 소량으로 발생하더라도 제거하려고 노력하고 있다고 내게 알려주었다. 익숙하게 들리지 않는가? 식물성 기름이 미국에 처음으로 도입된 지 한 세기가 지난 지금, 우리는 또다시 식물성 기름이 건강에 미치는 알 수 없는 결과에 직면해 있다.

1940년대에 수행된 최초의 임상 실험에서 다불포화지방이 다량 함유된 식단이 암 사망률을 높인다는 결과에서부터 다불포화 기름에 맹독성 산화 부산물이 들어 있다는 보다 최근의 "발견"에 이르기까지 다불포화 기름은 건강에 문제가 되고 있다. 그럼에도 불구하고 다불포화 기름은 20세기를 통틀어 단일 식재료로는 섭취량이 가장 많이 증가했는데, 여기에는 전문가들의 권고가 큰 역할을 했다.

60년이 넘는 세월 동안 미국인은 포화지방 대신에 다불포화 식물성 기름을 먹어야 한다고 들어왔다. 이러한 조언은 식물성 기름이 총콜레스테롤 수치를 낮춘다는(그리고 나중에 발견되었지만 LDL 콜레스테롤도 낮춘다는) 단순한 현상에 근거했다. 식물성 기름에 열을 가하면 독성 산화 부산물이 생성되며 심장 질환과 관련 있는 염증 반응을 촉발한다는 사실은 콜레스테롤 외에는 관심을 두지 않는 주류 영양 전문가들에게는 별로 중요하지 않은 듯하다. 대다수 미국인은 영양 권고가 이토록 편협한 관점에 기초하고 있다는 사실과 식용유 대기업이 의과대학과 공중보건대학뿐 아니라 미국심장협회처럼 신망 있고 선도적인 단체들에 자금을 지원해왔다는 사실을 알지 못한다. 거대 식품 제조사에 소속된 과학자들은 불포화 기름의 문제점을 알고 있었을 테지만, 포화지방에 덧씌워진 오명 때문에 뾰족한 수가 없었다. 그래서 모두가 가정의 주방과 산업 시설에서 식물성 기름을 사용하라는 조언에 동참하게 되었다.

20세기 초 우리는 포화지방에서 부분경화유로 옮겨갔고, 그리고 다시 다불포화 기름으로 옮겨갔다. 우리는 자신도 모르는 사이에 동물성 지방의 제거에서 시작해 결국에는 음식 속의 알데히드로 끝나는 일련의 사건에 휘말리게 되었다. 식품의약국이 트랜스지방을 전면 금지하려는 입장을 취하고 있는 것이 그나마 위안이 되지만, 그 결과 액상 기름과 산화 부산물이 더욱 만연해질 것이다. 소규모 식당, 지역 카페테리아, 동네 빵집은 트랜스지방을 제거한 대형 패스트푸드점의 발자취를 따르겠지만, 엄격하게 기름을 교체하고 환기에 관한 표준을 준수할 가능성은 낮아 보인다. 애초에 포화지방을 제거하려 한 것도 좋은 의도에서였고, 트랜스지방을 몰아내려 한 것도 좋은 의도에서였다. 하지만 우리의 건강이라는 측면에서 볼 때 현실은 프라이팬에서 불구덩이로 되풀이해 뛰어들고 있는 꼴이다.

어쩌면 해결책은 라드나 버터처럼 안정적인 고형 동물성 지방으로 돌아가는 것일지도 모른다. 이들 지방은 기괴한 이성질체도 없고, 트랜스지방처럼 세포막을 틀어막지도 않으며, 액상 기름처럼 산화하지도 않는다. 또한 포화지방은 HDL 콜레스테롤을 증가시키므로 오히려 좋은 대체재로 보인다. 포화지방이 "나쁜" 콜레스테롤인 LDL 콜레스테롤만 증가시키지 않았더라면 좋았겠지만, 이는 여전히 포화지방에 반대하는 핵심 증거로 남아 있다. 그러나 우리가 믿고 있는 다수의 과학적 "진실"이 검증 끝에 무너져내렸던 것처럼 어쩌면 LDL 콜레스테롤 상승 효과 역시 확실하고 반박의 여지가 없는 진실은 아닐지도 모른다.

10장

포화지방이

건강에 좋은 이유

지난 10년간의 대규모 임상 실험에서 포화지방은 심장질환, 비만, 당뇨에 부정적인 영향을 끼치지 않는다는 사실이 입증되었다. 다시 말해, 포화지방의 혐의에 대해 엄밀히 조사해보니 모두 무죄였다. 이제 포화지방에 대한 반대를 지탱하는 것은 과학이 아니라 편견과 타성에 젖은 세대이다.

포화지방의 제한은 두 가지 의도하지 않은 결과를 초래했다. 하나는 지금까지 살펴봤듯이 식물성 기름의 사용이다. 더욱 해로운 결과인 다른 하나는 20세기 후반에 발생한 중대한 식습관의 변화, 즉 지방을 탄수화물로 대체한 것이다. 고기, 우유, 달걀, 치즈 등 서구에서 수세기 동안 먹어온 음식을 파스타, 빵, 시리얼 및 여타 곡물들로 대체했으며, 예전보다 과일과 채소를 더 많이 먹고 있다. 무엇보다 농무부는 탄수화물을 식품 피라미드의 가장 하단에 배치해(지중해 식단도 마찬가지다) 하루 6~11회분의 곡물, 2~4회분의 과일, 3~5회분의 채소 등 모두 합쳐 총칼로리의 45~65퍼센트를 탄수화물로 섭취하도록 권장하고 있다. 미국심장협회 권장안도 비슷하다. 미국인들은 이러한 내용을 비판 없이 받아들였다. 미국 질병관리본부CDC의 통계에 따르면, 1971년에서 2000년 사이에 미국인들은 탄수화물 섭취량을 25퍼센트 정도 늘렸다. 또한 지방 섭취량을 총칼로리의 35퍼센트 이하로 낮추도록 한 농무부 권고안을 성공적으로 지킨 것으로 나타났다.

보건 당국은 이러한 변화를 올바른 방향으로 보고 있으며, 세월이 흘러도 공식 메시지는 변하지 않았다. 2010년에 발표한 농무부의 최신《식단 지침》은 채소, 요리된 콩과 과일, 통곡물, 견과류와 씨앗 등으로 구성된 식물성 식단을 여전히 권장하고 있다.

최근 수십 년 동안 이러한 흐름에 반대 목소리를 낸 가장 유명한(혹은 악명 높은) 인물은 뉴욕 시의 순환기내과 의사인 로버트 앳킨스이다. 1972년《앳킨스 박사의 다이어트 혁명Dr. Atkins's Diet Revolution》은 출간되자마자 베스트셀러가 되었고 28쇄나 찍으며 전 세계적으로 1,000만 부 넘게 팔렸다. 주류 영양 전문가들은 앳킨스를 일시적인 유행에 불과한 다이어트 의사라고 부르며 그의 고지방 식단을 폄하했지만 "앳킨스 다이어트"는 효과가 있어 보였기에 큰 인기를 누렸다.

앳킨스는 환자를 직접 치료했던 경험을 바탕으로, 농무부 식품 피라미드의 좁은 칸에 할당되어 있는 고기, 달걀, 크림, 치즈 등이 건강에 가장 좋은 식품이라고 믿었다. 그의 고지방 저탄수화물 식단은 농무부 식품 피라미드를 완전히 뒤집었다. 앳킨스는 이 식단이 체중을 줄이는 데 도움이 될 뿐만 아니라 심장 질환, 당뇨 및 기타 만성 질환에도 효과가 있다고 주장했다.

앳킨스 다이어트는 해를 거듭하며 약간의 변화를 겪긴 했지만, 하루 5~20그램의 탄수화물만을 허용하는 첫 단계는 엄격하게 고수되었다. 이는 빵 반 조각에 해당하는 양으로, 앳킨스는 환자가 목표 체중을 유지하게 되면 조금 더 섭취하도록 했다. 그리고 지방을 단백질보다 두 배 이상 먹도록 지시했다. 이는 곧 고기, 치즈, 달걀 등 동물성 식품으로 구성된 식단을 의미했는데, 단백질과 지방이 이와 같은 비율로 구성된 식품은 견과류와 씨앗류를 제외하면 동물성 식품밖에 없기 때문이다.

앳킨스는 젊은 순환기내과 의사로서 자신의 분야를 개척해 나아갔다. 그는 1963년 의학 도서관에서 위스콘신 의과대학의 두 의사가 작성한 저탄수화물 식단 실험 논문을 발견했다. 그 식단은 앳킨스와 환자들에게 굉장히 성공적이었다. 앳킨스는 위스콘신 의과대학 논문을 보완해 《보그Vogue》지에 기고했고(그래서 그의 식이 요법은 한동안 "보그 다이어트"라고 불렸다) 이후 책으로 출간했다.

고지방 저탄수화물 식단이 인기를 누리자 뉴요커들이 시내에 위치한 앳킨스의 클리닉에 모여들었으며, 앳킨스는 건강한 영양에 대한 자신의 소신을 기반으로 또 한 권의 베스트셀러를 집필했다. 1989년에는 저탄수화물 건강 보조 식품을 판매하는 회사를 설립해 앳킨스 바Atkins Bars, 저탄수화물 파스타, 고지방 저탄수화물 다이어트 드링크 등을 팔아 매년 수백만 달러를 벌어들였다. 앳킨스는 부와 명예를 얻었지만 동료 연구자들이나 공중보건 정책에 영향력을 행사하는 학술 연구자들로부터 인정받지는 못했다.

앳킨스가 활동하던 당시는 10년에 걸쳐 식단-심장 가설이 확고한 주류를 이루던 때였고, 그의 주장은 기존 저지방 식단의 주장과 정면으로 충돌했기 때문이었다. 포화지방을 비롯한 지방 성분을 주요 사망 원인으로 여긴 연구자와 임상의 들은 앳킨스의 고지방 저탄수화물 식단을 비합리적이고 유해한 식단이라고 여겼다. 하버드 대학의 유명한 영양학 교수인 프레드릭 스테어는 1977년 맥거번 위원회에서 앳킨스를 극단적이고 자극적인 식이 요법을 앞세워 "돈만 챙기는" 의사라고 폄하했다. 스테어는 앳킨스의 식단이 "위험하며" "이를 만들어낸 사람은 부당 의료 행위 죄를 저질렀다"고 비판했다. 미국식이영양협회American Dietetic Association는 앳킨스의 식단을 "영양학자의 악몽"이라고 불렀다.

또한 미국인들은 앳킨스의 고지방 식단의 대척점에 있는 식단에 점점 관심을 보이기 시작했다. 바로 20세기 후반의 또 다른 유명한 다이어

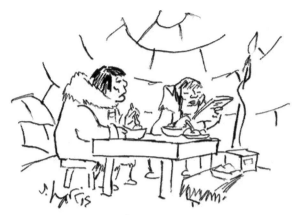

"I DON'T GET IT. WHAT IS THERE BESIDES PROTEIN AND FAT?"

"이해가 안 되네. 단백질과 지방 말고 뭐가 있지?"

트 의사 딘 오니시가 내세운 초저지방, 준채식주의 식단이었다. 이들 두 사람은 공통점이 많았다. 그들은 베스트셀러를 출간해 수백만 달러를 벌었으며 앳킨스는 《타임》의 표지를, 오니시는 《뉴스위크》의 표지를 장식했다. 앳킨스는 뉴욕 맨해튼의 중심가에서 클리닉을 운영하고 주말에는 사우스햄튼의 별장에서 지냈으며, 오니시는 샌프란시스코 금문교 근처의 부촌인 소살리토에 사무실을 가지고 있었다. 건강하고 질병 없는 삶에 대해 정반대의 해법을 제시했는데도 불구하고 어떻게 둘 다 성공할 수 있었던 것일까?

1970년대 미국에서는 저지방 식단이 심장 질환이나 비만을 예방하는 데 실패하고 국민 건강이 악화되고 있었기 때문에 사람들은 어느 쪽이든 대안을 찾고자 했다. 앳킨스와 오니시 모두 미국심장협회의 식단이 이롭지 않다는 견해를 피력했고, 앳킨스는 증가하고 있는 비만과 당뇨,

두 가지 재앙을 설명하고자 "다이아베시티diabesity"[161]라는 용어를 만들기도 했다. 악화되고 있는 유병률 덕택에 영양에 대한 대안적 이론들에 기회가 찾아왔고, 오니시와 앳킨스는 이를 놓치지 않았다. 이들의 해결책은 완전히 달랐다. 잭 스프랫Jack Sprat과 그의 부인처럼 한 사람은 더 많은 지방을 요구했고, 다른 한 사람은 더 적은 지방을 요구했다.[162]

2000년에 이 두 맞수는 워싱턴에서 열린 〈누가 백만장자 다이어트 의사가 될 것인가?〉라는 CNN의 텔레비전 토론 프로그램에 출연했다. 앳킨스는 달걀 세 개로 만든 오믈렛과 베이컨 두 줄이 담긴 아침 식사를 가지고 등장했다. 반대쪽에서는 오니시가 과일과 채소 그리고 앳킨스를 향한 날카로운 비판을 준비해왔다. "저도 사람들에게 돼지 껍질, 베이컨, 소시지를 먹는 것이 체중을 줄이는 건강한 방법이라고 말해주고 싶지만, 그것은 사실이 아닙니다." "항암 치료를 하면 체중이 줄어들겠죠. 하지만 이를 최선의 방법으로 추천하고 싶지는 않군요."

또 오니시는 앳킨스 다이어트가 발기부전과 호흡 곤란을 야기한다고 비판했다. 오니시의 날카로운 공격은 앳킨스를 졸도 직전으로 몰아넣었다. "저는 고단백 식단으로 5,000명을 치료해왔고, 그들 모두는 성생활이 더할 나위 없이 좋아졌다고 말했습니다"라고 앳킨스는 다급히 항변했다.

그러나 앳킨스의 치명적인 약점은 자신의 주장을 뒷받침할 만한 실험을 전혀 실시하지 않았다는 것이었다. 6장에서 언급했듯이 오니시는

---

161 diabetes(당뇨)와 obesity(비만)의 합성어—옮긴이.
162 잭 스프랫은 전래 동요의 주인공으로 비계를 먹지 않는 남자이며, 반대로 그의 아내는 살코기를 싫어했다—옮긴이.

자신의 주장을 탄탄하게 하고자 한 차례의 소규모 실험을 한 뒤《미국의 사협회지》에 논문을 수차례 게재했다. 반면 앳킨스 다이어트는 몇몇 소규모 실험의 주제가 되었지만 결과를 확보하지는 못했다. 앳킨스에게는 수만 건의 성공 사례가 담긴 진료기록부라는 입증되지 않은 증거만이 있을 뿐이었다. 앳킨스는 "저는 실험을 하지 않을 것입니다. 저는 임상의이기 때문입니다. 제 임무는 사람들을 치료하는 것입니다"라고 래리 킹Larry King에게 이야기하기도 했다. 앳킨스는 전문가들에게 자신이 작성한 진료기록부를 검토해보라고 요청했지만 그의 요청에 귀를 기울여준 이는 그가 은퇴할 나이가 될 때까지 단 한 명도 없었다.

개인의 정치력이 과학의 향방을 좌우하기도 하는 세계에서 앳킨스는 자신의 아이디어를 전달하는 데 필수적인 "사회성"이 부족했다. 오니시는 그 방면에서 뛰어났지만, 앳킨스는 괴팍스럽고 민감한 성격이었다. "그를 인터뷰하면 '미국의사협회는 악질이다' 혹은 '영양학자들은 멍청하다!'라는 소리를 듣게 될 거예요." 메모리얼 슬로언 케터링 병원의 영양학자이자 로버트·베로니카 앳킨스 연구 재단의 연구 책임자였던 애비 블로크Abby Bloch가 말했다. "그는 청중을 지치게 했습니다. 비판을 도맡아 받는 사람이었죠." "그의 과장되게 말하는 버릇은 동료들을 화나게 했어요." "그는 자신은 6,000명의 환자를 진료했는데 전혀 문제가 없었다고 말하곤 했죠. 하지만 다른 의사들에게는 손톱으로 칠판을 긁는 소리쯤으로 들렸을 것입니다. 또한 그는 자신이 당뇨를 완치시킬 수 있다고 말하곤 했어요. 그럴 때마다 동료 의사들은 혈압이 올랐죠."

블로크는 앳킨스가 참을성 있고 정치적 수완이 있었더라면 주류가 될 수 있었을 것이라고 말했다. 하지만 더 사려 깊고 존경받는 아렌스조차도 그의 동료들을 주류에 편입시키지 못했다. 기존의 영양학계는 철웅성이었다. 결국 앳킨스는 체중을 줄이고 심장 질환의 위험을 낮출 수 있는 실전 경험이 풍부했음에도 21세기 이전에는 영양학계의 이목을 끌지 못했다.

2003년 4월 72세의 앳킨스는 자신의 클리닉 앞 빙판 위에서 미끄러져 머리를 다치고 혼수상태가 된 지 일주일 만에 사망했다. 그의 죽음을 두고 "심장 발작"으로 사망했느니, 생전에 비만이었느니 하는 헛소문이 떠돌았다. 물론 사실이 아니었다.[163] 2년 뒤, 저탄수화물 식단에 대한 대중의 관심이 떨어진 데다 방만한 경영까지 겹쳐 앳킨스 건강 보조 식품 회사가 파산하자 앳킨스의 견해를 혐오했던 일부 전문가들은 앳킨스 다이어트가 최후의 결정타를 맞았다고 치부했다. 특히 사업 파산에 대해서는 저지방 식단이 저탄수화물 식단을 끝내 물리쳤음을 확인해준 것이라고 여겼다. 2007년 터프트 대학의 앨리스 리히텐슈타인 교수는 이렇게 말했다. "이제 끝났습니다. 앳킨스의 회사는 파산을 선언했습니다. 사람들은 이미 저탄수화물 식단에서 벗어났습니다."

하지만 이는 희망사항에 불과했다. 왜냐하면 앳킨스의 명성 때문에 그의 이름이 저탄수화물 다이어트와 동의어가 되긴 했지만, 그의 죽음으로 저탄수화물 다이어트의 인기가 수그러들지는 않았기 때문이다. 체

---

163 앳킨스의 사망은 큰 논란을 낳았다. 앳킨스를 비판하던 이들은 뉴욕 시 의학조사관 사무실에서 새어나온 정보를 발표했는데, 그가 심장 질환을 앓았다는 내용이었다. 그러나 그것이 영양 때문이었는지, 아니면 앳킨스의 심장 주치의가 주장했듯이 수년 전에 극동 지역을 여행하다가 생긴 감염증 때문인지는 확실하지 않다. 비판 세력은 앳킨스의 사망진단서상 체중이 117킬로그램이었다는 사실, 즉 그가 비만이었다는 점을 강조했다. 그러나 사고 이후 병원에 도착했을 당시 그의 체중은 88킬로그램이었으며, 그의 부인은 체중 증가가 코마에 빠져 있는 동안 공급된 수액으로 인한 수분 저류 때문이라고 설명했다(Anon., "Death of a Diet Doctor," 2004).

중 감소를 돕는 저탄수화물 다이어트는 비록 언저리에 있을지라도 여전히 살아남아 있다. 사실 이 식이 요법은 놀랍도록 긴 역사를 가지고 있다. 탄수화물이 살을 찌우며 고지방 식단이 건강에 좋다는 믿음은 앳킨스 이전에도 있었으며, 이 믿음은 훨씬 더 주류에 가까운 연구자들로부터 이어져 내려왔다. 오늘날 대부분 미국인들은 이 식이 요법을 "앳킨스"의 이름과 결부시키지만, 앳킨스 이전에도 이러한 아이디어를 개발하고 발전시켰던 연구자들이 있었으며 앞으로도 그럴 것이다.

저탄수화물 다이어트의 탄생[164]

체중 감소 목적의 저탄수화물 식단에 관한 가장 오래되고 유명한 보고서는 런던의 은퇴한 장의사인 윌리엄 밴팅William Banting이 1863년에 작성한 소책자이다. 그의 책《대중에게 부치는 비만에 관한 편지Letter on Corpulence, Addressed to the Public》는 당대에《앳킨스 박사의 다이어트 혁명》과 비슷한 현상을 일으키며 영국에서만 6만 3,000권이 팔렸고 프랑스, 독일과 미국에서도 커다란 인기를 끌었다. 밴팅의 책은 "인체를 좀먹는 기생충 중에서 나는 비만보다 더한 것을 알지 못하며 상상할 수도 없다"라고 시작한다. 66세의 밴팅은 키 165센티미터에 90킬로그램이 넘는 몸무게로 시력 및 청력 감퇴, 배꼽 파열, 무릎과 발목의 약화, 위산 과다, 소화 장애, 타는 듯한 심와부 통증 등으로 고생하고 있었다. 주치의가 체중 감소를 위해 운동과 칼로리 제한 식단을 처방하자 밴팅은 매일 아침

---

164 저탄수화물 다이어트를 실시한 의사들의 역사는 게리 타웁스(Gary Taubes)의 저서 《좋은 칼로리, 나쁜 칼로리(Good Calories, Bad Calories)》(2007)에서 최초로 집대성되었다.

두 시간씩 노 젓기 운동을 했다. 그러나 운동을 하면 식욕이 늘고, 칼로리를 줄이면 무기력해질 뿐이었다.

1862년에 밴팅은 청력을 잃기 시작하면서 런던의 이비인후과 의사인 윌리엄 하비William Harvey를 찾았는데, 하비는 밴팅의 귀 내부에 지나치게 살이 차올라 유스타키오관을 압박하고 있을지 모른다고 추측했다. 하비는 밴팅에게 저탄수화물 식단을 권했다. 하비는 농부들이 설탕이나 녹말로 가축을 살찌우는 방식을 보면서 탄수화물이 비만 및 당뇨와 연관성이 있을지도 모른다고 정확하게 유추했는데, 당시 프랑스에서는 탄수화물을 제한하는 식단으로 당뇨를 치료하는 사례가 흔했다. 그래서 밴팅은 하루 세 번의 식사를 모두 육류, 어류 등으로 먹고 설탕이나 녹말이 포함된 모든 음식, 특히 빵과 우유(젖당 형태의 당분 때문), 맥주, 캔디와 뿌리채소 등은 거의 먹지 않았다. 1년 뒤 밴팅은 20킬로그램 감량에 성공했고 앓고 있던 건강 문제도 모두 사라졌다. 1869년 밴팅은 그의 책 제4판에서 22킬로그램을 감량했다고 밝혔다. 그는 자신의 건강 상태가 "비상하게 좋다"고 했다. "72세의 나이에 이렇게 아픈 데가 없는 사람은 거의 보지 못했다"고도 썼다. 밴팅은 81세에 사망했는데, 이는 당시 영국의 평균 기대 수명을 훌쩍 뛰어넘은 나이였다.

그가 죽고 난 뒤 밴팅의 식이 요법은 유럽의 연구자와 임상의 들이 환자를 치료하는 데 쓰였다. 19세기 말 의학 분야의 세계적 권위자이자 존스 홉킨스 병원 설립자 중 한 사람인 미국인 윌리엄 오슬러는 1892년에 쓴 의학 교과서에서 이 식이 요법에 대한 지지를 표했다. 런던의 의사인 너새니얼 요크-데이비스Nathaniel Yorke-Davis는 1905년부터 윌리엄 태프트William Taft 대통령의 비만 치료를 위해 저탄수화물 다이어트로 32킬로그램을 감량하도록 도왔다. 20세기 초반 많은 의사들이 탄수화물이 아니라 총칼로리를 줄이라고 권고했음에도 불구하고 저탄수화물 다이어트의 흐름은 20세기, 21세기에 걸쳐 계속해서 이어져왔다.

1919년 뉴욕의 내과 의사 블레이크 도널드슨Blake Donaldson은 저탄수화물 다이어트에 빠져들었다. 도널드슨은 자서전 《강력한 약Strong Medicine》(1961)에서 칼로리를 줄이는 방법으로는 비만 환자들의 체중을 감량하지 못해 좌절했다고 회상했다. 그는 맨해튼에 있는 미국 자연사 박물관에서 전문가에게 자문을 구하던 중 고지방 식단을 접하게 되었다. 전문가는 그에게 이누이트는 일생을 질병 없이 살아가며, 가장 기름진 고기를 먹고 산다고 설명했다. 도널드슨은 이를 시험해보기로 했다. 그는 환자들에게 설탕과 밀가루를 모두 제한하고 육류 위주로(기름진 고기를 하루 세 번) 먹도록 처방했다. 도널드슨은 사람들의 체중이 더 이상 줄지 않는 "고기 섭취의 상한선"이 있을 것이라고 생각했지만 그는 결코 그 한계점을 발견할 수 없었다.[165]

도널드슨은 40년간 1만 7,000명의 환자가 이 식이 요법으로 일주일에 1킬로그램 정도를 감량하며 허기를 느끼지 않았다고 밝혔다. 중요한 점은 칼로리 제한과 같은 다른 "비만 치료"와 달리 그의 환자들은 감량한 체중을 유지할 수 있었다는 사실이다.

1944년 뉴욕의 한 병원에서 열린 도널드슨의 강연에 참석했던 알프레드 페닝턴Alfred Pennington은 미국의 화학 회사인 듀폰에서 일하는 의사

---

165 1970년대 중반 버몬트 대학의 엘리엇 댄포스(Elliot Danforth)는 여러 종류의 음식을 과식하는 실험을 수행한 결과 육류를 과식하는 것은 거의 불가능하다는 결론을 내렸다. 피험자들은 돼지 갈비를 앞에 쌓아두고는 다 먹지 못했다. "앳킨스 다이어트로 과식하기란 대단히 어렵습니다. 포만감을 주기 때문입니다"라고 댄포스는 말했다. 반면 쿠키, 감자칩, 시리얼 등의 탄수화물은 쉽게 과식할 수 있는 것으로 관찰되었다.

였다. 1940년대의 다른 회사와 마찬가지로 듀폰은 중년 남성 관리직의 심장 질환을 우려하고 있었다. 대부분의 환자가 과체중이거나 비만이라는 점을 관찰한 페닝턴과 그의 동료들은 우선 체중을 줄여야 한다고 판단했다. 직원들은 다양한 칼로리 제한 다이어트와 운동을 실천했지만 실패했는데, 페닝턴은 도널드슨의 강연을 접한 뒤 자신이 직접 고지방 식단을 시도해보고 성공하자 환자들에게 이를 적용해보기로 했다.

페닝턴의 식단은 총칼로리를 제한하지 않았다. 그가 선정한 20명의 남성 직원들은 하루 3,000칼로리를 섭취했는데, 끼니마다 170그램의 육류, 60그램의 지방과 80칼로리 이하의 탄수화물을 먹었다. 페닝턴에 따르면 직원들은 "식사 사이에 공복감을 느끼지 않았고, 에너지가 넘쳤다"고 한다. 그리고 그렇게 많이 먹었음에도 체중이 한 달에 3~5킬로그램 줄었다.

페닝턴은 비만을 주제로 한 책을 여러 권 집필했다. 그는 환자들이 체중 감량에 성공하는 데 만족하지 않고 저탄수화물 식단이 왜 효과가 있는지 밝혀내고자 했다. 페닝턴의 환자들은 더 많은 칼로리를 섭취했기에 칼로리를 줄이는 것은 답이 될 수 없었다. 그는 "이유가 무엇인지는 몰라도 훨씬 깊은 데 있는 것 같다"고 썼다. 페닝턴은 독일과 오스트리아의 연구진이 1920년대와 1930년대에 비만의 원인으로 호르몬을 지목한 연구를 접하게 되었다. 비만의 원인에 대해 그들은 완전히 새로운 가설을 세웠는데, 우리가 흔히 생각하듯이 비만이 과식이나 운동 부족과 관련되어 있지 않다는 것이었다. 연구진은 비만이 에너지 발산에 필요한 지방이 지방 조직에서 흘러나오는 정상적인 과정이 작동하지 않고 지방이 축적되는 일종의 대사 장애라고 결론 내렸다.

대사 장애를 이해하려면 우선 인체의 지방 조직이 정적인 영역이 아니라 대사적, 호르몬적으로 활발한 조직이라는 사실을 이해해야 한다. 인체는 시간에 따라 지방을 저장하거나 인출하는데, 마치 현금입출금기에서 예금을 입금하거나 인출하는 것과 같다. 식사를 하면 입금을 하고, 식간이나 잠을 자는 밤 시간과 같이 먹지 않는 때에는 인출을 한다. 이런 관점에서 볼 때 지방은 음식을 먹지 않을 때에 에너지를 낼 수 있는 근원으로, 마치 우리 몸에 에너지 바를 두르고 있는 것과 같다. 그러나 대사장애가 있는 사람들은 계속해서 축적만 발생하고 인출 기능이 제대로 작동하지 않는다. 인체가 지방 출금을 거부하는 것이다. 그러면 지방 조직은 고릴라처럼 비대해져 에너지를 빨아들이며 심지어 근육, 뇌, 심장 및 기타 장기의 몫까지 빼앗아 더 많은 지방을 축적하게 만든다.

독일과 오스트리아의 연구진은 이러한 지방 축적의 원인이 궁극적으로 호르몬에 있다는 가정에 도달하게 되었다. 호르몬은 임신부와 갱년기 이후의 여성들 그리고 청소년기 소녀들이 왜 지방을 축적하는지, 그리고 청소년기 소년은 왜 근육이 발달하는지 설명해주었다. 이 아이디어는 1930년대 후반부터 동물 실험을 통해 여러 차례 검증되었다. 과학자들은 시상하부(뇌의 호르몬 조절 중추)에 병변을 만드는 방법으로 실험용 쥐의 호르몬 농도를 변화시켰는데 그 결과 급격한 체중 증가가 일어났다.

실험용 쥐는 음식을 먹는 수준이 아니라 "맹렬한 식탐으로" "공격하고" "흡입했다." 비슷한 연구 결과가 개, 고양이, 원숭이에게서도 나타났다. 시상하부에 종양이 있는 사람들은 급격하고 엄청난 체중 증가를 경험하기도 하는데, 그중에는 57세의 "정원사 부인"이 1년 만에 비만이 된 1946년의 관찰 사례도 있다.

1921년 내분비학이라 불리는 호르몬 연구는 췌장에서 분비되는 호르몬인 인슐린이 지방의 축적 과정에 가장 중요한 역할을 한다고 밝혀냈다. 1923년에는 인슐린을 주사하는 방법으로 저체중 어린이들을 치료했다. 의사들은 환아에게 인슐린을 투여하고 고탄수화물 식단을 처방해 일주일에 약 3킬로그램씩 체중을 늘릴 수 있었다. 동물 실험에서도 같은 결과가 관측되었다.[166] 다른 실험에서 췌장을 제거해 인슐린이 분비되지 않은 동물은 얼마를 먹든지 간에 비만해지지 않았고 말라 죽어갔다.

인체는 탄수화물을 섭취하면 인슐린을 분비한다. 탄수화물을 가끔씩만 섭취할 경우 인체는 인슐린이 분비되는 사이사이에 회복할 시간을 갖게 된다. 지방 세포는 저장된 지방을 유리시킬 수 있게 되고, 근육은 지방을 연료로 연소시킨다. 그러나 식사나 간식 등으로 하루 종일 탄수화물을 섭취하게 되면 혈중 인슐린 농도는 계속해서 높게 유지되고 지방은 계속 구금된 상태로 남는다. 지방이 연소되지 않고 과도하게 축적되는 것이다. 페닝턴은 탄수화물을 제한한 식단을 먹으면 이론적으로 어떤 일이 발생하는지에 대해 기록했다. 탄수화물이 없으면 지방은 지방 조직에서 흘러나와 인슐린에 의해 구금되지 않고 에너지원으로 사용된다. 그리하여 이론적으로 체중이 감소하게 되는데, 적게 먹어서가 아니라 인슐린이 없어서 지방 세포에서 지방이 흘러나와 근육 세포에서 이를 연소시키는 것이다.

이와 같은 이론은 2차 세계 대전 이전에 진전된 비만과 호르몬에 관한 연구물로, 페닝턴은 이 연구물을 발견하고 개인적으로 보관했다. 2차

---

166 이러한 가설을 뒷받침하는 동물 실험 중에는 실험용 쥐의 시상하부 배내측(ventromedial hypothalamus, 뇌의 일부분)에 외과적으로 병변을 만든 실험도 있다. 실험용 쥐는 수술이 끝나고 수초 안에 인슐린이 심하게 증가했으며 인슐린 증가에 비례해 비대해졌다. 연구자들은 인슐린이 쥐를 비만으로 만든다는 것을 어떻게 알았을까? (시상하부와 췌장을 연결하는) 미주신경을 절단하자 인슐린은 분비되지 않았고 쥐는 살찌지 않았다(Han and Frohman 1970; Hustvedt and Løvø 1972; Powley 1977).

세계 대전으로 독일과 오스트리아 과학자 그리고 그들의 연구물이 모두 흩어졌으며, 또 과학에 쓰이는 국제 언어가 전쟁 후 독일어에서 영어로 바뀌면서 이러한 선구적 연구들은 "대안 가설"로 남게 되었다.

1953년 페닝턴은 《뉴잉글랜드 의학 저널》에 "비만에 대한 재고"라는 제목으로 다양한 연구에 관한 리뷰 논문을 게재했다.[167] 같은 해 앤설 키스는 만성 질환은 탄수화물이 아닌 지방 때문에 유발된다는 이론을 발표했다. 이 이론은 키스의 막강한 영향력 덕분에 매우 유명해졌고, 페닝턴의 이론은 최근까지도 망각돼 왔다. 키스의 이론은 페닝턴의 이론과 비난하는 대상이 달랐을 뿐만 아니라 이론을 뒷받침하는 과학 연구의 질에 있어서도 많은 차이를 보였다. 페닝턴의 분석은 인간의 생물학적 체계에 대한 심오한 이해를 바탕으로 내분비학적, 생화학적 증거들을 아우르고 있는 반면, 키스의 이론은 지방과 심장 질환을 연결시키는 조잡한 국제적 통계에만 전적으로 의존하고 있었다. 키스의 결론은 통계적 상관관계에 기초하고 있을 뿐 페닝턴의 자료처럼 임상 경험에 바탕을 둔 것도, 생리학 및 생물학의 학문적 이해에 바탕을 둔 것도 아니었다.

더욱이 지방이 비만을 유발한다는 이론은 인간 생물학이 아니라 다른 일반론에 기초하고 있었다. 키스를 비롯한 이들은 지방이 탄수화물이나 단백질에 비해 그램당 더 많은 칼로리를 함유하기 때문에 사람들을 살찌게 만든다고 생각했다. 이런 관점에서 보면 지방을 많이 섭취하는 사람은 높은 칼로리를 축적하는 것인데 이는 뇌와 위가 서로 소통하

---

167 헝가리 태생의 산부인과 의사 허먼 톨러(Herman Taller)는 페닝턴의 글을 읽고 1950년 대에 환자들을 저탄수화물 다이어트로 치료하기 시작했다. 그는 베스트셀러가 된 다이어트 서적 《칼로리는 중요하지 않다(Calories Don't Count)》(New York: Simon & Schuster, 1961)의 저자이기도 하다.

지 못할 때 일어나는 일종의 산술적 실수인 셈이다. 하지만 키스가 이에 대해 썼을 때 그의 추측을 뒷받침하는 실험적인 근거도 축적된 자료도 없었다. 이 이론의 장점은 단순함에 있었다. 키스의 이론이 영양학계에서 널리 받아들여진 이유는 영양학자나 내과 의사들이 복잡하지 않은 답을 원했고 키스의 산술적인 접근이 페닝턴의 호르몬 장애에 관한 복잡한 이론보다 간단했기 때문이었다. 지금껏 봐왔듯이 수많은 증거들이 지방이 비만을 유발한다는 상식에 반하며, 지방이 심장 질환과 관련 있다는 주장에 관한 증거도 거의 없다. 그렇다면 페닝턴이 주장했듯이 탄수화물이 심장 질환의 생물학적 원인일까?

탄수화물과 만성 질환

블레이크 도널드슨이 발견한 가장 놀라운 점은 저탄수화물 다이어트를 한 환자들은 체중이 줄었을 뿐만 아니라 다른 건강 문제들도 사라졌다는 사실이었다. 여기에는 심장 질환, 동맥 경화증, 고혈압, 퇴행성관절염, 담낭결석, 당뇨도 포함되었는데, 이 여섯 가지 질환은 날씬한 사람보다 비만인 사람에게서 더 많이 나타났기 때문에 1900년대 초에는 "비만 6인조"라고 불렀다(나중에 이러한 증상 대부분은 "증후군 X"라는 이름 또는 대사증후군이라는 이름으로 묶이게 된다. 412쪽 주석 178 참조). 도널드슨은 자신이 '육식'을 하는 환자를 치료할 때는 "약에 의지하는 빈도가 점점 더 낮아졌다"는 사실을 깨달았다. 탄수화물을 지방으로 대체하면 대부분 증상이 개선되었다. 이는 사기꾼들이 기적의 치료법을 꾸며낼 때 하는 말 같아서, 그의 식이 요법은 돌팔이 치료법이라는 오명을 얻었다. 그렇지만 고지방 저탄수화물 식단이 놀랍도록 다양한 질병을 완치시킨 것으로 보이는 관찰 결과들이 존재하며, 이는 1860년대 초반 밴팅이 직접 검증한 그때부터 언제나 사실이었다.

현대인의 식단에 포함된 탄수화물 종류가 심장 질환, 당뇨, 암을 유발할 수 있다는 가정은 이제 막 이런 음식들을 먹기 시작한 원주민들을 관찰한 연구자와 의사 들의 결론이기도 하다. 1951년 독일인 의사 오토 쉐퍼Otto Schaefer는 캐나다 극지방에 사는 육식 생활로 유명한 이누이트를 찾아갔다. 배핀 섬에는 아직 서구의 음식이 유입되지 않았고, 원주민들은 물개 내장, 생선의 눈, 북극민물송어 등의 진미를 비롯하여 고기와 지방 위주의 식생활을 이어오고 있었다. 그런데 허드슨베이 컴퍼니Hudson's Bay Company가 극지방 일부 지역에 밀가루, 비스킷, 차, 당밀 등의 식품을 들여오기 시작했다. 모든 부락이 이런 음식을 받아들이지는 않았기에 쉐퍼는 서구 음식을 받아들인 부락과 그렇지 않은 부락을 비교해볼 수 있는 기회를 얻었다.

쉐퍼는 "전통 방식으로" 먹는 이누이트는 훌륭한 건강 상태를 유지하고 있음을 발견했다. 4,000명의 이누이트를 관찰하면서 쉐퍼는 비타민이나 무기질 결핍의 징후를 전혀 발견하지 못했는데, 이들은 과일이나 채소는 전혀 먹지 않았다. 겨울에는 비타민 D를 합성할 수 있는 햇볕도 부족했다. 철분 결핍성 빈혈도 없었는데 "주로 날것이거나 얼린, 신선한 육류와 어류를 먹고 있는 한" 그랬다.

관찰을 바탕으로 쉐퍼는 에드먼튼의 병원과 근처의 요양원에서 모은 자료를 근거로 전통적 식단을 먹는 이누이트는 천식, 궤양, 통풍, 암, 심혈관 질환, 당뇨, 고혈압, 신경성 질환과 궤양성 대장염을 거의 앓지 않는다고 결론 내렸다. 이누이트 노인 중 혈압이 100mmHg를 넘는 사람은 두 명밖에 없었고 동맥 경화증도 백인에 비해 드물었다. 쉐퍼는 심장 질환이 "60세 이하의 에스키모에게는 존재하지 않는 것 같다"고 썼다.

반면 전통적 식단 대신 탄수화물을 섭취한 이누이트는 건강이 나빠져 갔다. "문명화된" 식품을 먹은 이누이트 여성과 아이 다수가 빈혈을 앓았다. 또한 당뇨 환자가 처음으로 관찰되었는데, 이는 캐나다 극지방에서 발견되지 않던 질환이었다. 또 귀에 생긴 만성 감염증과 치아 질환도 발견되었다. 일부 부족민은 충치가 너무 심해서 바다코끼리 이빨로 스스로 틀니를 만들어 쓰기도 했다.[168] 쉐퍼는 오래전부터 지방과 단백질로 식사를 하던 이누이트는 수입된 녹말이나 설탕에 대처할 능력이 없는 것 같다고 생각했다.

전통 음식을 가장 적게 섭취하는 이칼루이 마을 이누이트의 건강 상태는 쉐퍼가 관찰했던 모든 곳 중에서 최악이었다. 서구 국가들은 많은 양의 설탕을 먹기까지 수백 년이 걸렸는데, "캐나다 에스키모들은 20년밖에 안 되는 짧은 기간 동안 충격적인 속도의 변화를 겪었다." 쉐퍼는 한 세대가 삶의 방식과 건강을 영원히 잃게 되는 것을 목격했다. 육식 습관을 포기하는 경우 대부분을 탄수화물로 대체했다. 이칼루이에서는 원주민들이 감자칩을 먹고 소프트드링크를 마셨는데, 그는 지역 신문에 식습관 변화가 "대량 학살을 자초하고 있다"고 지적했다.

이와 같은 식습관 변화와 만성 질환 사이의 연관성을 발견한 것은 쉐퍼만이 아니었다. 영국 해군의 외과 의사 토마스 클리브Thomas L. Cleave 대령은 1900년대 초반에 방문했던 많은 지역에서 같은 현상을 목격했는데

---

168 충치와 덧니는 정제된 탄수화물을 받아들인 사회에서 볼 수 있는 여러 건강 문제 중 하나라고 치과 의사인 웨스턴 프라이스(Weston A. Price)는 말했다. 그는 1900년대 초반 세계 여행을 하면서 많은 인구 집단이 이와 같은 "영양 전환 과정"을 경험하고 있다고 기록했다 (Price [1939] 2004).

모든 만성 질병을 "당분 과다 병"이라 칭했다. 이런 질병이 주로 설탕과 흰 밀가루 등의 정제된 탄수화물이 유입된 곳에서 발생했기 때문이다. 정제된 설탕이 영국에 상륙한 것은 영국이 1670년대 서인도제도의 섬들을 정복하기 시작했을 때였다. 1710년 당시 영국인들은 일인당 1.8킬로그램의 설탕을 먹었는데, 1790년대에는 일인당 9킬로그램이 넘는 설탕을 소비하여 다섯 배의 증가를 보였다.[169]

영국에서는 18세기 후반에 처음으로 심장 질환자가 발생했다. 이 시기에는 소와 양을 비롯한 가축들을 매우 살찌게 키웠는데(당시 그림을 보면 이들 가축들이 거의 공에 가까운 모양새를 하고 있다) 설탕 때문이 아니라 이런 기름진 고기 때문에 심장 질환이 출현했다는 것이 그간의 이론이었다.[170] 하지만 이후 100년 동안 평균 육류 소비는 그대로였거나 오히려 감소했는데, 심장 질환 유병률은 증가했다. 심장 질환 증가와 같은 속도로 늘어난 식이 요소는 설탕뿐이다. 19세기 말 영국인은 연평균 36킬로그램의 설탕을 섭취했다. (20세기 말 미국의 식품업계는 액상과당을 비롯해 설탕을 일인당 68킬로그램 이상 공급했다.)

정제 탄수화물과 비슷하게 증가한 또 다른 주요 만성 질환은 암이다. 이누이트 같은 원주민 부족에서 암은 매우 드물었는데, 설탕과 흰 밀가루를 섭취하기 시작하면서 주요 사인이 되었다. 영국의 저널리스트이자

---

169 영국에서 설탕 소비의 폭발적 증가는 차 소비의 증가와 정확히 일치하는데, 이는 차를 마시는 관습이 설탕을 섭취하는 창구로서 기능했음을 시사한다(Walvin 1997, 119-120; 129-131).
170 설탕 이외에 당시의 식단에 증가한 다른 정제 탄수화물은 향상된 정제 기술로 통밀을 대체한 흰 밀가루와 곡물(전부가 정제된 것은 아니었다)이었다. 심장 질환에 일조했을지 모르는 또 다른 식단 변화는 가축의 사료를 풀에서 곡물로 변경한 것으로, 이는 육류의 지방산 구성을 변화시켰을 수 있다(Michaels 2001, 50-53).

역사학자인 엘리스 바커J. Ellis Barker는 이 같은 암의 천문학적인 증가에 대한 문헌 자료는 상당히 많아서 "아프리카나 아시아의 야생 지역에 거주하는 의사들의 의견 한두 건"으로 치부할 수 있는 정도가 아니라고 기록했다. 그의 저서 《암은 어떻게 발병하며 어떻게 예방할 수 있는가 Cancer: How It Is Caused; How It Can Be Prevented》(1924)는 전 세계의 많은 보고서와 연구를 거론했는데, 그중 대다수는 영향력 있는 의학 학술지인 《브리티시 의학 저널》이나 《랜싯》에 실린 논문이었고, 일부는 《동아프리카 의학 저널》 같은 지역 학술지에 게재된 자료였다. 실제로 그가 수집한 모든 자료는 암과 기타 만성 질환이 고립된 원주민에게서 발견되지 않다가 서구의 탄수화물을 받아들였을 때 비로소 나타났다는 주장과 일치했다.

조지 프렌티스는 20세기 초 중앙아프리카 남부의 고립된 부족들을 연구하며 여러 질병이 거의 동시에 발생하는 것을 관찰했는데 심혈관 질환, 고혈압, 뇌졸중, 암, 비만, 당뇨, 충치, 치주 질환, 맹장염, 위궤양, 게실염, 담낭결석, 치핵, 변비, 하지정맥류 등이었다.

이러한 질환은 함께 몰려다닌다. 그들은 왔다 하면 항상 함께였다. 서구 음식에 지속적으로 노출된 부족에서는 반드시 나타났다. 서구는 이들 외딴 지역에 무엇을 전파한 것인가? 영양 전문가들은 산업화된 세계가 "동물성 식품 위주의 고지방, 고에너지 식단"을 초래했다고 말해왔다. 이는 2002년의 세계보건기구 보고서에서 인용한 것으로, 주류의 관점을 잘 반영하고 있다. 하지만 쉐퍼 같은 이들의 역사적 증언에 따르면, 서구 사회가 빈곤 국가로 수출한 품목은 처음부터 포장 및 보관이 용이한 것으로 한정되었다. 라드를 제외한 육류나 유제품은 해당되지 않았는데, 이러한 식품들은 쉽게 상하기 때문이다. 서구의 상인이 세계 곳곳에 전파한 것은 운반하기 쉽고 인기 있는 품목인 설탕, 당밀, 흰 밀가루,

흰쌀, 네 가지였다. 다시 말해 정제 탄수화물이다. 이들 서구 식품은 질병을 불러왔으며, 그래서 그 질병들은 "서구 질병" 또는 "문명의 질병"이라 불리게 되었다.

마침내 앳킨스 다이어트가 과학적으로 검증되다

이와 같은 연구 관찰에 비추어볼 때 탄수화물이 생략된 식사를 하면 관련 질환은 사라질 것이다. 이는 앳킨스의 기본적인 생각이었지만, 제도권 영양학자들은 이를 배척해왔고 탄수화물이 아니라 식이 지방이 문제라는 생각에 길들여져 있었다. 그러나 밴팅에서 앳킨스에 이르는 전문가들은 밀가루, 설탕과 기타 탄수화물을 식단에서 제한함으로써 건강 상태의 전반적인 개선을 경험했다. 문제는 일단 탄수화물을 제외하면 필연적으로 고지방식을 하게 되는데, 고지방 식단은 심장 질환의 주범으로 여겨지고 있다는 점이다. 이 책을 통해 우리는 고지방 식단이 건강에 좋다는 일관된 역사적 증거들을 살펴보았지만, 현대의 의학 연구자들에게 확신을 줄 수 있는 유일한 방법은 임상 실험을 실시하는 것뿐이다. 지방 및 포화지방을 많이 함유한 식단이 앳킨스를 비롯한 선구자들이 생각했던 것처럼 수명을 연장시킬 수 있는지, 아니면 키스와 그의 동료들이 주장한 것처럼 일찍 사망에 이르게 하는지를 밝혀줄 임상 실험 말이다.

1990년대 후반이 되어서야 앳킨스가 대중화시킨 식이 요법이 일부 학자들의 관심을 끌어 실험의 대상이 되기 시작했다. 연구진은 저탄수화물 식단을 진료 과정이나 과학 문헌 등을 통해서 여러 방법으로 접하게 되었다. 예컨대 의사이자 연구자인 듀크 대학의 에릭 웨스트맨Eric Westman 같은 경우 환자가 찾아와 "안녕하세요, 선생님. 저는 스테이크하고 달걀만 먹어요!"라며 자신의 콜레스테롤 수치가 개선되었다고 자랑했다고 한다. 웨스트맨은 처음으로 앳킨스의 진료기록부를 훑어본 의사이자 연구자였다. 그는 1990년대 후반에 뉴욕의 앳킨스 클리닉을 방문한 뒤 환자들의 체중을 줄이고 건강을 좋게 한 앳킨스의 성공에 감명받았다. 하지만 웨스트맨은 진료기록만으로는 충분하지 않다고 판단했다. 그는 앳킨스에게 말했다. "저는 과학이 필요합니다." 웨스트맨은 입증되지 않은 가설이 인정받는 유일한 길은 의학적 근거의 황금 표준인 무작위 통제 실험이라 여겼다. 그래서 전국에 있는 동료들과 함께 실험을 시작했다.

이 분야에 새로이 진입한 연구자들은 젊고 비교적 타성에 젖지 않은 인물들이었다. 예를 들어, 템플 대학의 심리학 교수 게리 포스터Gary Foster는 2003년 획기적인 실험에 참여했는데, 앳킨스 다이어트를 포함시킨 자신의 연구가 이렇게 논란이 될 줄은 몰랐다고 했다. "한 저명한 과학자는 공개 석상에서 '국립보건원이 앳킨스 다이어트 연구에 내 돈을 낭비하는 것이 매우 불쾌하다'고 했어요." 그곳에 모여 있던 사람들은 요란하게 박수를 쳤다고 한다. 국립보건원이 고지방 식단에 적대적인 상황에서 연구비 지원을 받아낸 것 자체가 대단한 일이었다고 포스터는 언급했다. 사실 그들은 "옆문"으로 들어가기 위해 침 치료 등의 주제를 담당하는 대체의학 부서에 연구비 지원을 신청해야만 했다.[171]

그에 반해 국립보건원은 의사이자 영양 생화학자인 스티븐 핀니 Stephen Phinney에게는 옆문조차 허용하지 않았다. 핀니는 1980년대 초반에 고지방 저탄수화물 식단 실험을 시작하며 이 주제에 몰두했다. 포스

---

[171] 훗날 포스터는 연구에서 나타난 긍정적인 결과에 대해 직업상 조심스러운 태도를 취했다.

터와 달리 핀니는 학계의 "이단아"가 될 수 있음에도 이 주제에 관한 연구에 전적으로 투신했다. 핀니는 20여 년 동안 국립보건원에 연구 제안서를 제출했으나 "그다지 중요하지 않다는 이유"를 들며 번번이 거절했다고 이야기 했다.

핀니의 가장 가까운 동료인 코네티컷 대학의 제프 볼렉Jeff Volek도 연구에 참여했는데, 볼렉도 핀니처럼 운동광이었다. 운동학자인 볼렉은 서른두 살에 인디애나 주 파워리프팅 챔피언에 올랐고, 핀니는 스키, 하이킹, 자전거 등을 좋아했다. 그 둘은 영양학 연구에 새로운 접근을 시도했는데, 체중 감량이나 심혈관 질환 예방의 목적이 아니라 운동 능력을 더욱 향상시키는 수단으로서 고지방 식단에 관심을 가진 것이었다. 제도권 영양학계 내에서 승승장구해온 것이 아니었기에 식단-심장 가설에 매몰되지 않았던 것도 이들이 대안적 사고를 거리낌 없이 펼치는 데 도움이 되었다.

볼렉은 운동선수들이 고지방 고단백 저탄수화물 식단으로 근육 발달을 최대화하고 체지방을 줄인다는 사실을 알고 있었다. 그러나 기존의 이론에 따르면 마라톤 같은 장거리 운동 종목의 경우 최고의 성과를 내기 위해 선수들은 경기 전날 밤 많은 양의 탄수화물을 먹어야 했다. 핀니는 이 이론을 시험해보고 싶었다. "우리는 탄수화물 다량 섭취 이론이 옳다는 것을 검증해낼 수 있을 거라고 확신했어요." 하지만 놀랍게도 결과는 이론과 정반대였다. 실험에 참가한 운동선수들은 탄수화물 섭취를 거의 하지 않았을 때 가장 좋은 기록을 냈다. 글리코겐(포도당이 근육과 간에 저장되는 형태)이 없는 상태에서 인체는 혈중 지방산에서 나온 케톤체라는 분자로 연료원을 대체했다.

핀니와 볼렉의 연구에 의하면, 우리의 인체는 하이브리드 자동차처럼 연료 간 전환을 해서 탄수화물을 사용할 수 없으면 지방을 사용한다.[172] 그리하여 핀니는 앳킨스 다이어트에 대한 주된 비판 중 하나인 '기본적인 신체 기능을 위해서 하루에 100그램 정도의 포도당을 섭취해야 한다'[173]는 주장을 반박할 수 있게 되었다. 우리 인체에 탄수화물은 필수조건이 아니며, 케톤을 사용해 완벽하게 신체 활동을 영위할 수 있다는 사실은 이미 반세기도 전에 밝혀졌지만 망각되고 무시되어왔다. 눈의 수정체와 적혈구 같은 특정 인체 조직에는 소량의 포도당이 필요한데 이는 우리가 섭취하는 단백질에 있는 아미노산으로 간에서 만들어낼 수 있다.

핀니는 앳킨스 다이어트에 대한 1970~1980년대의 몇 가지 소규모 실험 결과를 바탕으로 제기된 다른 우려 사항에 대해서도 반박했다. 그 연구 결과들을 보면 앳킨스 다이어트는 오니시의 주장대로 두통을 유발할 수 있고, 현기증, 수분 소실, 변비, 무력감 등을 일으킬 수 있는 것으로 나타났다. 이런 증상들을 한 데 묶어 "앳킨스 몸살"이라 한다. 핀니는 이러한 모든 증상이 인체가 기존의 식단에서 저탄수화물 식단으로 전환하는 과정에서 일어나는 과도기적 증상임을 성공적으로 증명해냈다. 과도기는 2주에서 3주 정도 지속될 수 있는데, 새로운 연료원인 케톤에 적

---

172 인체가 케톤의 형태로 지방산을 연료로 사용할 때 "영양적 케톤증" 상태에 진입하게 된다. 앳킨스 다이어트에 지속적으로 제기되는 우려는 이 케톤체에 독성이 있다는 것이었다. 조절되지 않은 당뇨 환자의 경우 케톤체가 위험할 정도로 많은 양으로 관찰되었기 때문이다(이것을 "당뇨성 케톤산증"이라고 한다). 그러나 저탄수화물 식단을 하는 사람에게서 발견되는 케톤체는 당뇨 환자보다 5~10배 적은 양으로, 이 수준에서는 유해성이 없는 것으로 드러났다.
173 1999년 한 국제단체는 하루에 필요한 포도당의 최소량을 150그램으로 정했다. 이는 오랜 기간 가정해오던 일일 100그램이라는 수치에 50그램의 여유분을 임의로 추가한 것이다(Bier et al. 1999, S177-S178).

응하기 위해서 신체 조직이 대사적으로 큰 변화를 일으키는 것이다. 무엇보다 신장은 수분과 염분을 배출하는데, 이러한 현상이 앳킨스 다이어트를 하는 사람에게서 나타나는 현기증과 변비의 원인임을 밝혀냈다.[174] 이러한 일시적 증상에 대한 해결책으로 핀니는 매일 여러 컵의 육수를 마시도록 충고했다.

이러한 초기의 수분 소실 때문에 비판 세력은 앳킨스 다이어트의 체중 감소가 전적으로 지방이 아닌 수분 감소라는 잘못된 주장을 하게 되었다.[175] 그러나 핀니와 볼렉 등은 장기간에 걸친 체중 감소는 수분 소실이 아니라 저장 지방에서 비롯되었음을 증명해냈다. 2000년대 초 핀니와 볼렉은 과도기 문제를 이해하기에는 실험 기간이 너무 짧았던 과거 실험들이 불러일으킨 오해들을 불식시킬 수 있었다. 또 앳킨스 다이어트의 체중 감소가 거짓이 아님을 검증했다. 앳킨스 다이어트와 미국심장협회가 권장하는 표준 칼로리 제한 식단을 비교했을 때 저탄수화물 식단에서 훨씬 더 많은 체중 감소를 보였으며, 감량된 대부분은 근육이 아니라 지방이었다.

또한 그들은 앳킨스 다이어트가 심혈관 질환을 유발하지 않으며, 사실은 그 반대임을 증명했다. 연이은 실험에서 나온 거의 대부분의 측정

---

[174] 나트륨과 칼륨 손실은 앳킨스 다이어트에 대한 초기 연구에서 아킬레스건으로 작용했다. 1980년 예일 대학 연구진은 피험자에게 칠면조를 먹였는데, 불행하게도 끓이는 과정에서 나트륨과 칼륨 대부분이 소실되었다. 필수 영양소를 충분히 공급하지 않았기에 피험자들은 불쾌한 증상을 경험했는데, 연구진은 앳킨스 다이어트 그 자체에 근본적인 결함이 있다고 결론 내렸다. 하지만 삶은 칠면조에 필수 영양소가 결핍되어 있었다고 하는 것이 더 적합한 설명이다(DeHaven et al. 1980).

[175] 이런 주장의 "증거"로 인용되는 연구는 실험 기간이 열흘에 불과했다. 그 결과 초기의 수분 소실을 앳킨스 다이어트의 유일한 체중 감소로 잘못 추정했다(Yang and Van Itallie 1976).

가능한 지표에서 고지방 식단은 미국심장협회가 오랜 기간 미국인에게 권장해온 저지방 저포화지방 식단보다 심장 질환과 당뇨의 위험을 더 낮춰주는 것으로 나타났다. 볼렉이 2000년 이후 수행한 열다섯 건이 넘는 정교한 실험에서 앳킨스 다이어트는 HDL 콜레스테롤을 상승시키는 반면 중성지방, 혈압, 염증 수치 등은 저하시켰다. 혈관의 확장 능력(많은 전문가들이 심장 발작 위험의 지표로 여기는 "혈관 내피의 기능")도 저지방 식단보다 저탄수화물 식단에서 향상되었다. 볼렉은 이 모든 효과가 체중 감소 때문은 아닌지 궁금해했는데, 앳킨스 다이어트를 한 피험자들 대부분이 체중이 줄었기 때문이었다. 그래서 피험자들의 체중을 일정하게 유지한 상태에서 실험을 해보았지만, 저탄수화물 식단의 효과는 동일했다.

비슷한 시기에, 앳킨스의 진료기록부를 훑어보았던 듀크 대학의 내과 의사 웨스트맨은 10여 건의 임상 실험을 진행하고 있었다. 웨스트맨은 특히 제2형 당뇨에 대한 식이 요법 효과에 흥미를 느꼈다(제2형 당뇨는 과체중, 비만과 관련이 있다). 탄수화물 제한이 당뇨의 "완치법"이라는 보고는 19세기 후반에도 있었지만, 웨스트맨의 실험은 처음으로 이러한 주장에 과학적 근거를 제시했다.[176] 그는 탄수화물을 줄이고 식이 지방으로 대체하는 식이 요법이 당뇨 치료에 탁월한 효과가 있음을 밝혀냈

---

[176] 밴팅을 치료한 의사 하비는 저탄수화물 식단에 대한 이론을 이끌어낼 때 프랑스 의사들이 이런 방식으로 당뇨를 치료한다는 뉴스를 일부 참고했다. 미국에서 처음 기록된 사례는 하버드 대학과 예일 대학에서 수학한 의사인 엘리엇 프록터 조슬린(Elliott Proctor Joslin)이 1893년에서 1916년 사이에 탄수화물이 10퍼센트만 함유된 식단으로 당뇨 환자들을 치료한 사례다. 이러한 사실은 최근에 캔자스 주 로렌스의 가정의학과 의사인 메리 버논(Mary Vernon)과 뉴욕 주 마마로넥의 의사 리처드 번스타인(Richard K. Bernstein)에 의해 재발견되었다. 번스타인은 《당뇨 식단: 번스타인 박사의 저탄수화물 치료법(The Diabetes Diet: Dr. Bernstein's Low-Carbohydrate Solution)》(New York: Little, Brown, 2005)의 저자이기도 하다(Joslin 1919; Westman, Yancy, and Humphreys 2006, 80-81).

다. 일부 환자들의 경우 당뇨가 아예 완치 단계에 이르러 혈당 수치와 인슐린 변동성이 약 복용을 중단해도 될 만한 수준으로 정상화되었다. 이 연구를 바탕으로 웨스트맨과 동료들은 공식적인 저지방 식단은 약에 의존하지 않고는 "효과"가 없으며, 저탄수화물 식단을 치료법으로 권장해야 한다고 강력하게 주장했다. 그러나 미국당뇨협회American Diabetes Association, ADA는 저지방 권장안을 고집했다. 당뇨 환자들은 심장 질환의 위험이 높은데, 보건 당국이 심장 질환 예방을 위해 저지방 식단을 권장하고 있으므로 미국당뇨협회도 당뇨 예방을 위해 저지방 식단을 권장하겠다는 입장이었다(미국당뇨협회는 이미 당뇨에 걸린 사람들에 대해서만 탄수화물에 "신경 쓰고" 설탕 대신 "기타 탄수화물"을 먹으라고 권장한다).

앳킨스 다이어트의 선구자들은 2000년대 내내 연구를 계속하며 남성과 여성, 운동선수, 비만, 당뇨, 대사증후군 등 다양한 주제에 걸쳐 실험을 했다.[177, 178] 결과 값은 다양했지만 모든 결과가 일관되게 좋은 쪽으로만 나왔다. 매우 특별했던 실험 중 하나는 고혈압 환자 146명에게 1년

---

177 로버트·베로니카 앳킨스 연구 재단은 연구비 일부를 지원했는데, 이 재단은 앳킨스 사후에 이어지는 연구를 지원하기 위해 앳킨스 측이 4,000만 달러의 자금을 출연해 설연했다. 저탄수화물 식단 연구자들은 뚜렷한 목적을 가진 재단의 후원이 달갑지 않았지만 다른 대안이 없었다. 국립심폐혈연구소와 미국심장협회는 고지방 식단이 건강에 매우 해롭다고 여겨 임상 실험에 연구비를 지원하지 않았기 때문이었다("About the Foundation," Robert C. and Veronica Atkins Foundation, http://www.atkinsfoundation.org/about.asp).
178 대사증후군은 한 개인에게서 동시에 발생하는 질병군의 이름이다. 여기에는 "중심성" 비만(복부 둘레 증가), 중성지방 증가, HDL 콜레스테롤 저하, 공복 혈당 상승, 고혈압 등이 포함된다. 이 중 몇 가지 이상의 질환이 있을 경우 관상 동맥 질환, 뇌졸중, 제2형 당뇨의 위험도가 급격히 증가한다. 내분비학자인 제럴드 리븐(Gerald Reaven)이 처음으로 정의했으므로 "리븐 증후군"이라고 부르기도 한다. 또한 "심장대사증후군" "증후군 X" "인슐린저항성증후군" 등으로 불리기도 한다. 증상에 대한 정의는 기관(국립보건원, 세계보건기구 등)에 따라 조금씩 다르다.

동안 앳킨스 다이어트를 실시한 실험으로, 저지방 식단을 한 고혈압 환자 집단에 비해 혈압이 유의미하게 낮아진 결과를 보였다.

대부분의 실험에서 앳킨스 다이어트는 지방 함량이 총칼로리의 60퍼센트 이상일 때 가장 좋은 결과를 보였다.[179] 이러한 비율은 이누이트나 마사이족의 식단과 비슷한데 30퍼센트 이하의 지방 함량을 주장하는 기존의 저지방 권장안과 비교하면 엄청나게 높은 수준이다. 그러나 다양한 인구 집단을 대상으로 한 잘 통제된 실험에서 비만, 당뇨, 심장 질환에 대해 이처럼 명확한 효과를 보여준 식이 요법은 또 없었다.

일관된 결론에도 불구하고 웨스트맨과 그의 동료들은 영양학계에서 아웃사이더로 남아 있다. 그들의 연구는 예상대로 침묵 아니면 경멸, 때로는 둘 다를 겪었다. 유명 학술지에 논문을 게재하기 어려웠으며, 주요 콘퍼런스에 초대받는 일도 드물었다. 초대된 모임에서 기존의 식단 이론과 정면으로 충돌하는 결과를 보여주면 무관심한 반응만이 돌아올 뿐이었다. 볼렉은 "사람들은 그저 침묵합니다"라고 말했다. 고지방 저탄수화물 식단이 가장 건강한 선택임을 입증하는 확실한 증거가 있음에도 불구하고 아직도 동료 연구자들은 그 식단을 "돌팔이 짓"이나 "한때 지나가는 유행"으로 치부하곤 한다. 볼렉은 내게 말했다. "편견에 맞서야만 해요. 연구비 지원도 논문을 게재해주는 학술지도 정말 찾기 어려워요."

웨스트맨은 기존의 편견이 지배적인 상황에서 패러다임 변화를 지향하는 연구가 겪게 되는 고충을 통렬하게 기록했다. "지방에 대한 비과학

179 현재까지 인간을 대상으로 한 고지방 식단 실험에서 다섯 건 정도만이 포화지방의 영향을 측정하고자 시도했는데, 고포화지방 식단은 연구조차 위험하다고 여겼기 때문이다. 지금까지 수행된 다섯 건 정도의 소규모 실험에서 이 식이 요법의 부작용은 발견되지 않았다(Rivellese et al. 2008; Hays et al. 2003; Forsythe 2010; Cassady 2007).

적인 공포감이 사회적으로 매우 만연해 연구비 지원을 결정하는 연구자들이 고지방 식단이 '해롭다'는 두려움 때문에 고지방 식단 연구를 허가하지 않습니다." (앞에서 보았다시피 국립보건원과 미국심장협회가 그랬다.) "이런 상황은 과학의 '자기 검증' 기회를 박탈하는 것입니다. 연구비 지원 가능성이 낮아지자 일종의 과학적 금기가 형성되었고, 승인받지 못한다는 이유로 펀딩 에이전시는 전화를 끊어버리죠."

볼렉과 그의 동료들은 저탄수화물 식단에 대한 주류 영양학계의 "편견 없이 균형 잡힌" 접근을 촉구해왔지만, 학계는 장기간에 걸친 임상 실험이 이루어지지 않았다는 이유로 여전히 저탄수화물 식단을 권장하지 않으려 했다.[180] 적어도 2년 이상의 실험이 있어야만 고지방 식단에 대한 우려에 답을 줄 수 있고, 다량의 지방 및 단백질 섭취에 따른 부정적 영향은 긴 시간이 지난 후에야 나타난다고 주장하는 연구자와 임상의 들의 뿌리 깊은 추측에 반박할 수 있었다.[181]

---

180 2000년대 후반까지 가장 실험 기간이 길었던 실험조차 실험 기간이 1년에 불과했다. 그 실험은 가임기 여성을 대상으로 스탠퍼드 대학에서 실시한 "A to Z"라는 연구였는데, 앳킨스 다이어트를 한 여성들은 존(Zone) 다이어트(탄수화물을 적당히 줄이는 식이 요법), LEARN 다이어트(지방을 적당히 줄이고 탄수화물을 적당히 늘리는 식이 요법), 오니시 다이어트(지방을 매우 줄이고 탄수화물을 늘리는 식이 요법)를 한 집단에 비해 대사적인 영향이 비슷하거나 더 좋게 나타났다(Gardner et al. 2007).
181 과도한 단백질 섭취에 대한 우려가 있지만, 이는 지방이 부족할 때만 문제가 될 뿐이다. 단백질을 먹으면 신장과 간에서 질소를 제거하고 소변을 통해 배설하는데, 이 과정에서 식이 지방이 꼭 필요하다. 살코기 부위만 먹으면 질소가 적절하게 처리되지 못하고 독성 수준에 이를 정도로 증가하게 된다. 이것이 오늘날 탄수화물을 줄이려고 노력하는 사람들이 처한 위험인데, 오래전부터 잘못 알려져 온 지방에 대한 거부감이 그 원인이다. 이누이트는 살코기 부위는 영양이 충분하지 않다고 생각했다. 스테판슨은 이 문제를 "토끼-기아"라고 불렀는데, 그는 1928년 1년 동안 고기만 먹는 실험을 하던 도중 지방을 충분히 섭취하지 않고 살코기만 많이 섭취하던 때에 이를 몸소 체험했다(Stefansson 1956, 31).

2008년 드디어 2년에 걸쳐 진행된 임상 실험 결과가 발표되었다. 지중해 식단을 다룬 7장에서 논의한 바 있는 이스라엘 남녀 322명에 관한 연구였다. 이 연구는 영양 연구의 표준을 준수한 매우 잘 통제된 실험으로, 점심 식사를 회사 구내식당에서 제공하는 방식으로 실시되었다(이스라엘 사람들에게는 점심 식사가 하루 중 가장 주요한 식사이다).

피험자는 미국심장협회가 권장하는 저지방 식단, 지중해 식단, 앳킨스식 고지방 식단(앳킨스 다이어트가 아니라 "앳킨스식"인 이유는 동물성 지방이 아닌 식물성 지방을 권장했기 때문이다. 앳킨스식 실험군은 아침 식사로 치즈 100g을, 점심에는 가금류를 먹었고 저녁 식사로 아보카도를 무제한 먹을 수 있게 했는데 아보카도가 식물성 지방이라는 점에서 기존 앳킨스식과는 차이가 있었다. 아보카도는 식물의 열매이지만 주성분이 포화지방이다—옮긴이.), 세 그룹으로 분류했다. 이스라엘의 임상 실험 전문가 이리스 샤이Iris Shai가 하버드 대학 영양학 교수인 메이어 스탬퍼와 함께 연구를 총괄했다. 당초 그녀는 두 집단으로 나눠서 연구를 진행하려 했으나 에릭 웨스트맨의 2004년 하버드 대학 강연과 근래에 발표된 저탄수화물 식단 실험 논문을 접한 뒤 고지방 식단도 실험에 포함시키기로 결정했다.[182]

샤이는 2년 동안 심장 질환의 측정 가능한 모든 지표에서 고지방 식단 섭취자들이 가장 건강하며 체중 감소도 으뜸이라는 사실을 발견했다. 피험자 중 당뇨 환자 집단의 경우 고지방 식단과 지중해 식단이 비슷한 결과를 보였다. 모든 경우에서 저지방 식단은 최악의 결과를 나타냈다.

이러한 연구 결과를 비롯해 2년에 걸쳐 진행된 최신 연구 두 편을 바탕으로[183] 이제 앳킨스 다이어트의 장기적인 악영향 가능성에 관한 우려

---

[182] 이런 이유로 앳킨스 재단으로부터 연구비 일부를 지원받았다.

는 내려놓을 수 있게 되었다. 신장 기능과 골밀도가 고지방 식단의 주된 걱정거리였는데 모두 완벽하게 정상으로 관찰되었다. 하지만 여전히 주류 영양 전문가들은 이렇듯 중요한 연구 결과를 외면하고 있으며, 고지방 식단을 지지하는 방향으로 바뀌지도 않았다. 그러나 이와 같은 임상 실험은 저탄수화물 식단 연구자들이 찾던 확실한 증거물이다. 웨스트맨, 볼렉, 핀니 등은 이제 고지방 저탄수화물 식단을 일반인에게 더욱 널리 권장할 수 있게 되었다.[184]

게리 타웁스와 "지방에 관한 거짓말"

이러한 연구자들이 주류 의학계 및 영양학계로부터 무시당한 지난 10년 동안 과학 저널리스트 게리 타웁스는 비만 및 기타 만성 질환의 원인이

---

183 다른 두 연구는 앳킨스 다이어트의 명확한 이점을 보여주지 못했고, 이스라엘에서의 연구보다 잘 통제되지 못한 실험이기 때문에 본문에서 다루지는 않았다. 샤이의 연구팀은 하루 중 주요한 식사인 점심 식사를 피험자들에게 제공한 반면(또한 주어진 식단을 따르는 방법에 대한 집중적인 교육을 실시했고, 보조적으로 상담 시간도 따로 가졌다) 다른 두 연구는 피험자들에게 책과 유인물을 제공하고 매주 상담 시간을 가졌을 뿐이었다. 따라서 샤이의 연구가 더 신뢰성이 있다고 판단된다. 다른 두 연구 중 첫 번째 연구에는 템플 대학의 게리 포스터가 참여했다. 이 연구는 307명의 성인을 대상으로 저지방 저칼로리 식단과 칼로리 제한이 없는 앳킨스 다이어트를 비교했는데, 건강이나 체중 감소 측면에서 두 식단 간의 차이가 나타나지 않았다. 단, 앳킨스 다이어트 실험군은 HDL 콜레스테롤이 23퍼센트 증가했지만, 저지방 식단 실험군은 이점이 발견되지 않았다(Foster et al. 2010). 두 번째 연구는 하버드 대학의 프랭크 색스 교수가 탄수화물, 단백질, 지방의 비율을 각각 달리한 네 가지 식단을 비교 관찰한 연구인데, 색스는 811명의 과체중 성인을 대상으로 2년간 실험했으나 별다른 차이를 발견하지 못했다(Sacks et al. 2009).

184 2010년 핀니는 볼렉, 웨스트맨과 함께 앳킨스 다이어트에 대한 책《새로운 당신을 위한 새로운 앳킨스 다이어트(The New Atkins for a New You)》(New York: Touchstone, 2010)를 출간했는데, 2년간 50만 부 넘게 팔렸다. 핀니와 볼렉은 저탄수화물 다이어트에 관한 책을 두 권 더 출간했다.

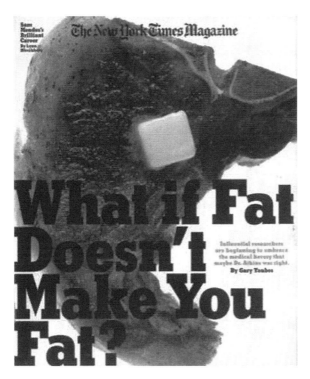

2002년 7월 7일 자 《뉴욕 타임스 매거진》 표지

과학 저널리스트인 게리 타웁스는 지방이 심장 질환과 비만을 유발한다는 이론에 공개적으로 도전했다.

지방이 아니라 탄수화물이라는 쪽으로 영양학 담론을 환기시켰다. 타웁스는 2001년 식단-심장 가설에 대한 비판을 《사이언스》지에 기고했는데, 저지방 도그마의 과학적 취약성을 철저하게 분석한 글이 유명 학술지에 게재된 것은 처음이었다(최소한 1980년대 중반 피트 아렌스가 앤설 키스와의 전쟁에서 진 이래로). 타웁스는 독일과 오스트리아의 비만 연구자들부터 페닝턴에 이르기까지 모든 과학 자료를 검토한 끝에 비만은 식탐과 게으름의 산물이 아니라 호르몬 결함 때문이라고 밝혔다. 《사이언스》지에 기고한 글에서 타웁스는 비만을 유발하는 호르몬은 인슐린이며, 이는 탄수화물을 섭취하면 증가한다고 주장했다. 그의 결론 중 하나는 지방 그 자체는 우리를 비만으로 만들 가능성이 가장 적은 영양소로, 인슐린 분비를 자극하지 않는 유일한 다량영양소라는 내용이었다.

연구자들과 과학자들이 식단-심장 가설에 대한 비판을 발표한 적은 있지만, 이 주제와 관련한 다양한 이론을 총정리하여 종합적으로 서술해낸 것은 타웁스가 처음이었다. 타웁스는 전국적으로 유명해졌다. 《뉴욕 타임스 매거진》에 실린 그의 두 번째 글의 제목은 "지방에 대한 모든 것이 거대한 거짓말이었다면?" 이었다. 2007년에 출간된 그의 저서 《좋은 칼로리, 나쁜 칼로리》는 꼼꼼한 연구를 거친, 주석이 빼곡한 대작으로 비만과 만성 질환에 대한 포괄적이고 독창적인 "대안" 가설을 제시하였다. 비만, 당뇨, 기타 관련 질환의 원인은 정제 탄수화물과 설탕이며, 과식에서 비롯된다고 알고 있는 "칼로리 과잉" 이나 식이 지방 탓이 아님을 주장했다.

타웁스는 식단-심장 가설의 가장 막강한 도전자였다. "주로 식물성으로" 먹도록 주장해온 유명 음식 전문 작가 마이클 폴란조차 저지방 도그마의 가짜 과학을 폭로한 타웁스를 칭송하며, 그를 영양학계의 알렉산더 솔제니친이라 칭했다.

타웁스의 연구가 식단-심장 가설의 도그마를 산산이 격파했기에 대다수 영양 전문가들은 단순히 그를 무시하는 것 외에는 달리 대응할 방도가 없었다. 영양학계는 과거에도 수차례 이런 방식으로 도전자들을 처리해왔다. 타웁스의 책이 출간되자 《뉴욕 타임스》의 의학 부문 집필자인 지나 콜라타는 타웁스를 "용감하고 대담한 과학 저널리스트"라고 했지만 "미안하게도 납득할 수 없다"고 리뷰를 끝맺었다.[185] 내가 이 책을 쓰기 위해 조사를 시작한 2000년대 중반에는 타웁스에 대한 영양학계의 냉대가 만연했으므로, 대다수 식단-심장 전문가들이 그의 글을 접했음에도 불구하고 누구도 기꺼이 그와 논쟁하려 들지 않았다. 타웁스의 저작은 과학 저널리스트인 그에게 많은 상을 안겨주었다. 그중에는 전미 과학저술가협회로부터 받은 상도 세 개나 되는데, 협회가 한 사람에게 이렇게 많은 상을 수여한 것은 타웁스가 처음이었다. 지금도 영양 전문가들에게 인터뷰를 제의하면 3분의 2는 다음과 같이 말한다. "당신이 게리 타웁스와 같은 편이라면 대화하지 않겠습니다."

반대로 타웁스는 영양학계에 도발적인 비판을 가했다. 그가 어느 연구 기관에서 강연을 마치자 원로 교수 한 명이 질문했다. "타웁스 씨, 당신 강연의 저의는 당신이 우리 모두를 바보로 여기고 있다는 것이죠?" 이에 대해 타웁스는 나중에 자신의 블로그에 "놀랍도록 좋은 질문"이었다고 썼다. 그는 연구자들이 멍청하지는 않으며, 단지 편향된 사고를 하도록 교육받았을 뿐이라고 설명했다. 과학이 추구하는 바가 올바른 답을 알아맞히는 것이라면 "이토록 거대하고 비극적인 규모의 오답은 용서할 수 없다"고 타웁스는 지적했다. 2002년 《뉴욕 타임스 매거진》에 기고한 글의 마지막 줄에서 그는 어느 연구자의 진지한 질문을 인용했다.

---

185 콜라타는 타웁스가 망라한 수천 개의 과학 연구에 대해서는 전혀 언급하지 않았다. 그 대신 콜라타는 자신이 발견한 몇 가지 "결정적인 연구들"로 일격을 날렸다. 그것은 뉴욕 시의 연구자들이 진행한 실험으로, 입원 환자를 대상으로 탄수화물과 지방 비율을 0에서 85퍼센트까지 다양화한 식단을 실험했는데 건강이나 체중 변화에서 별다른 차이점이 발견되지 않았다. 이에 대해 타웁스는 그 실험의 피험자 수가 단 16명에 불과했다고 반박했다 (Taubes, October 28, 2007).

"우리는 저지방 지지자들이 사과하도록 할 수 있을까요?"

타웁스와 주류 영양 전문가들은 사이가 좋지 않았지만, 그가 쓴 내용은 대부분 굉장히 신뢰할 만했으므로 거의 즉각적으로 수용되었다. 물론 설탕과 흰 밀가루는 나쁘다! 영양 전문가들은 항상 알고 있었다는 듯이 이야기했다. 2010년 《로스앤젤레스 타임스》는 헤드라인에서 "한때 지방은 악마였다. 이제는 많은 영양학자들이 설탕과 정제된 곡물을 비난하고 있다"라고 공표했다. 타웁스의 글에 매료된 연구자들이 설탕, 과당, 포도당을 연구하고, 그것들이 인슐린에 미치는 효과를 관찰하기 시작했다. 최근에는 심혈관 질환과 관련된 염증 수치의 상승에 과일, 꿀, 설탕, 액상과당 등에 함유된 과당이 포도당보다 더 나쁠 수 있음을 밝혀냈다.[186] 한편, 설탕과 전분성 채소에 함유된 포도당은 비만을 유발하는 인슐린과 보다 긴밀하게 작용하는 것으로 보인다. 다양한 종류의 정제 탄수화물에 관한 과학 연구는 아직 걸음마 단계로, 모든 탄수화물이 비만, 당뇨, 심장 질환을 유발하는지 혹은 어떤 종류의 탄수화물이 더 나쁜지에 대해 제대로 파악하지 못하고 있다.

확실하게 말할 수 있는 사실은 미국심장협회가 건강한 저지방 식단의 일환으로 권장해온 정제 탄수화물과 설탕은 그저 "비어 있는 칼로리 empty calories"가 아니라 여러 측면에서 건강에 확실히 해롭다는 것이다.[187] 더욱이 최근에 실시된 임상 실험을 보면 통곡물, 과일, 전분성 채소 등의 탄수화물을 다량으로 섭취하는 것은 건강에 해로운 결과를 나타

---

186 설탕(수크로오스)과 액상과당 모두 과당과 포도당이 50대 50으로 섞여 있다.
187 2011년 일군의 정상급 영양 전문가들이 심장 질환과 비만을 유발하는 데 있어서 정제 탄수화물이 포화지방보다 훨씬 더 나쁘다는 사실을 적시한 최초의 공식 합의문을 발표했다 (Astrup et al. 2011).

냈다. 이스라엘의 샤이의 연구에서 칼로리의 대부분을 "복합" 당류로 섭취한 지중해 식단 실험군은 저지방 식단 실험군보다는 건강했지만 앳킨스식 식단 실험군보다는 덜 건강했으며 더 뚱뚱했다는 결과를 떠올려보라. 4만 9,000명의 여성을 대상으로 거의 10년 동안 복합 당류가 높은 식단을 검증했던 WHI 실험에서도 질병 위험도나 체중 개선 효과가 미미했다. 정제되지 않은 탄수화물도 너무 많이 섭취하면 건강에 나쁠 수 있다는 메시지는 미국인들을 혼란스럽게 만드는데, 우리는 이런 식품을 건강하다고 보는 시각에 익숙해졌기 때문이다. 그리고 영양 전문가들은 고탄수화물을 권장해온 지난 50년간의 조언을 부정하기가 쉽지 않을 것이다.

탄수화물에 대한 이해를 넓혀준 최근의 과학적 진보가 무엇이든지 간에 분명한 것은 모두가 타웁스의 연구 덕분이라는 것이다. "이는 타웁스가 학계를 위해 가장 크게 공헌한 바입니다." 저명한 영양 전문가이자 오클랜드 소아병원 부속 연구소의 연구소장인 로널드 크라우스는 이같이 평가했다. 저널리스트가 과학계에서 이룬 정말 놀라운 쿠데타였다. 2013년 타웁스는 권위 있는 과학 학술지인《브리티시 의학 저널》에 동료 평가를 받은 논문을 게재한 몇 안 되는 저널리스트 중 한 명이 되었다. 키스의 이론이 영양학자들을 수십 년간 옭죄고 있는 상황을 생각해보면 대안적 가설이 학계 외부 인사로부터 나온 것은 어쩌면 불가피한 일이었는지도 모른다.[188]

콜레스테롤의 패러다임 전환

타웁스의 연구는 지방을 악당으로 만든 기존의 영양 상식을 재정립하도록 압박했고, 저탄수화물 식단 연구자들은 정제 탄수화물을 제한한 식단이 매우 추천할 만하다는 것을 입증하는 임상 실험을 진행했다. 그러는 동안 고지방 식단이 더 건강하다는 이론에 탄탄한 근거를 제공해주는 결정적 요인이 등장했다. 심장 질환 예측에 관한 새로운 과학과 관련된 이 요인은 지금까지 우리가 콜레스테롤, 심장 질환, 식단 등에 대해 알고 있다고 생각했던 모든 것을 뒤집어놓았다.

로널드 크라우스는 영양학 분야에서 가장 영향력 있는 연구자이다. 그는 영양학계 지도부의 일원으로, 정기적으로 미국심장협회와 국립보건원의 전문가 패널로 초빙되었으며 국립보건원이 지원하는 연구 중 상당수의 연구를 담당했다. 그러면서도 크라우스는 그의 엘리트 동료들과는 달리 정기적으로 환자를 진료한다. 영양 역학자들이 설문 자료와 씨름하고, 영양 생화학자들이 실험실의 이상적인 조건 아래서 실험을 하는 동안 크라우스는 도널드슨이나 페닝턴처럼 체중과 건강 문제로 고생하고 있는 실제 환자를 진료하는 몇 안 되는 영양 연구자다.

크라우스는 포화지방에 덧씌운 혐의를 벗기는 데 몇 가지 중요한 공헌을 했는데, 과학적인 견지에서 가장 결정적인 업적은 심장 질환의 새로운 생체 지표를 발견한 것이었다. 1990년대에 크라우스는 심장 질환을 예측하는 방법을 찾아냈는데, 이는 기존의 식단-심장 가설이 구축해

---

188 2012년에 타웁스와 의사 피터 애티어(Peter Attia)는 로라 & 존 아널드 재단으로부터 4,000만 달러를 기부받아 비영리단체인 영양과학계획(Nutrition Science Initiative, NuSI)을 설립했다. 단체는 국립보건원과 미국심장협회가 지원하기를 꺼리는 이슈에 관한 양질의 과학 연구를 지향한다. 2013년 영양과학계획은 단백질과 지방에 비해 탄수화물이 살찌게 하는 칼로리라는 가설을 검증하고자 시범 연구를 시작했다. 컬럼비아 대학과 국립보건원을 비롯한 다섯 개 단체가 실험에 참여하고 있으며, 감독 위원회에는 정상급 영양 전문가들이 포진해 있다. 연구 프로토콜에 관한 설명은 《사이언티픽 아메리칸(Scientific American)》지에서 찾아볼 수 있다(Taubes 2013).

온 방식을 무장 해제시켰다. 심장 발작 위험을 알려주는 신뢰할 만한 혈중 지표를 측정할 수만 있다면 그것은 심혈관 연구를 위한 성배(聖杯)가 될 것이었다. 60년 전 키스는 처음으로 혈중 총콜레스테롤을 관련 지표로 제시하며, 이 수치를 높이는 속성만을 근거로 포화지방을 비난해댔다. 1970~1980년대에 과학자들이 "총콜레스테롤" 수치의 복잡성에 대해 이해하기 시작하면서(실제로 총콜레스테롤 수치는 심장 발작을 제대로 예측하지 못했으며, HDL 콜레스테롤과 LDL 콜레스테롤 같은 보다 정교한 지표를 가려버렸다) 이제 포화지방은 사면받는 듯했다. 요컨대 동물성 포화지방이 HDL 콜레스테롤을 상승시키는 것은 자주 간과되는 포화지방의 이점 중 하나이다. 하지만 포화지방은 "나쁜" LDL 콜레스테롤도 상승시킨다. 이와 같은 상반된 효과는 포화지방에 치명적이었는데, 정치적인 이유와 기타 이유로 지난 수십 년간 공식적인 과학적 입장은 HDL 콜레스테롤보다 LDL 콜레스테롤을 생체 지표로 선호했기 때문이었다.

크라우스는 LDL 콜레스테롤이 심장 질환에 대한 가장 믿을 만한 지표라는 주장을 받아들이지 않은 몇 안 되는 학자 중 한 명이었다.[189] 진료를 하면서 그는 LDL 콜레스테롤을 낮추었거나 혹은 처음부터 LDL 콜레스테롤이 "건강한" 수준인 환자들이 심장 발작으로 고생하는 사례를 목격했다. 크라우스는 LDL 콜레스테롤의 심장 질환 예측력은 LDL 콜레

---

189 여기에는 아주 기초적인 문제가 하나 있었는데, LDL 콜레스테롤을 측정하기 위한 검사는 언제나 신뢰성이 떨어졌다는 점이다. 표준적 검사법은 총콜레스테롤을 측정한 뒤 HDL 콜레스테롤을 빼고 다시 VLDL(초저밀도 지단백질)을 뺐다. 하지만 VLDL은 직접 측정하지 않고 측정된 중성지방치로부터 추정하는데, 특히 중성지방이 높을 경우 결과에 혼란이 발생한다. 맥길 대학의 생체 지표 전문가 앨런 스나이더맨(Allan Sniderman)은 "이 오류는 아주 상당한 것"이라고 내게 말했다. "당신의 LDL 콜레스테롤 수치가 130mg/dL이라면, 실제로는 115~165 사이 어디쯤일 것입니다."

스테롤이 매우 높은(160mg/dL 이상) 경우에만 해당된다고 지적했다. LDL 콜레스테롤이 경계선 수준만큼만 높은 일반적인 심장 질환 환자의 경우 LDL 콜레스테롤 수치는 비교적 무의미했다. 실제로 몇몇 주요 연구에서 LDL 콜레스테롤은 심장 발작 여부와 아무런 상관관계가 없는 것으로 드러났다.[190]

간단히 말해 LDL 콜레스테롤은 신뢰성이 떨어지는 심장 질환 예측 지표다. 오늘날 다수의 연구자들은 "높은 LDL 콜레스테롤"은 더 이상 특별한 의미가 없다고 주장한다. 2012년 예일 대학의 순환기내과 의사와 그의 동료들은 "LDL 콜레스테롤 목표치에 대한 과학적 근거가 없다"는 내용의 국립보건원에 보내는 공개서한을 미국심장협회 학술지 《서큘레이션》에 발표했다. 맥길 대학의 심장학 교수 앨런 스나이더맨은 "LDL 콜레스테롤은 역사의 유물입니다"라고 나에게 말했다.

크라우스는 더 적절한 예측 인자의 단서를 찾고자 과학 연구 논문을 검색했다. 그는 많은 논문들을 찾아냈고 오래토록 무시당해온 다른 지표에 관심을 돌렸는데, 그중 하나는 자신의 대학에서 연구된 것이었다. 1950년대에 의학물리학자 존 고프먼John W. Gofman은 총콜레스테롤을 LDL 콜레스테롤과 HDL 콜레스테롤로 분리하는 방식과 같은 방식으로 LDL 입자를 수많은 "LDL 소분획"으로 세분할 수 있다는 사실을 발견했다. 1980년대 중반 크라우스는 고프먼과 비슷한 기술을 사용해 직접 LDL 소분획의 존재를 확인했다. 어떤 LDL 입자는 크고 가볍고 부력이

---

190 더욱이 304명의 건강한 여성을 대상으로 전자선 단층 촬영을 이용해 동맥의 석회화를 측정한 연구에서는 석회화된 경화반의 중증도와 LDL 콜레스테롤 간에 어떤 상관관계도 발견되지 않았다(Hecht and Superko 2001).

있는 반면, 다른 입자는 작고 촘촘했다. 작고 촘촘한 입자는 심장 질환 위험과 매우 밀접한 관련이 있으며, 크고 가볍고 부력이 있는 LDL 입자는 전혀 관련이 없는 것으로 나타났다. 크라우스가 밝힌 결론은 "총 LDL 콜레스테롤"은 더 복잡한 실체를 감추고 있으며, LDL 콜레스테롤이 높은 사람은 기존의 표준에 의하면 나쁘다고 할 수 있지만, 그 LDL 콜레스테롤이 주로 가볍고 부력 있는 종류라면 문제되지 않는다는 것이다. 반대로 LDL 콜레스테롤 수치가 상대적으로 낮은 사람은 좋은 상태라고 여기겠지만, 그 LDL 콜레스테롤이 작고 촘촘한 종류라면 위험도가 높다고 할 수 있다.

이러한 발견을 바탕으로 크라우스는 주류 전문가들이 사랑하고 미국 심장협회, 국립보건원, 노벨상 수상자들이 보증하는 "높은 LDL 콜레스테롤"로 심장 발작을 예측할 수 있다는 명제가 현실에 부응하지 못하는 이유를 밝혀냈다. 1980년대의 총콜레스테롤처럼 신임받는 생체 지표였던 LDL 콜레스테롤의 실상은 더욱 복잡하며, 애초에 생각했던 것보다 더 다양한 분획을 갖고 있는 것으로 밝혀졌다. 공중 보건 권장안이 선포되고, 스타틴 약물이 혈중 LDL 콜레스테롤을 낮추기 때문에 효과적이라는 아이디어를 바탕으로 수백만 미국인에게 스타틴 약물이 처방되었음에도 불구하고 심장 질환을 예측하는 과학은 여전히 풀리지 않고 있다.

또 크라우스는 피험자들이 여러 종류의 식단을 섭취했을 때 LDL 소분획이 어떻게 변화하는지 실험해보았다. 탄수화물 대신에 총지방과 포화지방을 많이 섭취할수록 "좋은" 형태인 큰 LDL 콜레스테롤이 증가했고, 심장 질환과 관련 있는 작고 촘촘한 LDL 콜레스테롤은 감소했다. 크라우스가 옳다면, 포화지방이 식단에 문제를 일으킨 장본인이라는 주장은 설득력을 잃게 된다. 포화지방이 비교적 무해한 종류의 LDL 콜레스테롤을 상승시킨다면, 인체에 대한 영향은 상대적으로 무해할 것이다. HDL 콜레스테롤을 상승시키는 효과까지 고려한다면, 포화지방은 무해한 정도가 아니라 심지어 건강에 이로울 수 있다. 많이 섭취하라고 권장되어온 탄수화물보다는 확실히 유익해 보인다.[191]

그러나 크라우스는 LDL 소분획 연구 결과를 동료들에게 강력하게 내세우지 않았다. 실험이 성공적으로 재검증되더라도 동료 영양 전문가들은 이 발견을 가볍게 다룰 것이며, 지금껏 해온 LDL 콜레스테롤 연구가 잘못되었다는 결과에 불쾌해할 것임을 알고 있었기 때문이다. 실제로 대부분의 동료 연구자들은 크라우스의 관찰을 그냥 무시해버렸다. 일례로 나는 2006년에 미국심장협회 회장 로버트 에켈Robert Eckel에게 이에 대해 물었는데, 그는 크라우스의 연구를 존중하지만 그것이 특별히 중요한지는 모르겠다고 대답했다(2013년에 만났을 때도 같은 의견이었다). 펜실베이니아 주립대학의 페니 크리스-이더튼은 2007년 내게 다음과 같이 설명했다. "학계 과학자들은 포화지방이 건강에 좋지 않다고 믿습니다. 이와 반대되는 증거를 받아들이는 데는 상당한 저항이 있습니다."

그럼에도 그 증거에 대한 자신감이 넘쳤던 크라우스는 미국심장협회의 지방에 관한 식이 권장안을 맡으려고 시도했다. 오래전부터 크라우스는 미국심장협회의 최고위층 인사였으므로, 협회의 총지방 및 포화지방 감식 권고를 완화시킬 수만 있다면 미국인의 건강에 상당한 영향을 미칠 수 있을 것이라고 생각했다. 크라우스는 1995년 위원회의 의장직

---

191 최근 수년간 아포지단백B와 비-HDL 콜레스테롤 등 전도유망한 생체 지표가 발견되고 장려되었다. 그러나 크라우스의 LDL 소분획은 LDL 콜레스테롤이 심장 질환과의 상관관계를 보이지 않은 몇몇 대규모 연구의 문제적 결론을 설명할 수 있는 유일한 지표다. 이런 이유로 크라우스의 소분획은 전례 없이 유의미하고 중요하다.

에 올랐으며, 1996년과 2000년 두 차례에 걸쳐 미국심장협회의 식이 권장안을 최종적으로 감독하게 되었다. 위원회에서 포화지방에 대해 가장 반대했던 인물은 터프트 대학의 막강한 영양학 엘리트 앨리스 리히텐슈타인이었다. 크라우스는 포화지방 허용치를 그대로 유지해야 한다고 주장한 반면, 리히텐슈타인은 제한 기준을 기존의 8퍼센트에서 6~7퍼센트로 더 낮추어야 한다고 반박했다. 크라우스는 그녀의 극단적인 권고안에 대한 과학적 근거가 부족하다고 강조하며 되받아쳤다. 키스의 연구에서 "사순절 문제"로 포화지방 섭취가 과소 측정된 크레타인도 실제로는 동물성 지방을 더 많이 먹었다.

크라우스는 미국심장협회 권장안의 의미 있는 변화를 힘겹게나마 이끌어냈다. 1996년판은 미국심장협회 보고서로서는 최초로 유제품, 육류, 팜유 등에 포함된 포화지방산이 각각 종류가 다르며, 혈액 지질 수치에 똑같은 영향을 주지 않는다고 밝혔다. 실제로 이들 포화지방 중 일부는 콜레스테롤에 미치는 부정적인 영향에 대해 알려진 바가 없다.[192] 그러나 일반인에게 공포되는 권고안에 세부 사항을 올리지는 못했는데, 크라우스는 "너무 복잡했기" 때문이라고 했다. 그래도 크라우스는 4년 후 식이 권장안 개정판에서 포화지방을 줄이라는 권고를 우선순위 목록 아래쪽으로 끌어내리는 데 성공했다.

---

192 다른 권장안에 여러 종류의 포화지방에 관한 세부 사항을 포함시키는 데는 10년이 걸렸는데, 그마저도 단 한 건뿐이었다. 프랑스 정부는 2010년 공식 식이 권장안에서 팜유와 코코넛 오일에서 많은 양이 발견되고 육류와 연어에서는 적은 양으로 발견되는 일부 포화지방 종류(라우릭산, 미리스틱산, 팔미틱산)가 LDL 콜레스테롤에 미치는 영향 때문에 심장 질환과 관련될 수 있다며 이들을 처음으로 구별했다. 주로 육류와 유제품, 달걀 등에 함유되어 있는 또 다른 종류의 포화지방인 스테아릭산은 완전히 무관한 것으로 밝혀졌다. (스테아릭산이 콜레스테롤에 부정적인 영향을 주지 않는다는 사실은 1950년대부터 알려져 있었다.)

그러나 결국 크라우스는 전통주의자들의 반격으로 패배했다. 2006년 영양위원회의 의장을 맡은 리히텐슈타인은 미국심장협회 권장안을 반대 방향으로 되돌려 포화지방 허용량을 크라우스가 정한 총칼로리의 10퍼센트에서 과거의 8퍼센트를 지나 7퍼센트 이하로 낮추었다. 이는 국립보건원이 심장 발작을 경험한 고위험군 환자들을 위해 고안했던 가장 공격적인 식단인 '제2단계'의 포화지방 허용치와 같은 양인데, 이제는 남성, 여성 그리고 어린이들에게까지 똑같이 권장하게 된 것이다. 나는 리히텐슈타인에게 위원회가 LDL 소분획과 그것이 포화지방에 미치는 영향에 관한 크라우스의 연구를 검토했는지 물었는데, 그녀는 연구가 "복잡하고" 검토할 "시간이 부족했다"고 답했다.

2013년에 리히텐슈타인은 에켈과 함께 전국의 의사들을 위한 심장질환 치료 권고안을 개정하고자 미국심장협회와 미국심장병학회 American College of Cardiology, ACC의 공동 대책 위원회를 결성했다. 이제 그들의 조언은 더욱 엄격해졌다. 4,500만의 건강한 사람들을 포함해 "위험이 있는" 모든 성인에게 포화지방을 총칼로리의 5~6퍼센트로 낮추도록 하는 전례 없는 예방 조치를 취했다.[193] 이것은 충격적으로 낮은 수준이

---

[193] 미국심장협회-미국심장병학회 공동 대책 위원회는 1961년부터 식단 지침을 만들어온 악명 높은 미국심장협회 영양위원회와는 다르다. 미국심장협회-미국심장병학회 대책 위원회는 의사들이 성인 환자들을 치료하는 데 필요한 식단과 약물에 대한 지침을 만들기 위해 2013년 창설되었다. 원래 의사들을 위한 이러한 지침은 국립보건원의 NCEP가 1986년 창립 이래 도맡아 작성해왔다. NCEP는 이러한 지침을 세 차례 작성하여 각각 ATP1, ATP2, ATP3라 불렀다. 그러나 최신판인 ATP4를 쓰기 위해 모인 패널들이 자료 검토 규칙을 정하는 데서부터 교착 상태에 빠져 거의 10년 동안 비생산적으로 일한 끝에 2013년 6월 국립심폐혈연구소 관리자들은 이 업무를 미국심장협회와 미국심장병학회에 이양한다고 발표했다. 이는 사실상 가장 중요한 식단과 질병 지침에 있어서의 리더십을 정부가 민간단체에 넘긴 것을 의미했다(Gibbons et al. 2013).

다. 목표를 충족하려면 거의 채식주의에 가까운 식단을 먹어야만 한다. 에켈의 대책 위원회는 단 두 건의 임상 실험을 인용하며 권장안을 정당화했다. 바로 대시DASH와 옴니하트OmniHeart 연구다. 이 실험들은 피험자에게 5~6퍼센트의 포화지방이 함유된 식단을 제공했는데, 그들의 LDL 콜레스테롤 수치는 유의미하게 감소했다. 이 결과는 LDL 콜레스테롤이 대다수 사람들에게 적절한 심장 질환 예측 인자가 아님을 보여준 대규모 임상 실험들과 크라우스의 연구를 무시할 때에만 긍정적으로 해석될 수 있다. 또 위원회는 두 실험에서 나타난 HDL 콜레스테롤의 유의미한 감소도 무시했는데, 이는 심장 건강 악화를 나타내는 중요 지표다. 피험자들은 당뇨 지표가 개선되지 않았고, 체중도 줄지 않았다.

포화지방 함량 기준이 매우 낮은 권장안을 제정하는 데 있어서 미국심장협회-미국심장병학회 전문가 패널은 당뇨나 대사증후군에 관한 영향을 고려하지 않았다고 진술했다. 왜 하지 않았을까? 이런 질환들이 서로 연결되어 있다는 것은 이미 오래전부터 알려져 있었기에 이는 실로 경악할 만한 결정이었다. "대사증후군"이라는 용어는 관상 동맥 질환, 뇌졸중, 당뇨의 위험 요인들이 동시에 나타날 수 있음을 설명하기 위해 만들어진 용어였다. 그러므로 식이 요법을 비롯한 모든 치료법의 효과는 이 모든 질환에 대한 영향을 함께 평가해야 한다.

오랜 기간 LDL 콜레스테롤에 바쳐온 충성심이 그들을 코너로 몰아넣고 있는 것이 오늘날 주요 영양 전문가들이 처한 현실인 듯하다. 그들은 자신들의 주장을 고집하려면 대다수 과학적 근거를 외면해야만 한다. 실제로 미국심장협회-미국심장병학회의 치료 지침은 수십 년간 국립보건원이 실행한 대규모 실험의 결과 중 그 어떤 사례도 인용하지 않았는데, 미스터 핏 실험과 WHI 실험 등 국립보건원이 실행한 실험은 총 6만

1,000명이 넘는 남녀를 대상으로 7년 이상 진행된 실험들이지만 포화지방이 적은 식단의 유익성을 밝혀내지 못했다. 반면에 에켈의 대책 위원회가 인용한 두 개의 실험은 총 590명을 대상으로 한 8주간의 실험이었을 뿐이다.[194]

이뿐만 아니라 에켈, 리히텐슈타인과 동료들은 논리의 비약을 이어갔는데, 1984년 국립심폐혈연구소의 LRC 실험 책임자들과 같은 논리로, 식단을 통한 LDL 콜레스테롤 저하와 스타틴 약물에 의한 LDL 콜레스테롤 저하가 생물학적으로 같은 결과를 보일 것이라고 가정했다. 이러한 가정을 뒷받침하는 데이터는 여전히 존재하지 않는다. 오히려 최근 몇 년간 근거는 더욱 취약해졌는데, LDL 콜레스테롤 수치를 낮추는 식단에 관한 다수의 실험에서 심장 발작 위험과의 연관성이 매우 낮은 것으로 나타났다. 그럼에도 불구하고 포화지방을 5~6퍼센트로 제한하는 식단을 주장한 미국심장협회-미국심장병협회 대책 위원회의 권고는 이제 LDL 콜레스테롤을 낮출 필요가 있는 사람들(이 대상에 대해서는 정의된 바가 없다)에게 새로운 표준이 되었다. 그리고 이 권고는 대부분의 미국 성인에게 폭넓게 적용될 가능성이 높았다. 이 지침은 농무부에서도 떠받들 가능성이 높아 보였는데, 2015년도 《식단 지침》을 작성한 위원회의 의장이 앨리스 리히텐슈타인이었기 때문이다.

마치 지난 20년 동안 아무런 과학 연구도 없었다는 듯이, LDL 소분획에 대한 크라우스 등의 연구를 비롯해 식단과 LDL 콜레스테롤에 관한

---

194 두 실험은 더욱 엄격하게 통제되었으므로 미스터 핏이나 WHI 실험보다 더 신뢰할 만한 결과가 나왔을 가능성이 높다고 주장할 수도 있다. 그러나 앳킨스 다이어트를 뒷받침해주는 결과를 낸 이스라엘의 실험 역시 322명을 대상으로 2년 동안 진행된 매우 잘 통제된 실험이었다.

모든 증거들을 무시함으로써 국립보건원과 미국심장협회는 자신들이 편애하던 생체 지표인 LDL 콜레스테롤을 지켜낼 수 있었다. 심장 질환 예방에 관한 대다수의 권고들이 그랬던 것처럼 이에 대한 근거 역시 과학적이라기보다는 정치적이고 경제적인 것이었다. LDL 콜레스테롤에는 추종자들과 긴 역사가 있다. 모든 의사들이 이것을 알고 있다. 정부에는 LDL 콜레스테롤의 저하를 전담하는 NCEP가 있다. 학자들은 자신의 경력을 LDL 콜레스테롤에 투자했다. LDL 콜레스테롤 강하제로 이익을 챙길 수 있는 제약 회사들은 LDL 콜레스테롤을 홍보했다. 오래전부터 LDL 콜레스테롤은 포화지방을 비난하기 위한 생체 지표였으므로 지방에 대한 편견이 있는 식단과 질병 연구자 집단에 특히나 호소력이 있었다.

커다란 논란 속에서 미국심장협회-미국심장병학회 대책 위원회는 2013년도 식단 지침의 LDL 콜레스테롤 수치를 조금 더 낮추기 위해서 1986년부터 이어져온 특정 수치의 치료 목표를 삭제했다(이는 더 많은 사람들이 치료 대상에 포함되는 결과를 낳았다―옮긴이). 또 대책 위원회는 "비-HDL 콜레스테롤"이 심혈관 질환을 더욱 정확하게 예측한다고 주장하면서 이를 새로운 지표로 장려했다.[195] 이러한 변화들은 심장 질환을 이해하는 데 있어 올바른 방향으로 나아가고 있는 듯 보이지만, 여기에도 과학이 아닌 다른 힘이 작용했던 듯하다. 2013년에 스타틴 약물의 특허가 만료되면서 제약 회사들이 LDL 콜레스테롤을 계속 선호할 유인이 줄어들었기 때문이다.

---

195 "비-HDL 콜레스테롤"은 총콜레스테롤에서 HDL 콜레스테롤을 빼 계산한다. 그러나 LDL 콜레스테롤이 그랬던 것처럼 중성지방이 높으면 그 정확성이 많이 떨어진다(van Deventer et al. 2011).

크라우스를 비롯한 다수의 식단과 질병 전문가들은 LDL 콜레스테롤에 대한 영양학계의 집착에 낙담했다. 2006년 리히텐슈타인이 미국심장협회 지침에서 크라우스가 수정했던 포화지방에 관한 내용을 원상 복귀시키자 크라우스는 내게 "식단 지침 수립 과정에 환멸을 느꼈다"고 말했다. 이후 미국심장협회와 관계된 그의 연구는 내리막길을 걸었다. 2011년에는 NCEP가 지향하는 방향에 찬성할 수 없어서 에켈과 리히텐슈타인이 이끄는 전문가 위원회에서 사임했다.

그러나 크라우스는 또 다른 학문적 업적을 쌓았는데, 그것은 식단-심장 가설 그리고 포화지방에 반대하는 건강 구호의 기반을 약화시켰다. 이 업적은 영양학계에 더욱 광범위하고 지속적인 충격을 안겨주었다.

크라우스가 포화지방에 대한 사형선고를 폐지하다

계속해서 LDL 콜레스테롤에 대한 연구 결과를 추적하던 크라우스는 2000년 포화지방에 반대하는 모든 과학적 근거들을 검토해보기로 했다. 그의 동료들이 식단-심장 가설을 뒷받침하기 위해 곧잘 인용하는 과거의 임상 실험들과 역학적 발견들이 전문가들이 주장하듯 정말 바위처럼 단단한 것들이었을까? 크라우스가 이러한 검토를 시도한 최초의 인물은 아니었다. 타웁스는 그의 2007년 저서를 집필하는 도중에 이를 조사했고, 그 이전에도 다른 연구자들이 있었다. 하지만 크라우스는 지금껏 이 일에 착수한 인물 중 영양학 제도권 내부에서 가장 영향력 있는 연구자였다.

2009년 크라우스는 "매우 지루하고 고된 일이 될 것"이라는 점은 짐작했지만 이렇게 어려운 과정이 될 줄은 미처 몰랐다고 내게 토로했다.

로스앤젤레스 재향군인 실험, 오슬로 연구, 핀란드 정신병원 연구(3장 참조) 같은 임상 실험들은 성스러운 영역이었다. 크라우스는 수년에 걸쳐 자신의 주장을 조심스럽게 꺼내며, 그리고 반대자의 견해를 인정해나가며, 자신의 다양한 아이디어를 토론의 장 속으로 가까스로 밀어 넣을 수 있었다. 그러나 이번에도 격렬한 저항에 마주쳤다. 크라우스는 포화지방에 관한 글을 게재하려 할 때마다 이전에는 전혀 겪어보지 못했던 무수한 좌절을 경험했다. 그는 "고통스러운 검열이 이어졌다"고 했는데, 먼저 《미국의사협회지》는 최종적으로 그의 논문을 거절했으며, 그다음으로는 《미국임상영양학회지》였다. 그의 글은 3년 동안 다섯 차례의 "중요한 검열"을 거친 끝에 2010년에 게재되었다.

마침내 크라우스는 자신과 동료들이 파고든 내용을 바탕으로 두 편의 논문을 게재했다. 하나는 식단과 질병의 상관관계에 관한 역학 연구에서 도출된 모든 데이터를 검토한 논문이었고, 다른 하나는 임상 실험을 비롯한 그 외의 모든 증거에 대해 조사한 논문이었다. 첫 번째 논문에서 크라우스와 동료들은 "포화지방은 심장 질환이나 뇌졸중 위험도의 증가와 아무런 관련이 없다"고 결론 내렸다. 이것은 처음으로 연구자들이 모든 역학 연구 자료를 집대성해 분석한 것으로, 크라우스는 포화지방의 유죄를 입증하는 증거가 부재한다는 것을 밝혀냈다.

두 번째 논문에서 크라우스는 더욱 신중한 단서 조항과 함께 자신의 결론을 밝혔다. 논문의 결론 중 하나는 전통적인 생체 지표인 LDL 콜레스테롤로 판단해볼 때 포화지방이 다불포화지방만큼 건강해 보이지는 않는다는 것이다. 하지만 이 대목에서 크라우스는 동료들의 표준에 따랐다. 크라우스는 LDL 콜레스테롤이, 비정상적으로 높은 경우를 제외하면, 심장 질환에 의미 있는 지표라고 생각하지 않는다는 자신의 주장을 논문에 온전히 피력하지는 않았다. 그러나 그 자신이 실제로 신뢰하는 생체 지표(중성지방과 작고 촘촘한 LDL 콜레스테롤)를 바탕으로 할 경우에는 포화지방 섭취가 탄수화물 섭취보다 건강에 좋다는 결론에 이르렀다. 바꿔 말하면 빵보다 치즈가, 오트밀보다 달걀과 베이컨이 건강에 좋다는 것이다.

《미국임상영양학회지》의 편집진은 크라우스의 논문이 독자들을 오싹하게 할 것임을 알았기에 질투 많은 식단-심장 가설 지지자인 91세의 제러마이아 스탬러가 작성한 논평을 함께 게재했다. "식단-심장: 문제점 투성이의 재론"이라는 제목의 스탬러의 긴 논평은 크라우스의 결론이 국가적, 국제적 영양 권장안과 상충하므로 잘못되었다고 했다. 그런데 이런 식으로 일반적인 통념에 반대하는 연구자들의 의견을 기존의 지식과 충돌하기 때문에 틀렸다고 치부해버린다면, 어떻게 과학이 자기 검증을 할 수 있겠는가?

일단 크라우스의 논문 두 편이 게재되자 영양학 담론은 전환점을 맞이하게 되었다. 크라우스의 명성에 힘입어 논문은 지하에 머물던 담론을 양지로 끌어올렸고, 이전에는 금기시되던 것들을 공개적으로 논의할 수 있게 만들었다.

예를 들어, 영양 및 식이 요법 학회(Academy of Nutrition and Dietetics, 구 미국식이영양협회)는 2010년 "지방 대토론"이라 불린 행사를 주최해 포화지방이 건강에 주는 유익에 대해 토론하는 전례 없는 자리를 마련했다. 네 명의 연설자 중 하버드 대학의 촉망받는 역학자 다리우시 모사파리안 Dariush Mozaffarian은 수천 명의 영양학자들 앞에서 지금까지의 심장 질환과 비만에 관한 증거에 근거하여 이제는 탄수화물에 주목해야 한다고 발표했다. "포화지방에 집중하는 것은 이제 쓸모없는 일입니다."

최근 수년간 미국을 비롯하여 전 세계에서 식단-심장 가설을 주저 없이 비판하는 연구자들이 늘어나고 있다. 더욱 많은 과학자들이 타웁스의 대안 가설에 기초한 연구를 진행하고 있다. 그러나 에켈과 리히텐슈타인의 비호 아래 공식 영양 권장안은 오히려 지금보다 포화지방을 더 제한하는 정반대 방향으로 치닫고 있다.

지난 반세기 동안 포화지방을 반대했던 증거들은 초라했다. 포화지방을 비난한 초기의 임상 실험들에는 오류가 있었다. 역학 데이터는 음의 상관관계를 보여주지 못했다. LDL 콜레스테롤(소분획까지 정확하게 측정했을 때)에 대한 포화지방의 영향은 중립적이다. 지난 10년간의 대규모 임상 실험에서 포화지방은 심장 질환, 비만, 당뇨에 부정적인 영향을 끼치지 않는다는 사실이 입증되었다. 다시 말해, 포화지방의 혐의에 대해 엄밀히 조사해보니 모두 무죄였다. 이제 포화지방에 대한 반대를 지탱하는 것은 과학이 아니라 편견과 타성에 젖은 세대이다. 2013년 미국심장협회-미국심장병학회 지침이 보여주듯이 현존하는 편견과 타성은, 뚫을 수 없을 정도는 아닐지라도, 변화에 맞서는 강고한 장벽이라 할 수 있다.

오늘날의 상황

1961년 미국심장협회가 심장 질환과 비만의 예방법으로 처음 권고한 직후부터 미국인들은 지방과 동물성 식품 섭취를 제한하는 권장 식단을 성실히 준수해왔다. 19년 뒤인 1980년 농무부 식단 지침도 합류했다. 정부 자료에 따르면, 미국인의 포화지방 섭취량은 11퍼센트 정도 감소했으며, 총지방 섭취량은 5퍼센트 감소했다.[196] 적색 육류 소비는 꾸준히 감소했고 닭고기로 대체되었다. 농무부 보고서에 따르면, 미국인들은 달걀노른자나 갑각류에 풍부한 식이 콜레스테롤 섭취를 줄이라는 권고역시 잘 지켜왔는데, 식품에 함유된 콜레스테롤은 혈중 콜레스테롤에별다른 영향을 주지 않는 것으로 밝혀졌다(2장 참조).[197] 애초에 지방을제한하라는 논리의 근거는 혈중 콜레스테롤을 낮추기 위함이었는데 미국인들은 이를 성공적으로 해냈다. 1978년 이후 미국 성인의 총콜레스테롤 수치는 평균 213mg/dL에서 203mg/dL으로 감소했다. 240mg/dL 이상의 "높은" 콜레스테롤 수치를 보인 비율은 26퍼센트에서 19퍼센트로감소했다. 더욱이 감소분의 대부분은 LDL 콜레스테롤이었는데, 이는 지난 30년간 당국자들이 가장 강조해온 타깃이었다. 1952년 앤설 키스는저지방 식단을 처음 꺼내들면서 "달걀, 유제품, 육류 및 모든 지방 섭취를 중단하면" 심장 질환이 "아주 드물어질 것"이라고 예견했다. 실제로는 전혀 그렇지 않았다.

이런 이유 때문인지 최근 들어 미국인의 비만과 당뇨는 급속히 늘고있으며, 미국 질병관리본부는 7,500만 명이 대사증후군을 앓고 있는 것으로 추정하고 있다. 대사증후군은 지방 대사의 장애인데, 이는 포화지방을 많이 먹어서 HDL 콜레스테롤 수치가 상승하면 개선된다. 심장 질환으로 인한 사망이 1960년대부터 감소하고 있는 것은 의료 기술의 향상 덕택이라는 사실에는 의심의 여지가 없으며, 이 기간 동안 심장 질환의 발병이 실제로 많이 감소했는지는 확실치 않다.

---

196 여성이 식단 지침을 더 잘 따랐고 권장 칼로리의 하한선 수준으로 먹었음에도 불구하고 과체중과 비만 비율이 가장 높다(Dietary Guidelines Advisory Committee, 2010, 67 & 69).

197 2013년에서야 미국 제도권에서는 처음으로 에켈의 생활 습관 대책 위원회가 식이 콜레스테롤 제한 권고에 대한 근거가 "불충분"하다고 조용히 인정했다(Eckel 2013, 18).

당연히 당국은 이러한 결과에 대해 책임지기를 꺼린다. 일반인들이 식단 지침을 성공적으로 준수했다고 밝힌 농무부 보고서는 비만과 질병에 대한 책임을 단호하게 미국의 성인과 아동에게 돌리며 그들 중 "극히 일부"만 "현재의 미국 식단 지침을 따르고 있다"고 작성했는데, 이러한 근거 없는 주장이 보고서에 여러 차례 반복해서 나온다.

현재 농무부와 미국심장협회가 국가적인 건강 문제의 해결을 위해 제안하는 권고 사항은 '그대로 계속하라'는 것이다. 두 기관 모두 지방 제한을 약간 완화했다. 가장 최근의 미국심장협회 식단 지침은 식이 지방 제한을 총칼로리의 30퍼센트 이하에서 25~35퍼센트 사이로 변경했는데, 대부분의 사람들에게는 의미 없는 변화다. 2010년에 발표한 농무부의 최신 《식단 지침》은 단백질, 지방, 탄수화물, 세 가지 주요 다량영양소의 목표치를 정해놓았다.[198] 포화지방에 대한 금기는 여전히 강력해서 농무부 보고서만 봐도 "건강한 식단에는 탄수화물이 풍부하다"라는 기존의 입장을 유지하고 있다.

한편, 수십 년 동안 식단-심장 가설을 지탱해왔던 편향은 여전히 건재하며, 영양학 담론을 계속해서 조종하고 있다. 2006년 저지방 식단이 질병이나 비만에 있어 의미 있는 차이를 보여주지 못했다는 WHI 실험 결과가 나오자 WHI 연구자들과 미국심장협회, 국립심폐혈연구소의 당국자들은 이 5억 달러짜리 연구가 제대로 수행되지 못한 탓에 우리의 식단을 변경할 만한 결론을 내놓기에는 불충분하다는 보도 자료를 배포했

---

198 농무부는 식품 피라미드를 버리고 "마이 플레이트(My Plate)"라는 단순한 도표로 대체했는데, 이 도표는 네 개의 섹션과 하얀 원(아마도 한 잔의 우유를 뜻하는 듯하며 "유제품"이라고 쓰여 있다)으로 구성되어 있다. 과거 식품 피라미드의 꼭대기에 있던 "지방과 기름" 항목은 어디에도 없다.

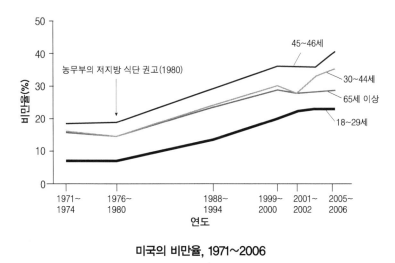

미국의 비만율, 1971~2006

비만은 농무부가 처음으로 저지방 고탄수화물 식단을 권장한 이후 증가하기 시작했다.

출처: CDC/NCHS, National Health and Nutrition Examination Survey; Adapted from "Health, UnitedStates, 2008: With Special Feature on the Health of Young Adults," National Center for Health Statistics.

다. 2010년 크라우스의 메타 분석 결과가 포화지방에 유리하게 나타나자 《미국임상영양학회지》는 스탬러의 비판적인 논설을 함께 실어서 그 충격을 상쇄시켰다. 대다수 영양 전문가들은 볼렉과 웨스트맨 등의 연구와 같은 불편한 결과들을 무시하거나 외면하거나 잘못 해석했다.

미디어와 영양학계 주류 세력의 동맹 또한 계속되었다. 《뉴욕 타임스》의 푸드 칼럼니스트 마크 비트맨은 제인 브로디의 역할을 이어받아 육류를 최소화하고 과일과 채소 중심의 식단을 장려하는 데 아마도 가장 힘차게 목소리를 낸 언론인일 것이다. 저널리스트와 영양학 권위자들은 적색 육류나 포화지방에 불리한 연구 결과들을 한목소리로 과장해 왔다.[199] 그리고 대중은 그 메시지를 듣는다. 미국인들은 계속해서 모든 유형의 지방을 기피하고 있다. "지방 대체품"(가공식품에서 지방을 대체하는, 식품 같은 물질들)의 시장 규모는 2012년에도 연간 6퍼센트 가까이 성장했는데, 가장 일반적인 지방 대체품은 탄수화물을 바탕으로 한 제품들이다.[200]

미국인들에게 육류, 치즈, 우유, 크림, 버터, 달걀 등을 자제하도록 충고한 것이 영양 전문가들의 실수였다고 밝혀진다면 중대한 사건이 될 것이다. 과체중과 비만으로 고통받는 수백만 명은 논외로 하고 사망 및 질병만 헤아려봐도 지난 60년의 영양 권고는 인류 역사에 비할 데 없는 손실을 입혔다. 1961년 이후 전체 미국 인구는 대규모 실험의 피험자였고, 실험 결과는 명백한 실패였다. 저지방 식단은 모든 건강 지표를 악화시켰다. 반면에 고지방 식단은 대규모 임상 실험 등에서 심장 질환, 혈압, 당뇨, 과체중을 개선하는 결과를 계속해서 보여주고 있다. 게다가 애초에 포화지방에 덧씌운 혐의는 잘못된 근거에 기초하고 있었기에 지난 10년 동안 죄다 허물어졌다. 저지방 식단의 심장 질환 예방 효과를 증명

---

199 육류에 불리한 실험 결과를 강조한 최근의 예는 동물성 식품의 콜린이라는 물질이 간에서 대사되어 트리메틸아민옥사이드(TMAO)라는 물질로 전환돼 쥐의 동맥 경화를 유발했다는 연구 결과로, 2013년 수많은 매체가 이를 머리기사로 다뤘다. 소규모 실험이었음에도 미디어의 관심은 폭발적이었다. 이 연구 결과를 게재한 《네이처 메디신(Nature Medicine)》이 마치 자기 매체를 광고하는 것처럼 보였는데, 표지에는 피부색이 어두운, 외계인처럼 보이는 두 명이 식당에서 스테이크를 게걸스럽게 먹는 그림을 실었다. 후에 한 연구자는 트리메틸아민옥사이드를 많이 함유한 동물성 식품은 육류나 달걀이 아니라 생선과 조개류이며, 트리메틸아민옥사이드와 인간의 동맥 경화증을 연결 짓는 근거는 아직까지 확정적이지 않다고 지적했다(Koeth et al. 2013; Wilson Tang et al. 2013; Kolata April 25, 2013; Kolata April 8, 2013; Masterjohn April 10, 2013).
200 예를 들어 저지방 마요네즈는 지방 성분을 줄였을 때 소실되는 식감을 막기 위해 지방 대체재를 첨가한다. 가장 많이 사용되는 지방 대체재는 셀룰로오스, 말토덱스트린, 고무진, 전분, 섬유질, 폴리덱스트로스 등 탄수화물 기반의 대체품들이다.

하기 위해서 20억 달러가 넘는 공적 자금이 투입되었으나 식단-심장 가설을 떠받쳐주지는 못했다.

결국 우리가 옳다고 믿고 있는 통념은 실제로는 60년간의 잘못된 영양 연구에 불과한 것인지도 모른다. 1961년 이전에는 나름의 식생활을 가진 우리의 조상들이 존재했다. 그리고 그들 이전에는 사냥용 활이나 덫, 가축을 가진 그들의 선조가 있었다. 하지만 잃어버린 언어, 잃어버린 기술, 잃어버린 노래처럼 단 몇 세대 만에 잊혀버렸다.

결 론

여러분은 무의식중에 매일 세 차례씩 자신을 괴롭히고 있는 것인지도 모릅니다.

— 에드워드 핑크니, 《콜레스테롤 논쟁》(1973)

      이 책의 교훈은 고지방 식단이 저지방 고탄수화물 식단에 비해 모든 면에서 더 건강하다는 것이다. 오늘날 매우 엄격한 과학적 근거들이 이러한 주장을 뒷받침하고 있다. 이탈리아 농부처럼 아침 식사로 올리브유를 사발째 마시고 싶지 않다면, 건강을 위해 지방을 충분히 섭취하는 유일한 방법은 동물성 식품에 풍부한 포화지방을 먹는 것이다. 이는 전지방 유제품, 달걀, 육류(그중에서도 기름진 고기)의 섭취를 의미한다. 쉽게 말해 우리가 오랫동안 거부해왔던 모든 기름진, 금단의 식품을 먹으라는 것인데, 이 식품이 건강한 식단의 필수 요소이기 때문이다.

지난 10년 동안 식이 지방의 중요성을 입증하는 우수한 과학 연구들이 축적되어 이제는 부인할 수 없는 수준에 이르렀다. 고지방 저탄수화물 식단은 심장 질환, 비만, 당뇨에 대항하는 효과가 입증되었다. 지중해 식단과 비교해봐도 건강에 더 이로운 결과를 보였다. 지난 반세기 동안 서구에서 공식적으로 권장해온 저지방 식단보다 훨씬 유익하다.

저지방 식단은 모든 측면에서 건강에 끔찍한 결과를 초래했다. 비만과 당뇨의 유병률이 폭증했고, 심장 질환 정복에도 실패했다. 1961년부터 미국심장협회가 심장 질환에 대항하기 위해 처방하고, 1980년 농무부가 모든 남성, 여성, 아동을 위한 공식 식단 지침으로 채택했던 식이 요법은 실패하고 말았다. 실질적인 "증거"를 입증할 수 있는 유일한 과학적 방법인 엄격한 임상 실험은 미국인들에게 저지방 권고안을 공표하고 오랜 시간이 흐른 뒤에야 실시되었다. 그러나 지난 10년 동안의 대다수 연구에서 저지방 식단은 비만, 심장 질환, 당뇨, 암에 맞서는 효과가 없다고 밝혀졌다. 실험에 쓰인 저지방 식단은 스낵웰 쿠키와 설탕 범벅인 음료수로 가득한 최악의 형태가 아니었다. 과일, 채소, 통곡물, 살코기 등으로 이뤄진, 오늘날까지 일관되게 권장되고 있는 모범적 형태의 저지방 식단이었다.

어떻게 존경받고 있는 수많은 권위자들이 이 같은 실수를 저지를 수 있었을까? 이야기를 하자면 길고도 복잡하지만, 다른 많은 비극적 인간사처럼 개인적 야망과 돈 문제 때문이었다. 이 책은 이러한 인간적 결함을 입증하는 증거들로 가득하다. 그러나 한편에는 소중한 동기가 하나 있었다. 바로 미국에서 심장 질환을 없애고자 애썼던 연구자들의 순수한 열망이다. 그들은 나라를 구하고 싶어 했다. 하지만 그들은 섣불리 행동하며 철저한 검증이 이루어지기 전에 공식 권장안을 만들었고[201] 히포크라테스 선서에 따라 의학 치료는 "첫째, 해를 입히지 말아야 한다"라고 경고한 사람들을 무시했다.

---

201 저지방 권장안은 역학 연구에서 나온 단편적 증거에 기초했다. 역학 연구는 지난 50년 동안 번복된 건강 지침의 근원이었다. 비타민 E 보충제, 호르몬 대체 요법, 저지방 식단 등이 그 예다. 따라서 역학 연구 결과는 비판적인 시각으로 봐야 한다. "상관관계"(뉴스에서는 "관련되었다"고 표현하곤 한다)는 이런 종류의 연구에서 나오는 용어이다. 이보다는 "시험" "실험" 혹은 "유발했다"와 같은 임상 실험의 용어가 쓰인 기사를 보는 것이 좋다.

저지방 식단 지지자들이 범한 실수는 해를 거듭하며 더욱 악화되었다. 가설을 입증하기 위해 들인 수십억 달러 때문에, 그 뒤에 줄 선 기득권 때문에, 연구 경력을 걸었기 때문에 편향이 발생하고 굳어졌다. 그 편향을 뒷받침하기 위해 마치 거울의 방에 갇힌 것처럼 학자들은 부적절한 연구를 서로 돌려가며 인용했다. 비판 세력은 족쇄로 묶고 침묵을 강요했다. 결국 절대 다수의 영양 전문가들은 소의 젖을 짜던 자신들의 선조를 망각한 채 육류, 유제품, 달걀 등이 위험할 정도로 건강에 나쁜 음식이라고 믿게 되었다.

2006년 역대 최대 규모의 식단 실험에서 저지방 식단의 유익이 증명되지 못하자 영양학계는 망연자실하여 혼란에 빠져들었다. 이제 보건 당국은 모든 지방을 엄격하게 제한할 필요가 없다는 데 동의하고 있으며, 미국심장협회와 농무부는 지방 섭취 한도 문제에 있어서 슬그머니 한 발 물러섰다. 그럼에도 미국에서 가장 권위 있는 전문 위원들은 최근까지도 포화지방 섭취량을 극단적으로 낮은 수준으로, 인류 역사에서 최악의 빈곤에 시달리던 시기 이외에는 흔치 않았던 수준으로까지 줄이도록 권장하고 있다.

이러한 권고에 따르면 이상적인 식단(육류, 유제품, 달걀이 적은 사실상 비건에 가까운 식단)에서는 식물성 기름과 올리브유라는 대체재를 통해서만 지방을 섭취해야 한다. 올리브유는 건강에 좋은 듯 보이지만 심장 질환에 대항하는 효능이 입증되지 않았고, 흔히 생각하는 것처럼 고대로부터 내려온 것도 아니다. 무엇보다 이 책에서 강조하고 싶은 것은 다불포화 식물성 기름을 튀김에 적절한 온도로 가열할 경우 매우 독성이 높은 산화 부산물이 생성되는데, 이 산화 부산물이 인체에 치명적이고 심각한 손상을 끼칠 수 있다는 사실이다. 이 고도로 불안정한 기름이 현재 패스트푸드점과 식당에서 트랜스지방을 대신하여 공공연하게 사용되고 있다. 이러한 변화는 언젠가 가공식품의 역사에서 의도치 않은 최악의 공중 보건 실패 사례 중 하나로 기억될 것이다. 지난 반세기 동안 미국을 비롯한 서구 세계가 저지방 고탄수화물 식단을 채택함으로써 겪게 된 최대 규모의 통제되지 않은 실험의 결과보다 더 심각한 결과는 상상하기조차 어렵지만 말이다.

식단에서 동물성 지방을 제거하려는 광풍은 우리를 트랜스지방과 산화된 식물성 기름이라는 위험에 노출시켰다. 육류와 유제품을 버리지 않았다면 우리는 지금도 라드, 수이트, 수지, 버터를 조리용이나 식용으로 이용하고 있었을 것이다. 인류 역사가 기록되기 시작한 때로부터 섭취해오던 이러한 지방들은 안정적이고 산화되지 않는다.

동물성 지방은 총콜레스테롤을 증가시킨다는 속성 때문에 비난을 받았고, 이후에는 LDL 콜레스테롤 때문에 비난받았는데, 이 두 생체 지표는 절대 다수의 사람들에게서 심장 발작 위험의 예측 인자로서 신뢰성이 낮은 것으로 드러났다. 포화지방을 거부하는 또 다른 증거로는 과거의 유명한 임상 실험들 몇 건이 있는데, 훗날 이 실험들의 결과는 실제와 부합하지 않는 것으로 밝혀졌다. 마침내 포화지방에 씌워진 혐의가 벗겨진 것이다.

더욱이 이제 우리는 적색 육류, 치즈, 달걀, 우유와 같은 동물성 식품을 먹어야 하는 수많은 이유를 알고 있다. 이들 식품은 영양소의 밀도가 과일이나 채소보다 훨씬 높다. 그리고 지방과 단백질이 인체가 필요로 하는 비율로 함유되어 있으며, 건강한 성장과 생식을 위한 최선의 영양을 제공한다. 또한 포화지방은 HDL 콜레스테롤을 증가시키는 유일한 식품인데, HDL 콜레스테롤은 LDL 콜레스테롤보다 훨씬 신뢰성 있는 심장 발작 예측 인자로 밝혀졌다. 그리고 포화지방은, 다른 모든 지방처럼, 우리를 살찌게 하지 않는다.

그러므로 포화지방에 대한 우리의 두려움은 실체가 없는 것이다. 이러한 두려움이 오늘날까지 이어져온 이유는 단지 그것이 연구자, 의사, 공중 보건 당국의 선입견에 들어맞았기 때문이다. 편향된 연구자들이 작성한, 육류를 반대하는 내용의 논문은 논문 심사를 거치는 학술지에 손쉽게 등재되었으며, 똑같이 편향된 언론은 연구 결과를 홍보해줬다. 우리 모두는 이러한 편향과 매우 오랫동안 함께해왔기 때문에 다른 쪽으로 생각하는 것이 거의 불가능할 정도이다. (내가 이 책을 쓸 수 있었던 이유는 나는 영양학계의 외부자로 평균적인 미국인 정도로만 편향되어 있었기 때문이다. 그리고 의학 전문가나 대학의 연구자들과는 달리 논문을 발표하기 위해, 연구비를 확보하기 위해, 후원을 받기 위해 그들이 겪게 되는 모종의 압박으로부터 비교적 자유로울 수 있었기 때문이다.)

포화지방을 거부하는 우리의 오래된 편향을 극복하기 위해 애써야 하는 이유는 충분하다. 식단과 질병의 과학은 이제 더 이상 포화지방을 반대하는 확실한 근거를 제시하지 못하고 있다. 그리고 무엇보다 적색육류, 치즈, 크림은 맛있다! 버터, 달걀프라이, 크림소스, 구운 고기에서 나오는 육즙 등은 말할 것도 없다. 우리는 오랫동안 이런 식품들이 주는 기쁨을 잊고 살았다. 살코기만 먹지 말고 풍미 있는 지방 부위도 함께 먹으라고 권하는 이유는 인체가 많은 양을 필요로 하는 지방을 공급해주고, 충분한 양의 지방 없이 단백질만 다량으로 섭취할 경우 초래될 수 있는 질소 독성의 위험을 상쇄해주기 때문이다.

버터를 먹고 전지방 우유를 마셔라. 온 가족이 함께 먹어라. 치즈와 내장, 소시지, 베이컨을 쌓아놓아라. 이러한 식품들 중 그 어떤 것도 비만, 당뇨, 심장 질환을 유발하는 것으로 입증되지 않았다. 탄수화물이 이러한 질환을 유발한다는 것이 최근 많은 연구에서 밝혀지고 있다. 설탕, 흰 밀가루, 기타 정제된 탄수화물이 주요 원인임이 거의 자명하다. 현대 과학 연구와 역사적 기록 모두 정제 탄수화물 섭취가 비만, 심장 질환, 당뇨의 위험을 높인다는 결론으로 이어지고 있다.

질병은 유전자 탓이 아니다. 인간 게놈 프로젝트의 책임 연구원에 따르면, 관련된 유전자 수가 너무 많아서 의미를 부여하기가 어렵다고 한다. 2009년 그는 수많은 유전자가 만성 질환의 발병과 연관되어 있어 "유전학은 모든 것을 가리킨다는 점에서 아무것도 가리키지 않는 것과 같다"고 했다. 또 그 밖의 다른 환경 요인들은 임상 실험에서 인과관계가 나타나지 않았다. 탄수화물만이 유일하게 임상 실험에서 비만, 심장 질환, 당뇨의 주요 원인일 가능성이 높은 것으로 드러났다.

나는 이러한 결론이 직관에 어긋난다는 것을 알고 있다. 책을 쓰기 위해 조사를 시작했을 때 나 역시 언뜻 납득이 되지 않았다. 최선의 과학적 근거들이 제시되고 있었지만, 다음과 같은 결론을 받아들이기 힘들었다. 근대 샐러드와 과일 스무디 점심 식사는 버터로 요리한 달걀프라이 한 접시보다 허리둘레와 심장 건강에 나쁘다. 스테이크 샐러드가 후무스[202]와 크래커 한 접시보다 건강하다. 전지방 치즈 간식이 과일보다 훨씬 좋다.

간식 이외에도 우리는 주식으로 이용할 "건강한 음식" 항목에 훨씬 더 다양한 음식이 필요하다. 채소, 생선, 파스타뿐인 저녁 식사를 평생토록 먹어야 한다면 너무 가혹한 처사일 것이다. 그리고 생선은, 우리의 유일한 "안전 식품"이 된 이후로, 빠르게 남획되고 있다. 양갈비, 비프 스

---

202 병아리콩 으깬 것과 올리브유, 마늘을 섞은 중동 지방 음식—옮긴이.

튜, 카술레[203] 등의 폭넓은 메뉴가 우리의 식탁을 풍성하게 해줄 것이다. 요컨대 정제되지 않은 전체식품에서 지방이 더 많은 식단으로 가는 길에는 동물성 식품이 수북이 쌓여 있다. 그래서 역사를 통틀어 인류는 그 길을 택해왔다.

식이 전통에 관한 역사적 관점이 사라진 가장 큰 이유는 영양 정책이 지금까지 정도를 벗어나 있었기 때문이다. 전문가들은 인간이 고포화지방 식단을 장기간에 걸쳐 섭취한 "데이터"에 대한 "기록이 없다"고 주장한다. 즉, 동물성 식품이 풍부한 식단에 대한 2년 이상의 임상 실험이 없다는 것이다. 그러나 그들은 4,000년 인류 역사를 참고하지 않았다. 요리책, 역사서, 일기, 회고록, 소설, 식품 일지, 그리고 선교사, 의사, 탐험가, 인류학자들의 이야기, 성서에서부터 셰익스피어의 희곡에 이르기까지 끝없이 많은 문헌들이 동물성 식품이 수천 년 동안 인류의 식사에서 근간을 이뤄왔음을 분명히 밝히고 있다. 과거에 기대 수명이 짧았던 것은 사실이지만, 이른 사망은 감염성 질환 탓이 컸다. 그들은 현재 우리가 겪고 있는 비만, 당뇨, 심장 질환과 같은 만성 질환을 거의 겪지 않았다. 있었다 하더라도 오늘날 같은 유병률은 그 어디에서도 찾아볼 수 없다. 아테나 여신이 오디세우스에게 "살찐 염소와 라드가 풍부한 멧돼지 등심"을 하사했다는 구절로부터, 구약성서에 나오는 "만군의 여호와께서 이 산에서 만민을 위하여 기름진 것과 … 연회를 베푸시리니 곧 골수가 가득한 기름진 것과"라는 이사야의 예언, 《위대한 유산》에서 핍Pip이 돼지고기 파이를 훔친 이야기, 18세기에 미국인들은 적색 육류를 오늘날보다 서너 배 가까이 더 먹었음을 기록한 역사적 분석에 이르기까지 과거

---

203 고기와 콩을 넣어 끓인 프랑스 요리—옮긴이.

의 기록은 우리에게 많은 것을 알려준다. 인류가 남긴 기록을 살펴볼 때 육류는 인류 역사를 통틀어 가장 중요한 음식이었다. 우리는 위험을 무릅쓰고 역사를 망각한 것이다.

역사는 우리에게 심장 질환이 비만, 당뇨, 기타 만성 질환과 연결되어 있다고 말한다. 오늘날 대사증후군으로 알려진 만성적인 의료 문제의 집합체는 과거에 "비만 6인조" "서구 질병" "문명의 질병"이라고 불렸으며, 1900년대 초 설탕이 영국 식민지를 뒤흔들던 당시에는 "당분 과다병"으로 불리기도 했다. 앞서 보았듯이 역사로부터 이끌어낸 결론과 지난 10년 동안 실시된 최고 수준의 면밀한 식단 실험 결과는 완벽하게 일치한다. 연구 결과는 일관성을 보이고 있다. 설명이 필요한 역설 따위는 존재하지 않는다. 과학과 역사가 주는 교훈을 바탕으로 삼는다면 만성 질환을 완치하기 위한 해법의 첫걸음을 어떻게 내디딜 것인지 현명한 결정을 내릴 수 있을 것이다.

육식과 윤리에 관한 노트

이 책에서 나는 연구를 통해 이끌어낸 결론에 뒤따르는 중대한 윤리적, 환경적 함의에 대해서는 논하지 않았다. 동물을 잡아먹는 것은 많은 사람들을 멈칫하게 만든다. 과거의 문명에서는 식량을 얻기 위해 동물을 살생하기 전에 용서를 구하는 정교한 의식을 거행했다. 음식에 대한 생물학적 욕구를 받아들이기 위한 신성한 의식이 사라진 뒤로 우리는 어쩔 줄 몰라 하고 있다. 환경 문제 역시 복잡하다. 소들이 배출하는 메탄은 온실가스가 되고, 채소나 과일을 재배하는 것에 비해 소를 키우는 데는 더 많은 양의 자원이 소비된다. 그러나 적색 육류는 영양소의 밀도가 더 높으며, 식물성 식품에는 없는 필수 영양소를 공급해준다. 그래서 육류를 더 많이 먹는 국가는 국민들이 훨씬 건강하기 때문에 의료 비용이 절감되어 결국 총비용은 비슷해진다. 만약 우리가 다시 수지와 라드를 먹기 시작한다면, 그렇게 하여 식물성 기름을 압출해내기 위해 대지에 쏟아 붓고 있는 콩, 포도씨, 면화씨, 홍화씨, 옥수수 재배 수요를 감소시킬 수 있다면 어땠을까? 이런 질문들은 모두 단순하지 않으며, 이 책이 다루는 범위를 넘어선다. 나는 이 책에서 어떤 종류의 식이 지방이 우리의 건강에 좋은지 탐색해보고자 했을 따름이다. 미국은 만연한 만성 질환으로 고통받고 있기 때문에 이러한 질문과 관련된 과학은 좋은 출발점으로 보였다.

감사의 글

나는 10년 가까이 이 책을 붙들고 있었다. 덕분에 지적인 삶을 영위할 수 있었고 생각의 틀이 근본적으로 변했지만, 한편으로는 많은 것을 희생해야 했기에 여러 해 동안 가족들의 막대한 지원이 필요했다. 남편 그레고리와 우리 아이 알렉산더와 테오에게 가장 고마운 마음을 느낀다. 아이들은 그들의 삶에 침입한 나의 책을 받아들였고, 학교 선생님들 앞에서 베이컨을 옹호했다. 그들은 내게 일할 시간을 주었고("엄마, 몇 쪽이나 남았어?") 그리고 가능한 모든 방법으로 격려해주었다. 그레고리는 내 생각을 들어주었을 뿐만 아니라 우리 가족을 부양하며, 나의 편집자이자 치어리더, 조언가로 한결같은 사랑을 베풀어주었다. 그는 여전히 몰래 껌을 씹고 있지만, 이 책은 분명 그에게 바치는 것이다.

가족뿐 아니라 이들이 없었다면 이 책은 출간되지 못했을 것이다. 나의 대리인이자 친구인 티나 베넷은 이 책의 골격을 잡아주고 홍보해주었으며 거의 혼자 힘으로 책이 여러 해 동안 살아남게 해주었다. 그녀의 충실한 열정과 친절함은 출판과 정교한 편집의 모든 과정에 녹아들었다. 그녀는 상황에 맞는 지혜와 재치, 완벽한 명언을 제시했으며, 나는 그녀가 없었더라면 기나긴 여정을 헤쳐 나가지 못했을 것이다. 그녀의 동료 스벳라나 카츠는 온화하고 수완 좋고 꼼꼼하게 자신의 역할을 해냈다.

이 책의 가능성을 처음으로 알아본 에밀리 루스도 참 고마운 사람이다. 그는 내게 가치 있는 작품을 쓸 수 있도록 자신감을 북돋워주었다. 그리고 나는 편집자 밀리센트 베넷과 함께 일할 수 있는 커다란 행운을 누렸다. 그녀는 지치지 않고 일하며 나의 원고를 논리 정연한 문장으로 다듬어주었다. 그녀는 끝없는 너그러움과 사려 깊음, 끈기로 이 책을 편집해냈다. 그녀는 완벽한 표준과 논리적 사고의 등대였다. 친애하는 밀리센트에게 감사를 전한다.

이 책은《고메이》지의 명석하고 솜씨 좋은 편집자 조셀린 주커맨이 지시한 트랜스지방 이야기에서 시작되었으며, 루스 레이첼은 과감하게 출판을 결정했다. 내가 여정을 시작할 수 있도록 길을 열어준 두 사람에게 감사의 마음을 전한다. 그렇지 않았다면 이와 같은 모험은 생각조차 할 수 없었을 것이다. 미국의 영양 정책이 매우 끔찍한 잘못을 범했을지 모른다는 명제에 눈을 뜨게 해준 인물은 메리 에닉, 프레드 쿰머로우, 게리 타웁스이다. 그들과 대화를 나누고 영양학을 배워나가면서 이야기를 보다 큰 차원에서 이해하기 시작했으며 저널리스트적 본능이 꿈틀거렸다. 그러고 나서 나는 "완전 충동"의 단계로 빠져들어 지난 60년간의 영양 연구를 남김없이 모조리 파헤치고 모든 단서들을 조사해야겠다고 마음먹었다. 철저한 완벽주의를 향한 충동, 분석에 대한 애정, 독립적인 마음 자세를 갖도록 해준 나의 부모님, 수전과 폴 타이숄스에게 감사한다.

시간과 지식을 할애해 내게 도움을 준 많은 관계자들과 학계, 업계의 연구자들에게 깊은 감사를 표한다. 모두가 지치지 않고 질문에 답해주고, 어떤 식으로든지 특별한 도움을 준 사람들이다. 토머스 애플화이트, 크리스토스와 엘레나 아라바니스, 헨리 블랙번, 타냐 블래스버그, 밥 코잇, 그렉 드레서, 요른 다이어버그, 에드 엠큰, 샐리 팔론, 안나 페로루치, 죠 히블, 스티븐 조지프, 론 크라우스, 길 레베일, 마크 맷록, 제럴드 맥닐, 마이클 머드, 매리언 네슬, 스티브 핀니, 우페 라븐스코프, 로버트 리브스, 루이스 세라-마헴, 빌 셔틀리프, 사라 베어-시놋, 앨런 스나이더맨, 제리 스탬러, 스틴 스텐더, 캘리아나 선드램, 안토니아 트리초폴로, 제프 볼렉, 에릭 웨스트맨, 밥 웨인라이트, 캐서린 왓킨스, 라스 위더맨, 조지 윌하이트, 월터 윌렛. 이들 중 몇 사람은 이 책에 동의하지 않겠지만, 과학을 공정하게 기술하려 한 나의 정직한 노력을 알아볼 것이라고 기대하며 모두에게 진심으로 감사의 마음을 전하고 싶다.

많은 이들이 이 책의 원고를 읽고 수정해주었다. 마이클 이즈, 론 크라우스, 조지 매니아티스, 리디아 매니아티스, 스티븐 핀니, 크리스 램스던, 제러미 로스너, 데이비드 시걸, 크리스토퍼 실우드, 게리 타웁스, 레슬리 A. 타이숄스, 에릭 웨스트맨, 라스 위더맨은 시간을 내어 원고에 깊은 관심을 가져주었다. 몇몇 사람은 마감을 맞추도록 특별히 애써주었기 때문에 더욱 고맙다.

사이먼 앤드 슈스터에서 책을 출판하게 된 것은 더할 나위 없는 행운이었다. 존 카프는 따뜻한 지지자였다. 앤 테이트는 광고의 대가이며, 대너 트로커는 기백이 넘치는 마케팅 천재이다. 사이먼 앤드 슈스터의 뛰어나고 근면한 팀에는 알리시아 브란카토, 미아 크라울리-할드, 지나 디마시아, 수전 도나우, 캐리 골드스타인, 이레네 케라디, 루스 리-무이, 리처드 로러 등이 함께한다. 그들 모두를 비롯해 지극히 사려 깊고 세심한 딕스의 팀에게도 깊은 감사를 전한다. 언제나 솜씨 좋고 사랑스러운 에드 윈스테드에게도 감사한다.

린다 샌더스와 CJ 라츠, 말리나 웰먼, 매들린 블라운트, 한나 브루너는 의과대학에 재학 중인 와중에 수백 건의 과학 논문을 추적해주었다.

빌과 티아 슈일러는 나의 웹사이트와 소셜미디어에 도움을 주었다. 이들 모두에게 감사한다.

수년에 걸친 우정으로, 특히 해가 갈수록 더욱 "동고동락하는" 앤 밴 쵸프, 클리브 켈러, 샬럿 모건, 새라 머레이, 마지 뉴워스, 로렌 쉐퍼, 데이비드 시걸, 제니퍼 시니어, 리사 월터치 등에게 감사한다. 집필의 동굴을 벗어나 여러분과 함께한 시간들 덕택에 온전한 정신을 유지할 수 있었다.

어린아이들을 둔 부모로서 자기 일을 할 수 있는 시간은 사치라 할 수 있는데, 내 아이들을 헌신적으로 돌보아주고 다방면에서 나의 짐을 크게 덜어준 율리아나 코판비와 에바 코블리-월터가 없었더라면 이 책에 그토록 많은 시간을 할애할 수 없었을 것이다.

나의 가족에게 가장 깊은 감사를 표한다. 끝없는 사랑과 인내를 가진 부모님, 글로 옮기기 어려울 정도로 고마운 마크와 레슬리, 그리고 테오, 알렉산더와 그레고리에게는 다시 한 번 감사의 인사를 전한다.

옮긴이의 글

나는 3년 전 저탄수화물 고지방 식단을 시작해 한때 체중을 10킬로그램이나 감량했고 현재는 체지방률을 15퍼센트 이하로 유지하고 있다. 매일 삼겹살, 소시지, 버터 등 주로 동물성 지방으로 구성된 식단을 배불리 먹으면서도 건강한 체지방률을 유지하고 있다는 사실은 기존의 상식으로 보면 굉장히 역설적이다.

HDL 콜레스테롤('좋은' 콜레스테롤) 수치도 이전에는 38mg/dl까지 낮았으나 '몸에 좋지 않다'는 비계가 가득한 삼겹살과 소시지를 매일 먹기 시작한 이후로 80mg/dl까지 상승했다. 의사들은 HDL 콜레스테롤이 높으면 건강에 좋지만 그것을 증가시키기는 쉽지 않다고 알고 있다. 실제로 HDL 콜레스테롤을 이렇게까지 증가시킬 수 있는 약물은 존재하지 않는다. 이뿐만 아니라 고지방 식단을 시작한 이후로 나는 어느 때보다 활력이 넘치며 쉽게 지치지 않는다.

저탄수화물 고지방 식단의 다양한 이점이 알려지면서 LA 레이커스를 비롯한 유명 스포츠 팀에서도 이 식단을 도입해 선수들의 운동 능력 향상을 꾀하고 있다. 고지방 식단을 실천하는 76세의 남아공 흉부외과 의사는 영국과 프랑스 사이의 도버 해협을 수영으로 횡단하여 최고령 해협 횡단 신기록을 수립했다. 새미·메러디스 인키넨Sami & Meredith Inkinen 부부는 고지방 식단을 먹으면서 캘리포니아에서 하와이까지 노를 저어 갔다. 앳킨스와 웨스트맨뿐 아니라 세계 곳곳의 많은 의사들이 고지방 식단으로 비만과 당뇨 환자를 치료하고 그 사례를 인터넷에 공유하고 있다.

하지만 사람들이 너무나 오랫동안 지방, 특히 포화지방이 건강에 해롭다고 믿어온 탓에 이를 받아들이는 데 크나큰 저항이 있다. 여전히 사람들은 고기를 먹을 때 지방 부위를 잘라낸다. 그래서 많은 의사와 학자, 저술가 들은 포화지방 도그마의 오류를 짚어내기 위해 노력해왔다.

이러한 배경에서 나온 니나 타이숄스의 책은 포화지방 도그마가 탄생한 시점부터 현재에 이르기까지 과학이 어떤 방식으로 왜곡되어 왔는지 그 흐름을 철저하게 파헤친다. 그런 다음 그에 반하는 역사적 사례들과 최신 연구 결과들을 종합하여 제시한다. 이 책은 어렵고 지루하게만 느껴질 수 있는 과학을 쉽게 풀어 설명해줄 뿐만 아니라 지방 가설의 출생의 비밀을 파헤치는 드라마, 영양학계와 식품업계의 비리를 밝혀내는 수사극, 영양학자들 사이의 기나긴 암투극 같은 재미도 주어 다음에는 무슨 내용이 펼쳐질지 계속해서 궁금증을 유발한다.

우리나라에도 황제 다이어트, 구석기 다이어트 등이 소개되긴 했지만 이들의 본질인 '고지방' 식단은 아직 제대로 조명받지 못했다. 다행스럽게도 최근 들어 정제 탄수화물의 해로움이 국내에도 많이 알려지고 있다. 그런데 우리 식단에서 압도적인 비중을 차지하고 있는 탄수화물 섭취를 줄인다면 그 대신에 무엇을 먹을 것인가?

이 책은 고기를 먹되 살코기만 먹지 말고 지방이 풍부한 부위를 먹으라고 권한다. 다시 말해, 살찔까 봐 혹은 건강에 나쁠까 봐 삼겹살을 기피할 이유가 없다는 것이다. 우유를 마신다면 저지방 우유가 아닌 일반 우유를 마셔야 한다. 살이 찌는 원인은 대부분 음식에 첨가돼 있는 정제 설탕 등의 탄수화물이지 삼겹살의 지방 부위도 유지방도 아니다. 비만을 유발하고 건강을 해친다는, 지방에 씌워진 누명은 애초부터 거짓이었다.

언론에서 이야기하는 단편적인 연구 결과들의 의미를 일반인이 정확히 이해하기란 매우 어렵다. 때로는 그러한 연구 결과가 개인의 영달을 위해 혹은 다른 누군가의 이익을 위해 의도적으로 조작되거나 무리하게 해석되었을 가능성이 있음을 알아야 한다. 그 결과 우리 머릿속에 왜곡된 정보가 주입되어 오히려 건강에 해로운 행동을 애써 하기도 한다. 또 건강에 해롭지 않은데도 쓸데없이 제한하기도 한다.

이 책은 저지방 식단 그리고 식물성 지방이 건강에 오히려 해롭다는 사실을 보여준다. 우리는 과학적으로 타당하지 않은데도 맛있는 삼겹살, 기름진 고기, 쫄깃한 닭껍질을 멀리하고 팍팍한 닭가슴살만을 고집하는 불편을 감수하고 있는 셈이다. 지방뿐 아니라 다른 음식도 마찬가지다. 예컨대 저염식이 건강에 좋다는 상식은 제대로 된 과학적 검증을 거친, 의심할 여지가 없는 확실한 결론일까? 싱겁게 먹는 불편함을 감수할 만큼 확고한 근거가 있는지 한번 파헤쳐본다면 어떤 사실이 튀어나올지 모른다. 정치와 선동이 아닌 엄밀한 과학으로 검증해볼 문제다.

우리나라에서도 비만과 당뇨병, 심장 질환 등이 증가하고 있으며, 전혀 그에 대한 해결책이라고 할 수 없는 저지방 식품도 늘어나고 있다. 이러한 현실에서 이 책이 한국인들의 체중 조절, 건강과 활력, 아이들의 성장, 그리고 맛있고 즐거운 식생활에 보탬이 되었으면 한다.

양준상

용어 해설

간호사 보건 연구 Nurses Health Study: 미국에서 실시된 최대 규모, 최장 기간의 역학 연구. 1976년에 시작된 "간호사 보건 연구 I"은 1989년 "간호사 보건 연구 II"로 확대되어 20만 명 이상의 여성을 추적 관찰하고 있다. 피험자 스스로 작성하는 "식품 빈도 설문 조사Food Frequency Questionnaire"와 생활 습관 설문을 2년마다 수집하고 있다. 이 연구는 미국국립보건원이 자금을 지원하고 하버드 공중보건대학의 월터 윌렛이 지휘하고 있다.

국가 콜레스테롤 교육 프로그램NCEP, National Cholesterol Education Program: 미국국립보건원 산하의 국립심폐혈연구소가 주관하는 프로그램으로 미국인에게 동맥 경화성 심혈관 질환 예방법을 교육하기 위해 1985년에 만들어졌다. 2013년까지 NCEP는 식이 요법이나 약물로 콜레스테롤을 낮추는 방법에 관한 지침을 정기적으로 발표했다.

국립심폐혈연구소NHLBI, National Heart, Lung, and Blood Institute: 심혈관 질환뿐 아니라 심장, 폐, 혈액 질환의 예방과 치료에 전념하는 미국국립보건원 산하 기관. 전신은 미국심장연구소NHI이다.

다불포화지방Polyunsaturated fats: 이중 결합을 여러 개 포함하는 지방산으로 이루어진 지방. 다불포화지방에는 대두유, 옥수수유, 홍화씨유, 해바라기유, 면실유, 포도씨유, 카놀라유 등의 식물성 기름이 있다.

단불포화지방Monounsaturated fats: 이중 결합을 단 한 개만 포함하는 지방산으로 구성된 지방. 가장 흔한 단불포화지방은 "올레인산"으로 올리브유에 가장 풍부하다.

미국국립보건원NIH, National Institutes of Health: 미국 정부에서 생의학 및 건강 관련 연구를 주관하는 기관으로 메릴랜드 주 베데스다에 위치하고 있다.

미국농무부USDA, United States Department of Agriculture: 1980년 이후 미국농무부는《미국인을 위한 식단 지침》을 공동 집필했다. 1992년부터 2011년까지는 식단 지침에 기초한 식품 피라미드를 발표했으며 이후 식품 피라미드는 "마이 플레이트My Plate"라는 도표로 대체되었다.

미국소아과학회AAP, American Academy of Pediatrics: 소아과 의사 단체.

미국식품의약국FDA, Food and Drug Administration: 미국보건복지부의 하부 조직으로, 미국의 식품 공급을 보호하는 임무를 맡고 있다.

미국심장연구소NHI, National Heart Institute: 심혈관 질환에 대항하는 미국국립보건원 산하 기관. 1948년 트루먼 대통령이 설립하였고 1969년에 국립심폐혈연구소로 이름을 바꿨다.

미국심장협회AHA, American Heart Association: 심장 질환과 뇌졸중 예방에 전념하는 미국 최대의 비영리단체.

미국을 위한 식단 개선 목표 Dietary Goals for the United States: 1977년 미국 상원의 영양과 인간의 필요에 관한 상원 특별 위원회Senate Select Committee on Nutrition and Human Needs가 공표한 다섯 가지 목표("맥거번 보고서").

미국인을 위한 식단 지침 Dietary Guidelines for Americans: 1980년부터 미국농무부와 미국보건복지부가 합동으로 발표하는 정기 보고서로 건강한 영양에 관해 조언한다. 미국농무부의 식품 피라미드는 이 지침에 근거했다.

불포화지방Unsaturated fats: 한 개(단불포화) 혹은 그 이상의(다불포화) 이중 결합을 포함하는 지방산으로 구성된 지방.

세계보건기구WHO, World Health Organization: 전 세계의 공중 보건을 담당하는 국제연합 산하 기구.

여성 보건 계획WHI, Women's Health Initiative: 역대 최대 규모의 저지방 식단 임상 실험으로, 5만 명에 가까운 여성을 대상으로 7년간 실험하여 2006년에 결과를 발표했다. 미국국립보건원이 자금을 지원했는데 7억 달러 이상의 비용이 들어간 것으로 추산되며, 미국 전역의 의료 기관이 참여했다. 저지방 식단뿐 아니라 호르몬 대체 요법, 칼슘, 비타민 D 보충의 효과에 대해 조사했다.

역학 연구 Epidemiological study: 인구 집단 내의 질병 유병률을 밝히는 연구로, 영양 역학은 인구 집단의 식단을 평가하고, 주기적으로 얻은 정보와 최종 건강 결과의 상관관계를 입증하고자 한다. 연구는 인과관계가 아닌 상관관계만 입증할 수 있다. "관찰" 연구라고도 한다.

이중 결합 Double bond: 두 원자가 결합되는 방식을 이르는 화학 용어. 이중 결합은 원자 간의 양손 악수와 같다. 하나 이상의 이중 결합을 가진 지방산 분자를 "불포화"라고 하는데 이는 올리브유나 식물성 기름의 주성분을 이루고 있다. 반면 이중 결합이 없는 지방산 분자를 "포화"라고 부르는데, 이는 동물성 식품의 주성분이다. 이중 결합에는 "트랜스"와 "시스" 두 형태가 있다.

임상 실험 Clinical trial: 피험자가 하나 이상의 조절을 받도록 설계하여 연구자는 조절이 건강 결과에 미치는 영향을 평가할 수 있다. "무작위" 실험은 피험자들을 무작위로 배정하며, "통제된" 실험은 조절을 받지 않는 대조군을 둔다. 일반적으로 "무작위 통제 임상 실험"은 임상 실험과 과학적 근거의 황금 표준으로 여겨진다.

저지방 식단 Low-fat diet: 대체로 지방이 총칼로리의 25~35퍼센트를 차지하는 식단으로 정의된다. 이와 달리 "현명한" 식단은 포화지방과 달걀, 동물성 식품, 갑각류 등에 함유된 식이 콜레스테롤을 제한하지만 총지방은 제한하지 않는다.

지방산Fatty acids: 수소 원자로 둘러싸인 탄소 원자 사슬. 포화지방산, 불포화지방산이 있다. 지방산이 쇠스랑 모양으로 결합한 형태를 트리글리세라이드라고 한다.

트랜스지방Trans fats: 이중 결합이 "트랜스" 형태를 이루고 있는 지방산으로 구성된 지방. "트랜스" 결합은 분자를 지그재그 모양이 되게 하여 주위의 지방산과 밀착하게 만들어서 상온에서도 고체 형태를 유지한다. 이중 결합의 다른 형태인 "시스"는 분자가 U자 모양이 되게 하여 성긴 구조를 형성해 액체 상태로 존재한다.

트리글리세라이드Triglycerides: 혈액 내에서 순환하는 지방산의 형태. 트리글리세라이드는 지방산 세 개가 글리세롤 한 분자로 연결되어 쇠스랑 모양을 이룬다. 1940년대부터 높은 혈중 트리글리세라이드는 심장 질환의 생체 지표로 여겨지고 있다.

포화지방Saturated fats: 이중 결합이 없는 지방산으로 구성된 지방. 주로 달걀, 유제품, 육류와 같은 동물성 식품과 팜유, 코코넛 오일에서 발견된다.

현명한 식단 Prudent diet: 심장 질환 예방을 위해 처음으로 공식 권장된 식단으로, 1940년대 후반부터 1970년대 저지방 식단이 대두하기 전까지 미국에서 널리 채택되었다. 현명한 식단은 포화지방과 달걀, 동물성 식품, 갑각류 등에 함유된 식이 콜레스테롤을 제한하지만 "저지방 식단"과는 달리 총지방을 제한하지는 않았다. 현명한 식단에서는 대체로 총칼로리의 40퍼센트를 지방으로 섭취했다.

환자 대조군 연구 Case control study: 특정 질병으로 진단된 피험자군을 건강한 대조군과 비교하여 위험 인자(식단, 운동, 혈중 콜레스테롤 등)를 후향적으로 평가하는 역학 연구의 일종. 피험자들을 시간에 걸쳐 추적하지 않고 한 번만 검사하기 때문에 비교적 비용이 적게 든다.

HDL 콜레스테롤HDL-cholesterol: 고밀도 지단백에 들어 있는 콜레스테롤로 HDL 콜레스테롤의 혈중 농도가 높은 사람들이 심장 질환 위험이 낮은 경향을 보여 "유익한" 것으로 알려져 있다. HDL 콜레스테롤은 총콜레스테롤의 일부분이다.

LDL 콜레스테롤LDL-cholesterol: 저밀도 지단백에 들어 있는 콜레스테롤로 LDL 콜레스테롤의 혈중 농도가 높은 사람들이 심장 질환 위험이 높은 경향을 보여 "해로운" 것으로 알려져 있다.

참고 문헌

Aaes-Jorgensen, E., J. P. Funch, and H. Dam. "The Role of Fat in the Diet of Rats." *British Journal of Nutrition* 10, no. 04 (1956): 317-324.

"About the Foundation." http://www.atkinsfoundation.org/about.asp, last accessed October 11, 2013.

Accurso, Anthony, Richard K. Bernstein, Annika Dahlqvist, et al. "Dietary Carbohydrate Restriction in Type 2 Diabetes Mellitus and Metabolic Syndrome: Time for a Critical Appraisal." *Nutrition & Metabolism* 5 (April 8, 2008): 9.

Adams, Charles Darwin, trans. *The Genuine Works of Hippocrates*. New York: Dover, 1868.

Adams, Ronald J., and Kenneth M. Jennings. "Media Advocacy: A Case Study of Philip Sokolof's Cholesterol Awareness Campaigns." *Journal of Consumer Affairs* 27, no. 1 (Summer 1993): 145-165.

Ahrens, Edward H. Jr. "The Management of Hyperlipidemia: Whether, Rather than How." *Annals of Internal Medicine* 85, no. 1 (July 1976): 87-93.

_____. "The Evidence Relating Six Dietary Factors to the Nation's Health. Introduction." *American Journal of Clinical Nutrition* 32, no. 12 Suppl. (December 1979): 2627-2631.

_____. "After 40 Years of Cholesterol-Watching." *Journal of Lipid Research* 25, no. 13 (December 15, 1984): 1442-1449.

_____. "The Diet-Heart Question in 1985: Has It Really Been Settled?" *Lancet* 1, no. 8437 (May 11, 1985): 1085-1087.

_____. "Carbohydrates, Plasma Triglycerides, and Coronary Heart Disease." *Nutrition Reviews* 44, no. 2 (February 1986): 60-64.

Ahrens, Edward H., Jr., David H. Blankenhorn, and Theodore T. Tsaltas. "Effect on Human Serum Lipids of Substituting Plant for Animal Fat in Diet." *Proceedings for the Society of Experimental Biology and Medicine* 86, no. 4 (August-September 1954): 872-878.

Ahrens, Edward H. Jr., Jules Hirsch, William Insull Jr., Theodore T. Tsaltas, Rolf Blomstrand, and Malcolm L. Peterson. "Dietary Control of Serum Lipids in Relation to Atherosclerosis." *Journal of the American Medical Association* 164, no. 17 (August 24, 1957): 1905-1911.

Ahrens, Edward H. Jr., Jules Hirsch, Kurt Oette, John W. Farquhar, and Yechezkiel Stein. "Carbohydrate-Induced and Fat-Induced Lipemia." *Transactions of the Association of American Physicians* 74 (1961): 134-146.

Ahrens, Edward H. Jr., William Insull Jr., Rolf Blomstrand, Jules Hirsch, Theodore T. Tsaltas, and Malcolm L. Peterson. "The Influence of Dietary Fats on Serum-Lipid Levels in Man." *Lancet* 272, no. 6976 (May 11, 1957): 943-953.

Akiya, Toshimi, Chuji Araki, and Kiyoko Igarashi. "Novel Methods of Evaluation Deterioration and Nutritive Value of Oxidized Oil." *Lipids* 8, no. 6 (June 1973): 348-352.

Alberti-Fidanza, Adalberta. "Mediterranean Meal Patterns." *Bibliotheca Nutritio et Dieta* 45 (1990): 59-71.

Albrink, Margaret J. "Triglycerides, Lipoproteins, and Coronary Artery Disease." *Archives of Internal Medicine* 109, no. 3 (March 1962): 345-359.

———. "The Significance of Serum Triglycerides." *Journal of the American Dietetic Association* 42 (January 1963): 29-31.

Aldana, Steven G., Roger Greenlaw, Audrey Salberg, Ray M. Merrill, Ron Hager, Rick B. Jorgensen. "The Effects of an Intensive Lifestyle Modification Program on Carotid Artery Intima-Media Thickness: A Randomized Trial." *American Journal of Health Promotion* 21, no. 6 (July-August 2007): 510-516.

Allbaugh, Leland Girard. *Crete: A Case Study of an Underdeveloped Area.* Princeton, NJ: Princeton University Press, 1953.

Allen, Edgar V., Louis N. Katz, Ancel Keys, and John W. Gofman, "Atherosclerosis: A Symposium," *Circulation* 5, no. 1 (January 1952): 98-134.

Al-Marzouki, Sanaa, Stephen Evans, Tom Marshall, and Ian Roberts. "Are These Data Real? Statistical Methods for the Detection of Data Fabrication in Clinical Trials." *British Medical Journal* 331, no. 7511 (July 30, 2005): 267-270.

Alonso, Alvaro, and Miguel Angel Martinez-Gonzalez. "Olive Oil Consumption and Reduced Incidence of Hypertension: The SUN Study." *Lipids* 39, no. 12 (December 2004): 1233-1238.

Alonso, Alvaro, Valentina Ruiz-Gutierrez, and Miguel Ángel Martinez-Gonzalez. "Monounsaturated Fatty Acids, Olive Oil and Blood Pressure: Epidemiological, Clinical and Experimental Evidence." *Public Health Nutrition* 9, no. 2 (April 2005): 251-257.

American Academy of Pediatrics, Committee on Nutrition. "Prudent Life-style for Children: Dietary Fat and Cholesterol." *Pediatrics* 78, no. 3 (September 1, 1986): 521-525.

———. "Cholesterol in Childhood." Pediatrics 101, no. 1, part 1 (January 1998): 141-147.

American Diabetes Association. "Position Statement. Nutrition Recommendations and Interventions for Diabetes." *Diabetes Care* 31, suppl. 1 (January 2008): S61-S78.

American Heart Association. *An Eating Plan for Healthy Americans: Our American Heart Association Diet.* Dallas: American Heart Association, 1995.

———. Committee on Nutrition. "Diet and Heart Disease." New York: American Heart Association, 1968.

———. "Diet and Coronary Heart Disease." New York: American Heart Association, 1973.

———. "Diet and Coronary Heart Disease." New York: American Heart Association, 1978.

Anderson, Joseph T., Francisco Grande, and Ancel Keys. "Hydrogenated Fats in the Diet and Lipids in the Serum of Man." *Journal of Nutrition* 75 (1961): 388-394.

Anderson, Joseph T., Ancel Keys, and Francisco Grande. "The Effects of Different Food Fats on Serum Cholesterol Concentration in Man." *Journal of Nutrition* 62, no. 3 (July 10, 1957): 421-424.

Anderson, Keaven M., William P. Castelli, and Daniel Levy. "Cholesterol and Mortality: 30 Years of Follow-up from the Framingham Study." *Journal of the American Medical Association* 257, no. 16 (April 24, 1987): 2176-2180.

Anderson, Sue Ann. "Guidelines for Use of Dietary Intake Data." *Journal of the American Dietetic Association* 88, no. 10 (October 1988): 1258-1260.

Andrews, John S., Wendell H. Griffith, James F. Mead, and Robert A. Stein. "Toxicity of Air-Oxidized Soybean Oil." *Journal of Nutrition* 70, no. 2 (February 1, 1960): 199-210.

Anitschkow, Nikolai N. and S. Chalatow, "Ueber Experimentelle Cholester-insteatose und ihre Bedeutehung für die Entstehung Einiger Pathologischer Prozesse." *Zentralblatt für Allgemeine Pathologie und Pathologische Anatomie* 24 (1913): 1-9.

Anon. "The Fat of the Land." *Time* 67 no. 3 (January 13, 1961): 48-52.

_____. "Beauty: Vogue's Take It Off, Keep It Off Super Diet ... Devised with the Guidance of Dr. Robert Atkins." *Vogue* 155, no. 10 (1970): 84-85.

_____. "A Few Kind Words for Cholesterol." *Time*, June 9, 1980.

_____. "Focus." *Journal of the American Oil Chemists' Society* 61, no. 9 (1984): 1434.

_____. "Sorry, It's True: Cholesterol Really Is a Killer." *Time*, January 23, 1984.

_____. "New Findings on Palm Oil." *Nutrition Reviews* 45, no. 9 (1987): 205-207.

_____. "Tropical Fats Labeling: Malaysians Counterattack ASA Drive." *Journal of the American Oil Chemists' Society* 64, no. 12 (December 1987): 1596?1598.

_____. "FASEB Nutrition Study Using 'Flawed Data,' Researcher Charges." *Food Chemical News* (January 25, 1988): 52-54.

_____. "Congress Hears Cholesterol Debate." *Associated Press*, December 9, 1989.

_____. "The Battle of Pork Rind Hill," *Newsweek*, March 5, 2000.

_____. "Death of a Diet Doctor." Snopes.com, last modified February 11, 2004, http://www.snopes. com/medical/doctor/atkins.asp.

Antar, Mohamed A., Margaret A. Ohlson, and Robert E. Hodges. "Perspectives in Nutrition: Changes in Retail Market Food Supplies in the United States in the Last Seventy Years in Relation to the Incidence of Coronary Heart Disease, with Special Reference to Dietary Carbohydrates and Essential Fatty Acids." *American Journal of Clinical Nutrition* 14 (March 1964): 169-178.

Appel, Lawrence J., Frank M. Sacks, Vincent J. Carey, et al. "Effects of Protein, Monounsaturated Fat, and Carbohydrate Intake on Blood Pressure and Serum Lipids: Results of the OmniHeart Randomized Trial." *Journal of the American Medical Association* 294, no. 19 (November 16, 2005): 2455-2464.

Applewhite, Thomas H. "'Statistical Correlations' Relating Trans-Fats to Cancer: A Commentary." *Federation Proceedings* 38, no. 11 (1979): 2435.

_____. "Nutritional Effects of Isomeric Fats: Facts and Fallacies." In *Dietary Fats and Health*. Edited by Edward George Perkins and W. J. Visek. Chicago: American Oil Chemists' Society (1983).

_____. "Trans-Isomers, Serum Lipids and Cardiovascular Disease: Another Point of View." *Nutrition Reviews* 51, no. 11 (November 1993): 344-345.

Aravanis, Christos. "The Classic Risk Factors for Coronary Heart Disease: Experience in Europe." *Preventive Medicine* 12, no. 1 (January 1983): 16-19.

Aro, Antti, Matti Jauhiainen, Raija Partanen, Irma Salminen, and Marja Mutanen. "Stearic Acid, Trans Fatty Acids, and Dairy Fat: Effects on Serum and Lipoprotein Lipids, Apolipoproteins, Lipoprotein(a), and Lipid Transfer Proteins in Healthy Subjects." *American Journal of Clinical Nutrition* 65, no. 5 (May 1997): 1419-1426.

Aro, Antti, I. Salminen, J. K. Huttunen, et al. "Adipose Tissue Isomeric Trans Fatty Acids and Risk of Myocardial Infarction in Nine Countries: the EURAMIC Study." *Lancet* 345, no. 8945 (February 4, 1995): 273-278.

Ascherio, Alberto, Martijn B. Katan, Peter L. Zock, Meir J. Stampfer, and Walter C. Willett. "Trans Fatty Acids and Coronary Heart Disease." *New England Journal of Medicine* 340, no. 25 (June 24, 1999): 1994-1998.

Association of Schools of Public Health. "Health Revolutionary: The Life and Work of Ancel Keys." Public Health Leadership Film. Last accessed February 14, 2014. http://www.asph .org/document.cfm?page=793.

Astrup, Arne, Jorn Dyerberg, Peter Elwood, et al. "The Role of Reducing Intakes of Saturated Fat in the Prevention of Cardiovascular Disease: Where Does the Evidence Stand in 2010?" *American Journal of Clinical Nutrition* 93, no. 4 (April 2011): 684-688.

Astrup, Arne, Peter Marckmann, and John Blundell. "Oiling of Health Messages in Marketing of Food." *The Lancet* 356, no. 9244 (November 25, 2000): 1786.

Atkins, Robert C. *Dr. Atkins' Diet Revolution: The High-Calorie Way to Stay Thin Forever.* Philadelphia: David McKay Co., 1972.

_____. Interview with Larry King. *Larry King Live.* CNN, January 6, 2003.

Austin, Peter C., Muhammad M. Mamdani, David N. Juurlink, and Janet E. Hux. "Testing Multiple Statistical Hypotheses Resulted in Spurious Associations: A Study of Astrological Signs and Health." *Journal of Clinical Epidemiology* 59, no. 9 (September 2006): 964-969.

Bach, Anna, Lluís Serra-Majem, Josep L. Carrasco, et al. "The Use of Indexes Evaluating the Adherence to the Mediterranean Diet in Epidemiological Studies: A Review." *Public Health Nutrition* 9, no. 1A (February 2006): 132-146.

Bacon, Francis. *Novum Organum Scientiarum*, England, 1620, Book 1: XXXIV.

Bailar, John C. "Dietary Fat and Cancer Trends—A Further Critique." *Federation Proceedings* 38, no. 11 (October 1979): 2435-2436.

Ball, Richard A. and J. Robert Lilly. "The Menace of Margarine: The Rise and Fall of a Social Problem." *Social Problems* 29, no. 5 (June 1982): 488-498.

Banting, William. *Letter on Corpulence. Addressed to the Public.* London, 1863. Reprinted: New York: Cosimo Classics, 2005.

Barbour, Andrew D. "The Deposition and Utilization of Hydrogenation Isooleic Acid in the Animal Body." *The Journal of Biological Chemistry* 101, no. 1 (June 1933): 63-72.

Barker, J. Ellis. *Cancer.* London: John Murray, 1924.

Bauer, Bob. Letter Responding to the Health Claim Petition (Docket No. 2003Q-0559). Office of Nutritional Products, Labeling and Dietary Supplements, US Food and Drug Administration, November 1, 2004.

Baum, Seth J., Penny M. Kris-Etherton, Walter C. Willett, et al. "Fatty Acids in Cardiovascular Health and Disease: A Comprehensive Update." *Journal of Clinical Lipidology* 6, no. 3 (May 2012): 216-234.

Beaglehole, Robert, Mary A. Foulkes, Ian A. M. Prior, and Elaine F. Eyles. "Cholesterol and Mortality in New Zealand Maoris." *British Medical Journal* 280, no. 6210 (February 2, 1980): 285-287.

Beauchamp, Gary K., Russell S. J. Keast, Diane Morel, et al. "Phytochemistry: Ibuprofen-like Activity in Extra-Virgin Olive Oil." *Nature* 437, no. 7055 (September 1, 2005): 45-46.

Beckles, G. L., C. F. Chou, Centers for Disease Control and Prevention, "Diabetes—United States, 2006 and 2010," *Morbidity and Mortality Weekly Report* 62, suppl. 3 (2012): 99-104.

Bekelman, Justin E., Yan Li, and Cary P. Gross. "Scope and Impact of Financial Conflicts of Interest in Biomedical Research; A Systematic Review." *Journal of the American Medical*

Association 289, no. 4 (January 22-29, 2003): 454-465.

Bendsen, N. T., R. Christensen, E. M. Bartels, and A. Astrup. "Consumption of Industrial and Ruminant Trans Fatty Acids and Risk of Coronary Heart Disease: A Systematic Review and Meta-Analysis of Cohort Studies." *European Journal of Clinical Nutrition* 65, no. 7 (July 2011): 773-783.

Beresford, Shirley A. A., Karen C. Johnson, et al. "Low-Fat Dietary Pattern and Risk of Colorectal Cancer: The Women's Health Initiative Randomized Controlled Dietary Modification Trial." *Journal of the American Medical Association* 295, no. 6 (February 8, 2006): 643-454.

Bier, Dennis M., J. T. Brosnan, J. P. Flatt, et al. "Report of the IDECG Working Group on Lower and Upper Limits of Carbohydrate and Fat Intake." *European Journal of Clinical Nutrition* 53, no. 1 suppl. (April 1999): S177-S178.

Bier, Dennis M., Ronald M. Lauer, and Olli Simell. "Summary." *The American Journal of Clinical Nutrition* 72, no. 5 suppl. (November 2000): 1410S-1413S.

Bierenbaum, Marvin L., Donald P. Green, Alvin Florin, Alan Fleischman, and Anne B. Caldwell. "Modified-Fat Dietary Management of the Young Male with Coronary Disease," *Journal of the American Medical Association* 202, no. 13 (1967): 59-63.

Biesalski, Hans Konrad. "Meat and Cancer: Meat as a Component of a Healthy Diet." *European Journal of Clinical Nutrition* 56, Suppl. 1 (March 2002): S2-S11.

Bingham, Sheila A. "Limitations of the Various Methods for Collecting Dietary Intake Data." *Annals of Nutrition and Metabolism* 35, no. 3 (1991): 117-127.

Biss, Kurt, Kang-Jey Ho, Belma Mikkelson, Lena Lewis, and C. Bruce Taylor. "Some Unique Biologic Characteristics of the Masai of East Africa." *New England Journal of Medicine* 284, no. 13 (April 1971): 694-699.

Bistrian, Bruce R., George L. Blackburn, Jean-Pierre Flatt, Jack Sizer, Nevin S. Scrimshaw, and Mindy Sherman. "Nitrogen Metabolism and Insulin Requirements in Obese Diabetic Adults on a Protein-Sparing Modified Fast." *Diabetes* 25, no. 6 (June 1976): 494-504.

Bittman, Mark. "No Meat, No Dairy, No Problem." *New York Times Sunday Magazine*, January 1, 2012.

Blackburn, G. L. "Mechanisms of Nitrogen Sparing with Severe Calorie Restricted Diets." *International Journal of Obesity* 5, no. 3 (1981): 215-216.

Blackburn, Henry. "The Low Risk Coronary Male." *American Journal of Cardiology* 58, no. 1 (July 1986): 161.

_____. "Ancel Keys Lecture: The Three Beauties: Bench, Clinical, and Population Research." *Circulation* 86, no. 4 (October 1992): 1323-1331.

Blackburn, Henry, and Darwin Labarthe. "Stories for the Evolution of Guidelines for Casual Interference in Epidemiologic Associations: 1953-1965." *American Journal of Epidemiology* 176, no. 12 (December 5, 2012): 1071-1077.

Blakeslee, Alton, and Jeremiah Stamler. *Your Heart Has Nine Lives: Nine Steps to Heart Health.* New York: Pocket Books, 1966.

Blasbalg, Tanya L., Joseph R. Hibbeln, Christopher E. Ramsden, Sharon F. Majchrzak, and Robert R. Rawlings. "Changes in Consumption of Omega-3 and Omega-6 Fatty Acids in the United States During the 20th Century." American Journal of Clinical Nutrition 93, no. 5 (May 2011): 950-962.

Blondheim, S. H., T. Horne, R. Davidovich, J. Kapitulnik, S. Segal, and N. A. Kaufmann. "Unsaturated Fatty Acids in Adipose Tissue of Israeli Jews." *Israel Journal of Medical*

Sciences 12, no. 7 (July 1976): 658-661.

Blume, Elaine. "The Truth About Trans: Hydrogenated Oils Aren't Guilty as Charged." *Center for Science in the Public Interest: Nutrition Action Healthletter* 15, no. 2 (March 1, 1988): 8-10.

Bogani, Paola, Claudio Galli, Marco Villa, and Francesco Visioli. "Postprandial Anti-inflammatory and Antioxidant Effects of Extra Virgin Olive Oil." *Atherosclerosis* 190, no. 1 (Jan 2007): 181-186.

Boniface, D. B., and M. E. Tefft, "Dietary Fats and 16-year Coronary Heart Disease Mortality in a Cohort of Men and Women in Great Britain." *European Journal of Clinical Nutrition* 56, no. 8 (August 2002): 786-792.

Bostock, John, and H. T. Riley. *The Natural History of Pliny*. London: Taylor and Francis, 1855.

Böttiger, Lars-Erik, and Lars A. Carlson. "Serum Glucoproteins in Men with Myocardial Infarction." *Journal of Atherosclerosis Research* 1, no. 3 (May 6, 1961): 184-188.

Breslow, Jan L. "Why You Should Support the American Heart Association!" *Circulation* 94, no. 11 (December 1, 1996): 3016-3022.

Broad, William James. "NIH Deals Gingerly with Diet-Disease Link." *Science* 204, no. 4398 (June 15, 1979): 1175-1178.

_____. "Academy Says Curb on Cholesterol Not Needed." *Science* 208, no. 4450 (June 20, 1980): 1354-1355.

Brobeck, John R. "Mechanisms in the Development of Obesity in Animals with Hypothalamic Lesions." *Physiological Reviews* 26, no. 4 (October 1, 1946): 541-559.

Brody, Jane E. *Jane Brody's Good Food Book: Living the High Carbohydrate Way*. New York: W. W. Norton, 1985.

Brown, Michael S., and Joseph L. Goldstein. "How LDL Receptors Influence Cholesterol and Atherosclerosis." *Scientific American* 251, no. 5 (November 1984): 58-66.

Byers, Tim. "Hardened Fats, Hardened Arteries?" *New England Journal of Medicine* 337, no. 21 (November 20, 1997): 1544-1545.

Caballero, Benjamin, Theresa Clay, Sally M. Davis, et al. "Pathways: A School-Based, Randomized Controlled Trial for the Prevention of Obesity in American Indian Schoolchildren." *American Journal of Clinical Nutrition* 78, no. 5 (Nov 2003): 1030-1038.

Campbell, T. Colin, and Chen Junshi. "Diet and Chronic Degenerative Diseases: Perspectives from China." *American Journal of Clinical Nutrition* 59, no. 5 suppl. (May 1994): 1153S-1161S.

Campbell, T. Colin, Banoo Parpia, and Junshi Chen. "Diet, Lifestyle, and the Etiology of Coronary Artery Disease: The Cornell China Study." *American Journal of Cardiology* 82, no. 10B (November 26, 1998): 18T-21T.

Canadian Pediatric Society and Health Canada, Joint Working Group. *Nutrition Recommendations Update: Dietary Fat and Children*. Ottowa, Ontario: Health Canada, 1993.

Cannon, Geoffrey. *Food and Health: The Experts Agree*. London: Consumers' Association, 1992.

Capewell, Simon, and Martin O'Flaherty. "What Explains Declining Coronary Mortality? Lessons and Warnings." *Heart* 94, no. 9 (September 2008): 1105?1108.

Carlson, Lars A., Lars E. Böttiger, and P-E. Åhdfeldt. "Risk Factors for Myocardial Infarction in the Stockholm Prospective Study." *Acta Medica Scandinavica* 206, no. 5 (1979): 351-360.

Cassady, Bridget A., Nicole L. Charboneau, Emily E. Brys, Kristin A. Crouse, Donald C. Beitz, and Ted Wilson. "Effects of Low Carbohydrate Diets High in Red Meats or Poultry, Fish and Shellfish on Plasma Lipids and Weight Loss." *Nutrition & Metabolism* 4, no. 23 (October 31,

2007). doi:10.1186/1743-7075-4-23.

Castelli, William P. "Concerning the Possibility of a Nut ..." *Archives of Internal Medicine* 152, no. 7 (July 1992): 1371-1372.

Castelli, William P., Joseph T. Doyle, Tavia Gordon, et al. "HDL Cholesterol and Other Lipids in Coronary Heart Disease: The Cooperative Lipoprotein Phenotyping Study." *Circulation* 55, no. 5 (May 1977): 767-772.

Center for Food Safety and Applied Nutrition, US Food and Drug Administration. "FDA Issues Draft Guidance for Industry on How to Reduce Acrylamide in Certain Foods." *CFSAN Constituent Update*, November 14, 2013, http://www.fda.gov/Food/NewsEvents /ConstituentUpdates/ ucm374601.htm.

Center for Science in the Public Interest. *Saturated Fat Attack*. Washington, DC: Center for Science in the Public Interest, 1988.

____. "Building a Healthier America, 35th Anniversary Report." Washington, DC: Center for Science in the Public Interest, 2006.

Centers for Disease Control and Prevention. "Trends in Intake of Energy and Macronutrients in the United States, 1971-2000." *Morbidity and Mortality Weekly Report* 53, no. 4 (February 6, 2004): 80-82.

____. National Health Examination Survey, 1960-1962. Available at http://www.cdc.gov/nchs/ nhanes.htm.

Central Committee for Medical and Community Program, American Heart Association. "Dietary Fat and Its Relation to Heart Attacks and Strokes: Report by the Central Committee for Medical and Community Program of the American Heart Association." *Journal of the American Medical Association* 175 (February 4, 1961): 389-391.

Chamberlin, Thomas C. "The Method of Multiple Working Hypotheses." (Repr. Journal of Geology, 1897.) *Science* 148, no. 3671 (May 7, 1965): 754-759.

Charles, Dan. "The Making of Meat Eating America." Morning Edition, National Public Radio, June 26, 2012.

Chlebowski, Rowan T., George L. Blackburn, Cynthia A. Thomson, et al. "Dietary Fat Reduction and Breast Cancer Outcome: Interim Efficacy Results from the Women's Intervention Nutrition Study." *Journal of the National Cancer Institute* 98, no. 24 (December 20, 2006): 1767-1776.

Christakis, George, Seymour H. Rinzler, Morton Archer, and Arthur Kraus. "Effect of the Anti-Coronary Club Program on Coronary Heart Disease: Risk-Factor Status." *Journal of the American Medical Association* 198, no. 6 (November 7, 1966): 597?604.

Christakis, George, Seymour H. Rinzler, Morton Archer, and Ethel Maslansky. "Summary of the Research Activities of the Anti-Coronary Club." *Public Health Reports* 81, no. 1 (January 1966): 64-70.

Clarke, William R., Helmut G. Schrott, Paul E. Leaverton, William E. Connor, and Ronald M. Lauer. "Tracking of Blood Lipids and Blood Pressures in School Age Children: The Muscatine Study." *Circulation* 58, no. 4 (October 1978): 626-634.

Claxson, Andrew W. D., Geoffrey E. Hawkes, David P. Richardson, et al. "Generation of Lipid Peroxidation Products in Culinary Oils and Fats During Episodes of Thermal Stressing: A High Field 1H NMR Study." *FEBS Letters* 355, no. 1 (November 21, 1994): 81-90.

Clayton, Paul, and Judith Rowbotham. "How the Mid-Victorian Worked, Ate and Died." *International Journal of Environmental Research and Public Health* 6, no. 3 (March 2009):

1235-1253.

Cleave, Thomas L., and George D. Campbell. *Diabetes, Coronary Thrombosis, and the Saccharine Disease*. Bristol: John Wright & Sons, 1966.

Cobe, P., J. M. Lang, T. H. Strenk, and D. Tanyeri. "Best Do-Over That We'll All Be Doing Soon." *Restaurant Business*, April 6, 2007.

Coggon, D., B. Pannett, C. Osmond, and E. D. Acheson. "A Survey of Cancer and Occupation in Young and Middle Aged Men. I. Cancers of the Respiratory Tract." *British Journal of Industrial Medicine* 43, no. 5 (May 1986): 332-338.

Combined Staff Clinic. "Obesity." *American Journal of Medicine* 19, no. 1 (July 1955): 115-125.

Committee of Principal Investigators. "A Co-operative Trial in the Primary Prevention of Ischaemic Heart Disease Using Clofibrate: A Report from the Committee of Principal Investigators." *British Heart Journal* 40 (October 1978): 1069-1118.

Conklin, Daniel J., Oleg A. Barski, Jean-Francois Lesgards, et al. "Acrolein Consumption Induces Systemic Dyslipidemia and Lipoprotein Modification." *Toxicology and Applied Pharmacology* 243, no. 1 (February 15, 2010): 1-12.

Conklin, Daniel J., Russell A. Prough, Peter Juvan, et al. "Acrolein-Induced Dyslipidemia and Acute-Phase Response Are Independent of HMG-CoA Reductase." *Molecular Nutrition and Food Research* 55, no. 9 (September 2011): 1411-1422.

Cooper, Thomas. *Some Information Respecting America*. London: J. Johnson, 1794.

_____. *The Chainbearer*. Oxford: Oxford University, 1845.

Cordain, Loren, Janette Brand Miller, S. Boyd Eaton, Neil Mann, Susanne H. Holt, and John D. Speth. "Plant-animal Subsistence Ratios and Macronutrient Energy Estimations in Worldwide Hunter-gatherer Diets." *American Journal of Clinical Nutrition* 71, no. 3 (March 2000): 682-692.

Cowley, Geoffrey. "Healer of Hearts: Dean Ornish's Low-Tech Methods Could Transform American Medicine. But the Doctor Is Still Striving to Transform Himself." *Newsweek*, March 16, 1998.

Crampton, E. W., R. H. Common, E. T. Pritchard, and Florence A. Farmer. "Studies to Determine the Nature of the Damage to the Nutritive Value of Some Vegetable Oils from Heat Treatment: IV. Ethyl Esters of Heat Polymerized Linseed, Soybean and Sunflower Seed Oils." *Journal of Nutrition* 60, no. 1 (September 10, 1956): 13-24.

Crawford, Michael A. "Fatty-Acid Ratios in Free-Living and Domestic Animals." *Lancet* 291, no. 7556 (June 22, 1968): 1329-1333.

Csallany, A. Saari, I. Han, D.W. Shoeman, and C. Chen. "4-Hydroxynonenal (HNE), a Toxic Aldehyde in French Fries from Fast Food Restaurants." Poster presentation at the HNE Symposium of the 16th Bi-Annual Conference of the Free Radical Society and HNE Symposium, London, September 1-9, 2012.

Cummings, Richard Osborn. *The American and His Food: A History of Food Habits in the United States*. Chicago: The University of Chicago Press, 1940.

Damas, David. *Arctic Migrants/Arctic Villagers: The Transformation of Inuit Settlement in the Central Arctic*. Quebec: McGill-Queen's Press, 2002.

Damasceno, N. R., A. Perez-Heras, M. Serra, et al. "Crossover Study of Diets Enriched with Virgin Olive Oil, Walnuts or Almonds. Effects on Lipids and Other Cardiovascular Risk Markers." *Nutrition Metabolism Cardiovascular Disease* 21, no. 1 suppl. (2011): 14S-20S.

Daniel, Carrie R., Amanda J. Cross, Corinna Koebnick, and Rashmi Sinha. "Trends in Meat

Consumption in the USA." *Public Health Nutrition* 14, no. 4 (2011): 575-583.

Davidson, Alan. "Lard" in *The Penguin Companion to Food*. New York: Penguin Books, 2002, 530-531.

Day, Ivan. *Cooking in Europe 1650-1850*. Westport, CT: Greenwood Press, 2009.

Day, José, Malcolm Carruthers, Alan Bailey, and David Robinson. "Anthropometric, Physiological and Biochemical Differences Between Urban and Rural Masai." *Atherosclerosis* 23, no. 2 (1976): 357-361.

Dayton, Seymour, and Morton Lee Pearce. "Diet and Atherosclerosis." *Lancet* 295, no. 7644 (February 28, 1970): 473-474.

Dayton, Seymour, Morton Lee Pearce, Sam Hashimoto, Wilfrid J. Dixon, and Uwamie Tomiyasu. "A Controlled Clinical Trial of a Diet High in Unsaturated Fat in Preventing Complications of Atherosclerosis." *Circulation* 40, no. 1, suppl. 2 (1969): II-1-II-63.

Decker, Walter J., and Walter Mertz. "Effects of Dietary Elaidic Acid on Membrane Function in Rat Mitochondria and Erythrocytes." *Journal of Nutrition* 91, no. 3 (March 1967): 324-330.

DeHaven, Joseph, Robert Sherwin, Rosa Hendler, and Philip Felig. "Nitrogen and Sodium Balance and Sympathetic-Nervous-System Activity in Obese Subjects Treated With a Low-Calorie Protein or Mixed Diet." *New England Journal of Medicine* 302, no. 9 (February 28, 1980): 477-482.

Despres, Jean-Pierre. "Bringing JUPITER Down to Earth." *Lancet* 373, no. 9670 (April 4, 2009): 1147-1148.

Deuel, Harry J. Jr. "The Butter-Margarine Controversy." *Science* 103, no. 2668 (February 15, 1946): 183-187.

Deuel, Harry J. Jr., Samuel M. Greenberg, Evelyn E. Savage, and Lucien A. Bavetta. "Studies on the Comparative Nutritive Value of Fats: XIII. Growth and Reproduction Over 25 Generations on Sherman Diet B Where Butterfat was Replaced by Margarine Fat, Including a Study of Calcium Metabolism." *Journal of Nutrition* 42, no. 2 (1950): 239-255.

Deuel, Harry J. Jr., Eli Movitt, and Lois F. Hallman. "Studies of the Comparative Nutritive Value of Fats: IV. The Negative Effect of Different Fats on Fertility and Lactation in the Rat." *Journal of Nutrition* 27, no. 6 (June 1944): 509-513.

Deuel, Harry J. Jr., Eli Movitt, Lois F. Hallman, Fred Mattson, and Evelyn Brown. "Studies of the Comparative Nutritive Value of Fats: I. Growth Rate and Efficiency of Conversion of Various Diets to Tissue." *Journal of Nutrition* 27, no. 1 (January 1944): 107-121.

Dietary Guidelines Advisory Committee. Prepared for the Agricultural Research Service, US Department of Agriculture and US Department of Health and Human Services. *Report of the Dietary Guidelines Advisory Committee on the Dietary Guidelines for Americans*, 2010. To the Secretary of Agriculture and the Secretary of Health and Human Services. Washington, DC: US Government Printing Office, June 15, 2010.

DISC Collaborative Research Group. "Dietary Intervention Study in Children (DISC) with Elevated Low Density Lipoprotein Cholesterol: Design and Baseline Characteristics." *Annals of Epidemiology* 3, no. 4 (July 1993): 393-402.

Doll, R., R. Peto, K. Wheatley, R. Gray, and I. Sutherland. "Mortality in Relation to Smoking: 40 Years' Observations on Male British Doctors." *British Medical Journal* 309, no. 6959 (October 8, 1994): 901-911.

Donaldson, Blake F. *Strong Medicine*. New York: Cassell, 1963.

Dreon, Darlene M., Harriett A. Fernstrom, Paul T. Williams, and Ronald M. Krauss. "A Very-Low-

Fat Diet Is Not Associated with Improved Lipoprotein Profiles in Men with a Predominance of Large, Low-Density Lipoproteins." *American Journal of Clinical Nutrition* 69, no. 3 (March 1999): 411-418.

Drewnowski, Adam. "The Cost of U.S. Foods as Related to Their Nutritive Value." *American Journal of Clinical Nutrition* 92, no. 5 (Nov, 2010): 1181-1188.

Dupré, Ruth. "'If It's Yellow, It Must be Butter': Margarine Regulation in North America Since 1886." *Journal of Economic History* 59, no. 2 (June 1999): 353-371.

Duthie, Susan J. "Soybean Growers Move to Label Palm Oil as Unhealthy, Bringing Rivalry to a Boil." *Wall Street Journal*, August 31, 1987.

Eckel, Robert H., J. M. Jakicic, V. S. Hubbard, et al. "2013 AHA/ACC Guideline on Lifestyle Management to Reduce Cardiovascular Risk: A Report of the American College of Cardiology/American Heart Association Task Force on Practice Guidelines." *Circulation*, (2013), doi:10.1161/01.cir.0000437740.48606.d1.

Editors. "Coronary Heart Disease and Carbohydrate Metabolism." *Journal of the American Medical Association* 201, no. 13 (September 25, 1967): 164.

_____. "Diet and Atherosclerosis." *Lancet* 2, no. 7627 (November 1, 1969): 939-940.

_____. "Can I Avoid a Heart Attack?" *Lancet* 303, no. 7858 (April 6, 1974): 605-607.

_____. "Trans Fatty Acids Dispute Rages in Letters to FASEB." *Food Chemical News* (May 30, 1988): 6?10.

_____. "Expression of Concern." *British Medical Journal* 331, no. 7511 (July 30, 2005): 266.

Enig, Mary G. *Trans Fatty Acids in the Food Supply: A Comprehensive Report Covering 60 Years of Research, 2nd Edition. Silver Spring*, MD: Enig Associates, 1995.

Enig, Mary G., S. Atal, M. Keeney, and J. Sampugna. "Isomeric Trans Fatty Acids in the U.S. Diet." *Journal of the American College of Nutrition* 9, no. 5 (October 1990): 471-486.

Enig, Mary G., R. Munn, and M. Keeney, "Dietary Fat and Cancer Trends?A Critique." *Federation Proceedings* 37, no. 9 (July 1978): 2215-2220.

Ernst, Nancy D., C. T. Sempos, R. R. Briefel, and M. B. Clark. "Consistency Between US Dietary Fat Intake and Serum Total Cholesterol Concentrations: The National Health and Nutrition Examination Surveys." *American Journal of Clinical Nutrition* 66, no. 4 suppl. (October 1997): 965S-972S.

Esposito, Katherine, Raffaele Marfella, Miryam Ciotola, et al. "Effect of a Mediterranean-Style Diet on Endothelial Dysfunction and Markers of Vascular Inflammation in the Metabolic Syndrome: A Randomized Trial." *Journal of the American Medical Association* 292, no. 12 (September 22, 2004): 1440-1446.

Esterbauer, Hermann. "Cytotoxicity and Genotoxicity of Lipid-Oxidation Products." *American Journal of Clinical Nutrition* 57, no. 5 suppl. (May 1993): 779S-786S.

Esterbauer, Hermann, K. H. Cheeseman, M. U. Dianzani, G. Poli, and T. F. Slater. "Separation and Characterization of the Aldehydic Products of Lipid Peroxidation Stimulated by ADP-Fe2+ in Rat Liver Microsomes." *Biochemical Journal* 208, no. 1 (October 15, 1982): 129-140.

Esterbauer, Hermann, Günther Jürgens, Oswald Quehenberger, and Ernst Koller. "Autoxidation of Human Low Density Lipoprotein: Loss of Polyunsaturated Fatty Acids and Vitamin E and Generation of Aldehydes." *Journal of Lipid Research* 28, no. 5 (May 1987): 495-509.

Esterbauer, Hermann, Rudolf Jorg Schaur, and Helmward Zollner. "Chemistry and Biochemistry of 4-Hydroxynonenal, Malonaldehyde and Related Aldehydes." *Free Radical Biology & Medicine* 11, no. 1 (1991): 81-128.

Estruch, Ramón, Emilio Ros, Jordi Salas-Salvadó, et al. "Primary Prevention of Cardiovascular Disease with a Mediterranean Diet." *New England Journal of Medicine* 368, no. 14 (April 4, 2013): 1279-1290.

European Food Safety Authority. "Analysis of Occurrence of 3 monochloropropane 1,2 diol (3 MCPD) in Food in Europe in the Year 2009-2011 and Preliminary Exposure Assessment." *EFSA Journal* 11, no. 9 (2013): 3381. doi:10.2903/j.efsa.2013.3381.

Expert Panel on Trans Fatty Acids and Coronary Heart Disease. "Trans Fatty Acids and Coronary Heart Disease Risk." *American Journal of Clinical Nutrition* 62, no. 3 suppl. (1995): 655S-708S.

Falta, Wilhelm. E*ndocrine Diseases, Including Their Diagnosis and Treatment.* Philadelphia: P. Blakiston's Sons, 1923.

Federal Trade Commission, Complaint, "In the Matter of Standard Brands, Inc., et al.: Consent Order, Etc., In Regard to the Alleged Violation of the Federal Trade Commission Act." Docket C-2377, April 9, 1973.

Fehily, A. M., J. W. G. Yarnell, P. M. Sweetnam, and P. C. Elwood. "Diet and Incident of Ischaemic Heart Disease: The Caerphilly Study." *British Journal of Nutrition* 69, no. 2 (March 1993): 303-314.

Feinleib, Manning. "On a Possible Inverse Relationship Between Serum Cholesterol and Cancer Mortality." *American Journal of Epidemiology* 114, no. 1 (July 1981): 5-10.

_____. "Summary of a Workshop on Cholesterol and Noncardiovascular Disease Mortality." *Preventive Medicine* 11, no. 3 (May 1982): 360-367.

Feron, V. J., H. P. Til, Flora de Vrijer, et al. "Aldehydes: Occurrence, Carcinogenic Potential, Mechanism of Action and Risk Assessment." *Mutation Research* 259, no. 3-4 (March-April 1991): 363-385.

Ferro-Luzzi, Anna, and Francesco Branca. "Mediterranean Diet, Italian-Style: Prototype of a Healthy Diet." *American Journal of Clinical Nutrition* 61, no. 6 suppl. (June 1995): 1338S-1345S.

Ferro-Luzzi, Anna, Philip James, and Anthony Kafatos. "The High-Fat Greek Diet: a Recipe for All?" *European Journal of Clinical Nutrition* 56, no. 9 (September 2002): 796-809.

Ferro-Luzzi, Anna, W. Philip T. James, and Anthony Kafatos. "Response to Letter: Response to the Letter Submitted by D. Trichopoulos entitled, 'In Defense of the Mediterranean Diet.'" *European Journal of Clinical Nutrition* 56, no. 9 (September 2002): 930-931.

Ferro-Luzzi, Anna, and Stefania Sette. "The Mediterranean Diet: An Attempt to Define Its Present and Past Composition." *European Journal of Clinical Nutrition* 43, no. 2 suppl. (1989): 13-29.

Ferro-Luzzi, Anna, Pasquale Strazzullo, Cristina Scaccini, et al. "Changing the Mediterranean Diet: Effects on Blood Lipids." *American Journal of Clinical Nutrition* 40, no. 5 (November 1984): 1027-1037.

Fiedorowicz, Jess G., and William G. Haynes. "Cholesterol, Mood, and Vascular Health: Untangling the Relationship. Does Low Cholesterol Predispose to Depression and Suicide, or Vice Versa?" *Current Psychiatry* 9, no. 7 (July 2010): 17-22.

Finegan, Aileen, Noel Hickey, Brian Maurer, and Risteard Mulcahy. "Diet and Coronary Heart Disease: Dietary Analysis on 50 Female Patients." *American Journal of Clinical Nutrition* 21, no. 1 (1969): 8-9.

_____. "Diet and Coronary Heart Disease: Dietary Analysis on 100 Male Patients." *American*

Journal of Clinical Nutrition 21, no. 2 (February 1968): 143-148.

Firestone, David. "Worldwide Regulation of Frying Fats and Oils." *Inform* 4 (1993): 1366-1371.

Fischer, Louis, and Julian L. Rogatz. "Insulin in Malnutrition." *Archives of Pediatrics & Adolescent Medicine* 31, no. 3 (March 1926): 363-372.

Fitó, M., M. Cladellas, R. de la Torre, et al. "Anti-Inflammatory Effect of Virgin Olive Oil in Stable Coronary Disease Patients: A Randomized, Crossover, Controlled Trial." E*uropean Journal of Clinical Nutrition* 62, no. 4 (April 2004): 570-574.

Flavell, C. M. "Women and Coronary Heart Disease." *Progress in Cardiovascular Nursing* 9, no. 4 (Fall 1994): 18–27.

Flint, Austin. *A Practical Treatise on the Diagnosis, Pathology, and Treatment of Diseases of the Heart.* Philadelphia: Blanchard and Lea, 1859.

Flock, M. R., J. A. Fleming, and Penny M. Kris-Etherton. "Macronutrient Replacement Options for Saturated Fat: Effects on Cardiovascular Health." *Current Opinion in Lipidology* 25, no. 1 (February 2014): 67-74.

Fogliano, Vincenzo, and Raffaele Sacchi. "Oleocanthal in Olive Oil: Between Myth and Reality." *Molecular Nutrition & Food Research* 50, no. 1 (January 2006): 5-6.

Food and Agriculture Organization of the United Nations. "Fats and Fatty Acids in Human Nutrition: Report of an Expert Consultation. 10-14 November 2008." *FAO Food and Nutrition Paper* 91. Rome: Food and Agriculture Organization of the United Nations, 2010.

Food and Drug Administration, US Department of Health and Human Services. "Food Labeling: Trans Fatty Acids in Nutrition Labeling, Nutrient Content Claims, and Health Claims; Proposed Rule." Washington, DC: US Government Printing Office, 1999.

_____. "Food Labeling: Trans Fatty Acids in Nutrition Labeling, Nutrient Content Claims, and Health Claims, Final and Proposed Rule." *Federal Register* 68, no. 133. Washington, DC: US Government Printing Office, July 11, 2003.

Food and Nutrition Board, Division of Biological Sciences, Assembly of Life Sciences, The National Research Council, National Academy of Sciences. *Toward Healthful Diets.* Washington, DC: National Academy Press, 1980.

Foppa, Ivo, and Christoph E. Minder. "Oral, Pharyngeal and Laryngeal Cancer as a Cause of Death Among Swiss Cooks." *Scandinavian Journal of Work, Environment & Health* 18, no. 5 (October 1992): 287-292.

Forbes, Hamish. "Ethnoarchaeology and the Place of Olive in the Economy of the Southern Argolid, Greece." In *La Production du Vin et l'Huile en Méditerranée.* Edited by M. -C. Amouretti and J. -P. Brun, 213-226. Paris: Ecole Francaise d'Athenes, 1993.

Forsythe, Cassandra E., Stephen D. Phinney, Richard D. Feinman, et al. "Limited Effect of Dietary Saturated Fat on Plasma Saturated Fat in the Context of a Low Carbohydrate Diet." *Lipids* 45, no. 10 (October 2010): 947-962.

Foster, Gary D., Holly R. Wyatt, James O. Hill, et al. "Weight and Metabolic Outcomes After 2 Years on a Low-Carbohydrate Versus Low-Fat Diet: A Randomized Trial." *Annals of Internal Medicine* 153, no. 3 (August 3, 2010): 147-157.

Frank, Charles W., Eve Weinblatt, and Sam Shapiro. "Angina Pectoris in Men." Circulation 42, no. 3 (March 1973): 509-517.

Frantz, Ivan D., Emily A. Dawson, Patricia L. Ashman, et al. "Test of Effect of Lipid Lowering by Diet on Cardiovascular Risk. The Minnesota Coronary Survey." *Arteriosclerosis, Thrombosis, and Vascular Biology* 9, no. 1 (January-February 1989): 129-135.

Fraser, Gary E. "Determinants of Ischemic Heart Disease in Seventh-Day Adventists: A Review." *American Journal of Clinical Nutrition* 48, no. 3 suppl. (September 1988): 833-836.

Fraser, Gary E., Joan Sabaté, and W. Lawrence Beeson. "The Application of Results of Some Studies of California Seventh-Day Adventists to the General Population." *Archives of Internal Medicine* 153, no. 4 (February 22, 1993): 533-534.

Fredrickson, Donald S. "Mutants, Hyperlipoproteinaemia, and Coronary Artery Disease." *British Medical Journal* 2, no. 5755 (April 24, 1971): 187-192.

Freedman, David S., Charles L. Shear, Sathanur R. Srinivasan, Larry S. Webber, and Gerald S. Berenson. "Tracking of Serum Lipids and Lipoproteins in Children Over an 8-year Period: The Bogalusa Heart Study." *Preventive Medicine* 14, no. 2 (March 1985): 203-216.

Fullanana, Andres, Angel A. Carbonell-Barrachina, and Sukh Sidhu. "Comparison of Volatile Aldehydes Present in the Cooking Fumes of Extra Virgin Olive, Olive, and Canola Oils." *Journal of Agriculture and Food Chemistry* 52, no. 16 (August 11, 2004): 5207-5214.

Galan, Pilar, Emmanuelle Kesse-Guyot, Sebastien Czernichow, Serge Briancon, Jacques Blacher, and Serge Hercberg. "Effects of B Vitamins and Omega 3 Fatty Acids on Cardiovascular Disease: A Randomised Placebo Controlled Trial." *British Medical Journal* 341 (November 29, 2010): 1-9.

Gammal, Elias B., Kenneth K. Carroll, and Earl R. Plunkett. "Effects of Dietary Fat on the Uptake and Clearance of 7,12-Dimethylbenz(α)anthracene by Rat Mammary Tissue." *Cancer Research* 28, no. 2 (February 1968): 384-385.

Garcia-Palmieri, Mario R., Paul D. Sorlie, Raul Costas, Jr., and Richard J. Havlik. "An Apparent Inverse Relationship Between Serum Cholesterol and Cancer Mortality in Puerto Rico." *American Journal of Epidemiology* 114, no. 1 (July 1981): 29-40.

Gardner, Christopher D., Alexandre Kiazand, Sofiya Alhassan, et al. "Comparison of the Atkins, Zone, Ornish, and LEARN Diets for Change in Weight and Related Risk Factors Among Overweight Premenopausal Women: The A TO Z Weight Loss Study: A Randomized Trial." *Journal of the American Medical Association* 297, no. 9 (March 7, 2007): 969-977.

Garg, Rekha, Jennifer H. Madans, and Joel C. Kleinman. "Regional Variation in Ischemic Heart Disease Incidence." *Journal of Clinical Epidemiology* 45, no. 2 (February 1992): 149-156.

German, J. Bruce, Robert A. Gibson, Ronald M. Krauss, et al. "A Reappraisal of the Impact of Dairy Foods and Milk Fat on Cardiovascular Disease Risk." *European Journal of Nutrition* 48, no. 4 (2009): 191-203.

Gertler, Menard M., Paul D. White, Raoul Simon, and Lida G. Gottsch. "Long-Term Follow-up of Young Coronary Patients." *American Journal of Medical Sciences* 247, no. 2 (February 1964): 145-155.

Gibbons, Gary H., John Gordon Harold, Mariell Jessup, Rose Marie Robertson, and William Oetgen. "The Next Steps in Developing Clinical Practice Guidelines for Prevention." *Circulation* 128, no. 15 (October 8, 2013): 1716-1717.

Gilchrist, A. Rae. "The Edinburgh Tradition in Clinical Cardiology." *Scottish Medical Journal* 17, no. 8 (August 1972): 282-287.

Ginsberg, Henry N., Penny Kris-Etherton, Barbara Dennis, et al. "Effects of Reducing Dietary Saturated Fatty Acids on Plasma Lipids and Lipoproteins in Healthy Subjects The DELTA Study, Protocol 1." *Arteriosclerosis, Thrombosis, and Vascular Biology* 18, no. 3 (March 1998): 441-449.

GISSI-Prevenzione Investiagtors (Gruppo Italiano per lo Studio della Sopravvivenza nell'Infarto

Micardico). "Dietary Supplementation with n-3 Polyunsaturated Fatty Acids and Vitamin E after Myocardial Infarction: Results of the GISSI-Prevenzione Trial." *Lancet* 354, no. 9177 (August 7, 1999): 447-455.

Glazer, M. D., and J. W. Hurst. "Coronary Atherosclerotic Heart Disease: Some Important Differences Between Men and Women." *American Journal of Noninvasive Cardiology* 61, no. 1 (1987).

Gofman, John W., Frank Lindgren, Harold Elliott, et al. "The Role of Lipids and Lipoproteins in Atherosclerosis." *Science* 111, no. 2877 (February 17, 1950): 166-186.

Gofman, John W., Alex Y. Nichols, and E. Virginia Dobbin. *Dietary Prevention and Treatment of Heart Disease.* New York: Putnam, 1958.

Gogoi, Palavi. "Atkins Gets Itself in a Stew." *Bloomberg Businessweek*, August 1, 2005.

Goldbourt, U., S. Yaari, and J. H. Medalie. "Factors Predictive of Long-Term Coronary Heart Disease Mortality Among 10,059 Male Israeli Civil Servants and Municipal Employees. A 23-Year Mortality Follow-up in the Israeli Ischemic Heart Disease Study." *Cardiology* 82, nos. 2-3 (1993): 100-121.

Gordon, Edgar S., Marshall Goldberg, and Grace J. Chosy. "A New Concept in the Treatment of Obesity." *Journal of the American Medical Association* 186, no. 1 (October 5, 1963): 156-166.

Gordon, Robert S., and Amelia Cherkes. "Unesterified Fatty Acid in Human Blood Plasma." *Journal of Clinical Investigation* 35, no. 2 (February 1956): 206-212.

Gordon, Tavia, William P. Castelli, Marthana C. Hjortland, William B. Kannel, and Thomas R. Dawber. "High Density Lipoprotein as a Protective Factor Against Coronary HeartDisease: The Framingham Study." *American Journal of Medicine* 62, no. 5 (May 1977): 707-714.

Gould, K. Lance, Dean Ornish, Larry Scherwitz, et al. "Changes in Myocardial Perfusion Abnormalities by Positron Emission Tomography after Long-Term, Intense Risk Factor Modification." *Journal of the American Medical Association* 274, no. 11 (September 20, 1995): 894-901.

Gould, R. Gordon. "Lipid Metabolism and Atherosclerosis." *American Journal of Medicine* 11, no. 2 (August 1951): 209-227.

Gould, R. Gordon, C. Bruce Taylor, Joanne S. Hagerman, Irving Warner, and Donald J. Campbell. "Cholesterol Metabolism: I. Effect of Dietary Cholesterol on the Synthesis of Cholesterol in Dog Tissue in Vitro." *Journal of Biological Chemistry* 201, no. 2 (April 1, 1953): 519-528.

Greenberg, Samuel M., and A. C. Frazer. "Some Factors Affecting the Growth and Development of Rats Fed Rancid Fat." *Journal of Nutrition* 50, no. 4 (August 1953): 421-440.

Greenblatt, James M. "Low Cholesterol and Its Psychological Effects Low Cholesterol Is Linked to Depression, Suicide, and Violence." *Psychology Today*, June 10, 2011. Accessed January 2, 2014. http://www.psychologytoday.com/blog/the-breakthrough-depression-solution/ 201106/low-cholesterol-and-its-psychological-effects.

Griel, Amy E., and Penny Kris-Etherton. "Brief Critical Review: Beyond Saturated Fat: The Importance of the Dietary Fatty Acid Profile on Cardiovascular Disease." *Nutrition Reviews* 64, no. 5 (May 2006): 257-262.

Grigg, David. "Olive Oil, the Mediterranean and the World." *GeoJournal* 53, no. 2 (February 2001): 163-172.

Groen, J., B. K. Tjiong, C. E. Kamminga, and A. F. Willebrands. "Influence of Nutrition,

Individual, and Some Other Factors, Including Various Forms of Stress, on Serum Cholesterol; Experiment of Nine Months' Duration in 60 Normal Human Volunteers." *Voeding* 13 (October 1952): 556-587.

Grootveld, Martin, Christopher J. L. Silwood, Paul Addis, Andrew Claxson, Bartolome Bonet Serra, and Marta Viana. "Health Effects of Oxidized Heated Oils." *Foodservice Research International* 13, no. 1 (October 2001): 41-55.

Grootveld, Martin, Christopher J. L. Silwood, and Andrew W. D. Claxson. "Letter to the Editor. Warning: Thermally-Stressed Polyunsaturates Are Damaging to Health." *Food Chemistry* 67 (1999): 211-213.

Grundy, Scott, David Bilheimer, Henry Blackburn, et al. "Rationale of the Diet-Heart Statement of the American Heart Association." *Circulation* 65, no. 4 (April 1982): 839A- 854A.

Grune, Tilman, Neven Zarkovic, and Kostelidou Kalliopi. "Lipid Peroxidation Research in Europe and the COST B35 Action 'Lipid Peroxidation Associated Disorders.'" *Free Radical Research* 44, no. 10 (October 2010): 1095-1097.

Guberan, E. "Surprising Decline of Cardiovascular Mortality in Switzerland: 1951-1976." *Journal of Epidemiology and Community Health* 33, no. 2 (June 1979): 114-120.

Halperin, M., Jerome Cornfield, and S. C. Mitchell. "Letters to the Editor: Effect of Diet on Coronary-Heart-Disease Mortality." *Lancet* 302, no. 7826 (August 25, 1973): 438-439.

Hamilakis, Yannis. "Food Technologies/Technologies of the Today: The Social Context of Wine and Oil Production and Consumption in Bronze Age Crete." *World Archeology* 31, no. 1 (June 1999): 38-54.

Han, In Hwa, and A. Saari Csallany. "Formation of Toxic α-β-Unsaturated 4-Hydroxy-Aldehydes in Thermally Oxidized Fatty Acid Methyl Esters." Journal of the American Oil Chemists' Society 86, no. 3 (March 2009): 253-260.

_____. "Temperature Dependence of HNE Formation in Vegetable Oils and Butter Oil." Journal of the American Oil Chemists' *Society* 85, no. 8 (August 2008): 777-782.

Han, Paul W., and Lawrence A. Frohman. "Hyperinsulinemia in Tube-fed Hypophysectomized Rats Bearing Hypothalamic Lesions" *American Journal of Physiology* 219, no. 6 (1970): 1632-1636.

Hankins, Gerald W. Sunrise Over Pangnirtung: *The Story of Otto Schaefer, M.D.* Calgary, Canada: The Arctic Institute of North America of the University of Calgary, 2000.

Hansen, Anders. "Swedish Health Advisory Body Says Too Much Carbohydrate, Not Fat, Leads to Obesity." *British Medical Journal* 347 (November 15, 2013). doi: 10.1136/bmj.f6873.

Hanssen, Per. "Treatment of Obesity by a Diet Relatively Poor in Carbohydrates." *Acta Medica Scandinavica* 88, no. 1 (January 1936): 97-106.

Hardinge, Mervyn G., and Fredrick J. Stare. "Nutritional Studies of Vegetarians. 2. Dietary and Serum Levels of Cholesterol." *American Journal of Clinical Nutrition* 2, no. 2 (March 1954): 83-88.

Hardy, Stephen C., and Ronald E. Kleinman. "Fat and Cholesterol in the Diet of Infants and Young Children: Implications for Growth, Development, and Long-Term Health." *Journal of Pediatrics* 125, no. 5, part 2 (November 1994): S69-S77.

Harman, Denham. "Letter to the Editor. Atherosclerosis: Possible Ill-Effects of the Use of Highly Unsaturated Fats to Lower Serum Cholesterol Levels." *Lancet* 275, no. 7005 (November 30, 1957): 1116-1117.

Harris, Maureen I. "Prevalence of Noninsulin-Dependent Diabetes and Impaired Glucose

Tolerance." In *Diabetes in America: Diabetes Data Compiled in 1984*, 1-31. US Department of Health and Human Services, Public Health Service, August 1985.

Harris, William S., Dariush Mozaffarian, Eric Rimm, et al. "Omega-6 Fatty Acids and Risk for Cardiovascular Disease. A Science Advisory from the American Heart Association Nutrition Subcommittee of the Council of Nutrition, Physical Activity, and Metabolism; Council on Cardiovascular Nursing; and Council on Epidemiology and Prevention." *Circulation* 119, no. 6 (February 17, 2009): 902-907.

Hayes, Kenneth C., for the Expert Panel. "Fatty Acid Expert Roundtable: Key Statements about Fatty Acids." *Journal of the American College of Nutrition* 29, no. 3 suppl. (2010): 285S-288S.

Hays, James H., Angela DiSabatino, Robert T. Gorman, Simi Vincent, and Michael E. Stillabower. "Effect of a High Saturated Fat and No-Starch Diet on Serum Lipid Subfractions in Patients with Documented Atherosclerotic Cardiovascular Disease." *Mayo Clinic Proceedings* 78, no. 11 (November 2003): 1331-1336.

Hayward, Rodney A., and Harlan M. Krumholz. "Three Reasons to Abandon Low-Density Lipoprotein Targets: An Open Letter to the Adult Treatment Panel IV of the National Institute of Health." *Circulation: Cardiovascular Quality and Outcomes* 5, no. 1 (January 2012): 2-5.

Haywood, Rachel M., Andrew W. D. Claxson, Geoffrey W. Hawkes, et al. "Detection of Aldehydes and Their Conjugated Hydroperoxydiene Precursors in Thermally-Stressed Culinary Oils and Fats: Investigations Using High Resolution Proton NMR Spectroscopy." *Free Radical Research* 22, no. 5 (May 1995): 441-482.

Hecht, Harvey S., and H. Robert Superko. "Electron Beam Tomography and National Cholesterol Education Program Guidelines in Asymptomatic Women." *Journal of the American College of Cardiology* 37, no. 6 (May 2001): 1506-1511.

Hegsted, Mark. "Washington—Dietary Guidelines." Preventing Heart Attack and Stroke: A History of Cardiovascular Disease Epidemiology, ed. Henry Blackburn, last accessed January 29, 2014, http://www.epi.umn.edu/cvdepi/pdfs/Hegstedguidelines.pdf.

Helsing, Elisabet, and Antonia Trichopoulos, eds. "The Mediterranean Diet and Food Culture—a Symposium." *European Journal of Clinical Nutrition* 43, suppl. 2 (1989): 1-92.

Hetherington, A. W., and S. W. Ranson. "The Spontaneous Activity and Food Intake of Rats with Hypothalamic Lesions." *American Journal of Physiology* 136, no. 4 (1942): 609-617.

Hibbeln, Joseph R., and Norman Salem, Jr. "Dietary Polyunsaturated Fatty Acids and Depression: When Cholesterol Does Not Satisfy." *American Journal of Clinical Nutrition* 62, no. 1 (July 1995): 1-9.

Hibbeln Joseph R., John C. Umhau, David T. George, and Norman Salem, Jr. "Do Plasma Polyunsaturates Predict Hostility and Violence?" In *Nutrition and Fitness: Metabolic and Behavior Aspects in Health and Disease, World Review of Nutrition and Diatetics*. Edited by A. P. Simopoulos and K. N. Pavlou. Basel, Switzerland: Karger, 1996. 175-186.

Hilditch, Thomas Percy, and N. L. Vidyarthi. "The Products of Partial Hydrogenation of Higher Monoethylenic Esters." *Proceedings of the Royal Society of London. Series A, Mathematical, Physical and Engineering Sciences* 122, no. 790 (February 1, 1929): 552-570.

Hirsch, Jules, and Edward H. Ahrens, Jr. "The Separation of Complex Lipide Mixtures by the Use of Silic Acid Chromatography." *Journal of Biological Chemistry* 233, no. 2 (August 1958): 311-320.

Hite, Adele H., Richard David Feinman, Gabriel E. Guzman, Morton Satin, Pamela A. Schoenfeld, and Richard J. Wood. "In the Face of Contradictory Evidence: Report of the Dietary Guidelines for Americans Committee." *Nutrition* 26, no. 10 (October 2010): 915-924.

Hoffman, William. "Meet Monsieur Cholesterol." Update. University of Minnesota, 1979. Accessed January 2, 2013. http://mbbnet.umn.edu/hoff/hoff_ak.html.

Holmes, Michelle D., David J. Hunter, Graham A. Colditz, et al. "Association of Dietary Intake of Fat and Fatty Acids with Risk of Breast Cancer." *Journal of the American Medical Association* 281, no. 10 (March 10, 1999): 914-920.

Hooper, Lee, Paul A. Kroon, Eric B. Rimm, et al. "Flavonoids, Flavonoid-Rich Foods, and Cardiovascular Risk: a Meta-Analysis of Randomized Controlled Trials." *American Journal of Clinical Nutrition* 88, no. 1 (July 2008): 38-50.

Hopkins, Paul N. "Effects of Dietary Cholesterol on Serum Cholesterol: A Meta-Analysis and Review." *American Journal of Clinical Nutrition* 55, no. 6 (June 1992): 1060-1070.

Hornstra, Gerard, and Anna Vendelmans-Starrenburg. "Induction of Experimental Arterial Occlusive Thrombi in Rats." *Atherosclerosis* 17, no. 3 (May-June 1973): 369-382.

Horowitz, Roger. *Putting Meat on the American Table: Taste, Technology, Transformation.* Baltimore, MD: The Johns Hopkins University Press, 2006.

Horton, Richard. "Expression of Concern: Indo-Mediterranean Diet Heart Study." *The Lancet* 366, no. 9483 (July 30, 2005): 354-356.

Howard, Barbara V., JoAnn E. Manson, Marcia L. Stefanick, et al. "Low-Fat Dietary Pattern and Weight Change Over 7 Years: The Women's Health Initiative Dietary Modification Trial." *Journal of the American Medical Association* 295, no. 1 (January 4, 2006): 39-49.

Howard, Barbara V., Linda Van Horn, Judith Hsia, et al. "Low-Fat Dietary Pattern and Risk of Cardiovascular Disease: The Women's Health Initiative Randomized Controlled Dietary Modification Trial." *Journal of the American Medical Association* 295, no. 6 (February 8, 2006): 655-666.

Hrdlička, Aleš. Physiological and Medical Observations Among the Indians of Southwestern United States and Northern Mexico, No. 34. Washington, DC: US Government Printing Office, 1908.

Hu, Frank B. "The Mediterranean Diet and Mortality—Olive Oil and Beyond." *New England Journal of Medicine* 348, no. 26 (June 26, 2003): 2595-2596.

Hu, Frank B., JoAnn E. Manson, and Walter C. Willett. "Types of Dietary Fat and Risk of Coronary Heart Disease: A Critical Review." *Journal of American College of Nutrition* 20, no. 1 (February 2001): 5-19.

Hulley, Stephen B., Judith M. B. Walsh, and Thomas B. Newman. "Health Policy on Blood Cholesterol. Time to Change Directions." *Circulation* 86, no. 3 (September 1992): 1026-1029.

Hunter, Beatrice Trum. *Consumer Beware.* New York: Simon & Schuster, 1971.

Hunter, David J., Eric B. Rimm, Frank M. Sacks, Meir J. Stampfer, Graham A. Colditz, Lisa B. Litin, and Walter C. Willett. "Comparison of Measures of Fatty Acid Intake by Subcutaneous Fat Aspirate, Food Frequency Questionnaire, and Diet Records in a Free-Living Population of US Men." *American Journal of Epidemiology* 135, no. 4 (February 15, 1992): 418-427.

Hunter, J. Edward. "Dietary trans Fatty Acids: Review of Recent Human Studies and Food Industry Responses." *Lipids* 41, no. 11 (November 2006): 967-992.

Hunter, J. Edward, and Thomas H. Applewhite. "Isomeric Fatty Acids in the US Diet: Levels and Health Perspectives." *American Journal of Clinical Nutrition* 44, no. 6 (December 1986):

707-717.

Hustvedt, B. E., and A. Lovo. "Correlation between Hyperinsulinemia and Hyperphagia in Rats with Ventromedial Hypothalamic Lesions." *Acta Physiologica Scandinavica* 84, no. 1 (January 1972): 29-33.

Institute of Medicine of the National Academies, Panel on Macronutrients, Panel on the Definition of Dietary Fiber, Subcommittee on Upper Reference Levels of Nutrients, Subcommittee on Interpretation and Uses of Dietary Reference Intakes, and the Standing Committee on the Scientific Evaluation of Dietary Reference Intakes. "Dietary Fats: Total Fat and Fatty Acids." In *Dietary Reference Intakes for Energy, Carbohydrate, Fiber, Fat, Fatty Acids, Cholesterol, Protein, and Amino Acids, part 1*. Washington, DC: National Academies Press, 2002.

_____. "Letter Report on Dietary Reference Intakes for Trans Fatty Acids." In *Dietary Reference Intakes for Energy, Carbohydrate, Fiber, Fat, Fatty Acids, Cholesterol, Protein, and Amino Acids, part 1*. Washington, DC: National Academies Press, 2002.

Instituto Nazionale di Statistica. "Statistical Analysis on Young Conscripts" (Analisi Statistica sui Giovani Iscritti nelle Liste di Leva). ISTAT Notiziaro Serie 4 Foglio 41 (1993): 1-10.

International Agency for Research on Cancer, World Health Organization. "Household Use of Solid Fuels and High-Temperature Frying." *IARC Monographs on the Evaluation of Carcinogenic Risks to Humans*, vol. 95. Lyon, France: IARC, 2006.

Jacobs, David, Henry Blackburn, Millicent Higgins, et al. "Report of the Conference on Low Blood Cholesterol: Mortality Associations." *Circulation* 86, no. 3 (January 1992): 1046-1060.

Jacobson, Michael F., and Sarah Fritschner. *The Fast-Food Guide: What's Good, What's Bad, and How to Tell the Difference*. New York: Workman, 1986.

Jochim, Michael A. *Strategies for Survival: Cultural Behavior in an Ecological Context*. New York: Academic Press, 1981.

Johnson, Richard J. *The Fat Switch*. Mercola.com, 2012.

Johnston, Patricia V., Ogden C. Johnson, and Fred A. Kummerow. "Occurrence of Trans Fatty Acids in Human Tissue." *Science* 126, no. 3276 (October 11, 1957): 698-699.

_____. "Deposition in Tissues and Fecal Excretion of Trans Fatty Acids in the Rat." *Journal of Nutrition* 65, no. 1 (May 10, 1958): 13-23.

Jolliffe, Norman, Seymour H. Rinzler, and Morton Archer. "The Anti-Coronary Club: Including a Discussion of the Effects of a Prudent Diet on the Serum Cholesterol Level of Middleaged Men." *The American Journal of Clinical Nutrition* 7, no. 4 (July 1959): 451-462.

Jones, David S. "Visions of a Cure: Visualization, Clinical Trials, and Controversies in Cardiac Therapeutics, 1968-1998." *Isis* 91, no. 3 (September 2000): 504-541.

Joslin, Elliot Proctor. A Diabetic Manual for the Mutual Use of Doctor and Patient. Philadelphia: Lea & Febiger, 1919.

Judd, Joseph T., Beverly A. Clevidence, Richard A. Muesing, Janet Wittes, Matthew E. Sunkin, and John J. Podczasy. "Dietary Trans Fatty Acids: Effects on Plasma Lipids and Lipoproteins of Healthy Men and Women." *American Journal of Clinical Nutrition* 59, no. 4 (April 1994): 861-868.

Kaaks, Rudolf, Nadia Slimani, and Elio Riboli. "Pilot Phase Studies on the Accuracy of Dietary Intake Measurements in the EPIC Project: Overall Evaluation of Results." *International Journal of Epidemiology* 26, no. 1 suppl. (1997): S26-36.

Kagan, Abraham, Jordan Popper, Dwayne M. Reed, Charles J. MacLean, and John S. Grove.

"Trends in Stroke Incidence and Mortality in Hawaiian Japanese Men." *Stroke* 25, no. 6 (June 1994): 1170-1175.

Kaminer, Benjamin, and W. P. W. Lutz. "Blood Pressure in Bushmen of the Kalahari Desert." *Circulation* 22, no. 2 (August 1960): 289-295.

Kannel, William B. "Metabolic Risk Factors for Coronary Heart Disease in Women: Perspective from the Framingham Study." *American Heart Journal* 114, no. 2 (August 1987): 413-419.

Kannel, William B., William P. Castelli, Tavia Gordon, and Patricia M. McNamara. "Serum Cholesterol, Lipoproteins, and the Risk of Coronary Heart Disease, The Framingham Study." *Annals of Internal Medicine* 74, no. 1 (January 1, 1971): 1-12.

Kannel, William B., Thomas R. Dawber, Abraham Kagan, Nicholas Revotskie, and Joseph Stokes. "Factors of Risk in the Development of Coronary Heart Disease—Six-Year Follow-up Experience. The Framingham Study." *Annals of Internal Medicine* 55, no. 1 (July 1961): 33-50.

Kannel, William B., and Tavia Gordon. "The Framingham Study: An Epidemiological Investigation of Cardiovascular Disease." *Section 24, unpublished paper.* Washington, DC: National Heart, Lung, and Blood Institute, 1987.

Kaplan, Robert M. Disease, *Diagnosis and Dollars.* New York: Copernicus Books, 2009.

Kaplan, Robert M., and Michelle T. Toshima. "Does a Reduced Fat Diet Cause Retardation in Child Growth?" *Preventive Medicine* 21, no. 1 (January 1992): 33-52.

Kark, J. D., A. H. Smith, and C. G. Hames. "The Relationship of Serum Cholesterol to the Incidence of Cancer in Evans County, Georgia." *Journal of Chronic Diseases* 33, no. 5 (1980): 311-322.

Katan, Martijn B. "High-oil Compared with Low-Fat, High-Carbohydrate Diets in the Prevention of Ischemic Heart Disease." *American Journal of Clinical Nutrition* 66, no. 4 suppl. (1997): 974S-979S.

Katan, Martijn B., Scott M. Grundy, and Walter C. Willett. "Should a Low-Fat, High-Carbohydrate Diet Be Recommended for Everyone? Beyond Low-Fat Diets." *New England Journal of Medicine* 337, no. 8 (August 21, 1997): 563-566.

Katan, Martijn B., Peter L. Zock, and Ronald P. Mensink. "Dietary Oils, Serum Lipoproteins, and Coronary Heart Disease." *American Journal of Clinical Nutrition* 61, no. 6 (1995): 1368S-1373S.

Kato, Hiroo, Jeanne Tillotson, Milton Z. Nichaman, George G. Rhoads, and Howard B. Hamilton. "Epidemiologic Studies of Coronary Heart Disease and Stroke in Japanese Men Living in Japan, Hawaii and California." *American Journal of Epidemiology* 97, no. 6 (June 1973): 372-385.

Katritsis, Demosthenes G., and John P. A. Ioannidis. "Percutaneous Coronary Intervention Versus Conservative Therapy in Nonacute Coronary Artery Disease: A Meta-Analysis." *Circulation* 111, no. 22 (June 7, 2005): 2906-2912.

Katsouyanni, Klea, Eric B. Rimm, Charalambos Gnardellis, Dimitrio Trichopoulos, Evangelos Polychronopoulos, and Antonia Trichopoulos. "Reproducibility and Relative Validity of an Extensive Semi-Quantitative Food Frequency Questionnaire Using Dietary Records and Biochemical Markers among Greek Schoolteachers." *International Journal of Epidemiology* 26, no. 1 suppl. 1 (1997): S118-S127.

Kaunitz, Hans. "Importance of Lipids in Arteriosclerosis: An Outdated Theory," in Select Committee on Nutrition and Human Needs of the United States Senate, *Dietary Goals for the*

United States—Supplemental Views. 42-54. Washington, DC: US Government Printing Office, 1977.

Kaunitz, Hans, and Ruth E. Johnson. "Exacerbation of the Heart and Liver Lesions in Rats by Feeding Various Mildly Oxidized Fats." *Lipids* 8, no. 6 (June 1973): 329-336.

Kelleher, Philip C., Stephen D. Phinney, Ethan A. H. Sims, et al. "Effects of Carbohydrate-Containing and Carbohydrate-Restricted Hypocaloric and Eucaloric Diets on Serum Concentrations of Retinol-Binding Protein, Thyroxine-Binding Prealbumin and Transferrin." *Metabolism* 32, no. 1 (January 1983): 95-101.

Key, Timothy J., Paul N. Appleby, Elizabeth A. Spencer, Ruth C. Travis, Andrew W. Roddam, and Naomi E. Allen. "Mortality in British Vegetarians: Results from the European Prospective Investigation into Cancer and Nutrition (EPIC-Oxford)." *American Journal of Clinical Nutrition* 89, no. 5 (May 2009): 1613S-1619S.

Keys, Ancel. "Human Atherosclerosis and the Diet." *Circulation* 5, no. 1 (1952): 115-118.

____. "therosclerosis: A Problem in Newer Public Health." *Journal of the Mount Sinai Hospital, New York* 20, no. 2 (July-August 1953): 118-139.

____. "The Diet and Development of Coronary Heart Disease." *Journal of Chronic Disease* 4, no. 4 (October 1956): 364-380.

____. "Diet and the Epidemiology of Coronary Heart Disease." *Journal of the American Medical Association* 164, no. 17 (August 24, 1957): 1912-1919.

____. "Epidemiologic Aspects of Coronary Artery Disease." *Journal of Chronic Diseases* 6, no. 5 (November 1957): 552-559.

____. "Arteriosclerotic Heart Disease in Roseto, Pennsylvania." *Journal of the American Medical Association* 195, no. 2 (January 10, 1966): 137-139.

____. "Sucrose in the Diet and Coronary Heart Disease." *Atherosclerosis* 14, no. 2 (September-October 1971): 193-202.

____. "Letter: Sucrose in the Diet and Coronary Heart Disease." *Atherosclerosis* 18, no. 2 (September-October 1973): 352.

____. "Letter to the Editors." *Atherosclerosis* 18, no. 2 (September-October 1973): 352.

____. "Coronary Heart Disease—The Global Picture." *Atherosclerosis* 22, no. 2 (September-October 1975): 149-192.

____. *Seven Countries: A Multivariate Analysis of Death and Coronary Heart Disease.* Cambridge, MA: Harvard University Press, 1980.

____. "From Naples to Seven Countries—A Sentimental Journey." In *Progress in Biochemical Parmacology* 19. Edited by R. J. Hegyeli, 1-30. Basel, Switzerland: Karger, 1983.

____. "Mediterranean Diet and Public Health." *American Journal of Clinical Nutrition* 61, no. 6 suppl. (June 1995): 1321S-1323S.

Keys, Ancel, ed. "Coronary Heart Disease in Seven Countries." *Circulation* 41 and 42, no. 1 suppl. 1, American Heart Association Monograph No. 29 (April 1970): 1-211.

Keys, Ancel, Joseph T. Anderson, "The Relationship of the Diet to the Development of Atherosclerosis in Man." In *Symposium on Atherosclerosis.* Publication 338. Washington, DC: National Academy of Sciences-National Research Council, 1954, 181-196.

Keys, Ancel, Joseph T. Anderson, Flaminio Fidanza, Margaret Haney Keys, and Bengt Swahn. "Effects of Diet on Blood Lipids In Man Particularly Cholesterol and Lipoproteins." *Clinical Chemistry* 1, no. 1 (February 1955): 34-52.

Keys, Ancel, Joseph T. Anderson, and Francisco Grande. "Fats and Disease." *Lancet* 272, no.

6796 (May 11, 1957): 992-993.

_____. "Prediction of Serum-Cholesterol Responses of Man to Changes in Fats in the Diet." *Lancet* 273, no. 7003 (November 16, 1957): 959-966.

_____. "Serum Cholesterol in Man: Diet Fat and Intrinsic Responsiveness." *Circulation* 19, no. 2 (1959): 201-214.

Keys, Ancel, Christos Aravanis, and Helen Sdrin. "The Diets of Middle-aged Men in Two Rural Areas of Greece." *Voeding* 27, no. 11 (1966): 575-586.

Keys, Ancel, Flaminio Fidanza, Vicenzo Scardi, Gino Bergami, Margaret Haney Keys, and Ferruccio Di Lorenzo. "Studies on Serum Cholesterol and Other Characteristics of Clinically Healthy Men in Naples." *Archives of Internal Medicine* 93, no. 3 (March 1954): 328-336.

Keys, Ancel, and Francisco Grande. "Role of Dietary Fat in Human Nutrition: III. Diet and the Epidemiology of Coronary Heart Disease." *American Journal of Public Health and the Nation's Health* 47, no. 12 (December 1957): 1520-1530.

Keys, Ancel, Francisco Grande, and Joseph T. Anderson. "Bias and Misrepresentation Revisited: 'Perspective' on Saturated Fat." *The American Journal of Clinical Nutrition* 27, no. 2 (February 1974): 188-212.

Keys, Ancel, and Margaret Keys. *Eat Well and Stay Well.* New York: Doubleday, 1959.

_____. *How to Eat Well and Stay Well the Mediterranean Way.* Garden City, NY: Doubleday, 1975.

Keys, Ancel, and Noboru Kimora. "Diets of Middle-Aged Farmers in Japan." *American Journal of Clinical Nutrition* 23, no. 2 (February 1970): 212-223.

Keys, Ancel, Alessandro Menotti, Christos Aravanis, et al. "The Seven Countries Study: 2,289 Deaths in 15 Years." *Preventive Medicine* 13, no. 2 (March 1984): 141-154.

Keys, Ancel, Alessandro Menotti, Mariti J. Karvonen, et al. "The Diet and 15-year Death Rate in the Seven Countries Study." *American Journal of Epidemiology* 124, no. 6 (December 1986): 903-915.

Keys, Ancel, Francisco Vivanco, J. L. Rodriguez Minon, Margaret Haney Keys, and H. Castro Mendoza. "Studies on the Diet, Body Fatness and Serum Cholesterol in Madrid, Spain." *Metabolism Clinical and Experimental* 3, no. 3 (May 1954): 195-212.

Khosla, Pramod. "Palm Oil: A Nutritional Overview." *Journal of Agriculture and Food Industry* 17 (2000): 21-23.

Khosla, Pramod, and Kalyana Sundram, eds. "A Supplement on Palm Oil." *Journal of the American College of Nutrition* 29, no. 3 suppl. (June 2010): 237S-239S.

Kim, Song-Suk, Daniel D. Gallaher, and A. Saari Csallany. "Lipophilic Aldehydes and Related Carbonyl Compounds in Rat and Human Urine." *Lipids* 34, no. 5 (May 1999): 489-495.

Kimura, Noboru. "Changing Patterns of Coronary Heart Disease, Stroke, and Nutrient Intake in Japan." *Preventive Medicine* 12, no. 1 (January 1983): 222-227.

Kinsell, Lawrence W., J. Partridge, Lenore Boling, S. Margen, and G. Michaels. "Dietary Modification of Serum Cholesterol and Phospholipid Levels." *Journal of Clinical Endocrinology and Metabolism* 12, no. 7 (July 1952): 909-913.

Kinsella, John E., Geza Bruckner, J. Mai, and J. Shrimp. "Metabolism of Trans Fatty Acids with Emphasis on the Effects of Trans, Trans-Octadecadeionoate on Lipid Composition, Essential Fatty Acid, and Prostaglandins: An Overview." *American Journal of Clinical Nutrition* 34, no. 10 (October 1981): 2307-2318.

Knittle, J. L., and Edward H. Ahrens, Jr. "Carbohydrate Metabolism in Two Forms of Hyperglyceridemia." *Journal of Clinical Investigation* 43 (March 1964): 485-495.

Knopp, Robert H., Pathmaja Paramsothy, Barbara M. Retzlaff, et al. "Gender Differences in Lipoprotein Metabolism and Dietary Response: Basis in Hormonal Differences and Implications for Cardiovascular Disease." *Current Atherosclerosis Reports* 7, no. 6 (November 2005): 472-479.

_____. "Sex Differences in Lipoprotein Metabolism and Dietary Response: Basis in Hormonal Differences and Implications for Cardiovascular Disease." *Current Cardiology Reports* 8, no. 6 (November 2006): 452-459.

Knopp, Robert H., Barbara Retzlaff, Carolyn Walden, Brian Fish, Brenda Buck, and Barbara McCann. "One-Year Effects of Increasingly Fat-Restricted, Carbohydrate-Enriched Diets on Lipoprotein Levels in Free-living Subjects." *Proceedings for the Society of Experimental Biology and Medicine* 225, no. 3 (December 2000): 191-199.

Koeth, Robert A., Zeneng Wang, Bruce S. Levison, et al. "Intestinal Microbiota Metabolism of L-Carnitine, a Nutrient in Red Meat, Promotes Atherosclerosis." *Nature Medicine* 19, no. 5 (May 2013): 576-585.

Kolata, Gina. "Heart Panel's Conclusions Questioned." *Science* 227, no. 4682 (January 4, 1985): 40-41.

_____. "Culprit in Heart Disease Goes Beyond Meat's Fat." *New York Times*, April 8, 2013: A14.

_____. "Eggs, Too, May Provoke Bacteria to Raise Heart Risk." *New York Times*, April 25, 2013: A14.

Koletzko, Berthold, Katharina Dokoupil, Susanne Reitmayr, Barbara Weimert-Harendza, and Erich Keller. "Dietary Fat Intakes of Infants and Primary School Children in Germany." *American Journal of Clinical Nutrition* 72, no. 5 suppl. (November 2000): 1329S-1398S.

Korányi, A. "Prophylaxis and Treatment of the Coronary Syndrome." *Therapia Hungarcia* 12 (1963): 17.

Kozarevic, Djordje, D. L. McGee, N. Vojvodic, et al. "Serum Cholesterol and Mortality: The Yugoslavia Cardiovascular Disease Study." *American Journal of Epidemiology* 114, no. 1 (1981): 21-28.

Krauss, Ronald M. "Dietary and Genetic Probes of Atherogenic Dyslipidemia." *Arteriosclerosis, Thrombosis, and Vascular Biology* 25, no. 11 (November 2005): 2265-2272.

Krauss, Ronald M., Patricia J. Blanche, Robin S. Rawlings, Harriett S. Fernstrom, and Paul T. Williams. "Separate Effects of Reduced Carbohydrate Intake and Weight Loss on Atherogenic Dyslipidemia." *American Journal of Clinical Nutrition* 83, no. 5 (May 2006): 1025-1031.

Krauss, Ronald M., and Darlene M. Dreon. "Low-density-lipoprotein Subclasses and Response to a Low-fat Diet in Healthy Men." *American Journal of Clinical Nutrition* 62, no. 2 Suppl. (August 1995): 478S-487S.

Krauss, Ronald M., Robert H. Eckel, Barbara Howard, et al. "AHA Dietary Guidelines Revision 2000: A Statement for Healthcare Professionals from the Nutrition Committee of the American Heart Association." *Circulation* 102, no. 18 (October 31, 2000): 2284-2299.

Krieger, James W., Harry S. Sitren, Michael J. Daniels, and Bobbi Langkamp-Henken. "Effects of Variation in Protein and Carbohydrate Intake on Body Mass and Composition During Energy Restriction: A Meta-Regression." *American Journal of Clinical Nutrition* 83, no. 2 (February 2006): 260-274.

Kris-Etherton, Penny M., Robert H. Eckel, Barbara V. Howard, Sachiko St. Jeor, and Terry L. Bazzarre. "Lyon Diet Heart Study Benefits of a Mediterranean-Style, National Cholesterol

Education Program/American Heart Association Step I Dietary Pattern on Cardiovascular Disease." *Circulation* 103, no. 13 (April 3, 2001): 1823-1825.

Kris-Etherton, Penny M., and Robert J. Nicolosi. "Trans Fatty Acids and Coronary Heart Disease Risk." *American Journal of Clinical Nutrition* 62, no. 3 suppl. (1995): 655S-708S.

Kris-Etherton, Penny M., Denise Shaffer Taylor, Shaomei Ya-Poth, et al. "Polyunsaturated Fatty Acids in the Food Chain in the United States." *American Journal of Clinical Nutrition* 71, no. 1 suppl. (January 2000): 179S-188S.

Kristal, Alan R., Ulrike Peters, and John D. Potter. "Is It Time to Abandon the Food Frequency Questionnaire?" *Cancer Epidemiology, Biomarkers and Prevention* 14, no. 12 (December 2005): 2826-2828.

Kromhout, Daan, and Bennie Bloemberg. "Diet and Coronary Heart Disease in the Seven Countries Study." In *Prevention of Coronary Heart Disease: Diet, Lifestyle and Risk Factors in the Seven Countries Study.* Edited by Daan Kromhout, Alessandro Menotti, and Henry Blackburn. Dordrecht, The Netherlands: Kluwer Academic Publishers, 2002, 43-70.

Kromhout, Daan, Erik J. Giltay, and Johanna M. Geleijnse. "n-3 Fatty Acids and Cardiovascular Events after Myocardial Infarction." *New England Journal of Medicine* 363, no. 21 (November 18, 2010): 2015-2026.

Kromhout, Daan, Ancel Keys, Christ Aravanis, et al. "Food Consumption Patterns in the 1960s in Seven Countries." *American Journal of Clinical Nutrition* 49, no. 5 (May 1989): 889-894.

Kromhout, Daan, Alessandro Menotti, and Henry W. Blackburn, eds. *The Seven Countries Study: A Scientific Adventure in Cardiovascular Disease Epidemiology.* Bilthoven, The Netherlands, privately published, 1993.

Kronmal, Richard A. "Commentary on the Published Results of the Lipid Research Clinics Coronary Primary Prevention Trial." *Journal of the American Medical Association* 253, no. 14 (April 12, 1985): 2091-2093.

Krumholz, Harlan M. "Editorial: Target Cardiovascular Risk Rather than Cholesterol Concentration." *British Medical Journal* 347 (2013). doi:10.1136/bmj.f7110.

Kummerow, Fred A., T. Mizuguchi, T. Arima, B. H. S. Cho, W. J. Huang, and R. Tracey. "The Influence of Three Sources of Dietary Fats and Cholesterol on Lipid Composition of Swine Serum Lipids and Aorta Tissue." *Artery* 4 (1978): 360-384.

Kummerow, Fred A., Sherry Q. Zhou, and Mohamedain M. Mahfouz. "Effects of Trans Fatty Acids on Calcium Influx into Human Arterial Endothelial Cells." *American Journal of Clinical Nutrition* 70, no. 5 (November 1999): 832-838.

Kuo, Peter T., Louise Feng, Norman N. Cohen, William T. Fitts, and Leonard D. Miller. "Dietary Carbohydrates in Hyperlipemia (Hyperglyceridemia); Hepatic and Adipose Tissue Lipogenic Activities." *American Journal of Clinical Nutrition* 20, no. 2 (February 1967): 116-125.

Kurlansky, Mark. "Essential Oil." *Bon Appetit.* September 30, 2008. http://www.bonappetit.com /trends/article/essential-oil.

Kushi, Lawrence H., and Edward Giovannucci. "Dietary Fat and Cancer." *American Journal of Medicine* 113, no. 9, suppl. B (December 30, 2002): 63S-70S.

Kushi, Lawrence H., Elizabeth B. Lenart, and Walter C. Willett. "Health Implications of Mediterranean Diets in Light of Contemporary Knowledge. 1. Plant Foods and Dairy Products." *American Journal of Clinical Nutrition* 61, no. 6 suppl. (June 1995): 1407S-1415S.

_____. "Health Implications of Mediterranean Diets in Light of Contemporary Knowledge. 2. Meat, Wine, Fats and Oils." *American Journal of Clinical Nutrition* 61, no. 6 suppl. (June 1995):

1416S-1427S.

L'Abbé, M. R., Steen Stender, C. M. Skeaff, B. Ghafoorunissa, and M. Tavella. "Approaches to Removing Trans Fats from the Food Supply in Industrialized and Developing Countries." *European Journal of Clinical Nutrition* 63 (2009): S50-S67.

Lamarche, Benoit, A. Tchernof, Sital Moorjani, et al. "Small, Dense Low-Density Lipoprotein Particles as a Predictor of the Risk of Ischemic Heart Disease in Men: Prospective Results From the Quebec Cardiovascular Study." *Circulation* 95, no. 1 (January 7, 1997): 69?75.

Lands, William E. M., M. Blank, L. J. Nutter, and O. Privett. "A Comparison of Acyltransferase Activities in Vitro with the Distribution of Fatty Acids in Lecithins and Triglycerides in Vivo." *Lipids* 1, no. 3 (May 1966): 224-229.

Lapinleimu, Helena, Jorma Vilkari, Eero Jokinen, et al. "Prospective Randomised Trial in 1062 Infants of Diet Low in Saturated Fat and Cholesterol." *Lancet* 345, no. 8948 (February 25, 1995): 471-476.

LaRosa, John C., Scott M. Grundy, David D. Waters, et al. "Intensive Lipid Lowering with Atorvastatin in Patients with Stable Coronary Disease." *New England Journal of Medicine* 352, no. 14 (April 7, 2005): 1425-1435.

Laskarzewski, Peter, John A. Morrison, I. deGroot, et al. "Lipid and Lipoprotein Tracking in 108 Children Over a Four-Year Period." *Pediatrics* 64, no. 5 (November 1979): 584-591.

Lawson, Larry D., and Fred A. Kummerow. "B-Oxidation of the Coenzyme A Esters of Vaccenic, Elaidic, and Petroselaidic Acids by Rat Heart Mitochondria." *Lipids* 14, no. 5 (May 1979): 501-503.

Lee, Patrick Y., Karen P. Alexander, Bradley G. Hammill, Sara K. Pasquali, and Eric D. Peterson. "Representation of Elderly Persons and Women in Published Randomized Trials of Acute Coronary Syndromes." *Journal of the American Medical Association* 286, no. 6 (August 8, 2001): 708-713.

Lehzen, George, and Karl Knauss. "Über Xanthoma Multiplex Planum, Tuberosum, Mollusciformis." *Archiv A, Pathological Anatomy and Histology* 116 (1889): 85-104.

Leren, Paul. "The Effect of Plasma Cholesterol Lowering Diet in Male Survivors of Myocardial Infarction: A Controlled Clinical Trial." *Acta Medica Scandinavica Supplementum* 466 (1966): 1-92.

Lesser, Lenard I., Cara B. Ebbeling, Merrill Goozner, David Wypij, and David S. Ludwig. "Relationship between Funding Source and Conclusion among Nutrition-Related Scientific Articles." *PLoS Medicine* 4, no. 1 (January 2007): 41-46.

Levenstein, Harvey. *Paradox of Plenty: A Social History of Eating in Modern America.* Berkeley, CA: University of California Press, 2003.

Levine, Deborah. "Corpulence and Correspondence: President William H. Taft and the Medical Management of Obesity." *Annals of Internal Medicine* 159, no. 8 (2013): 565-570.

Levine, Janet M. "Hearts and Minds: The Politics of Diet and Heart Disease." In *Consuming Fears: The Politics of Product Risks.* Edited by Henry M. Sapolsky, New York: Basic Books, 1986, 40-79.

Li, Zhengling, James D. Otvos, Stefania Lamon-Fava, et al. "Men and Women Differ in Lipoprotein Response to Dietary Saturated Fat and Cholesterol Restriction." *Journal of Nutrition* 133, no. 11 (November 2003): 3428-3433.

List, Gary R., and M. A. Jackson. "Giants of the Past: The Battle Over Hydrogenation (1903-1920)." *Inform* 18, no. 6 (June 2007): 403-405.

Lichtenstein, Alice H., Lawrence J. Appel, Michael Brands, et al. "Diet and Lifestyle Recommendations, Revision 2006: A Scientific Statement from the American Heart Association Nutrition Committee." *Circulation* 114, no. 1 (July 4, 2006): 82-96.

Lichtenstein, Alice H., Lynne M. Ausman, Wanda Carrasco, Jennifer L. Jenner, Jose M. Ordovas, and Ernst J. Schaefer. "Hydrogenation Impairs the Hypolipidemic Effect of Corn Oil in Humans. Hydrogenation, Trans Fatty Acids, and Plasma Lipids." *Arteriosclerosis, Thrombosis, and Vascular Biology* 13, no. 2 (February 1993): 154-161.

Lichtenstein, Alice H., and Linda Van Horn. "Very Low Fat Diets." *Circulation* 98, no. 9 (1998): 935-939.

Lieb, Clarence W. "The Effects on Human Beings of a Twelve Months' Exclusive Meat Diet: Based on Intensive Clinical and Laboratory Studies on Two Arctic Explorers Living Under Average Conditions in a New York Climate." *Journal of the American Medical Association* 93, no. 1 (July 6, 1929): 20?22.

Lieb, Clarence W., and Edward Tolstoi. "Effect of an Exclusive Meat Diet on Chemical Constituents of the Blood." *Proceedings of the Society for Experimental Biology and Medicine* 26, no. 4 (January 1929): 324-325.

Liebman, Bonnie. "Just the Mediterranean Diet Facts." *Nutrition Action Health Letter* 21, no. 10 (1994).

Life Sciences Research Center, Federation of American Societies for Experimental Biology. Prepared for the Bureau of Foods, Food and Drug Administration. *Evaluation of the Health Aspects of Hydrogenated Soybean Oil as a Food Ingredient.* Bethesda, MD: Federation of American Societies for Experimental Biology, 1976.

Lifshitz, Fima, and Nancy Moses. "Growth Failure. A Complication of Dietary Treatment of Hypercholesterolemia." *American Journal of Diseases of Children* 143, no. 5 (May 1989): 537-542.

Lionis, Christos D., Antonis D. Koutis, Nikos Antonakis, Åke Isacsson, Lars H. Lindholm, and Michael Fioretos. "Mortality Rates in a Cardiovascular 'Low -Risk' Population in Rural Crete." *Family Practice* 10, no. 3 (September 1993): 300-304.

Lloyd-Jones, Donald, R. J. Adams, T. M. Brown, et al. "Heart Disease and Stroke Statistics? 2010 Update: A Report From the American Heart Association." *Circulation* 121, no. 7 (February 23, 2010): 46-215.

Lloyd-Jones, Donald, Robert Adams, Mercedes Carnethon, et al. "Heart Disease and Stroke Statistics?2009 Update: A Report from the American Heart Association Statistics Committee and Stroke Statistics Subcommittee." *Circulation* 119, no. 3 (2009): 480-486.

De Lorgeril, Michel, Serge Renaud, P. Salen, et al. "Mediterranean Alpha-Linolenic Acid-Rich Diet in Secondary Prevention of Coronary Heart Disease." *Lancet* 343, no. 8911 (June 11, 1994): 1454-1459.

De Lorgeril, Michael, P. Salen, E. Caillat-Vallet, M. T. Hanauer, J. C. Barthelemy, and N. Mamelle. "Control of Bias in Dietary Trial to Prevent Coronary Recurrences: The Lyon Diet Heart Study." *European Journal of Clinical Nutrition* 51, no. 2 (February 1997): 116-122.

Lowenstein, Frank W. "Blood-pressure in Relation to Age and Sex in the Tropics and Subtropics: A Review of the Literature and an Investigation in Two Tribes of Brazil Indians." *Lancet* 277, no. 7173 (February 18, 1961): 389-392.

_____. "Epidemiologic Investigations in Relation to Diet in Groups Who Show Little Atherosclerosis and Are Almost Free of Coronary Ischemic Heart Disease." *American*

Journal of Clinical Nutrition 15, no. 3 (1964): 175-186.

LRC Study Group. "The Lipid Research Clinics Coronary Primary Prevention Trial Results. I: Reduction in Incidence of Coronary Heart Disease." *Journal of the American Medical Association* 251, no. 3 (January 20, 1984): 351-364.

_____. "The Lipid Research Clinics Coronary Primary Prevention Trial Results. II: The Relationship of Reduction in Incidence of Coronary Heart Disease to Cholesterol Lowering." *Journal of the American Medical Association* 251, no. 3 (January 20, 1984): 365-374.

Lund, E., and J. K. Borgan. "Cancer Mortality Among Cooks." *Tidsskrift for Den Norske Legeforening* 107 (1987): 2635-2637.

Lundberg, George D. "MRFIT and the Goals of the Journal." *Journal of the American Medical Association* 248, no. 12 (September 24, 1982): 1501.

Mabrouk, Ahmed Fahmy, and J. B. Brown. "The Trans Fatty Acids of Margarines and Shortenings." *Journal of the American Oil Chemists' Society* 33, no. 3 (March 1956): 98-102.

Mahabir, S., D. J. Baer, C. Giffen, et al. "Calorie Intake Misreporting by Diet Record and Food Frequency Questionnaire Compared to Doubly Labeled Water Among Postmenopausal Women." *European Journal of Clinical Nutrition* 60, no. 4 (April 2005): 561-565.

Mahfouz, Mohamedain M., T. L. Smith, and Fred A. Kummerow. "Effect of Dietary Fats on Desaturase Activities and the Biosynthesis of Fatty Acids in Rat-Liver Microsomes." *Lipids* 19, no. 3 (March 1984): 214-222.

Malhotra, S. L. "Geographical Aspects of Acute Myocardial Infarction in India with Special Reference to Patterns of Diet and Eating." *British Heart Journal* 29, no. 3 (May 1967): 337-344.

_____. "Epidemiology of Ischaemic Heart Disease in Southern India with Special Reference to Causation." *British Heart Journal* 29, no. 6 (November 1967): 895-905.

_____. "Dietary Factors and Ischemic Heart Disease." *American Journal of Clinical Nutrition* 24, no. 10 (1971): 1195-1198.

Malmros, Haqvin. "The Relation of Nutrition to Health: A Statistical Study of the Effect of the War-Time on Arteriosclerosis Cardiosclerosis, Tuberculosis and Diabetes." *Acta Medica Scandinavica Supplementum* 246 (1950): 137-153.

Mann, George V. "Epidemiology of Coronary Heart Disease." *American Journal of Medicine* 23, no. 3 (1957): 463-480.

_____. "Diet and Coronary Heart Disease." *Archives of Internal Medicine* 104 (1959): 921-229.

_____. "Diet-Heart: End of an Era." *New England Journal of Medicine* 297, no. 12 (September 22, 1977): 644-650.

_____. "Coronary Heart Disease?he Doctor's Dilemma." *American Heart Journal* 96, no. 5 (November 1978): 569-571.

_____. "A Short History of the Diet/Heart Hypothesis." In *Coronary Heart Disease: The Dietary Sense and Nonsense. An Evaluation by Scientists*. Edited by George V. Mann for the Veritas Society. London: Janus, 1993, 1-17.

Mann, George V., Georgiana Pearson, Tavia Gordon, Thomas R. Dawber, Lorna Lyell, and Dewey Shurtleff. "Diet and Cardiovascular Disease in the Framingham Study I. Measurement of Dietary Intake." *American Journal of Clinical Nutrition* 11, no. 3 (September 1962): 200-225.

Mann, George V., R. D. Shaffer, R. S. Anderson, et al. "Cardiovascular Disease in the Masai." *Journal of Atherosclerosis Research* 4, no. 4 (1964): 289-312.

Mann, George V., Anne Spoerry, Margarete Gary, and Debra Jarashow. "Atherosclerosis in the Masai." *American Journal of Epidemiology* 95, no. 1 (1972): 26-37.

Mann, George V., and Fredrick J. Stare. "Nutrition and Atherosclerosis." In *Symposium on Atherosclerosis*. Publication 338. Washington, DC: National Academy of Sciences?National Research Council, 1954, 169-180.

Marcy, Randolph B. *The Prairie Traveler: A Handbook for Overland Expeditions*. London: Trubner, 1863.

Marmot, M. G., Sherman L. Syme, Abraham Kagan, Hiroo Kato, J. B. Cohen, and J. Belsky. "Epidemiologic Studies of Coronary Heart Disease and Stroke in Japanese Men Living in Japan, Hawaii and California: Prevalence of Coronary and Hypertensive Heart Disease and Associated Risk Factors." *American Journal of Epidemiology* 102, no. 6 (December 1975): 514-525.

Marshall, Joseph M. III. *The Day the World Ended at Little Bighorn: A Lakota History*. New York: Penguin Books, 2006.

Massiello, F. J. "Changing Trends in Consumer Margarines." *Journal of the American Oil Chemists' Society* 55, no. 2 (February 1978): 262-265.

Masterjohn, Chris. "The China Study by Colin T. Campbell." *Wise Traditions in Food, Farming, and the Healing Arts* 6, no. 1 (Spring 2005): 41-45.

———. "Does Carnitine from Red Meat Contribute to Heart Disease Through Intestinal Bacterial Metabolism to TMAO?" *Mother Nature Obeyed* (blog). April 10, 2013.

Mattson, Fred H. and Scott M. Grundy. "Comparison of Effects of Dietary Saturated, Unsaturated, and Polyunsaturated Fatty Acids on Plasma Lipids and Lipoproteins in Man." *Journal of Lipid Research* 26, no. 2 (February 1985): 194-202.

Mauer, Alvin M. "Should There Be Intervention to Alter Serum Lipids in Children?" *Annual Review of Nutrition* 11 (July 1991): 375-391.

Mazhar, D., and J. Waxman. "Dietary Fat and Breast Cancer." *Quarterly Journal of Medicine* 99, no. 7 (2006): 469-473.

McCarrison, Robert. *Nutrition and National Health: The Cantor Lectures*. London: Faber and Faber Limited, 1936.

McClellan, Walter S., Virgil R. Rupp, and Vincent Toscani. "Prolonged Meat Diets with a Study of the Metabolism of Nitrogen, Calcium, and Phosporus." *Journal of Biological Chemistry* 87, no. 3 (July 1930): 669-680.

McCollum, Elmer Verner. *The Newer Knowledge of Nutrition*. New York: MacMillan, 1921.

McConnell, Kenneth P. and Robert Gordon Sinclair. "Passage of Elaidic Acid Through the Placenta and Also into the Milk of the Rat." *Journal of Biological Chemistry* 118, no. 1 (1937): 123-129.

McGill, Henry C., C. Alex McMahan, Edward E. Herderick, Gray T. Malcom, Richard E. Tracy, and Jack P. Strong. "Origin of Atherosclerosis in Childhood and Adolescence." *American Journal of Clinical Nutrition* 72, no. 5 suppl. (November 2000): 1307S-1315S.

McMichael, John. "Prevention of Coronary Heart-Disease." *Lancet* 308, no. 7985 (September 11, 1976): 569.

McOsker, Don E., Fred H. Mattson, H. Bruce Sweringen, and Albert M. Kligman. "The Influence of Partially Hydrogenated Dietary Fats on Serum Cholesterol Levels." *Journal of the American Medical Association* 180, no. 5 (May 5, 1962): 380-385.

Meadows, Bob, M. Morehouse, and M. Simmons. "The Problem with Low-Fat Diets." *People*,

February 27, 2006, 89?90.

Meckling, Kelly A., Caitriona O'Sullivan, and Dayna Saari. "Comparison of a Low-Fat Diet to a Low-Carbohydrate Diet on Weight Loss, Body Composition, and Risk Factors for Diabetes and Cardiovascular Disease in Free-Living, Overweight Men and Women." *Journal of Clinical Endocrinology & Metabolism* 89, no. 6 (June 2004): 2717-2723.

Medalie, Jack H., Harold A. Kahn, Henry N. Neufeld, Egon Riss, and Uri Goldbourt. "Five-Year Myocardial Infarction Incidence—II. Association of Single Variables to Age and Birthplace." *Journal of Chronic Diseases* 26, no. 6 (1973): 329-349.

Medical News. "Questions Surround Treatment of Children with High Cholesterol." *Journal of American Medical Association* 214, no. 10 (1970): 1783-1785.

Menotti, Alessandro, Daan Kromhout, Henry Blackburn, Flaminio Fidanza, Ratko Buzina, and Aulikki Nissinen. "Food Intake Patterns and 25-Year Mortality from Coronary Heart Disease: Cross-Cultural Correlations in the Seven Countries Study." *European Journal of Epidemiology* 15, no. 6 (1999): 507-515.

Mensink, Ronald P., and Martijn B. Katan. "Effect of Dietary Trans Fatty Acids on High-Density and Low-Density Lipoprotein Cholesterol Levels in Healthy Subjects." *New England Journal of Medicine* 323, no. 7 (August 16, 1990): 439-445.

Meyer, W. H. "Dietary Fat and Cancer Trends—Further Comments." *Federation Proceedings* 38, no. 11 (November 1979): 2436-2437.

Michaels, Leon. "Atiology of Coronary Artery Disease: An Historical Approach." *British Heart Journal* 28, no. 2 (March 1966): 258-264.

———. *The Eighteenth-Century Origins of Angina Pectoris: Predisposing Causes, Recognition and Aftermath*, Medical History, suppl. 21. London: The Wellcome Trust Centre for the History of Medicine at UCL, 2001.

Michels, Karin, and Frank Sacks. "Trans Fatty Acids in European Margarines." *New England Journal of Medicine* 332, no. 8 (February 23, 1995): 541-542.

Miettinen, Matti, Martti Karvonen, Osmo Turpeinen, Reino Elosuo, and Erkki Paavilainen. "Effect of Cholesterol-Lowering Diet on Mortality from Coronary Heart-Disease and Other Causes: A Twelve-Year Clinical Trial in Men and Women." *Lancet* 300, no. 7782 (October 1972): 835-838.

———. "Effect of Diet on Coronary-Heart-Disease Mortality." *Lancet* 302, no. 7840 (1973): 1266-1267.

Miller, Seth R., Paul I. Tartter, Angelos E. Papatestas, Gary Slater, and Arthur H. Aufses. "Serum Cholesterol and Human Colon Cancer." *Journal of the National Cancer Institute* 67, no. 2 (August 1981): 297-300.

Mills, Barbara K. "The Nutritionist Who Prepared the Pro-Cholesterol Report Defends It Against Critics." *People*, June 16, 1980.

Mills, Paul K., W. Lawrence Beeson, Roland L. Phillips, and Gary E. Fraser. "Cancer Incidence Among California Seventh-Day Adventists, 1976-1982." *American Journal of Clinical Nutrition* 59, no. 5, suppl. (May 1994): 1136S-1142S.

Montanari, Massimo. *The Culture of Food*. Translated by Carl Ipsen. Cambridge, MA: Wiley-Blackwell, 1996.

Moore, Thomas J. "The Cholesterol Myth." *The Atlantic* 264, no. 3 (September 1989): 37.

———. *Heart Failure: A Critical Inquiry into American Medicine and the Revolution in Heart Care*. New York: Simon and Schuster, 1989.

Moore, William W. *Fighting for Life: A History of the American Heart Association 1911-1975.* Dallas: American Heart Association, 1983.

Moreno, Luis A., Antonio Sarria, Aurora Lazaro, and Manuel Bueno. "Dietary Fat Intake and Body Mass Index in Spanish Children." *American Journal of Clinical Nutrition* 72, no. 5 suppl. (November 2000): 1399S-1403S.

Morgan, Jane B., A. C. Kimber, A. M. Redfern, and B. J. Stordy. "Healthy Eating for Infants?Mothers' Attitudes." *Acta Paediatrica* 84, no. 5 (May 1995): 512-515.

Morrell, Sally Fallon and Mary Enig. "Guts and Grease: The Diet of Native Americans," *Wise Traditions in Food, Farming and the Healing Arts* 2, no. 1 (Spring 2001): 40-47.

Mozaffarian, Dariush. "The Great Fat Debate: Taking the Focus Off of Saturated Fat." *Journal of the American Dietetic Association* 111, no. 5 (May 2011): 665-666.

Mozaffarian, Dariush, Martijn B. Katan, Alberto Ascherio, Meir J. Stampfer, and Walter C. Willett. "Trans Fatty Acids and Cardiovascular Disease." *New England Journal of Medicine* 354, no. 15 (April 13, 2006): 1601?1613.

Mulcahy, Risteard, Noel Hickey, Ian Graham, and Gilbert McKenzie. "Factors Influencing Long-Term Prognosis in Male Patients Surviving a First Coronary Attack." *British Heart Journal* 37, no. 2 (February 1975): 158-165.

Muldoon, Matthew F., Stephen B. Manuck, and Karen A. Matthews. "Lowering Cholesterol Concentrations and Mortality: A Quantitative Review of Primary Prevention Trials." *British Medical Journal* 301, no. 6747 (August 11, 1990): 309-314.

Multiple Risk Factor Intervention Trial Research Group. "Multiple Risk Factor Intervention Trial: Risk Factor Changes and Mortality Results." *Journal of American Medicine* 248, no. 12 (September 24, 1982): 1465-1477.

Murata, Mitsunori. "Secular Trends in Growth and Changes in Eating Patterns of Japanese Children." *American Journal of Clinical Nutrition* 72, no. 5 suppl. (November 2000): 1379S-1383S.

Murphy, Suzanne P., and Rachel K. Johnson. "The Scientific Basis of Recent US Guidance on Sugars Intake," *American Journal of Clinical Nutrition* 78, no. 4 (2003): 827S-833S.

Napoli, Claudio, Christopher K. Glass, Joseph L. Witztum, Reena Deutsch, Francesco P. D'Armiento, and Wulf Palinski. "Influence of Maternal Hypercholesterolaemia During Pregnancy on Progression of Early Atherosclerotic Lesions in Childhood: Fat of Early Lesions in Children (FELIC) Study." *Lancet* 354, no. 9186 (October 9, 1999): 1234-1241.

Naska, Androniki, Eleni Oikonomou, Antonia Trichopoulos, Theodora Psaltopoulou, and Dimitrios Trichopoulos. "Siesta in Healthy Adults and Coronary Mortality in the General Population." *Archives of Internal Medicine* 167, no. 3 (February 12, 2007): 296-301.

_____. Author reply to "Siesta, All-Cause Mortality, and Cardiovascular Mortality: Is there a "Siesta" at Adjudicating Cardiovascular Mortality?" by Sripal Bangalore, Sabrina Sawhney, and Franz H. Messerli. *Archives of Internal Medicine* 167, no. 19 (October 22, 2007): 2143-2144.

National Cholesterol Education Program. *Third Report of the National Cholesterol Education Program (NCEP). Expert Panel on Detection, Evaluation, and Treatment of High Blood Cholesterol in Adults: (Adult Treatment Panel III) Final Report.* NIH Publication No. 02-5215. Washington, DC: NIH, 2002.

National Diet-Heart Study Research Group. "The National Diet Heart Study Final Report." *American Heart Association Monograph 18 in Circulation* 37 and 38, suppl. 1 (March 1968): I-ix-I-428.

National Institutes of Health. "Lowering Blood Cholesterol to Prevent Heart Disease." *NIH Consensus Statement* 5, no. 7 (December 10?2, 1984): 1-11.

National Research Council, Division of Medical Sciences. *Symposium on Atherosclerosis.* Publication 338. Washington, DC: National Academy of Sciences-National Research Council, March, 1954.

National Toxicology Program, US Public Health Service, US Department of Health and Human Services. "Report on Carcinogens: 12th Edition." *Washington,* DC: US Government Printing Office, 2011.

Negre-Salvayre, Anne, Nathalie Auge, Victoria Ayala, et al. "Pathological Aspects of Lipid Peroxidation." *Free Radical Research* 44, no. 10 (October 2010): 1125-1171.

Ness, Andy R., J. Hughes, P. C. Elwood, E. Whitley, G. D. Smith, and M. L. Burr. "The Long-Term Effect of Dietary Advice in Men with Coronary Disease: Follow-Up of the Diet and Reinfarction Trial (DART)." *European Journal of Clinical Nutrition* 56, no. 6 (June 2002): 512-518.

Nestel, Paul J., and Andrea Poyser. "Changes in Cholesterol Synthesis and Excretion When Cholesterol Intake is Increased." *Metabolism* 25, no. 12 (December 1976): 1591-1599.

Nestle, Marion. "Mediterranean Diets: Historical and Research Overview." *American Journal of Clinical Nutrition* 61, no. 6 suppl. (June 1995): 1313S-1320S.

_____. "The Mediterranean (Diet and Disease Prevention)." In *Cambridge World History of Food 2.* Edited by Kenneth Kiple and Kriemhild Coneè Ornelas, Cambridge, England: Cambridge University Press, 2000, 1193-1203.

_____. *Food Politics.* Berkeley, CA: University of California Press, 2002.

Nestle, Marion, ed. "Mediterranean Diets." *American Journal of Clinical Nutrition* 61, no. 6 suppl. (1995): ix-1427S.

Nicklas, Theresa A., Larry S. Webber, MaryLynn Koschak, and Gerald S. Berenson. "Nutrient Adequacy of Low Fat Intakes for Children: The Bogalusa Heart Study." *Pediatrics* 89, no. 2 (February 1, 1992): 221-228.

Niinikoski, Harri, Hanna Lagstrom, Eero Jokinen, et al. "Impact of Repeated Dietary Counseling Between Infancy and 14 Years of Age on Dietary Intakes and Serum Lipids and Lipoproteins: The STRIP Study." *Circulation* 116, no. 9 (August 13, 2007): 1032-1040.

Niinikoski, Harri, Jorma Viikari, Tapani Ronnemaa, et al. "Regulation of Growth of 7-to 36-Month-Old Children by Energy and Fat Intake in the Prospective, Randomized STRIP Baby Trial." *Pediatrics* 100, no. 5 (November 1997): 810-816.

Noakes, Tim D. "The Women's Health Initiative Randomized Controlled Dietary Modification Trial: An Inconvenient Finding and the Diet-Heart Hypothesis." *South African Medical Journal* 103, no. 11 (September 30, 2013): 824-825.

Nordmann, Alain J., Katja Suter-Zimmermann, Heiner C. Bucher, et al. "Meta-Analysis Comparing Mediterranean to Low-Fat Diets for Modification of Cardiovascular Risk Factors." *American Journal of Medicine* 124, no. 9 (September 2011): 841-851.

Nydegger, Uris E., and Rene E. Butler. "Serum Lipoprotein Levels in Patients with Cancer." *Cancer Research* 32, no. 8 (August 1972): 1756-1760.

Obarzanek, Eva, Sally A. Hunsberger, Linda Van Horn, et al. "Safety of a Fat-Reduced Diet: The Dietary Intervention Study in Children (DISC)." *Pediatrics* 100, no. 1 (July 1997): 51-59.

Obarzanek, Eva, Frank M. Sacks, William M. Vollmer, et al. "Effects on Blood Lipids of a Blood Pressure-Lowering Diet: The Dietary Approaches to Stop Hypertension (DASH) Trial."

American Journal of Clinical Nutrition 74, no. 1 (2001): 80-89.

O'Brien, Patrick. "Dietary Shifts and Implications for US Agriculture." *American Journal of Clinical Nutrition* 61, no. 6 suppl. (1995): 1390S-1396S.

Office of the Surgeon General, US Public Health Service, US Department of Health and Human Services. "Healthy People: The Surgeon General's Report on Health Promotion and Disease Prevention." Docket number 79-55071, Washington DC: US Government Printing Office, 1979.

Ohfuji, Takehi Ko, and Takashi Kaneda. "Characterization of Toxic Components in Thermally Oxidized Oil." *Lipids* 8 (1973): 353-359.

Oliver, Michael Francis. "Ischaemic Heart Disease: A Secondary Prevention Trial Using Clofibrate." *Pharmacological Control of Lipid Metabolism* 26 (1972): 255-259.

_____. "Dietary Cholesterol, Plasma Cholesterol and Coronary Heart Disease." *British Heart Journal* 38, no. 3 (March 1976): 214-218.

_____. "It Is More Important to Increase the Intake of Unsaturated Fats than to Decrease the Intake of Saturated Fats: Evidence from Clinical Trials Relating to Ischemic Heart Disease." *American Journal of Clinical Nutrition* 66, no. 4 suppl. (October 1997): 980S-986S.

Opie, Lionel H. "Letter to the Editor: Mediterranean Diet for the Primary Prevention of Heart Disease." *New England Journal of Medicine* 369, no. 7 (August 15, 2013): 672-673.

Orchard, Trevor J., Richard P. Donahue, Lewis H. Kuller, Patrick N. Hodge, and Allan L. Drash. "Cholesterol Screening in Childhood: Does It Predict Adult Hypercholesterolemia? The Beaver County Experience." *Journal of Pediatrics* 103, no. 5 (November 1983): 687-691.

Ornish, Dean. "Avoiding Revascularization with Lifestyle Changes: The Multicenter Lifestyle Demonstration Project." *American Journal of Cardiology* 82, no. 10B (November 26, 1998): 72-76.

Ornish, Dean, Shirley E. Brown, J. H. Billings, et al. "Can Lifestyle Changes Reverse Coronary Heart Disease? The Lifestyle Heart Trial." *Lancet* 336, no. 8708 (July 21, 1990): 129-133.

Ornish, Dean, Larry W. Scherwitz, James H. Billings, et al. "Intensive Lifestyle Changes for Reversal of Coronary Heart Disease." *Journal of the American Medical Association* 280, no. 23 (December 16, 1998): 2001-2007.

Orr, John B., and John L. Gilks. *Studies of Nutrition: The Physique and Health of Two African Tribes.* Medical Research Council. Special Report Series. No. 155. London: Stationery Office, 1931.

Osler, William. *The Principles and Practice of Medicine.* 1892. Reprint, RareBooksClub.com, 2012.

Ozonoff, David. "The Political Economy of Cancer Research." *Science and Nature* 2 (1979): 14-16.

Page, Irvine H., Edgar V. Allen, Francis L. Chamberlain, Ancel Keys, Jeremiah Stamler, and Fredrick J. Stare. "Dietary Fat and Its Relation to Heart Attacks and Strokes." *Circulation* 23, no. 1 (1961): 133-136.

Page, Irvine H., Fredrick J. Stare, A. C. Corcoran, Herbert Pollack, and Charles F. Wilkinson. "Atherosclerosis and the Fat Content of the Diet." *Circulation* 16, no. 2 (August 1957): 163-178.

Pagoto, Sherry L., and Bradley M. Appelhans. "A Call for an End to the Diet Debates." *Journal of the American Medical Association* 310, no. 7 (2013): 687-688.

Palmieri, Luigi, Kathleen Bennett, Simona Giampaoli, and Simon Capewell. "Explaining the Decrease in Coronary Heart Disease Mortality in Italy between 1980 and 2000." *American*

Journal of Public Health 100, no. 4 (April 2010): 684-692.

Pan, An, Qi Sun, Adam M. Bernstein, et al. "Red Meat Consumption and Mortality: Results from 2 Prospective Cohort Studies." *Archives of Internal Medicine* 172, no. 7 (April 9, 2012): 555-563.

Park, Youngmee K., and Elizabeth A. Yetley. "Trench Changes in Use and Current Intakes of Tropical Oils in the United States." *American Journal of Clinical Nutrition* 51, no. 5 (1990): 738-748.

Patek, Arthur J., Forrest E. Kendall, Nancy M. deFritsch, and Robert L. Hirsch. "Cirrhosis-Enhancing Effect of Corn Oil." *Archives of Pathology* 82, no. 6 (December 1966): 596-601.

Patel, Sanjay R. "Is Siesta More Beneficial than Nocturnal Sleep?" *Archives of Internal Medicine* 167, no. 19 (October 22, 2007): 2143-2144.

Pearce, Morton Lee, and Seymour Dayton. "Incidence of Cancer in Men on a Diet High in Polyunsaturated Fat." *Lancet* 297, no. 7697 (March 6, 1971): 464-467.

Pennington, Alfred W. "Obesity in Industry: The Problem and Its Solution." *Industrial Medicine & Surgery* 18, no. 6 (June 1949): 259.

_____. "Obesity." *Medical Times* 80, no. 7 (July 1952): 389-398.

_____. "An Alternate Approach to the Problem of Obesity." *American Journal of Clinical Nutrition* 1, no. 2 (1953): 100-106.

_____. "A Reorientation on Obesity." *New England Journal of Medicine* 248, no. 23 (June 4, 1953): 959-964.

_____. "Treatment of Obesity with Calorically Unrestricted Diets." *Journal of Clinical Nutrition* 1, no. 5 (July-August 1953): 343-348.

_____. "Obesity: Overnutrition or Disease of Metabolism?" *American Journal of Digestive Diseases* 20, no. 9 (September 1953): 268-274.

_____. "Treatment of Obesity: Developments of the Past 150 Years." *American Journal of Digestive Diseases* 21, no. 3 (March 1954): 65-69.

Pernetti, Mimma, Kees van Malssen, Daniel Kalnin, and Eckhard Floter. "Structuring Edible Oil with Lecithin and Sorbitan Tri-Stearate.' Food Hydrocolloids 21, nos. 5-6 (July-August 2007): 855-861.

Phillips, Roland L., Frank R. Lemon, W. Lawrence Beeson, and Jan W. Kuzma. "Coronary Heart Disease Mortality Among Seventh-Day Adventists with Differing Dietary Habits: A Preliminary Report." *American Journal of Clinical Nutrition* 31, no. 10 (October 1978): S191-S198.

Phinney, Stephen D., Bruce R. Bistrian, R. R. Wolfe, and G. L. Blackburn. "The Human Metabolic Response to Chronic Ketosis Without Caloric Restriction: Physical and Biochemical Adaption." *Metabolism* 32, no. 8 (August 1983): 757-768.

Phinney, Stephen D., Edward S. Horton, Ethan A. H. Sims, John S. Hanson, Elliot Danforth Jr., and Betty M. Lagrange. "Capacity for Moderate Exercise in Obese Subjects after Adaptation to a Hypocaloric, Ketogenic Diet." *Journal of Clinical Investigation* 66, no. 5 (November 1980): 1152-1161.

Phinney, Stephen D., and Jeff S. Volek. *New Atkins for A New You: The Ultimate Diet for Shedding Weight and Feeling Great.* New York: Touchstone, 2010.

Phinney, Stephen D., James A. Wortman, and Douglas Bibus. "Oolichan Grease: A Unique Marine Lipid and Dietary Staple of the North Pacific Coast." *Lipids* 44, no. 1 (January 2009): 47-51.

Pickat, A. K. "The Nutritive Value of Margarine and Soy Bean-Oil." *Voprosy Pitaniia* 2, no. 5 (1933): 34-60.

Pinckney, Edward R., and *Cathey Pinckney. The Cholesterol Controversy.* Los Angeles: Sherbourne Press, 1973.

Plourde, Melanie, and Stephen C. Cunnane. "Extremely Limited Synthesis of Long Chain Polyunsaturates in Adults: Implications for Their Dietary Essentiality and Use as Supplements." *Applied Physiology, Nutrition and Metabolism* 32, no. 4 (August 2007): 619-634.

Plumb, Robert K. "Diet Linked to Cut in Heart Attacks." New York Times, May 17, 1962, 39. Poli, Giuseppi, and Rudolph Jorg Schaur. "4-Hydroxynonenal: A Lipid Degradation Product Provided with Cell Regulatory Functions." *Molecular Aspects of Medicine* 24, nos. 4-5 suppl. (August-October 2003): 147-313.

Poli, Giuseppi, Rudolph Jörg Schaur, W. G. Sterns, and G. Leonnarduzzi. "4-Hydroxynonenal: A Membrane Lipid Oxidation Product of Medicinal Interest." *Medicinal Research Reviews* 28, no. 4 (July 2008): 569-631.

Popper, Karl. *Objective Knowledge: An Evolutionary Approach.* Revised edition. Oxford: Clarendon Press, 1979.

Porter, Eugene O. "Oleomargarine: Pattern for State Trade Barriers." *Southwestern Social Science Quarterly* 29 (1948): 38-48.

Poustie, Vanessa J., and Patricia Rutherford. "Dietary Treatment for Familial Hypercholester-olaemia." Cochrane Database of Systematic Reviews, no. 2 (2001): CD001918.

Powley, Terry L. "The Ventromedial Hypothalamic Syndrome, Satiety and a Cephalic Phase Hypothesis." *Psychological Review* 84, no. 1 (1977): 89-126.

Prentice, Andrew M., and Alison A. Paul. "Fat and Energy Needs of Children in Developing Countries." *American Journal of Clinical Nutrition* 72, no. 5 suppl. (November 2000): 1253s-1265s.

Prentice, George. "Cancer Among Negroes." *British Medical Journal* 2, no. 3285 (December 15, 1923): 1181.

Prentice, Ross L., Bette Caan, Rowan T. Chlebowski, et al. "Low-Fat Dietary Pattern and Risk of Invasive Breast Cancer: The Women's Health Initiative Randomized Controlled Dietary Modification Trial." *Journal of the American Medical Association* 295, no. 6 (February 8, 2006): 629-642.

Prentice, Ross L., Cynthia A. Thomson, Bette Caan, et al. "Low-Fat Dietary Pattern and Cancer Incidence in the Women's Health Initiative Dietary Modification Randomized Controlled Trial." *Journal of the National Cancer Institute* 99, no. 20 (October 17, 2007): 1534-1543.

Price, Weston A. *Nutrition and Physical Degeneration.* 1939. Reprinted, La Mesa, CA: The Price-Pottenger Nutrition Foundation, 2004.

Prior, Ian A., Flora Davidson, Clare E. Salmond, and Z. Czochanska. "Cholesterol, Coconuts, and Diet on Polynesian Atolls: A Natural Experiment: The Pukapuka and Tokelau Island Studies." *American Journal of Clinical Nutrition* 34, no. 8 (August 1981): 1552-1561.

The Procter & Gamble Company. "The Story of Crisco." In *The Story of Crisco: 250 Tested Recipes,* by Marion Harris Neil, Cincinnati, OH: Procter & Gamble, 1914, 5-17.

Psaltopoulou, Theodora, Androniki Naska, Philoppos Orfanos, Dimitrios Trichopoulos, Theodoros Mountokalakis, and Antonia Trichopoulos. "Olive Oil, the Mediterranean Diet, and Arterial Blood Pressure: The Greek European Prospective Investigation into Cancer and

Nutrition (EPIC) Study." *American Journal of Clinical Nutrition* 80, no. 4 (October 1, 2004): 1012-1018.

Qintao, Eder, Scott Grundy, and Edward H. Ahrens, Jr. "Effects of Dietary Cholesterol on the Regulation of Total Body Cholesterol in Man." *Journal of Lipid Research* 12, no. 2 (March 1971): 233-247.

Ramsden, Christopher E., Joseph R. Hibbeln, Sharon F. Majchrzak, and John M. Davis. "N-6 Fatty Acid-Specific and Mixed Polyunsaturate Dietary Interventions Have Different Effects on CHD Risk: A Meta-Analysis of Randomised Controlled Trials." *British Journal of Nutrition* 104, no. 11 (December 2010): 1586-1600.

Ramsden, Christopher E., Daisy Zamora, Boonseng Leelarthaepin, et al. "Use of Dietary Linoleic Acid for Secondary Prevention of Coronary Heart Disease and Death: Evaluation of Recovered Data from the Sydney Diet Heart Study and Updated Meta-Analysis." *British Medical Journal* 346 (February 4, 2013): doi: 10.1136/bmj.e8707.

Rand, Margaret L., Adje A. Hennissen, and Gerard Hornstra. "Effects of Dietary Palm Oil on Arterial Thrombosis, Platelet Responses and Platelet Membrane Fluidity in Rats." *Lipids* 23, no. 11 (November 1988): 1019-1023.

Ravnskov, Uffe. *The Cholesterol Myths: Exposing the Fallacy that Saturated Fat and Cholesterol Cause Heart Disease.* Washington, DC: New Trends, 2000.

Ray, Kausik K., Sreenivasa Rao Kondapally Seshasai, Sebhat Erqou, et al. "Statins and All-Cause Mortality in High-Risk Primary Prevention: A Meta-Analysis of 11 Randomized Controlled Trials Involving 65,229 Participants." *Archives of Internal Medicine* 170, no. 12 (June 28, 2010): 1024-1031.

Reeves, Robert M. Letter to the Editor. "Effect of Dietary Trans Fatty Acids on Cholesterol Levels." *New England Journal of Medicine* 324, no. 5 (January 31, 1991): 338-340.

_____. Presentation at a conference hosted by the Institute of Shortening and Edible Oils, Las Vegas, August 2007.

Reid, D. D., and G. A. Rose. "Preliminary Communications: Assessing the Comparability of Mortality Statistics." *British Medical Journal* 2, no. 5422 (December 5, 1964): 1437-1439.

Reiser, Raymond. "Saturated Fat in the Diet and Serum Cholesterol Concentration: A Critical Examination of the Literature." *American Journal of Clinical Nutrition* 26, no. 5 (May 1973): 524-555.

_____. "Saturated Fat: A Rebuttal." *American Journal of Clinical Nutrition* 27, no. 3 (March 1974): 228-229.

Research Committee. "Low-Fat Diet in Myocardial Infarction: A Controlled Trial." *Lancet* 2, no. 7411 (September 11, 1965): 501-504.

Riepma, S. F. *The Story of Margarine.* Washington, DC: Public Affairs Press, 1970.

Rillamas-Sun, Eileen, Andrea Z. LaCroix, Molly E. Warring, et al. "Obesity and Late-Age Survival Without Major Disease or Disability in Older Women." *Journal of the American Medical Association, Internal Medicine* 174, no. 1 (January 2014): 98-106.

Rittenberg, D., and Rudolf Schoenheimer. "Deuterium as an Indicator in the Study of Intermediary Metabolism: XI. Further Studies on the Biological Uptake of Deuterium into Organic Substances, with Special Reference to Fat and Cholesterol Formation." *Journal of Biological Chemistry* 121, no. 1 (October 1, 1937): 235-253.

Rivellese, Angela A., Rosalba Giacco, Giovanni Annuzzi, et al. "Effects of Monounsaturated vs. Saturated Fat on Postprandial Lipemia and Adipose Tissue Lipases in Type 2 Diabetes."

Clinical Nutrition 27, no. 1 (February 2008): 133-141.

Robe, Karl. "Focus Gets Clearer on Confused Food Oil Picture." *Food Processing*, December 1961, 62-68.

Roberts, T. L., D. A. Wood, R. A. Riemersma, P. J. Gallagher, and Fiona C. Lampe. "Trans Isomers of Oleic and Linoleic Acids in Adipose Tissue and Sudden Cardiac Death." *Lancet* 345, no. 8945 (February 4, 1995): 278-282.

Rogers, Adrianne E., and Matthew P. Longnecker. "Biology of Disease: Dietary and Nutritional Influences on Cancer—A Review of Epidemiological and Experimental Data." *Laboratory Investigation* 59, no. 6 (1988): 729-759.

Rony, H. R. *Obesity and Leanness.* Philadelphia: Lea and Febiger, 1940.

Root, Waverley, and Richard De Rochemont. *Eating in America: A History.* New York: Morrow, 1976.

Rosamond, Wayne D., Lloyd E. Chambless, Aaron R. Folsom, et al. "Trends in the Incidence of Myocardial Infarction and in Mortality Due to Coronary Heart Disease, 1987 to 1994." *New England Journal of Medicine* 339, no. 13 (September 24, 1998): 861-867.

Rose, Geoffrey, Henry Blackburn, Ancel Keys, et al. "Colon Cancer and Blood-Cholesterol." *Lancet* 303, no. 7850 (February 9, 1974): 181-183.

Rose, Geoffrey, W. B. Thompson, and R. T. Williams. "Corn Oil in Treatment of Ischaemic Heart Disease." *British Medical Journal* 1, no. 5449 (June 12, 1965): 1531-1533.

Ross, Russell. "The Pathogenesis of Atherosclerosis—An Update." *New England Journal of Medicine* 314, no. 8 (February 20, 1986): 488-500.

Rothstein, William G. *Public Health and the Risk Factor: A History of an Uneven Medical Revolution.* Rochester Studies in Medical History 3. Rochester, NY: University of Rochester Press, 2003.

Rouja, Philippe Max, Eric Dewailly, and Carole Blanchet. "Fat, Fishing Patterns, and Health Among the Bardi People of North Western Australia." *Lipids* 38, no. 4 (April 2003): 399-405.

Roussouw, Jacques E., Loretta Finnegan, William R. Harlan, Vivian W. Pinn, Carolyn Clifford, and Joan A. McGowan. "The Evolution of the Women's Health Initiative: Perspectives from the NIH." *Journal of the American Medical Women's Association* 50, no. 2 (March/April 1995): 50-55.

Rubba, Paolo, F. Mancini, M. Gentile, and M. Mancini. "The Mediterranean Diet in Italy: An Update." *World Review of Nutrition and Dietetics* 97 (2007): 85-113.

Ruiz-Canela, Miguel, and Miguel A. Martínez-González. "Olive Oil in the Primary Prevention of Cardiovascular Disease." *Maturitas* 68, no. 3 (March 2011): 245-250.

Sacks, Frank M., George A. Bray, Vincent J. Carey, et al. "Comparison of Weight-Loss Diets with Different Compositions of Fat, Protein, and Carbohydrates." *New England Journal of Medicine* 360, no. 9 (February 26, 2009): 859-873.

Sacks, Frank M., and Lisa Litlin. "Trans-Fatty-Acid Content of Common Foods." *New England Journal of Medicine* 329, no. 26 (December 23, 1993): 1969-1970.

Samaha, Frederick F., Nayyar Iqbal, Prakash Seshadri, et al. "A Low-Carbohydrate as Compared with a Low-Fat Diet in Severe Obesity." *New England Journal of Medicine* 348, no. 21 (May 22, 2003): 2074-2081.

Samuel, Paul, Donald J. McNamara, and Joseph Shapiro. "The Role of Diet in the Etiology and Treatment of Atherosclerosis." *Annual Review of Medicine* 34, no. 1 (1983): 179-194.

Sarri, Katerina, and Anthony Kafatos. Letter to the Editor. "The Seven Countries Study in Crete:

Olive Oil, Mediterranean Diet or Fasting?" *Public Health Nutrition* 8, no. 6 (2005): 666.

Sarri, Katerina, Manolis K. Linardakis, Frosso N. Bervanaki, Nikolaos E. Tzanakis, and Anthony G. Kafatos. "Greek Orthodox Fasting Rituals: A Hidden Characteristic of the Mediterranean Diet of Crete." *British Journal of Nutrition* 92, no. 2 (2004): 277-284.

Schaefer, Ernst J., Joi L. Augustin, Mary M. Schaefer, et al. "Lack of Efficacy of a Foodfrequency Questionnaire in Assessing Dietary Macronutrient Intakes in Subjects Consuming Diets of Known Composition." *American Journal of Clinical Nutrition* 71, no. 3 (March 2000): 746-751.

Schaefer, Otto. "Medical Observations and Problems in the Canadian Arctic: Part II." *Canadian Medical Association Journal* 81, no. 5 (September 1, 1959): 386-393.

_____. "Glycosuria and Diabetes Mellitus in Canadian Eskimos: A Preliminary Report and Hypothesis." *Canadian Medical Association Journal* 99, no. 5 (August 3, 1968): 201-206.

_____. "When the Eskimo Comes to Town." *Nutrition Today* 6, no. 6 (November-December 1971): 8-16.

Schatzkin, Arthur, Peter Greenwald, David P. Byar, and Carolyn K. Clifford. "The Dietary Fat-Breast Cancer Hypothesis is Alive." *Journal of the American Medical Association* 261, no. 22 (June 9, 1989): 3284-3287.

Schatzkin, Arthur, Victor Kipnis, Raymond J. Carroll, et al. "A Comparison of a Food Frequency Questionnaire with a 24-hour Recall for Use in an Epidemiological Cohort Study: Results from the Biomarker-based Observing Protein and Energy Nutrition (OPEN) Study." *International Journal of Epidemiology* 32, no. 6 (December 2003): 1054-1062.

Schettler, Gotthard. "Atherosclerosis During Periods of Food Deprivation Following World Wars I and II." *Preventive Medicine* 12, no. 1 (1983): 75-83.

Schleifer, David. "Reforming Food: How Trans Fats Entered and Exited the American Food System." *PhD dissertation. New York University*, 2010.

_____. "The Perfect Solution: How Trans Fats Became the Healthy Replacement for Saturated Fats." *Technology and Culture* 53, no. 1 (January 2012): 94-119.

Seinfeld, Jerry. *I'm Telling You for the Last Time*. Broadhurst Theatre, New York, NY, August 6-9, 1998.

Seiz, Keith. *Dietary Goals for the United States*, Ninety-Fifth Congress (Washington, DC: US Government Printing Office, 1977).

_____. "Formulations: Sourcing Ideal Trans-Free Oils." *Functional Foods & Neutraceuticals* (July 2005): 36-37.

Seltzer, Carl C. "The Framingham Heart Study Shows No Increases in Coronary Heart Disease Rates from Cholesterol Values of 205-264 mg/dL." *Giornale Italiano di Cardiologia* (Padua) 21, no. 6 (1991): 683.

Senti, Frederic R., ed. Prepared for the Center for Food Safety and Applied Nutrition, Food and Drug Administration. *Health Aspects of Dietary Trans-Fatty Acids*. Bethesda, MD: Life Sciences Research Office, Federation of American Societies for Experimental Biology, August 1985.

Seppanen, C. M., and A. Saari Csallany. "Simultaneous Determination of Lipophilic Aldehydes by High-Performance Liquid Chromatography in Vegetable Oil." *Journal of the American Oil Chemists' Society* 78, no. 12 (December 1, 2001): 1253-1260.

_____. "Formation of 4-Hydroxynonenal, a Toxic Aldehyde, in Soybean Oil at Frying Temperature." *Journal of the American Oil Chemists' Society* 79, no. 10 (October 1, 2002):

1033-1038.

Serra-Majem, Lluis, J. Ngo de la Cruz, L. Ribas, and L. Salleras. "Mediterranean Diet and Health: Is All the Secret in Olive Oil?" *Pathophysiology of Haemostasis and Thrombosis* 33, nos. 5-6 (September-December 2003/2004): 461-465.

Serra-Majem, Lluis, Lourdes Ribas, Ricard Tresserras, Joy Ngo, and Llufs Salleras. "How Could Changes in Diet Explain Changes in Coronary Heart Disease Mortality in Spain? The Spanish Paradox." *American Journal of Clinical Nutrition* 61, no. 6 suppl. (June 1995): 1351S-1359S.

Serra-Majem, Lluis, Blanca Roman, and Ramon Estruch. "Scientific Evidence of Interventions Using the Mediterranean Diet: A Systematic Review." *Nutritional Reviews* 64, no. 2 (February 2006): S27-S47.

Serra-Majem, Lluis, Antonia Trichopoulos, Joy Ngo de la Cruz, et al. "Does the Definition of the Mediterranean Diet Need to be Updated?" *Public Health Nutrition* 7, no. 7 (October 2004): 927-929.

Shai, Iris, Dan Schwarzfuchs, Yaakov Henkin, et al. "Weight Loss with a Low-Carbohydrate, Mediterranean, or Low-Fat Diet." *New England Journal of Medicine* 359, no. 3 (July 17, 2008): 229-241.

Shaper, A. Gerald. "Cardiovascular Studies in the Samburu Tribe of Northern Kenya." *American Heart Journal* 63, no. 4 (April 1962): 437-442.

_____. Interview with Henry Blackburn. In "Preventing Heart Attack and Stroke: A History of Cardiovascular Disease Epidemiology," last accessed February 14, 2014. http://www.epi.umn.edu/cvdepi/interview.asp?id=64.

Sharman, Matthew J., Ana L. Gomez, William J. Kraemer, and Jeff S. Volek. "Very Low-Carbohdryate and Low-Fat Diets Affect Fasting Lipids and Postprandial Lipemia Differently in Overweight Men." *Journal of Nutrition* 134, no. 4 (April 1, 2004): 880-885.

Shaten, Barbara J., Lewis H. Kuller, Marcus O. Kjelsberg, et al. "Lung Cancer Mortality After 16 Years in MRFIT Participants in Intervention and Usual-Care Groups." *Annals of Epidemiology* 7, no. 2 (February 1997): 125-136.

Shekelle, Richard B., Anne MacMillan Shryock, Oglesby Paul, et al. "Diet, Serum Cholesterol, and Death from Coronary Heart Disease: The Western Electric Study." *New England Journal of Medicine* 304, no. 2 (January 8, 1981): 65-70.

Shekelle, Richard, and Salim Yusuf. "Report of the Conference on Low Blood Cholesterol: Mortality Associations." *Circulation* 86, no. 3 (1992): 1046-1060.

Shi, Z., X. Hu, B. Yuan, G. Hu, X. Pan, Y. Dai, J. E. Byles, and G. Holmboe-Ottesen. "Vegetable-Rich Food Pattern Is Related to Obesity in China." *International Journal of Obesity* 32, no. 6 (2008): 975-984.

Shields, David S. "Prospecting for Oil." *Gastronomica* 10, no. 4 (2010): 25-34.

Shin, Ju Young, Jerry Suls, and Rene Martin. "Are Cholesterol and Depression Inversely Related? A Meta-Analysis of the Association Between Two Cardiac Risk Factors." *Annals of Behavioral Medicine* 36, no. 1 (August 2008): 33-43.

Siampos, George S. *Recent Population Change Calling for Policy Action: With Special Reference to Fertility and Migration.* Athens: National Statistical Service of Greece, 1980.

Sieri, Sabina, Vittorio Krogh, Pietro Ferrari, et al. "Dietary Fat and Breast Cancer Risk in the European Prospective Investigation into Cancer and Nutrition." *American Journal of Clinical Nutrition* 88, no. 5 (November 2008): 1304-1312.

Silwood, Christopher J. L., and Martin C. Grootveld. "Application of High-Resolution, Two-

Dimensional H and C Nuclear Magnetic Resonance Techniques to the Characterization of Lipid Oxidation Products in Autoxidized Linoleoyl Linolenoylglycerols." *Lipids* 34, no. 7 (July 1999): 741-756.

Simell, Olli, Harri Niinikoski, Tapani Ronnemaa, et al. "Special Turku Coronary Risk Factor Intervention Project for Babies (STRIP)." *American Journal of Clinical Nutrition* 72, no. 5 suppl. (November 2000): 1316-1331S.

Simons, Leon A., Yechiel Friedlander, John McCallum, and Judith Simons. "Risk Factors for Coronary Heart Disease in the Prospective Dubbo Study of Australian Elderly." *Atherosclerosis* 117, no. 1 (1995): 107?118.

Sinclair, Hugh M. "The Diet of Canadian Indians and Eskimos." *Proceedings of the Nutrition Society* 12, no. 1 (1953): 74.

Singh, Ram B., Shanti S. Rastogi, Rakesh Verma, Laxmi Bolaki, and Reema Singh. "An Indian Experiment with Nutritional Modulation in Acute Myocardial Infarction." *American Journal of Cardiology* 69, no. 9 (April 1, 1992): 879-885.

Singh, Ram B., Shanti S. Rastogi, Rakesh Verma, B. Laxmi, Reema Singh, S. Ghosh, and Mohammad A. Niaz. "Randomised Controlled Trial of Cardioprotective Diet in Patients with Recent Acute Myocardinal Infarction: Results of One Year Follow Up." *British Medical Journal* 304, no. 6833 (April 18, 1992): 1015-1019.

Siri-Tarino, Patty W., Qi Sun, Frank B. Hu, and Ronald M. Krauss. "Saturated Fat, Carbohydrate, and Cardiovascular Disease." *American Journal of Clinical Nutrition* 91, no. 3 (March 2010): 502-509.

Slining, Meghan M., Kevin C. Mathias, and Barry M. Popkin. "Trends in Food and Beverage Sources among US Children and Adolescents: 1989-2010." *Journal of the Academy of Nutrition and Dietetics* 113, no. 12 (December 2013): 1683-1694.

Smith, Jane, and Fiona Godlee. "Investigating Allegations of Scientific Misconduct." *British Medical Journal* 331, no. 7511 (July 30, 2005): 245-246.

Smith, Leland L. "The Autoxidation of Cholesterol." In *Autoxidation in Food and Biological Systems.* Edited by Michael G. Simic and Marcus Karel. New York: Springer Science+Business Media, 1980, 119-132.

Smith, Russell Lesley, and Edward Robert Pinckney. *Diet, Blood Cholesterol, and Coronary Heart Disease: A Critical Review of the Literature.* Santa Monica, CA: privately published, July 1988.

Soman, C. R. "Correspondence: Indo-Mediterranean Diet and Progression of Coronary Artery Disease." *Lancet* 366, no. 9483 (July 30, 2005): 365-366.

Spencer, Colin. *Vegetarianism: A History.* London: Grub Street, 2000.

Speth, John D. *Bison Kills and Bone Counts: Decision Making by Ancient Hunters.* Chicago: University of Chicago Press, 1983.

Squires, Sally. "Hearts and Minds." *Washington Post,* July 24, 2001.

Stamler, Jeremiah. "Diet-Heart: A Problematic Revisit." *American Journal of Clinical Nutrition* 91, no. 3 (March 2010): 497-499.

Stamler, Jeremiah, and Frederick H. Epstein. "Coronary Heart Disease: Risk Factors as Guides to Preventive Action." *Preventive Medicine* 1, no. 1 (1972): 27-48.

Staprans, Ilona, Xian-Mang Pan, Joseph H. Rapp, Carl Grunfeld, and Kenneth R. Feingold. "Oxidized Cholesterol in the Diet Accelerates the Development of Atherosclerosis in LDL Receptor- and Apolipoprotein E-Deficient Mice." *Journal of Arteriosclerosis, Thrombosis, and Vascular Biology* 20, no. 3 (March 2000): 708-?714.

Stearns, Peter N. *Fat History: Bodies and Beauty in the Modern West*. New York: New York University Press, 1997.

Stefanick, Marcia L., Sally Mackey, Mary Sheehan, Nancy Ellsworth, William L. Haskell, and Peter D. Wood. "Effects of Diet and Exercise in Men and Postmenopausal Women with Low Levels of HDL Cholesterol and High Levels of LDL Cholesterol." *New England Journal of Medicine* 339, no. 1 (July 2, 1998): 12-20.

Stefansson, Vilhjalmur. *The Fat of the Land*. Enlarged Edition of *Not By Bread Alone*, first published in 1946. New York: Macmillan, 1956.

_____. *The Friendly Arctic: The Story of Five Years in Polar Regions*. New edition (First edition: New York: MacMillian, 1921) New York: Greenwood Press, 1969.

Stehbens, William E., and Elli Wierzbicki. "The Relationship of Hypercholesterolemia to Atherosclerosis with Particular Emphasis on Familial Hypercholesterolemia, Diabetes Mellitus, Obstructive Jaundice, Myxedema, and the Nephrotic Syndrome." *Progress in Cardiovascular Diseases* 30, no. 4 (January-February 1988): 289-306.

Stein, Joel. "The Low-Carb Diet Craze." *Time*, November 1, 1999.

Steinberg, Daniel. "An Interpretive History of the Cholesterol Controversy: Part 1." *Journal of Lipid Research* 45, no. 9 (September 2004): 1583-1593.

_____. "An Interpretive History of the Cholesterol Controversy. Part II. The Early Evidence Linking Hypercholesterolemia to Coronary Disease in Humans." *Journal of Lipid Research* 46, no. 2 (February 2005): 179-190.

_____. "The Pathogenesis of Atherosclerosis: An Interpretive History of the Cholesterol Controversy, Part IV: The 1984 Coronary Primary Prevention Trial Ends It—Almost." *Journal of Lipid Research* 47, no. 1 (January 2006): 1-14.

Stemmermann, Grant N., Abraham Nomura, Lance K. Heilbrun, Earl S. Pollack, and Abraham Kagan. "Serum Cholesterol and Colon Cancer Incidence in Hawaiian Japanese Men." *Journal of the National Cancer Institute* 67, no. 6 (December 1981): 1179-1182.

Stender, Steen, and Jorn Dyerberg. "High Levels of Industrially Produced Trans Fat in Popular Fast Foods." *New England Journal of Medicine* 354, no. 15 (April 13, 2006): 1650-1652.

Stern, Linda, Nayyar Iqbal, Prakash Seshadri, et al. "The Effects of Low-Carbohydrate versus Conventional Weight Loss Diets in Severely Obese Adults: One-Year Follow-up of a Randomized Trial." *Annals of Internal Medicine* 140, no. 10 (May 18, 2004): 778-785.

Stout, Clarke, Jerry Morrow, Edward N. Brandt, Jr., and Stewart Wolf. "Unusually Low Incidence of Death from Myocardial Infarction: Study of Italian American Community in Pennsylvania." *Journal of the American Medical Association* 188, no. 10 (June 8, 1964): 845-849.

Sturdevant, Richard A. L., Morton Lee Pearce, and Seymour Dayton. "Increased Prevalence of Cholelithiasis in Men Ingesting a Serum-Cholesterol-Lowering Diet." *New England Journal of Medicine* 288, no. 1 (January 4, 1973): 24-27.

Sutherland, Wayne H. F., Sylvia A. de Jong, Robert J. Walker, et al. "Effect of Meals Rich in Heated Olive and Safflower Oils on Oxidation of Postprandial Serum in Healthy Men." *Atherosclerosis* 160, no. 1 (January 2002): 195-203.

Svendsen, Kristin, Hanne Naper Jensen, Ingvill Sivertsen, and Ann Kristin Sjaastad. "Exposure to Cooking Fumes in Restaurant Kitchens in Norway." *Annals of Occupational Hygiene* 46, no. 4 (2002): 395-400.

Takeya, Yo, Jordan S. Popper, Yukiko Shimizu, Hiroo Kato, George G. Rhoads, and Abraham

Kagan. "Epidemiologic Studies of Coronary Heart Disease and Stroke in Japanese Men Living in Japan, Hawaii and California: Incidence of Stroke in Japan and Hawaii." *Stroke* 15, no. 1 (January-February 1984): 15-23.

Tanaka, Heizo, Yutaka Ueda, Masayuki Hayashi, et al. "Risk Factors for Cerebral Hemorrhage and Cerebral Infarction in a Japanese Rural Community." *Stroke* 13, no. 1 (January-February 1982): 62-73.

Tanaka, T., and T. Okamura. "Blood Cholesterol Level and Risk of Stroke in Community-Based or Worksite Cohort Studies: A Review of Japanese Cohort Studies in the Past 20 Years." *Keio Journal of Medicine* 61, no. 3 (2012): 79-88.

Tang, Jian, Qi Zhang Jin, Guo Hui Shen, Chi Tang Ho, and Stephen S. Chang. "Isolation and Identification of Volatile Compounds from Fried Chicken." *Journal of Agricultural and Food Chemistry* 31, no. 6 (1983): 1287-1292.

Tang, W. H. Wilson, Zeneng Wang, Bruce S. Levison, et al. "Intestinal Microbial Metabolism of Phosphatidylcholine and Cardiovascular Risk." *New England Journal of Medicine* 368, no. 17 (April 25, 2013): 1575-1584.

Tannenbaum, Albert. "The Genesis and Growth of Tumors. III. Effects of a High-Fat Diet." *Cancer Research* 2, no. 7 (July 1942): 468-475.

Taubes, Gary. "The Soft Science of Dietary Fat." *Science* 291, no. 5513 (March 2001): 2536-2545.

_____. "What if It's All Been a Big Fat Lie?" *New York Times Magazine*, July 7, 2002.

_____. *Good Calories, Bad Calories: Fats, Carbs, and the Controversial Science of Diet and Health.* New York: Alfred A. Knopf, 2007.

_____. "Do We Really Know What Makes Us Healthy?" *New York Times Magazine*, September 16, 2007.

_____. Letter to the Editor. "Eat, Drink and Be Wary." *New York Times*, October 28, 2007.

_____. "The Science of Obesity: What Do We Really Know about What Makes Us Fat? An Essay by Gary Taubes." *British Medical Journal* 346 (April 16, 2013).

_____. "What Makes You Fat: Too Many Calories, or the Wrong Carbohydrates?" *Scientific American* 309, no. 3 (September 2013): 60-65.

Teicholz, Nina. "Heart Breaker." *Gourmet*, June 2004, 100-105.

Teti, Vito. "Food and Fatness in Calabria." In *Social Aspects of Obesity #1*. Edited by Igor De Garine and Nancy J. Pollock. Translated by Nicolette S. James. Amsterdam: Gordon and Breach, 1995.

Thannhauser, S. J., and Heinz Magendantz. "The Different Clinical Groups of Xanthomatous Diseases: A Clinical Physiological Study of 22 Cases." *Annals of Internal Medicine* 11, no. 9 (March 1, 1938): 1662-1746.

Tillotson, Jeanne L., Hiroo Kato, Milton Z. Nichaman, et al. "Epidemiology of Coronary Heart Disease and Stroke in Japanese Men Living in Japan, Hawaii, and California: Methodology for Comparison of Diet." *American Journal of Clinical Nutrition* 26, no. 2 (February 1973): 177-184.

Tolstoi, Edward. "The Effect of an Exclusive Meat Diet Lasting One Year on the Carbohydrate Tolerance of Two Normal Men." *Journal of Biological Chemistry* 83, no. 3 (September 1929): 747-752.

_____. "The Effect of an Exclusive Meat Diet on the Chemical Constituents of the Blood." *Journal of Biological Chemistry* 83, no. 3 (September 1929): 753-758.

Torrey, John C. "Influence of an Exclusively Meat Diet on the Human Intestinal Flora."

Proceedings of the Society for Experimental Biology and Medicine 28, no. 3 (December 1930): 295-296.

"Trans Fatty Acids and Risk of Myocardial Infarction." *Toxicology Forum Annual Summer Meeting*, July 11-15, 1994.

"Trial of Clofibrate in the Treatment of Ischaemic Heart Disease. Five-year Study by a Group of Physicians of the Newcastle Upon Tyne Region." *British Medical Journal* 4, no. 5790 (December 25, 1971): 767-775.

Trichopoulos, Antonia, Tina Costacou, Christina Bamia, and Dimitrios Trichopoulos. "Adherence to a Mediterranean Diet and Survival in a Greek Population." *New England Journal of Medicine* 348, no. 26 (June 26, 2003): 2599-2608.

Trichopoulos, Antonia, Antigone Kouris-Blazos, Mark L. Wahlqvist, et al. "Diet and Overall Survival in Elderly People." *British Medical Journal* 311, no. 7018 (December 2, 1995): 1457-1460.

Trichopoulos, Antonia, and Pagona Lagiou. "Healthy Traditional Mediterranean Diet: An Expression of Culture, History, and Lifestyle." *Nutrition Reviews* 55, no. 11 pt 1 (November 1997): 383-389.

Trichopoulos, Antonia, Philippos Orfanos, Teresa Norat, et al. "Modified Mediterranean Diet and Survival: EPIC-Elderly Prospective Cohort Study." *British Medical Journal* 330, no. 7498 (April 28, 2005): 991.

Troiano, Richard P., Ronette R. Briefel, Margaret D. Carroll, and Karil Bialostosky. "Energy and Fat Intakes of Children and Adolescents in the United States: Data from the National Health and Nutrition Examination Surveys." *American Journal of Clinical Nutrition* 72, no. 5 suppl. (2000): 1343S-1353S.

Trowell, H. C., and D. P. Burkitt, eds. *Western Diseases: Their Emergence and Prevention.* London: Edward Arnold, 1981.

Truswell, A. Stewart. "Diet and Plasma Lipids—A Reappraisal." *American Journal of Clinical Nutrition* 31, no. 6 (June 1978): 977-989.

———. "Evolution of Dietary Recommendations, Goals, and Guidelines." *American Journal of Clinical Nutrition* 45, no. 5 suppl. (May 1987): 1060-1072.

———. "Problems with Red Meat in the WCRF2." *American Journal of Clinical Nutrition* 89, no. 4 (April 2009): 1274-1275.

Tunstall-Pedoe, Hugh, Kari Kuulasmaa, Markku Mahonen, Hanna Tolonen, Esa Ruokokski, and Phillippe Amouyel. "Contribution of Trends in Survival and Coronary-Event Rates to Changes in Coronary Heart Disease Mortality: 10-Year Results from 37 WHO MONICA Project Populations. Monitoring Trends and Determinants in Cardiovascular Disease." *Lancet* 353, no. 9164 (May 8, 1999): 1547-1557.

Turpeinen, Osmo, Martti Karvonen, Maija Pekkarinen, Matti Miettinen, Reino Elosuo, and Erkki Paavilainen. "Dietary Prevention of Coronary Heart Disease: The Finnish Mental Hospital Study." *International Journal of Epidemiology* 8, no. 2 (1979): 99-118.

Twain, Mark. *Life on the Mississippi* 1883. Reprinted, Hollywood, CA: Simon & Brown, 2011.

Uauy, Ricardo, Charles E. Mize, and Carlos Castillo-Duran. "Fat Intake During Childhood: Metabolic Responses and Effects on Growth." *American Journal of Clinical Nutrition* 72, no. 5 suppl. (Nov 2000): 1345S-1360S.

Ueshima, Hirotsuga, Minoru Iida, and Yoshio Komachi. Letter to the Editor. "Is it Desirable to Reduce Total Serum Cholesterol Level as Low as Possible?" *Preventive Medicine* 8, no. 1

(January 1979): 104-111.

Ueshima, Hirotsugu, Kozo Tatara, and Shintaro Asakura. "Declining Mortality From Ischemic Heart Disease and Changes in Coronary Risk Factors in Japan, 1956?1980." *American Journal of Epidemiology* 125, no. 1 (1987): 62-72.

US Census Office. *Census Reports II: Twelfth Census of the United States, Taken in the Year 1900. Population. Part II.* Washington, DC: US Census Office, 1902.

US Congress. House. Committee on Agriculture. *National Academy of Sciences Report on Healthful Diets: Hearings before the House Subcommittee on Domestic Marketing, Consum Relations and Nutrition.* 96th Congress, 2nd Session, 1980.

_____. House. Committee on Appropriations. *Dietary Guidelines for National Americans: Hearings before the House Subcommittee on Agriculture, Rural Development and Related Agencies.* 96th Congress, 2nd Session, 1980.

_____. Senate. Commmittee on Nutrition and Human Needs. *Diet Related to Killer Diseases.* 94th Congress, July 27 and 28, 1976.

_____. Senate. Committee on Nutrition and Human Needs. *Obesity and Fad Diets: Hearings Before the Select Committee on Nutrition and Human Needs of the US Senate.* 93rd Congress. Washington, DC: US Government Printing Office, April 12, 1973.

US Department of Agriculture. *Nutrition and Your Health: Dietary Guidelines for Americans Home and Garden Bulletin* 228. Washington, DC: Science and Education Administration, 1980.

_____. "Profiling Food Consumption in America." In *Agricultural Fact Book 2001-2002. 13-21.* Washington, DC: US Government Printing Office, 2003.

US Department of Agriculture and US Department of Health and Human Services. *Dietary Guidelines for Americans, 2010.* 7th Edition, Washington, DC: US Government Printing Office, December 2010.

Van Deventer, Hendrick, W. Greg Miller, Gary L. Meyers, et al. "Non-HDL Cholesterol Shows Improved Accuracy for Cardiovascular Risk Score Classification Compared to Direct or Calculated LDL Cholesterol in Dyslipidemic Population." *Clinical Chemistry* 57, No. 3 (2011): 490-501.

Vernon, Mary C., John Mavropoulos, Melissa Transue, William S. Yancy, and Eric C. Westman. "Clinical Experience of a Carbohydrate-Restricted Diet: Effect on Diabetes Mellitus." *Metabolic Syndrome and Related Disorders* 1, no. 3 (September 2003): 233-237.

Volek, Jeff S., Kevin D. Ballard, Ricardo Silvestre, et al. "Effects of Dietary Carbohydrate Restriction Versus Low-Fat Diet on Flow-Mediated Dilation." *Metabolism* 58, no. 12 (December 2009): 1769-1777.

Volek, Jeff S., Stephen D. Phinney, Cassandra E. Forsythe, et al. "Carbohydrate Restriction Has a More Favorable Impact on the Metabolic Syndrome than a Low Fat Diet." *Lipids* 44, no. 4 (April 2009): 297-309.

Volek, Jeff S., Matthew J. Sharman, and Cassandra E. Forsythe. "Modification of Lipoproteins by Very Low-Carbohydrate Diets." *Journal of Nutrition* 135, no. 6 (June 2005): 1339-1342.

Volek, Jeff S., Matthew Sharman, Ana Gomez, et al. "Comparison of Energy-Restricted Very Low-Carbohydrate and Low-Fat Diets on Weight Loss and Body Composition in Overweight Men and Women." *Nutrition & Metabolism* 1, no. 13 (2004): 1?32.

Volek, Jeff S., Matthew J. Sharman, et al. "Comparison of a Very Low-Carbohydrate and Low-Fat Diet on Fasting Lipids, LDL Subclasses, Insulin Resistance, and Postprandial Lipemic

Responses in Overweight Women." *Journal of the American College of Nutrition* 23, no. 2 (April 2004): 177-184.

Von Noorden, C. *Clinical Treatises on Pathology and Therapy of Disorders of Metabolism and Nutrition, Part VIII.* Diabetes Mellitus. New York: E. B. Treat, 1907.

Vos, Eddie. "Modified Mediterranean Diet and Survival: Key Confounder Was Missed." *British Medical Journal* 330, no. 7503 (June 4, 2005): 1329.

Wade, Nicholas. "Food Board's Fat Report Hits Fire." *Science* 209, no. 4453 (July 11, 1980): 248-250.

Walden, Carolyn E., Barbara M. Retzlaff, Brenda L. Buck, Shari Wallick, Barbara S. McCann, and Robert H. Knopp. "Differential Effect of National Cholesterol Education Program (NCEP) Step II Diet on HDL Cholesterol, Its Subfractions, and Apoprotein AI Levels in Hypercholesterolemic Women and Men After 1 Year: The beFIT Study." *Arteriosclerosis, Thrombosis, and Vascular Biology* 20, no. 6 (June 2000): 1580-1587.

Wallace, A. J., W. H. F. Sutherland, J. I. Mann, and S. M. Williams. "The Effects of Meals Rich in Thermally Stressed Olive and Safflower Oils on Postprandial Serum Paraoxonase Activity in Patients with Diabetes." *European Journal of Clinical Nutrition* 55, no. 11 (November 2001): 951-958.

Wallace, Lance, and Wayne Ott. "Personal Exposure to Ultrafine Particles." *Journal of Exposure Science and Environmental Epidemiology* 21 (January-February 2011): 20-30.

Wallis, Claudia. "Hold the Eggs and Butter." *Time*, March 26, 1984.

Walvin, James. *Fruits of Empire: Exotic Produce and British Taste, 1660-1800.* New York: New York University Press, 1997.

Waterlow, John C. "Diet of the Classical Period of Greece and Rome." *European Journal of Clinical Nutrition* 43, suppl. 2 (1989): 3-12.

Wears, Robert L., Richelle J. Cooper, and David J. Magid. "Subgroups, Reanalyses, and Other Dangerous Things." *Annals of Emergency Medicine* 46, no. 3 (September 2005): 253-255.

Weld, Isaac. *Travels Through the States of North America, and the Provinces of Upper and Lower Canada,* During the Years 1795, 1796, and 1797. London: printed for John Stockdale, Piccadilly, 1799.

Werdelin, Lars. "King of Beasts." *Scientific American* 309, no. 5 (November 2013): 34-39.

Werkö, Lars. "Risk Factors and Coronary Heart Disease—Facts or Fancy?" *American Heart Journal* 91, no. 1 (January 1976): 87-98.

Wertheimer, E., and B. Shapiro. "The Physiology of Adipose Tissue." *Physiology Reviews* 28, no. 4 (October 1948): 451-464.

Westman, Eric C. "Rethinking Dietary Saturated Fat." *Food Technology* 63, no. 2 (2009): 30.

Westman, Eric C., Richard D. Feinman, John C. Mavropoulos, et al. "Low-Carbohydrate Nutrition and Metabolism." *American Journal of Clinical Nutrition* 86, no. 2 (August 2007): 276-284.

Westman, Eric C., John C. Mavropoulos, William S. Yancy, and Jeff S. Volek. "A Review of Low-Carbohydrate Ketogenic Diets." *Current Atherosclerosis Reports* 5, no. 6 (November 2003): 476-483.

Westman, Eric C., Jeff S. Volek, and Richard D. Feinman. "Carbohydrate Restriction Is Effective in Improving Atherogenic Dyslipidemia even in the Absence of Weight Loss." *American Journal of Clinical Nutrition* 84, no. 6 (December 2006): 1549-1549.

Westman, Eric C., William S. Yancy, Joel S. Edman, Keith F. Tomlin, and Christine E. Perkins. "Effect of 6-month Adherence to a Very Low Carbohydrate Diet Program." *American*

Journal of Medicine 113, no. 1 (2002): 30-36.

Westman, Eric C., William S. Yancy, and Margaret Humphreys. "Dietary Treatment of Diabetes Mellitus in the Pre-Insulin Era (1914?1922)." *Perspectives in Biology and Medicine* 49, no. 1 (Winter 2006): 77-83.

White, Caroline. "Suspected Research Fraud: Difficulties Getting at the Truth." *British Medical Journal* 331, no. 7511 (July 30, 2005): 281-288.

White, Paul Dudley. "Heart Ills and Presidency: Dr. White's Views." *New York Times*, October 30, 1955.

Willett, Walter C. *Eat, Drink and Be Healthy: The Harvard Medical School Guide to Healthy Eating.* New York: Simon & Schuster, 2001.

_____. "The Great Fat Debate: Total Fat and Health," *Journal of the American Dietetic Association* 111, no. 5 (May 2011): 660-662.

Willett, Walter C., and Alberto Ascherio. "Trans Fatty Acids: Are the Effects Only Marginal?" *American Journal of Public Health* 84, no. 5 (May 1994): 722-724.

Willett, Walter C., and David J. Hunter. "Prospective Studies of Diet and Breast Cancer." *Cancer* 74, no. 3 suppl. (August 1, 1994): 1085-1089.

Willett, Walter C., Frank Sacks, Antonia Trichopoulos, et al. "Mediterranean Diet Pyramid: A Cultural Model for Healthy Eating." *American Journal of Clinical Nutrition* 61, no. 6 (June 1995): 1402S-1406S.

Willett, Walter C., Meir J. Stampfer, Graham A. Colditz, et al. "Dietary Fat and the Risk of Breast Cancer." *New England Journal of Medicine* 316, no. 1 (January 1, 1987): 22-28.

Willett, Walter C., Meir J. Stampfer, JoAnn E. Manson, et al. "Intake of Trans Fatty Acids and Risk of Coronary Heart Disease Among Women." *Lancet* 341, no. 8845 (March 6, 1993): 581-585.

Williams, Roger R., Paul D. Sorlie, Manning Feinleib, et al. "Cancer Incidence by Levels of Cholesterol." *Journal of the American Medical Association* 245, no. 3 (January 16, 1981): 247-252.

Wood, Randall, Fred Chumbler, and Rex Wiegand. "Incorporation of Dietary cis and trans Isomers of Octadecenoate in Lipid Classes of Liver and Hepatoma." *Journal of Biological Chemistry* 252, no. 6 (March 25, 1977): 1965-1970.

Wood, Randall, Karen Kubena, Barbara O' Brien, Stephen Tseng, and Gail Martin. "Effect of Butter, Mono- and Polyunsaturated Fatty Acid-Enriched Butter, Trans Fatty Acid Margarine, and Zero Trans Fatty Acid Margarine on Serum Lipids and Lipoproteins in Healthy Men." Journal of Lipid Research 34, no. 1 (January 1993): 1-11.

Wood, Randall, Karen Kubena, Stephen Tseng, Gail Martin, and Robin Crook. "Effect of Palm Oil, Margarine, Butter and Sunflower Oil on Serum Lipids and Lipoproteins of Normocholesterolemic Middle-Aged Men." *Journal of Nutritional Biochemistry* 4, no. 5 (May 1993): 286-297.

Woodhill, J. M., A. L. Palmer, B. Leelarthaepin, C. McGilchrist, and R. B. Blacket. "Low Fat, Low Cholesterol Diet in Secondary Prevention of Coronary Heart Disease." *Advances in Experimental Medicine and Biology* 109 (1978): 317-330.

Wootan, Margo, Bonnie Liebman, and Wendie Rosofsky. "Trans: The Phantom Fat." *Nutrition Action Healthletter* 23, no. 7 (1996): 10-14.

World Cancer Research Fund and the American Institute for Cancer Research. *Food, Nutrition, Physical Activity, and the Prevention of Cancer: A Global Perspective.* Washington, DC: American Institute for Cancer Research, 2007.

World Health Organization. "Diet, Nutrition, and the Prevention of Chronic Diseases: Joint WHO/FAO Expert Consultation." *World Health Organization Technical Report Series* 916. Geneva, Switzerland: WHO, 2003.

Worth, Robert M., Hiroo Kato, George G. Rhoads, Abraham Kagan, and Sherman Leonard Syme. "Epidemiologic Studies of Coronary Heart Disease and Stroke in Japanese Men Living in Japan, Hawaii and California: Mortality." *American Journal of Epidemiology* 102, no. 6 (December 1975): 481-490.

Wrangham, Richard. Catching Fire: How Cooking Made Us Human. Philadelphia: Basic Books, 2009. The Writing Group for the DISC Collaborative Research Group. "Efficacy and Safety of Lowering Dietary Intake of Fat and Cholesterol in Children with Elevated Low-Density Lipoprotein Cholesterol." *Journal of the American Medical Association* 273, no. 18 (May 10, 1995): 1429-1435.

Wu, She-Ching, and Gow-Chin Yen. "Effects of Cooking Oil Fumes on the Genotoxicity and Oxidative Stress in Human Lung Carcinoma (A-549) Cells." *Toxicology in Vitro* 18, no. 5 (October 2004): 571-580.

Yancy, William S., Maren K. Olsen, John R. Guyton, Ronna P. Bakst, and Eric C. Westman. "A Low-Carbohydrate, Ketogenic Diet Versus a Low-Fat Diet to Treat Obesity and Hyperlipidemia: A Randomized, Controlled Trial." *Annals of Internal Medicine* 140, no. 10 (May 18, 2004): 769-777.

Yang, Mei-Uih, and Theodore B. Van Itallie. "Composition of Weight Lost During Short-Term Weight Reduction. Metabolic Responses of Obese Subjects to Starvation and Low-Calorie Ketogenic and Nonketogenic Diets." *Journal of Clinical Investigation* 58, no. 3 (September 1976): 722-730.

Yano, Katsuhiko, George G. Rhoads, Abraham Kagan, and Jeanne Tillotson. "Dietary Intake and the Risk of Coronary Heart Disease in Japanese Men Living in Hawaii." *American Journal of Clinical Nutrition* 31, no. 7 (July 1978): 1270-1279.

Yellowlees, Walter W. "Sir James Mackenzie and the History of Myocardial Infarction." *Journal of the Royal College of General Practitioners* 32, no. 235 (February 1982): 109-112.

Yerushalmy, Jacob, and Herman E. Hilleboe. "Fat in the Diet and Mortality from Heart Disease; A Methodologic Note." *New York State Journal of Medicine* 57, no. 14 (July 1957): 2343-2354.

Yngve, Agneta, Leif Hambraeus, Lauren Lissner, et al. "Invited Commentary: The Women's Health Initiative. What Is on Trial: Nutrition and Chronic Disease? Or Misinterpreted Science, Media Havoc and the Sound of Silence from Peers?" *Public Health Nutrition* 9, no. 2 (2006): 269-272.

Yonge, C. D., editor and translator. *The Deipnosophists, or, Banquet of the Learned, of Athenæus.* London: Henry G. Bohn, 1854.

Young, S. Stanley. "Gaming the System: Chaos from Multiple Testing." *IMS Bulletin* 36, no. 10 (2007): 13.

Young, Shun-Chieh, Louis W. Chang, Hui-Ling Lee, Lung-Hung Tsai, Yin-Chang Liu, and Pinpin Lin. "DNA Damages Induced by Trans, Trans-2, 4-Decadienal (tt-DDE), a Component of Cooking Oil Fume, in Human Bronchial Epithelial Cells." *Environmental and Molecular Mutagenesis* 51, no. 4 (February 2010): 315-321.

Yudkin, John. Pure, *White and Deadly.* New York: Penguin, 1972.

Zarkovic, Neven. "4-Hydroxynonenal as a Bioactive Marker of Pathophysiological Processes." *Molecular Aspects of Medicine* 24, no. 4-5 (August-October 2003): 281-291.

Zhang, Quing, Ahmed S. M. Saleh, Jing Chen, and Qun Shen. "Chemical Alterations Taken Place During Deep-Fat Frying Based on Certain Reaction Products: A Review." *Chemistry and Physics of Lipids* 165, no. 6 (September 2012): 662-681.

Zhong, Lijie, Mark S. Goldberg, Yu-Tang Gao, and Fan Jin. "Lung Cancer and Indoor Air Pollution Arising from Chinese-Style Cooking among Nonsmoking Women Living in Shanghai, China." *Epidemiology* 10, no. 5 (September 1999): 488-494.

Zhong, Lijie, Mark S. Goldberg, Marie-Elise Parent, and James A. Hanley. "Risk of Developing Lung Cancer in Relation to Exposure to Fumes from Chinese-Style Cooking." *Scandinavian Journal of Work, Environment and Health* 25, no. 4 (August 1999): 309-316.

Zimetbaum, Peter, William H. Frishman, Wee Lock Ooi, et al. "Plasma Lipids and Lipoproteins and the Incidence of Cardiovascular Disease in the Very Elderly. The Bronx Aging Study." *Arteriosclerosis, Thrombosis, and Vascular Biology* 12, no. 4 (April 1992): 416-423.

Zock, Peter L., and Martijn B. Katan. "Hydrogenation Alternatives: Effects of Trans Fatty Acids and Stearic Acid Versus Linoleic Acid on Serum Lipids and Lipoproteins in Humans." *Journal of Lipid Research* 33, no. 3 (March 1992): 399-410.

Zukel, William J., Robert H. Lewis, Philip E. Enterline, et al. "A Short-Term Community Study of the Epidemiology of Coronary Heart Disease: A Preliminary Report on the North Dakota Study." *American Journal of Public Health and the Nation's Health* 49, no. 12 (1959): 1630-1639.

찾아보기